M. Rohde

Norbert Schöning

Bewegungstherapie
im Wasser

W0173330

Norbert Schöning

Bewegungstherapie im Wasser

Grundlagen und praktische Übungsanleitungen

Mit 307 Abbildungen

Gustav Fischer Verlag
Stuttgart · New York · 1988

Anschrift des Autors:

Norbert Schöning
Enzensbergstraße 23
8958 Hopfen am See

Alle Abbildungen stammen vom Autor.

Geschützte Warennamen (Warenzeichen) wurden *nicht* besonders kenntlich gemacht. Aus dem Fehlen eines solchen Hinweises kann also nicht geschlossen werden, daß es sich um einen freien Warennamen handelt.

CIP-Titelaufnahme der Deutschen Bibliothek

Schöning, Norbert:
Bewegungstherapie im Wasser: Grundlagen u. prakt.
Übungsanleitungen / Norbert Schöning. – Stuttgart; New York:
Fischer, 1988
ISBN 3-437-00522-7

© Gustav Fischer Verlag · Stuttgart · New York · 1988
Wollgrasweg 49 · D-7000 Stuttgart 70 (Hohenheim)
Das Werk einschließlich aller seiner Teile ist urheberrechtlich geschützt. Jede Verwertung außerhalb der engen Grenzen des Urheberrechtsgesetzes ist ohne Zustimmung des Verlags unzulässig und strafbar. Das gilt insbesondere für Vervielfältigungen, Übersetzungen, Mikroverfilmungen und die Einspeicherung und Verarbeitung in elektronischen Systemen.

Satz und Druck: Gulde-Druck GmbH, Tübingen
Einband: Großbuchbinderei Heinr. Koch, Tübingen
Printed in Germany

ISBN 3-437-00522-7

Für Ingrid

Vorwort

Die Bewegungstherapie im Wasser ist eine vorzügliche Behandlungsmethode im Bereich der Krankengymnastik und in einem langwierigen Prozeß von kritischen Therapeuten entwickelt worden. Ich habe diese Behandlungstechnik kennen und schätzen gelernt und möchte mit diesem Buch einen Beitrag zu ihrer weiteren Verbreitung leisten.
Mit dem vorliegenden Buch beschreibe ich die Grundzüge der Bewegungstherapie im Wasser so, wie ich sie in der Praxis als erfolgreich empfunden habe. Die Grundlagen sollen zu einer fundamentalen Basis führen, auf welcher der Therapeut seine eigene Behandlungstechnik entwickeln kann.

Hopfen am See — Norbert Schöning

Inhalt

TEIL 2

Praxis der Einzelbehandlung mit der Hilfe von Auftriebskörpern; Gehschule

TEIL 3
Gruppengymnastik

TEIL 4
Schwimmen und Gegenstromgymnastik

Einleitung

Um die im Vorwort gesteckten Ziele zu erreichen, behandelt das Buch sowohl die Theorie als auch die Praxis der Bewegungstherapie im Wasser.
Zur Erleichterung des Überblicks sind die Themen in vier Teilen abgehandelt.
Der erste Teil geht auf die theoretischen Überlegungen zur Therapie im Wasser in dem Maße ein, wie es zum Verständnis dieser Therapie unbedingt nötig ist.
Der zweite Teil beschäftigt sich mit der aktiven und passiven Einzelgymnastik und mit der Gehschule im Wasser.
Der dritte Teil beschreibt die Möglichkeiten der Gruppengymnastik und des selbständigen Übens des Patienten im Wasser.
Im vierten Teil wird auf das Schwimmen und auf die sinnvolle Verwendung von Gegenstromanlagen eingegangen. Abschließend werden die Möglichkeiten des Übens in öffentlichen Bädern beleuchtet.
Jedem Teil ist ein kurzer Überblick vorangestellt, in dem zusammenfassend das jeweils folgende Thema dargestellt wird.
Die einzelnen Teile sind reich bebildert. Zur klareren Erläuterung von Bewegungsvorgängen sind zumeist die Ausgangsstellung und die Endstellung abgebildet; Pfeile verdeutlichen die Bewegungsrichtung. Behandlungsgriffe sind – der Deutlichkeit wegen – oftmals etwas überzeichnet dargestellt.
In diesem Buch werden keine Rezepte zur Behandlung bestimmter Krankheitsbilder gegeben. Dies ist auch nicht möglich, da hierdurch das komplexe Krankheitsgeschehen des jeweiligen Patienten – bezüglich der Therapie – in unverantwortlicher Weise vereinfacht werden würde. Ärzte und Krankengymnasten sollen – unbeeinträchtigt in ihrer individuellen Befundaufnahme und Aufstellung ihres Therapieplans – Hinweise und Ratschläge erfahren, die Orientierungen und Hilfen für die von ihnen indizierte Therapie darstellen.

TEIL 1

Theoretische Grundlagen der Bewegungstherapie im Wasser

1 Überblick

Teil 1 ist in sechs Kapitel gegliedert, von denen jedes Hinweise auf die theoretische Basis der Bewegungstherapie im Wasser liefert.

In Kapitel 2 werden die allgemeinen Wirkungsfaktoren des Wassers wiederholt, denn dieses Wissen ist die Grundvoraussetzung, um eine Therapie im Wasser verstehen und selbständig weiter entwickeln zu können.

Dabei können und sollen nicht alle physikalischen Grundlagen detailliert beschrieben werden. Sie sind vereinfacht und auch nur auszugsweise so dargestellt, daß sie dem Verständnis der Grundlagen der Bewegungstherapie im Wasser dienen. Für spezielle Wassertherapien müssen auch diese physikalischen Grundlagen vertieft werden.

Kapitel 3 behandelt einen besonderen Wirkungsfaktor – die Thermalität – nocheinmal etwas exakter. Durch (zumindest annähernde) Kenntnis der komplexen Reaktionen des Körpers auf einen hydrothermischen Reiz, kann der Behandler möglichen Komplikationen vorbeugen.

Kapitel 4 zeigt «Kontraindikationen und häufige Reizzustände». Dabei geht es nicht um das Aufzeigen üblicher Listen von Anzeigen und Gegenanzeigen (darauf kann verzichtet werden, da das Verstehen der Wirkungsfaktoren bereits zwangsläufig das Erkennen von Indikationen und Kontraindikationen nach sich zieht), sondern um den Versuch, Probleme anzusprechen, die im Umgang mit dem Wasser häufig auftreten und die oft übersehen werden. Da diese Reaktionen meist nur bei längerem Aufenthalt im Wasser auftreten, sind die prophylaktischen Maßnahmen für die Behandler meist wichtiger als für die Patienten.

In Kapitel 5 stelle ich zunächst ein Therapiebecken vor, das zur Behandlung durchschnittlichen Patientengutes (nahezu) optimal geeignet ist. Natürlich kann die Bewegungstherapie im Wasser auch in weit einfacheren Bädern durchgeführt werden.

Anschließend stelle ich immer kleinere Therapiebecken vor und versuche, sie in Relation zu den in diesem Buch gezeigten Übungen zu setzen. Der Leser soll dadurch angeregt werden, über eventuell mögliche Behandlungen im Wasser nachzudenken, auch wenn ihm keine technisch ausgereifte Therapieanlage zur Verfügung steht.

Kapitel 6 bespricht mögliche Auftriebskör-

per und technische Hilfsmittel für die Bewegungstherapie im Wasser. Dabei ging ich von der Überlegung aus, daß diese Hilfsmittel relativ billig und leicht einsetzbar sein müssen.
Selbstverständlich kann auch dieses Kapitel bestehende Möglichkeiten nur ansprechen und nicht erschöpfend behandeln.
Kapitel 7 befaßt sich bereits unmittelbar mit der Praxis. Hier möchte ich auf psychische Probleme hinweisen, die mir bei meinen Patienten wiederholt aufgefallen sind. Dem Leser soll in diesem Abschnitt wieder einmal verdeutlicht werden, daß auch Therapieformen, die rein logisch erklär- und anwendbar sind, nicht sinnvoll durchgeführt werden können, ohne daß die psychischen Hintergründe gesehen werden.

2 Wirkungsfaktoren des Wassers

Im folgenden sollen die Wirkungsfaktoren des Wassers einzeln aufgeführt und auf ihre Bedeutung für die Bewegungstherapie im Wasser hin untersucht werden. Daraus ergeben sich zwangsläufig die Indikationen.

2.1 Der Auftrieb

Da er für die Bewegungstherapie im Wasser einer der wichtigsten Wirkungsfaktoren ist, soll der Auftrieb etwas genauer wiederholt werden.

2.1.1 Der statische Auftrieb

Der Auftrieb ist – worauf der Name ja schon hinweist – eine Kraft, die der Erdanziehung entgegen wirkt.
Nach dem *archimedischen Prinzip* (Archimedes: 287–212 v. Chr.) ist diese Kraft so groß wie das Gewicht der von einem Körper verdrängten Umgebungsmenge. Diese Umgebungsmenge kann aus gasförmigem oder flüssigem Material bestehen. Je größer das spezifische Gewicht dieses verdrängten Materials ist, desto stärker wird der Auftrieb.
Daraus folgt (für dieses Thema problemspezifisch), daß der Mensch im Wasser einen umso größeren Auftrieb erfährt, je schwerer das von ihm verdrängte Wasser ist. Eine Erhöhung des Wassergewichtes kann durch Lösung von Mineralien (z. B. Salzen) erreicht werden.
Der Auftrieb wird in Form einer «Gewichtsverminderung» deutlich gespürt. Tatsächlich ist auch die Belastung, die z. B. auf die unteren Extremitäten einwirkt, meßbar geringer. Sie nimmt in dem Maße ab, in dem der Mensch tiefer ins Wasser eintaucht (und somit mehr Wasser verdrängt).
Wenn nur noch der Kopf des Patienten aus dem Wasser ragt, «wiegt» der untergetauchte Körper nur noch etwa 1/10 seines Gewichtes an Land. Diese Angabe kann als ungenauer Durchschnittswert für das «normale» Leitungswasser gelten. Wie oben bereits erwähnt, ändert sich der Auftrieb in Solen und diversen Mineralwässern. Das kann so weit führen, daß ein Untertauchen in der Flüssigkeit ohne Hilfsmittel nahezu unmöglich wird (Totes Meer).

Die Kraft des Auftriebes kann durch zusätzliche Auftriebskörper vergrößert oder durch dem Auftrieb entgegenwirkende Gewichte verkleinert werden (siehe Kapitel 6 «Technische Hilfsmittel, Auftriebskörper und Auftriebsverringerer»).

Solche Maßnahmen lassen sich in der Praxis natürlich weit leichter durchführen als eine nennenswerte Gewichtsveränderung des Wassers. Da der Auftrieb «Gewicht abnimmt», eignet er sich hervorragend zur Behandlung folgender Krankheitsbilder:

Alle Erkrankungen oder Folgen von Traumen, die ossär nicht mit dem vollen Körpergewicht belastet werden dürfen.

Dazu zählen Frakturen (namentlich der unteren Extremitäten, aber auch von Wirbeln etc.), teilbelastungsfähige Osteosynthesen, endoprotetische Versorgungen mit «Einwachstendenzen» u.s.w. Ferner können stark adipöse Patienten mit Hilfe des Auftriebes behandelt werden. Oftmals können bei diesem Personenkreis Frakturen und deren Versorgungen nur normalgewichtig belastet werden. Durch das Übergewicht jedoch ist eine Vollbelastung an Land zu gefährlich. Viele Erkrankungen im knöchernen Bereich dürfen (oder müssen) zwar im täglichen Leben belastet werden, man kann diese Belastung aber nur äußerst vorsichtig ausführen (z. B. späte Stadien der Osteoporose). Solche Patienten können sich im Wasser endlich wieder einmal frei bewegen, können das (aus Sicherheit klein gehaltene) Bewegungsausmaß vergrößern, ja u. U. sogar einmal hüpfen oder springen, was an Land unverantwortlich wäre.

Andere Erkrankungen werden zwar durch die Normalbelastung an Land nicht verschlechtert, erzeugen aber bei jedem Schritt Schmerzen (im simpelsten Falle bei Schwielenbildungen an den Fußsohlen). Auch bei diesen Patienten kann ein regelmäßiges, schmerzfreies oder schmerzarmes Bewegen im Wasser oftmals das gefürchtete starke Ausprägen von Schmerz- und Schonhaltung verhindern. Somit können Beschwerden auf das primäre Krankheitsgeschehen beschränkt bleiben und nicht sekundäre Schmerzen auslösen, die dann nach Abklingen der eigentlichen Störung als verselbständigte, neue Beschwerdekomplexe weiterwirken.

Da der Auftrieb eine Kraft gegen die Gravitation darstellt, kann er vorzüglich dort als Hilfe eingesetzt werden, wo die Kontraktionsstärke der Muskeln nicht mehr ausreicht, die Schwerkraft zu überwinden; also bei schlaffen Paresen. Mit seiner Hilfe werden im Wasser Bewegungen möglich, die im Trockenen nicht aktiv ausgeführt werden können.

Auch bei spastischen Paresen kann die Auftriebskraft des Wassers günstig eingesetzt werden, wenngleich vermehrt auch andere Wirkungsfaktoren eine Rolle spielen.

Zuletzt sei auch noch auf die günstige psychische Wirkung hingewiesen, welche das entspannte Sich-Treiben-Lassen im schweren Wasser nach sich ziehen kann, wenn es gezielt eingesetzt wird. Einige psychotherapeutische Behandlungsmethoden basieren auf dieser Grundlage.

Die eben beschriebenen Maßnahmen nutzen den Auftrieb als Hilfe für Bewegungen und als Gegenkraft zur Belastung aus. Sie alle müssen, um diesen Effekt zu erzielen, (wie weiter unten noch genauer beschrieben wird) *mit* dem Auftrieb arbeiten, also *von unten nach oben!* Wird gegen den Auftrieb gearbeitet, so werden die Bewegungen erschwert. Es wird also kräftigend geübt!

Dabei muß auch berücksichtigt werden, daß der Auftrieb andere Muskeln zur Bewegung induzieren kann:

So ist z. B. das Senken des Armes von F 90° in die Nullstellung im Trockenen die Aufgabe der Abduktoren (M. deltoideus, M. supraspinatus etc.), die exzentrisch arbeiten. Im Wasser jedoch benötigt der Patient zur gleichen Arbeit die Adduktoren des Oberarmes (also M. pectoralis major, M. lat. dorsi etc.).

Ohne Auftrieb – also an Land – kräftigen wir bei der Übung also die Abduktoren; mit dem Auftrieb – also im Wasser – die Adduktoren.

2.1.2 Der dynamische Auftrieb

Der hydrodynamische Auftrieb wird durch Wellen oder Strömungen erzeugt. Er kann den statischen Auftrieb erhöhen (durch Summation), wenn beide in dieselbe Richtung wirken.

Im Regelfall wird die Bewegungstherapie im Wasser keinen dynamischen Auftrieb zu berücksichtigen haben. Ausnahmen können die Unterwasserdruckstrahlmasse oder umgelenkte Strömungen von Gegenstromanlagen sein. Auch bei schnellen Bewegungen durch das Wasser (Verwirbelungen) kann ein dynamischer Auftrieb von Bedeutung sein. Dies gilt im besonderen dann, wenn flächenvergrößernde Hilfsmittel benutzt werden.

Eine besondere Form des hydrodynamischen Auftriebes sind nach oben sprudelnde Quellen, die sich im Therapiebecken befinden. Dies ist im allgemeinen nur in einigen Thermalbädern der Fall.

Das gezielte Einsetzen des dynamischen Auftriebs zur Therapie wird ebenfalls weiter unten besprochen.

2.2 Der Widerstand

Das «physiologische Umgebungsmilieu» für den Menschen ist die Luft. Neben allen anderen Faktoren haben wir uns auch an ihren spezifischen Widerstand gewöhnt und werden uns dessen nur noch in wenigen Ausnahmesituationen bewußt.

Da die Dichte des Wassers erheblich über der der Luft liegt, folgt, daß das Wasser deutlich mehr Reibungswiderstand bietet.

Der Wasserwiderstand (durch Reibung) wächst proportional zur Geschwindigkeit des durch das Wasser bewegten Gegenstandes. Ab einer bestimmten Geschwindigkeit entstehen deutliche Verwirbelungen. Von da an wächst der Widerstand (durch Sog) im Quadrat zur Geschwindigkeit.

Eine Erhöhung des zu überwindenden Widerstandes ist also durch eine positive Beschleunigung möglich. Der therapierelevante Widerstand setzt sich also aus zwei Komponenten zusammen: Reibungswiderstand und Widerstand durch Sog. Beide Widerstände steigen mit zunehmender Geschwindigkeit, jedoch in unterschiedlichen Relationen (zur Verdeutlichung siehe Abb. 1a und b). Selbstverständlich wächst der Widerstand auch mit der Fläche, auf die er einwirken kann; so z.B. bei der Verwendung von Hand- oder Fußflächenvergrößerern.

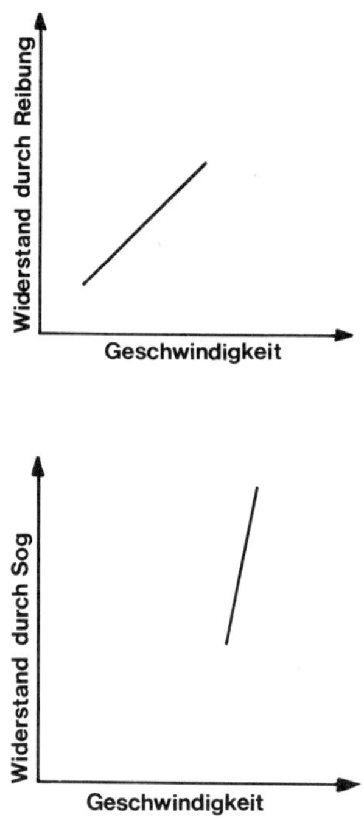

a, b

Abb. 1a–b: Verhalten des Reibungswiderstandes (a) und des Widerstandes durch Verwellungen und Sog (b) in Abhängigkeit zur Geschwindigkeit

In den Abbildungen 1c und d sind zwei Körper mit gleich großen Grundflächen dargestellt. Der Körper in Abbildung 1d hat auf seiner Grundfläche zusätzlich eine Pyramide aufgesetzt (schraffiert). Bei Schleppversuchen durch das Wasser (Zugrichtung gestrichelter Pfeil) zeigt sich nun, daß dem Körper in Abbildung 1d weniger Widerstand entgegengesetzt wird.
Der Widerstand ist also auch von der Form abhängig. Dies zeigen deutlich die Ergebnisse hydrodynamischer Forschungen.
Dazu ein Beispiel aus der täglichen Praxis: Zieht ein Pat. seine Hand (mit der ganzen Fläche) mit geschlossenen (adduzieren) Fingern (Abb. 2a) durch das Wasser, so erfährt er einen gewissen Widerstand. Abduziert er nun die Finger (Abb. 2b), so erhöht sich der Widerstand deutlich. Die Fläche bleibt in beiden Fällen gleich.

Ein durch das Wasser bewegter Gegenstand verdrängt das Wasser (Abb. 3, gestrichelte Linie = Bewegungsrichtung). Es strömt in geordneter Weise an dem Körper vorbei. An der Rückseite und an den Kanten des Körpers reißt diese Strömung jedoch ab und läuft in unberechenbarer (= chaotischer) Weise weiter. Dabei entstehen hinter dem Körper Wellenbildungen und Verwirbelungen, die einen Sog induzieren, welcher der Bewegungsrichtung des Körpers entgegenwirkt. Dieses Phänomen bezeichnen wir ebenfalls als Widerstand, was physikalisch zwar nicht korrekt, didaktisch jedoch günstig ist.
Der Verlauf der Abrißströmung hinter dem Körper ist natürlich von Form und Geschwindigkeit abhängig (mehr oder weniger «Widerstand»). Er kann durch entsprechende Formgebung erhöht oder reduziert wer-

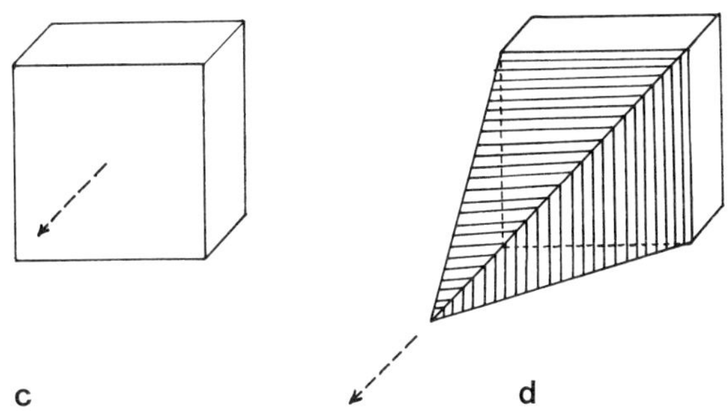

Abb. 1c–d: Körper mit gleicher Grundfläche, aber unterschiedlichem Wasserwiderstand (gestrichelter Pfeil = Zugrichtung)

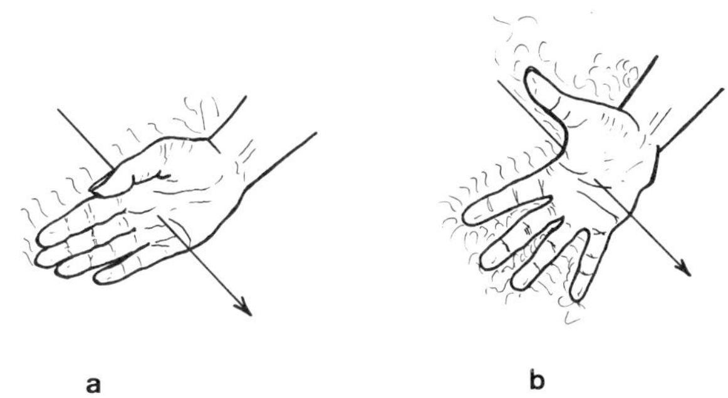

Abb. 2a–b: Abrißkanten der Wasserströmung an der Hand und an den Fingern

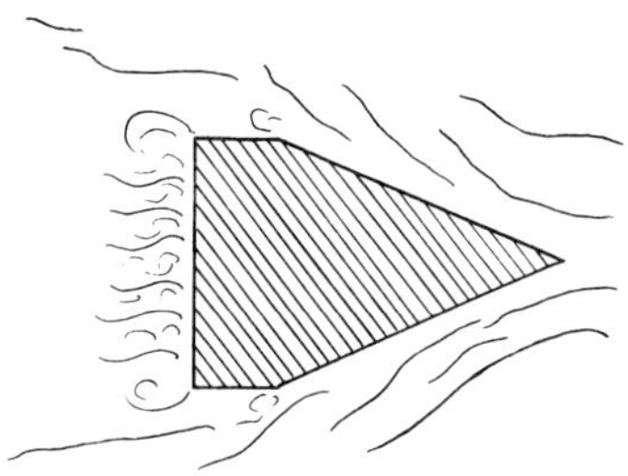

Abb. 3: Schematisierter Strömungsverlauf

den, ist jedoch in keinem Falle exakt zu berechnen, da sich – gleiche Versuchsbedingungen vorausgesetzt – kein ermittelter Strömungsabriß reproduzieren läßt. Bedingt durch den chaotischen Strömungsverlauf hinter dem Körper resultieren immer neue Varianten.

Interessierte möchte ich auf entsprechende Fachliteratur von Hydro- und Aerodynamikern aus den Bereichen Luft- und Schiffahrt verweisen. Schwimmspezifisch (für Menschen) kann diesbezüglich viel bei McMillan nachgelesen werden.

Für die tägliche Krankengymnastik möchten wir an die Existenz dieser Strömungsabrisse erinnern. Auch wenn wir sie nie exakt reproduzieren können, müssen wir doch damit arbeiten, denn sie sind im Wasser bei jeder Bewegung (sei es nun, daß der Pat. gegen das Wasser, oder daß das Wasser am Pat. vorbeibewegt wird) existent.

Damit ist auch das Beispiel von Abbildung 2 zu erklären: Im Fall der adduzierten Finger besteht die Abrißfläche für die Strömung nur aus der äußeren Begrenzung der Hand. Bei abduzierten Fingern haben wir zusätzliche Abrißkanten für die Strömung zwischen den Fingern, was erheblich mehr Verwirbelungen und somit Sog (spürbar als «Widerstand») provoziert.

Ein weiteres Beispiel praktischer Anwendung ist von McMillan schön beschrieben worden:

Eine Mutterente zieht (über die Sogwirkung) bei ihrer Bewegung durch das Wasser ihren Nachwuchs sozusagen im eigenen Kielwasser hinter sich her; die kleinen Enten bewegen sich nicht aktiv (also nicht durch eigene Schwimmbewegungen) voran.

In unsere Praxis übernommen bedeutet das z.B., daß ein Pat. deutlich leichter durchs Wasser gehen kann, wenn der Therapeut – in adäquatem Abstand – vorausläuft.

Die eben beschriebenen Phänomene bremsen jegliche Bewegung. Diese Tatsache kann auf verschiedene Arten therapeutisch genutzt werden:

Für viele Pat. ist es äußerst wichtig zu erfühlen, daß das Wasser wirklich alle Bewegungen bremst. Dies gilt natürlich auch für Stolper- oder Fallbewegungen. Der Pat. kann allenfalls langsam umsinken, nicht jedoch so schnell fallen, daß Verletzungen befürchtet werden müssen. Das ist ein wesentliches Element zur Reduzierung der Verletzungsangst bei Pat. (siehe Kapitel 7 «Psychische Faktoren»).

Genau dasselbe Phänomen erlaubt dem Therapeuten, bei der Bewegungstherapie im Wasser etwas mehr Bewegung zu wagen, da er durch die erheblich reduzierte Fallzeit des Pat. mehr Zeit für die Auffangbewegung hat als an Land (natürlich wirkt dabei auch der Auftrieb stark helfend mit, da er den Pat. «leichter» macht). Das Verhindern eines (bereits begonnenen) Sturzes ist dank des Wasserwiderstandes in diesem Millieu problemlos, im Trockenen jedoch nahezu unmöglich.

Gegen den Widerstand können mit zügigen Bewegungen deutliche Trainingseffekte auf alle gewünschten Rumpf- und Extremitätenmuskeln erzielt werden. Mit Flächenvergrößerern kann (mit zusätzlicher Regulation durch die Geschwindigkeit) nahezu jeder Bewegung – auch komplexen Bewegungen – jeder beliebige Widerstand stufenlos entgegengesetzt werden. Er kann sogar fast immer in schwachen Bögen, oder bei muskulärer

Schwäche im äußeren oder inneren Bewegungsausmaß, problemlos auf die jeweils nötige Intensität reduziert werden.
Ähnliches ist im Trockenen mit keiner Kraftmaschine, sondern nur mit sehr einfühlsam gegebenem, manuellem Widerstand des Therapeuten erreichbar.
Des weiteren kann der Wasserwiderstand bei Übungen, die die Schnellkraft stärken, gut genutzt werden. Zum einen wegen der oben besprochenen, muskelkräftigenden Wirkung; zum anderen, weil er die Bewegungen sehr rasch (für den Pat. passiv) abstoppt. Dadurch werden tendinöse und artikuläre Beschwerden vermieden, wie sie beim Schnellkrafttraining oftmals aus dem abrupten Stoppen der sehr schnellen Bewegung durch passive Arretierungen (lig., caps. oder ossärer Stop) resultieren.
Durch das Zusammenwirken von Auftrieb und Widerstand werden ein bewußtes Erleben und eine Harmonisierung der Bewegungen erzielt. Beide Faktoren ermöglichen auch ein problemloses Verlagern des Körperschwerpunktes in Stellungen, die im Trockenen unerreichbar wären.

2.3 Die Thermalität

Der warmen Wassertemperatur des Bewegungsbades wird (zum großen Teil) die detonisierende Wirkung eines Aufenthaltes im Wasser zugeschrieben. Sicherlich resultiert dieser Effekt nicht ausschließlich aus der Temperatur, sondern aus der Summation von Wärme-, Auftriebs- und Druckreizen des Wassers.
Mit mehr oder weniger starken Abwehrreizen reagieren die Pat., wenn ihre individuelle Temperaturtoleranz nach oben oder unten überschritten wird. Bei relativ hohen, aber noch innerhalb der Toleranzgrenze liegenden Wassertemperaturen (wie z. B. in einigen Thermalbädern), muß zwischen *Entspannungs-* und *Erschöpfungs*reaktionen differenziert werden!
Durch gezieltes Abstimmen von Wassertemperaturen und aktiven Bewegungen ist es möglich, hyper- oder hypothermisch auf den Pat. einzuwirken (Näheres siehe Kapitel 3 «Wassertemperaturen»).

2.4 Der hydrostatische Druck

Das spezifische Gewicht des Wassers ist wesentlich höher als das der Luft, unserem natürlichen Umgebungsmilieu. Deshalb ist auch der Druck des Wassers deutlich höher als der durchschnittliche Luftdruck. Bei schwerem Wasser (siehe Absatz 2.1 «Auftrieb») nimmt auch der Druck relativ zur Erhöhung des Gewichtes zu.
Der hydrostatische Druck nimmt mit der Wassertiefe kontinuierlich zu und beträgt in einem Meter Wassertiefe 0,1 bar (100 cm Wassersäule), in zehn Metern Tiefe 1 bar, in zwanzig Metern Tiefe 2 bar etc. Da die Intensität der Kraft durch solche Angaben nur schlecht vermittelt werden kann, sind hier zwei Beispiele der Folgen des Drucks erwähnt:
Die Umfangsverringerung beim Eintauchen in das Wasser beträgt durchschnittlich am Thorax 1,0 bis 3,5 cm und am Bauch 2,5 bis 6,5 cm (nach Straßburger). Eine solch starke Druckerhöhung kann therapeutisch genutzt werden, aber auch große Mehrbelastungen oder gar Komplikationen herbeiführen.
Selbstverständlich kann der einwirkende Druck des Wassers durch unterschiedliche Eintauchtiefen dosiert, oder durch Körperteilbäder nur streng begrenzt appliziert werden.
Der hydrostatische Druck bewirkt auch eine Änderung der proprio- und exterozeptiven Afferenzen. Diese Änderungen werden vom Körper aber sehr schnell adaptiert und somit nicht mehr bewußt wahrgenommen.

2.4.1 Gefahren

Beim Eintauchen in das Wasser werden zunächst die peripheren Venen, dann das Abdomen stark komprimiert. Dadurch werden der venöse und der lymphatische Rückfluß forciert. Dabei entstehen (oftmals in Sekunden) starke Mehrbelastungen für das rechte Herz und die Lunge. Beim Austritt aus dem Bad muß der Körper den genau umgekehrten Effekt kompensieren. Der venöse Rückfluß wird, in Relation zu der vorhergehenden Situation, stark reduziert. Dazu sei erwähnt, daß sich nach Klepzig ungefähr 80% des Blutvolumens im venösen System befinden!
Obgleich die Druckbelastung des Wassers – verbunden mit der Thermalität – sehr genau dosiert werden kann, erscheint es mir nicht erfolgreich, die eben beschriebenen Vorgänge als Herz-Lungen-Kreislauftraining einzusetzen. Für diesen Bereich der Therapie existieren an Land wesentlich bessere Trainingsmöglichkeiten.
Der eben erwähnte Effekt des Wegfallens des hydrostatischen Druckes kann – besonders beim Aussteigen aus warmem Wasser – aus folgenden Gründen zum Kollaps führen:
Ein «warmes» Wasser kann eine Vergrößerung der Lumina cutaner arterieller Gefäße bewirken (siehe Kapitel 3 «Wassertemperaturen»). Diese Gefäßerweiterung wird teilweise oder vollständig durch den hydrostatischen Druck kompensiert. Beim Wegfallen des Druckes (Aussteigen aus dem Bad) kommt die programmierte Vergrößerung zum Tragen und es entsteht ein arterieller «Aderlass in die Peripherie» (Gillert), mit den eben erwähnten Folgen.
Verhinderung oder Reduzierung der negativen Auswirkungen: *Sowohl das Ein-, als auch das Aussteigen aus dem Wasser muß betont langsam geschehen!*
Um den unkontrollierbaren Erweiterungseffekt der Arterien nach dem warmen Bad zu verhindern, wird in vielen Bäderpraxen das Wasser vor dem Verlassen gekühlt. Diese Lösung des Problemes ist bezüglich des Bewegungsbades rein theoretisch.
Durch die Druckbelastung des Thorax werden die Einatmung erschwert und die Ausatmung forciert. Dadurch können Atembeschwerden entstehen. Gleichzeitig wird die Bauchdecke komprimiert, so daß auch die costo-abdominale Atmung unter den gleichen, geänderten Bedingungen arbeiten muß. Diesem Problem kann leicht Abhilfe geschaffen werden, indem die Eintauchtiefe geringer gewählt wird. Mit einer speziellen Reifenlage (Schulterreif und Kniereif – siehe unten) kann der Thorax des Pat. nahezu vollständig aus dem Wasser gehalten werden; dennoch wird eine günstige, horizontale Ausgangsstellung für die Übungen erreicht. Die entstehende Belastung (der Ruhelage, ohne Übungen) kann mit der eines 3/4-Bades verglichen werden.

2.4.2 Vorteile

Venöse und lymphatische Stauungsödeme werden gleichmäßig vom Druck belastet, was geringe entstauende Wirkungen hat. Ein Status Varicosus wird allein schon durch den Druck positiv beeinflußt (mit Bewegungen noch besser), da die venösen Lumina passiv verengt werden. Dies hat – im theoretisch günstigsten Falle – eine Wiederherstellung der Klappenfunktionen zufolge, sicherlich jedoch eine passive Erleichterung des Rückflusses. Dies gilt nicht nur für oberflächliche Venen; auch Verbindungsvenen und tiefgelegene Venen werden (sekundär durch die komprimierten Muskeln) in ihren Durchmessern verengt. Im speziellen Fall der Venenerkrankungen ist es äußerst nützlich, daß der Wasserdruck in größerer Tiefe (also distal beim stehenden Menschen) stärker ist als weiter oben (proximal), so daß seine Wirkung der einer guten Bandagierung vergleichbar ist (bei Eiweißmangelödemen etc. kann dadurch kein Erfolg erzielt werden).

Da durch *zu* warmes Wasser auch die venösen Gefäße erweitert werden (was bei Venenerkrankungen nicht vorkommen sollte), müssen varicöse Beine sofort nach Wegfallen des hydrostatischen Druckes mit einem kalten Flachguß behandelt werden. Wenn dies nicht möglich ist, kann auch mit einer Handdusche gekühlt werden, allerdings ohne starken mechanischen Reiz (Emboliegefahr!). Danach ist Ruhen mit hochgelagerten Beinen angezeigt, sobald das Kältegefühl nachgelassen hat (u.U. in Rückenlage wickeln und Übungen aus dem Bereich der Thromboseprophylaxe).

Die Atmung kann ganz bewußt dem Druck des Wassers ausgesetzt werden, um die Ausatmung zu forcieren und die Atemmuskeln schonend zu kräftigen. Die Atemruhelage wird in Richtung Exspirium verschoben, was bei einigen Lungenerkrankungen von Vorteil sein kann.

Als echter Atemtherapiereiz kann der hydrostatische Druck jedoch nur bedingt eingesetzt werden, da Pat. mit Atembeschwerden oftmals durch psychische Belastungen im Bad den Beschwerden Vorschub leisten. Das kann den Therapieerfolg aufheben oder sogar ins Gegenteil verkehren. Ein manuell ausgeübter Widerstand gegen die Einatmung kann an Land sofort aufgegeben werden, wenn dies nötig erscheint. Das fühlt der Pat. und gibt ihm etwas mehr Sicherheit und Mut zur Therapie. Im Wasser jedoch verliert er (für in Atemnot stehende, wesentliche) Sekunden, bis er an Land kommt und sich dem Widerstand entziehen kann. Im Extremfall können klaustrophobie-ähnliche Zustände auftreten. Psychisch bedingte Tachypnoen kompensieren meist rasch.

2.5 Zusätzliche mechanische Faktoren

In erster Linie sind dabei Geräte interessant, die Wasser in Druckstrahlen bündeln und in unterschiedlicher Intensität auf den Pat. einwirken lassen. Die größte Verbreitung haben dabei die Geräte für die Unterwasserdruckstrahlmassage erfahren. Sie saugen aus dem Becken (Wanne) Wasser an, erhöhen den Druck und leiten es über ein Regelventil und einen Schlauch zurück ins Becken. Durch Aufsetzen verschiedener Düsen auf den Schlauchkopf können unterschiedliche Massagereize erzielt werden. Bis auf wenige Ausnahmen wird es nicht lohnend sein, einen Pat. in Auftriebskörper zu hängen, um ihn in dieser Lage mit dem Druckstrahl zu massieren. Sind aber betriebsbereite UWM-Anlagen in dem Bewegungsbad installiert, so können zwischen die Übungsprogramme gesetzte Druckstrahlmassagen die Therapie durchaus sinnvoll ergänzen.

Ähnliche Effekte sollen durch die Rückstromdüsen, welche das umgewälzte Badewasser wieder ins Becken zurückleiten, erzielt werden. Diese Düsen sind zumeist in unterschiedlichen Höhen angebracht, so daß selbständig übende Pat. auch die Massagen an beliebigen Körperstellen allein applizieren können. Dagegen ist nichts einzuwenden, wenn die Druckstärken unterhalb einer möglicherweise gefährlichen Dosis bleiben; also extrem niedrig. Bei höheren Intensitäten (1,5 bis 2 bar und darüber) halte ich Selbstmassagen von Laien für äußerst bedenklich. Zum einen, weil die Schmerztoleranz ausgeweitet wird und somit ein gutes Warnsystem nicht mehr voll funktionieren kann; zum anderen wegen ungenügender anatomischer und physiologischer Kenntnisse.

Vor allem Frauen massieren gerne ihre varikösen Beine, in der (leider trügerischen) Hoffnung, dadurch kosmetische Verbesserungen erzielen zu können. Dieses Vorgehen kann bei entsprechendem Zustand der Ve-

nen und beim Vorhandensein von Thrombosen sehr gefährlich werden.
Ein weiteres, starkes Negativum von Einrichtungen zur Selbstmassage ist das Verführen zur Passivität mit gleichzeitiger «Gewissensberuhigung». Der Pat. glaubt, er würde sich allein durch diese Massagen ausreichend therapieren und könne so eine aktive Bewegungstherapie umgehen.
Auf das – in den meisten Fällen unlösbare – Problem vom verspannungsfreien Halten des Körpers gegen den Druckstrahl muß nicht näher eingegangen werden.
Gegenstromanlagen sind ebenfalls Düsen, durch die das Wasser in das Becken strömt. Ihre Druckintensität ist allerdings deutlich höher als die von UWM-Pumpen oder Umwälzpumpen (Näheres siehe Teil 4, Kapitel 3 «Gegenstromanlagen»).
Eine andere Möglichkeit zusätzlicher mechanischer Reizungen sind die Wellenbäder. Die technische Möglichkeit hierzu fehlt aber nahezu allen Bewegungsbädern, so daß Wellenbäder nicht besonders besprochen werden müssen.
Auf eine sehr wichtige Form des zusätzlichen mechanischen Reizes möchte ich aber wieder aufmerksam machen. Sie ist sehr alt und kann als Vorläufer der Unterwasserdruckstrahlmassage angesehen werden: die manuelle Unterwassermassage. Sie ist unabhängig von jedem Zusatzgerät und kann jederzeit problemlos appliziert werden. Selbst wenn der Pat. in Rückenlage auf dem Wasser treibt, ist es gut möglich Reiz- oder Lokkerungsgriffe an den Rückenmuskeln, Faszien, Sehnen oder Ligamenten anzubringen, denn die tastende und rückmeldende Hand bedarf nicht unbedingt der visuellen Zusatzinformation, die bei der UWM mit dem Druckstrahl unerläßlich ist. Die gesamte Griffpalette der klassischen Massage ist komplett in die Unterwassermassage übertragbar, und besonders in Gelenknähe bewähren sich BGM-Striche und Dehntechniken hervorragend.
Ein klassischer, zusätzlicher mechanischer Reiz ist das Salz, das natürlich auch zu den chemischen Faktoren zählt. Salzkristalle können – wenn sie unter Druck an die Haut gebracht werden (Körper und Wasser bewegen sich gegeneinander) – zu Reizungen führen, die eine Mehrdurchblutung der Haut erzwingen. Ferner können durch «Reibungswärme» und Stimulation div. Exterozeptoren die subjektive Indifferenztemperatur herabsetzen, was u. U. bei längerem Baden eine unbemerkte Hypothermie zuläßt.
Salzbäder sind natürlich alle Meerbäder. Bewegungsbecken, die mit Meerwasser gefüllt werden, können also diesen Effekt ausnutzen. Selten finden sich auch Thermal-Solequellen, deren Wasser natürlich auch in Bewegungsbädern benutzt wird.

2.6 Zusätzliche chemische Faktoren

Darunter ist alles zu verstehen, was die chemische Zusammensetzung des Wassers ergänzt. So z. B. bei vielen balneologischen Wässern (Mineral-, Thermal-, Schwefel-, Sole-, Jodquellen, etc.), aber auch künstlich «aufbereitetes» Wasser, wie Bäder mit div. Badezusätzen.
Über Balneologie kann hier aus Platzgründen unmöglich gesprochen werden, da nahezu jedes spezielle Wasser seine eigene Therapieform verlangt.
Das Salz als möglicher Zusatz (z. B. in Schmetterlingswannen) wurde schon weiter oben erwähnt.
Medizinische Badezusätze werden in Bewegungsbädern nicht benutzt, können aber in kleineren Wasserbecken (Badewannen etc.) durchaus verwendet werden. Sie wirken entweder auf die Haut, durch die Haut, oder durch Inhalation über die Atemwege.
Bezüglich der Wirkungsweisen der unterschiedlichen Zusätze sei auf die entsprechende Fachliteratur verwiesen.

3 Wassertemperaturen

Unterschiedliche Wassertemperaturen wirken hauptsächlich über cutane Gefäßveränderungen auf die Thermoregulation des Körpers und auf das Herz-Kreislaufsystem ein. Reflektorische Änderungen der Atemfrequenz und der Atemtiefe können bei den zur Debatte stehenden Temperaturen in aller Regel vernachlässigt werden.

Im Folgenden wird zunächst auf mögliche Gefäßreaktionen eingegangen.

Ein weites – sehr komplexes – Thema ist die Frage nach den Durchblutungsreaktionen, welche durch verschiedene Wassertemperaturen hervorgerufen werden. Auf die Temperaturhöhen wird weiter unten eingegangen. Zunächst sollen nur Durchblutungsreaktionen besprochen werden.

Liegt ein menschlicher Körper ruhig im Wasser oder wird er langsam passiv bewegt, so sind folgende Durchblutungsreaktionen möglich:

Die Wärmezentren des Körpers (im Corpus striatum und im Zwischenhirn) sind stets bemüht, den Kern isotherm zu halten. Bei Temperaturen, die unterhalb seiner durchschnittlichen Hauttemperatur liegen, wird er (unter anderem) durch Lumenverringerung der Arterien und Präarteriolen im cutanen Bereich versuchen, mit einer Minderdurchblutung den Wärmeverlust so gering wie möglich zu halten.

Hält die niedrige Temperatur lange an, und wird sie durch ein so stark leitendes Milieu wie Wasser übertragen, so kann die Methode der Durchblutungsverringerung der Haut ein Unterkühlen des Körpers nicht mehr verhindern; mechanische Wärmeproduktion setzt ein.

Ist nun – im umgekehrten Fall – die Wassertemperatur höher als die durchschnittliche Hauttemperatur, so wird der eben beschriebene Vorgang umgekehrt. Die hautdurchblutenden Gefäße werden sich erweitern und dadurch möglichst viel Blut (und damit Wärme) an die Körperoberfläche bringen, um Wärme ableiten oder abstrahlen zu lassen.

Diese Möglichkeit des Wärmeverlustes reicht aber wiederum nicht aus, um über längere Zeit ein Überwärmen des Körpers zu verhindern.

Bei «zu warmem» Wasser muß also mit einer starken Mehrdurchblutung der Haut, bei «zu kaltem» Wasser mit einer starken Minderdurchblutung gerechnet werden.

Außer an den physisch erkennbaren Merkmalen kann der Therapeut diese Vorgänge auch am Verhalten seines Pat. bemerken. Er wird etwas unruhig, kann nicht mehr gut entspannen, ändert seine Atemfrequenz (meist tendenziös zur Tachypnoe) und zeigt vermehrten Behandlungsunwillen; er will aus dem Wasser.

Eine weitere Möglichkeit, mit der sich der Körper vor Überwärmung zu schützen sucht, nämlich das Erzeugen von Verdunstungskühle durch Überziehen der Haut mit einem Schweißfilm, kann im Wasser natürlich nicht funktionieren.

Das Abatmen von Wärme kann ebenfalls vernachlässigt werden, da in Schwimmbädern die Einatemluft relativ hoch temperiert ist.

Deshalb muß bei der Bewegungstherapie im Wasser im verstärkten Maße auf die Thermoregulationsmechanismen durch Änderung der Hautdurchblutung geachtet werden. Diese können ausfallen, oder zumindest insuffizient sein, wenn starke Durchblutungsstörungen (namentlich der Extremitäten) vorliegen.

Wird nun die eben vorausgesetzte Ruhelage durch aktive Muskelarbeit verändert, so treten neue Durchblutungsreaktionen auf. Die tätigen Muskeln fordern (vermehrt) Blut, was durch Umverteilung der Blutvolumina erreicht werden muß. Ab einer gewissen Mindestintensität und Zeitdauer wird bei aktiver Muskelarbeit endogen soviel Wärme erzeugt, daß diese wiederum nach außen abgeführt werden muß. Im Wasser kann dieser Vorgang im wesentlichen nur – wie oben besprochen – über die cutanen Gefäße abgewickelt werden (da eine Verdunstungskühle unmöglich erreicht werden kann). Das bedeutet wiederum die Notwendigkeit zur Hyperämie der Haut.

Nun ist jeder Durchblutungsvorgang in erster Linie ein quantitatives Problem. Dividiert man das achtfache Körpergewicht eines Menschen durch hundert, so erhält man in etwa seine Blutmenge in Litern (Faller). Danach können wir von einem Durchschnittswert von etwa 4,5 bis 7 Litern Blut beim Erwachsenen ausgehen. Diese Menge ist natürlich keinesfalls frei zur Durchblutung von Skelettmuskulatur und Haut verfügbar (Gehirn, innere Organe, kleiner Kreislauf, etc.).

Aus diesen Zahlen ergibt sich zwangsläufig, daß eine intensive Mehrdurchblutung an einer Stelle des Körpers, eine Minderdurchblutung an einer anderen Stelle nach sich ziehen muß; *daß es quantitativ einfach nicht möglich ist, alle Gefäße, oder auch nur große Teile des Körpers gleichzeitig zu hyperämisieren!* Dies wäre abgesehen vom quantitativem Problem, auch strömungstechnisch unmöglich.

Am Beispiel von Haut und Muskulatur kann in aller Regel davon ausgegangen werden, daß eine Hyperämie eines Hautareales eine Minderdurchblutung des darunter liegenden Muskelareales zufolge hat und umgekehrt.

Zusätzlich muß berücksichtigt werden, daß Haut, innere Organe und Muskulatur – bezüglich ihrer Durchblutung – untereinander korrespondieren!

Bei indifferenter Wassertemperatur sind theoretisch keine Veränderungen zu erwarten, weder in der Durchblutung noch am Stoffwechsel. Außerdem wird die Indifferenztemperatur subjektiv weder als warm noch als kalt empfunden.

Demnach könnte diese Temperatur als gute Basis für optimale Badetemperaturen genommen werden.

Somit stellt sich die Frage nach der Höhe der Indifferenztemperatur. Es wird allgemein davon ausgegangen, daß sie identisch mit der Hauttemperatur ist (beim Wasser). Diese differiert aber im Vergleich bereits bei gesunden, nicht durchblutungsgestörten Menschen etwas. Erschwerend für die Durchschnittsbestimmung tritt hinzu, daß die Hauttemperatur allgemein am Rumpf höher als an den oberen Extremitäten, an diesen wiederum höher als an den unteren Extremitäten ist. Außerdem nimmt die Extremitätentemperatur von proximal nach distal ab.

Somit kann gefolgert werden: Eine Temperatur, bei der sich die cutanen Gefäße des Rumpfes indifferent verhalten, könnte an den Extremitäten bereits einen – gefäßbezogen – erweiternden Reiz setzen. Umgekehrt kann ein der Extremität indifferent angepaßter Reiz eine vasokonstriktore Wirkung an der Rumpfhaut hervorrufen.

Bei der Wahl einer bestimmten Behandlungstemperatur wird der Rumpf mit seiner Reaktion dominant zu berücksichtigen sein. Ausnahmen stellen periphere Durchblutungsstörungen dar. So muß z. B. bei starkem status varicosus primär ein zusätzliches Erweitern der Venen verhindert werden, was eine – dem Rumpf indifferente – Temperatur verbietet.

Als durchschnittliche Indifferenztemperatur werden von verschiedenen Autoren weitgehend gleiche Werte angegeben.

So spricht Kaiser von 33 °C bis 35 °C, Hentschel von 34 °C bis 35,5 °C und Gillert von 34 °C bis 36 °C.

Dazu sei noch bemerkt, daß Badetemperaturen aus technischen Gründen (vom Meßthermometer bis zum elektrischen Thermostaten) weder bei Teil- noch bei Vollbädern, noch bei Hallenbädern exakter als auf Plus oder Minus 0,5 °C eingestellt werden können. Bei Badeeinrichtungen, deren Wasser nicht nachgeheizt werden kann, sinkt die Wärme des Wassers – je nach Lufttemperatur und Isolierung des Beckens – mehr oder weniger schnell ab. Mit einer Nachheizmöglichkeit ausgestattete Becken zeigen permament wellenförmig verlaufende Temperaturen.

Ferner sei darauf hingewiesen, daß die subjektive Indifferenzempfindung eines Pat. (auch wenn er nicht an Sensibilitätsstörungen leidet) nicht zwangsläufig mit der metabolischen Indifferenz identisch ist.

Ein Absinken der Kerntemperatur um 1 °C vermindert den Stoffwechsel um 3%. Eine Erhöhung um 1 °C erhöht den Stoffwechsel um 17%.

Selbstverständlich können Hypo- oder Hyperthermie im Wasser ungleich schneller und leichter resultieren als an der Luft, da das Wasser die Wärme 50mal schneller als Luft leitet (Gillert). Dies bedeutet für das Herz eine Zusatzbelastung zum hydrostatischen Druck.

Wie oben angesprochen wird bei aktiver Muskelarbeit im Körper vermehrt Wärme erzeugt (Stoffwechselsteigerung und Reibung). Das bedeutet, daß bei intensiver Bewegung des Pat. (vielleicht sogar mit zusätzlichem Widerstand) auch bei indifferenten Temperaturen eine Hyperthermie erzeugt werden kann. Obgleich diese Steigerung der Kerntemperatur in aller Regel in ihrer Intensität zu gering ist, um nachhaltig Reaktionen auszulösen, sollte doch die durchschnittliche Behandlungstemperatur etwas *unter* der Indifferenztemperatur liegen. Dies gilt besonders bei aktiven Bewegungsübungen. Nur so kann eine rasche Ableitung der Körperwärme an das Wasser erfolgen (wie bereits angesprochen kann der Pat. zwar durchaus im Wasser schwitzen – aber er hat nicht die Möglichkeit, durch Verdunstung dieses Schweißes Energie abzugeben).

Aus dem Gesagten würde sich folgende, theoretisch optimale Lösung für die Behandlungstemperatur ergeben:

Der Pat. wird bei (seiner) Indifferenztemperatur passiv durchbewegt und gelockert.

Dann wird – nach Absenken der Temperatur – ein aktiver Übungsteil angeschlossen.

Nach weiterer Abkühlung des Wassers kann bei optimalem bis maximalem Widerstand weitergearbeitet werden.

Nun wird (langsam) wieder auf die Indifferenztemperatur erwärmt und eine neue passiv lockernde Bewegung kann folgen. Diese Technik müßte während einer Übungsbehandlung mehrmals wiederholt werden.

Diese «optimalen» Behandlungstemperaturen sind natürlich allein schon aus technischen Gründen nicht realisierbar. In der Praxis wird man immer mit einer «Kompromißtemperatur» arbeiten müssen.

Zwei Faktoren bei thermischen Einwirkungen auf den menschlichen Körper sind bislang noch nicht angesprochen:

Die Zeitdauer. Bei der Bewegungstherapie im Wasser werden durchschnittlich fünfzehn bis dreißig Minuten Behandlungsdauer angesetzt. In dieser Zeitspanne können Temperaturen, die in kürzerer Zeit keine Veränderungen hervorrufen würden, bereits hypo- oder hypertherm wirken.

Die relative Körperoberfläche. Auch sie beeinflußt die Qualität der Körperreaktion auf einen thermischen Reiz. Ohne spezielle Typisierungsversuche von Körperformen näher zu berücksichtigen, möchte ich einmal zwei Extreme gegeneinanderstellen: Der lange, schlanke Mensch hat in Relation zu seinem Körperkern, deutlich mehr an Oberfläche, als der kleine adipöse. Der Pat. mit relativ großer Körperoberfläche reagiert auf ein Abweichen der Bade- von seiner Indifferenztemperatur deutlich intensiver als der Pat. mit relativ kleiner Oberfläche. Dieser Unterschied wird durch ein stärker isolierendes – weil dickeres – Unterhaut-Fettgewebe des korpulenten Menschen noch vergrößert.

Die eben angesprochenen Probleme der hydrothermischen Durchblutungsänderungen bei der Bewegungstherapie im Wasser erheben kein Recht auf Vollständigkeit; weder quantitativ, noch in ihrer qualitativen Darstellung. Vielmehr sollten die Schwierigkeiten *andeutungsweise* aufgezeigt und die Interessierten auf die Lektüre einschlägiger Fachliteratur verwiesen werden (siehe Literaturhinweise, S. 282).

Nachdem in fast allen Hallenbädern die Temperaturen für die Behandler weitgehend festgeschrieben sind, kann und muß der Einfluß der Behandlungstemperatur nicht immer individuell berücksichtigt werden. Das Wissen um die Duchblutungsgeschehnisse ist dennoch unentbehrlich, namentlich dann, wenn Komplikationen oder paradoxe Reaktionen auftreten.

Nun zu den bereits angesprochenen «Kompromißtemperaturen»:

Wenn die Möglichkeit einer raschen Temperaturänderung des Badewassers besteht, kann natürlich versucht werden, möglichst exakt auf die Wärmeempfindung des Pat. einzugehen. Dies wird z.B. in Schmetterlingswannen und UWM-Wannen, aber auch in Saunatauchbecken und in einigen Laufgräben möglich sein. Auf diese Becken muß auch immer dann ausgewichen werden, wenn spezielle Krankheitsbilder individuelle Temperaturen (gleich welcher Höhe) erforderlich machen.

Bei diesen Aufzeichnungen gehe ich von der Verwendung eines großen Beckens aus, bei dem die Wassertemperaturen nicht kurzfristig geändert werden können.

Die durchschnittliche Behandlungstemperatur wird etwas unter der Indifferenztemperatur liegen, also bei ca. 31 °C bis 32 °C. Damit kann der überwiegende Teil der Pat. sowohl aktiv als auch passiv behandelt werden.

Menger setzt den Temperaturbereich für allgemeine Unterwassergymnastik und Bewegungstherapie bei 27 °C bis 29 °C an und differenziert für Rheumatiker 30 °C bis 36 °C.

Spezielle Institute, an denen vorwiegend immer die gleichen Krankheitsbilder behandelt werden, werden diese Durchschnittstemperaturen der jeweiligen Notwendigkeit anpassen müssen. So sollte ein Therapiebecken, das ausschließlich der Behandlung stark bewegungseingeschränkter Pat. mit Erkrankungen des Rheumatischen Formenkreises dient, etwas höhere Temperaturen fahren (siehe Temperaturangaben nach Menger). In der Rehabilitation von jungen Menschen nach Sportverletzungen kann die Wassertemperatur deutlich gesenkt werden.

Bei zwei deutlich zu unterscheidenden Patientengruppen kann das Bad durchaus die erste Hälfte der Woche relativ warm, die zweite Hälfte etwas kühler gefahren werden. Dies ist technisch und energetisch kein Problem. Ebenso ist es leicht möglich, das Wasser an nur einem, zwei oder drei Tagen in der Woche auf die gewünschte Behandlungstemperatur zu erwärmen. Die restlichen Tage kann das Becken dann als Schwimmbad genutzt werden. Energetisch unsinnig und technisch nur schwer lösbar (wegen der Abkühlphasen) ist es jedoch, «kalte» und «warme» Badetage im Wechsel einzustellen.

Allgemein werden Bewegungsbäder bis maximal 36 °C verabreicht. Höhere Temperaturen, bis etwa 39 °C oder gar 40 °C, verbieten wegen der starken Kreislaufbelastung aktive Bewegungen. Bereits nach einigen Minuten Aufenthalt im Wasser über 40 °C kommt es zur Hyperthermie. Noch höhere Wassertemperaturen können nur noch für Sekunden(bruchteile) an kleinen Körperabschnitten appliziert werden (heiße Körperteiltauchbäder).

Den Bereich zwischen 23 °C und 26 °C gibt Menger als gesundheitlich nutzlos an. Tiefere Temperaturen, bis hin zur Abhärtungskur, brauchen hier nicht besprochen zu werden.

4 Kontraindikationen und häufige Reizzustände

Die allgemeinen Kontraindikationen, die es einem Pat. verbieten, ein Vollbad zu nehmen oder zu schwimmen (entzündliche Prozesse im Uro-Genitalsystem, div. Hauterkrankungen etc.), dürfen als bekannt vorausgesetzt werden.

4.1 Kardio-pulmonale Belastung

Bei ernsthaften Erkrankungen in den Systemen Herz-Kreislauf und Lunge wird die Entscheidung für oder gegen die Bewegungstherapie im Wasser problematisch. Die eben angesprochenen Erkrankungen werden im Wasser nicht behandelt. Oftmals tritt jedoch der Fall ein, daß Pat. gleichzeitig mit Herz-Kreislauferkrankungen auch an Krankheitsbildern leiden, deren Behandlung die Bewegungstherapie im Wasser indizieren würde.

Grundsätzlich gilt natürlich auch hierbei die bewährte Regel, niemals zu schaden und immer auf der sicheren Seite zu bleiben.

Dies zu beurteilen ist jedoch nur möglich, wenn die speziell für den Einzelfall nötige Therapie in ihrer Behandlungsintensität bekannt ist. Somit kann sowohl eine positive als auch eine negative Entscheidung erst nach dem Aufstellen eines Therapieplanes erfolgen.

Die Herz-Kreislaufbelastungen verschiedener Therapieformen im Wasser differieren erheblich. Die Intensität der Druckbelastung kann ebenfalls stark variiert werden.

Zwei Beispiele zur Entscheidungsproblematik:

Ein Pat. mit einem kompensierten Herzinfarkt, der in der Lage ist, nicht belastend (also nicht schnell) zu schwimmen, kann durchaus eine Gehschule im Wasser durchführen, wenn er dabei bis zur unteren BWS im Wasser steht. Die Übungen werden deutlich weniger herzbelastend ausfallen als das Schwimmen. Die Gehschulenbehandlung kann z.B. bei einer nur teilbelastungsfähigen Femur- oder Tibiafraktur nötig werden.

Derselbe Pat. wäre aber möglicherweise nicht in der Lage, an einer die Schnellkraft stärkenden Wassergymnastik für den Schultergürtel teilzunehmen, da diese deutlich stärker als das Schwimmen belastet.

Bei einem anderen Pat. ist ein Infarkt evtl. nicht genügend kompensiert, um das Risiko des Schwimmens zu rechtfertigen. Leidet er jedoch zugleich an einer artikulären Erkrankung mit Immobilitätsfolgen, so kann es nötig werden, eine vorsichtige Bewegungstherapie im Wasser durchzuführen. Dies gilt besonders, wenn im Trockenen kein adäquater Erfolg zu erreichen ist. Die fortschreitende Immobilität würde (mangels Trainingsmöglichkeiten) auch das geschädigte Herz weiter verschlechtern.

Eine verantwortungsvolle, die Verhältnisse zwischen Risiko und möglichem Erfolg abwägende Entscheidung, kann nur im Einzelfall und nach genauer Diagnose getroffen werden.

Die im folgendem Abschnitt 4.2 besprochenen Erscheinungen treten bei häufigen und lang andauernden (60 Minuten und mehr) Aufenthalten im Wasser naturgemäß öfter auf.

Da die Therapeuten ungleich länger als die Pat. im Wasser stehen, sind sie auch stärker belastet als jene. Deshalb sind prophylaktische Maßnahmen besonders für die Behandler von großer Bedeutung. Damit können oftmals auch Arbeitsausfälle verhindert werden.

4.2 Das «Austrocknen» der Haut

Hierbei kommt es zum Feuchtigkeitsverlust oberer Hautschichten (bedingt durch die häufige Wassereinwirkung) und zu einer Änderung des pH-Wertes der Hautoberfläche. Die Folgen sind permanentes Abstoßen von Hautpartikelchen, spröde und oftmals rissige Haut und allgemeiner Juckreiz.
Zur Prophylaxe gegen diese Erscheinungen sind rückfettende Salben oder Cremes oder Vollbäder mit stark rückfettenden Zusätzen (z.B. «Babybäder») zu empfehlen. Ferner soll die Haut so wenig wie möglich mit Wasser belastet werden. Dies gilt auch für den Bereich der persönlichen Hygiene, wo Duschbäder den normalen Wannenbädern vorzuziehen sind. Viele Seifen greifen den Säuremantel der Haut stark an, so daß es sinnvoll ist milde oder medizinische Waschmittel zu verwenden. Natürlich soll auch bei der Wahl von Kosmetika und Textilien darauf geachtet werden, die Haut nicht zusätzlich zu belasten.

4.3 Unangenehme Reaktionen auf Chlor

Pat. mit echten Chlorallergien können das Therapiebecken in aller Regel nicht benutzen. In diesen Fällen muß auf Schmetterlings- oder Unterwasserdruckstrahlwannen ausgewichen werden.
Oft leiden aber Pat. und Therapeuten unter Schleimhautreaktionen, die ohne Zweifel von Chlor ausgelöst werden, aber in ihrer Intensität nicht den Abbruch der Behandlungen erzwingen.
Meist klagt dieser Personenkreis über Rötungen und (oder) Juckreiz im Schleimhautbereich von Augen, Nasen und Mund. Darüber hinaus kann es zu unangenehmen Geruchs- und Geschmackssensationen kommen, die oft länger als eine Stunde nach Verlassen des Bades andauern können.
Die Prophylaxe kann nur sehr gering gehalten werden, was ihre Erfolgsaussichten entsprechend dezimiert.
An erster Stelle steht natürlich das Überwachen einer einwandfreien Chlorierung und des pH-Wertes des Wassers. Diese Aufgabe liegt meist bei den Schwimm- oder Hausmeistern. Ebenso muß auf eine gute Belüftung des Raumes geachtet werden, einschließlich der Regulation der relativen Luftfeuchtigkeit.
Die Reaktionen der Haut (z.B. anhaltender Geruch nach Chlor) können nur durch intensives Nachduschen gemildert werden. Dazu kann es erforderlich sein, etwa 60 bis 90 Minuten nach Verlassen des Wassers (nochmal) zu duschen. Bis dahin haben Schweiß- und Talgdrüsen viel des in die aufgeweichten Poren eingedrungenen chlorierten Wassers wieder an die Hautoberfläche gedrückt. Nun kann eine Reinigung erfolgen, die nach dem Verlassen des Bades nicht möglich gewesen wäre.
Schleimhautreizungen im Bereich des Gesichts resultieren meist aus der Wirkung von Chlor, das im gasförmigen Zustand über der Wasseroberfläche schwebt. Augen, Nasen etc. kommen meist nicht direkt mit dem Wasser in Kontakt.
Da die Konzentration des gebundenen Chlors direkt über der Wasseroberfläche oftmals am größten ist, kann es von Vorteil sein, nicht bis zum Hals, sondern nur bis zum Bauch im Wasser stehend zu behandeln. Selbstverständlich ist dies nur dort möglich, wo es die Behandlungstechnik zuläßt.
Bei bestehenden Reizungen wirken Spülungen der Augen, der Mundhöhle und des Nasenraumes oftmals wieder geschmacks- und geruchsneutralisierend.
Sollte die permanente Inhalation von Chlor Reizungen im Atemtrakt hervorrufen, muß die Arbeit im Wasser (zumindest vorübergehend) abgebrochen werden.

4.4 Reizungen im Uro-Genitalsystem

Werden solche Reizungen oder Irritiationen (bis hin zu Zystitis) durch Unterkühlung ausgelöst, so ist es durchaus möglich, sich dagegen zu schützen. Die Bewegungstherapie im Wasser wird im allgemeinen bei relativ warmen Wassertemperaturen durchgeführt. Zusätzlich kann sich der Pat. durch entsprechendes Duschen gut vorwärmen. Die Behandlungsdauer ist in aller Regel nicht lange genug, um einen normalgewichtigen Pat. zu unterkühlen. Hinzu kommt, daß bei gleichzeitigen aktiven Bewegungen mehrerer großer Muskelgruppen, die Aktivierung des Stoffwechsels einer Unterkühlung entgegen wirkt (siehe Kapitel 2 «Wirkungsfaktoren»). Anschließend kann warm bis heiß geduscht werden.

Die Therapeuten stehen aber oftmals weitaus länger als die Pat. im Wasser, so daß dem Körper durchaus Wärme entzogen werden kann. Vorbeugend besteht die Möglichkeit, die täglich anfallenden Wasserbehandlungen auf zwei oder mehr, zeitlich möglichst weit getrennte Einheiten zu verteilen.

Wird dies nicht gewünscht, so muß versucht werden, den Wärmeverlust möglichst gering zu halten. Das Erhöhen der Wassertemperatur ist dabei eine (allerdings zumeist theoretische) Lösung.

In den letzten Jahren wurden für Wassersportler viele Anzüge entwickelt, die den Wärmeverlust des Körpers optimal reduzieren. Sie werden in unterschiedlichen Materialien angeboten und reichen vom Badeanzug über zusätzliche Jacken bis zur den ganzen Körper bedeckenden Kombination. Sie sind nicht wasserdicht, sondern arbeiten nach dem Prinzip, daß ein dünner Wasserfilm von der Hauttemperatur erwärmt wird. Dieses Wärmepotential direkt an der Haut wird vom Anzug gegen das umliegende Wasser thermisch isoliert. Damit ist in Hallenbädern auch bei längerem Aufenthalt im Wasser eine Unterkühlung zu vermeiden.

Solche Anzüge gibt es inzwischen in unterschiedlichsten Ausführungen und Größen, so daß auch modebewußte Therapeuten sicherlich etwas Geeignetes finden können.

Werden Infektionen durch im Uro-Genitalsystem aufsteigende Bakterien verursacht, sollte der Therapeut das Arbeiten im Wasser unbedingt abbrechen und erst nach völligem Ausheilen der Erkrankung (genaue urologische bzw. gynäkologische Diagnostik!) wieder aufnehmen.

4.5 Pilzinfektionen

Quantitativ ist dabei vor allem die Interdigitalmykose von Bedeutung. Die Prophylaxe auf diesem Gebiet sollte hinreichend bekannt sein. Von den Badeeinrichtungen (Holzroste etc.) bis zum gewissenhaften Abtrocknen der Interdigitalräume reichend, bietet sie fast immer ausreichenden Schutz.

4.6 Die «Therapie-Tonne»

Ein – zumindest für einige Behandlungen – angenehmer Schutz für den Therapeuten ist die Therapietonne.

In ihr kann der Therapeut seine Pat. im Wasser behandeln, ohne selbst naß zu werden und sich damit chronisch den Wassereinflüssen auszusetzen.

Der Pat. kann (u. a. auch in jeder Reifenversorgung) um die Tonne treiben und somit aktiv oder passiv beübt werden. Kollegen sprechen von einer breiten Einsatzmöglichkeit der Tonne, die selbstverständlich bei schwierigen Fällen ihre Grenze hat. Sie soll ja auch nicht immer benutzt werden, sondern nur die Aufenthaltszeiten im Wasser – erheblich – reduzieren.

Neben der deutlichen «Schonung» des Therapeuten bringt die Tonne den großen Vorteil, daß die Bewegungstherapie im Wasser für den Behandler keinen Zeitverlust durch Umziehen und Duschen mehr bedeutet. Demzufolge müssen «Wasserpatienten» nicht unbedingt hintereinander bestellt werden; es wird ohne Zeitverlust möglich, zwischendurch im Wasser zu behandeln.

Wird die Tonne geschickt installiert (z. B. ähnlich wie in Abb. 4) behält der Therapeut die Möglichkeit, dem Pat. beim Ein- und Aussteigen in das oder aus dem Wasser zu helfen.

Die Konstruktion der Tonne scheint einfach. Es gibt allerdings eine Fülle von Details (Wandstärke, Stehhöhe, Krümmungsradien, Oberkante etc.), die berücksichtigt werden müssen. An dieser Stelle kann natürlich nicht auf all diese Probleme eingegangen werden. Geschieht das Berücksichtigen der Einzelheiten nicht und ist die Tonne nicht exakt auf den jeweiligen Behandler und auf sein Therapiebecken «zugeschnitten», so ist sie kaum – oder zumindest nur unbequem – zu verwenden.

Aus diesem Grunde rate ich jedem, der sich eine solche Tonne bauen lassen will, sich zuvor mit einem darin therapieerfahrenen Therapeuten in Verbindung zu setzen und zu beraten.

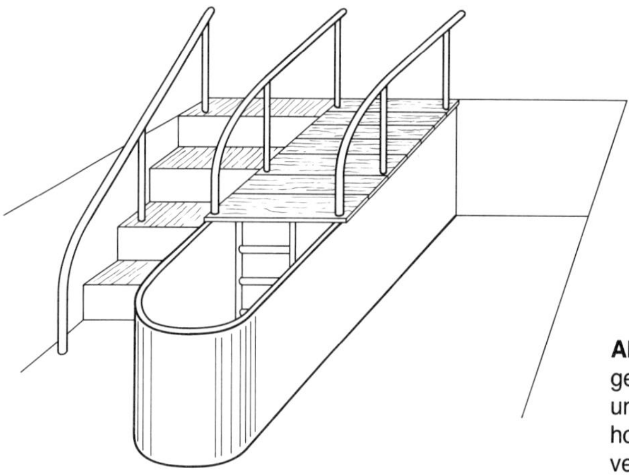

Abb. 4: Therapie-Tonne. Sie ist so eingebaut, daß dem Pat. beim Einsteigen und beim Verlassen des Wassers geholfen werden kann (schematisierte und vereinfachte Darstellung).

5 Einrichtungen für die Bewegungstherapie im Wasser

Dieses Buch spricht im wesentlichen Therapiemöglichkeiten in großen Behandlungsbädern an. Darunter sind Wasserbecken zu verstehen, die es der Patient-Therapeut-Einheit ermöglichen, frei zu gehen und in waagerechter Lage Bewegungen um 360° auszuführen. Dies ist auch in relativ kleinen Becken möglich. Sollen viele Therapeuten mit ihren Pat. gleichzeitig das Bad benutzen können, muß es selbstverständlich entsprechend größer gewählt werden.

Die eben geforderte Minimalgröße wird

verständlich, wenn – wie hier vorausgesetzt – der Behandler mit dem Pat. ins Wasser geht.
Bei Gruppentherapien ist die maximale Belastung des Beckens dann erreicht, wenn jeder einzelne Pat. seine Arme und Beine noch gut in alle Richtungen frei bewegen kann, ohne seinem Nebenmann ausweichen zu müssen (oder gar anzustoßen). In sehr großen Bädern wird diese Maximalauslastung nicht möglich sein, da etwa ab fünfzehn Personen die Kontrollmöglichkeiten des Behandlers nicht mehr ausreichen, um jeden einzelnen zu korrigieren und zu überwachen.
Wichtiger als die Längen- und Breitenmaße der Therapiebecken ist ihre Tiefe. Mit einer Standardtiefe (gleich welcher Stehhöhe auch immer) läßt sich schlecht arbeiten, da weder die auf den Pat. einwirkenden Auftriebs-, noch die Druckkomponenten variiert werden können.

5.1 Tiefe der Becken

Als sehr praktikabel haben sich Becken mit drei verschiedenen Wassertiefen erwiesen (z. B. 120 cm, 130 cm und 140 cm). Dadurch können auch körperlich kleine Menschen unterschiedlich belastet werden. Wenn das Bad (vorwiegend) für die Behandlung von Kindern genutzt werden soll, so müssen natürlich geringere Wassertiefen angeboten werden. Werden Pat. in horizontaler Ausgangsstellung behandelt, sind Wassertiefen zwischen 110 und 120 cm für den Therapeuten optimal.
Diese verschiedenen Tiefenstufen sollen als klar voneinander getrennte Ebenen bestehen. Diese Flächen sind mit schmalen, schiefen Ebenen untereinander verbunden (siehe Abb. 5).
Diese Übergänge von einer Wassertiefe zur anderen müssen optisch auffallend markiert

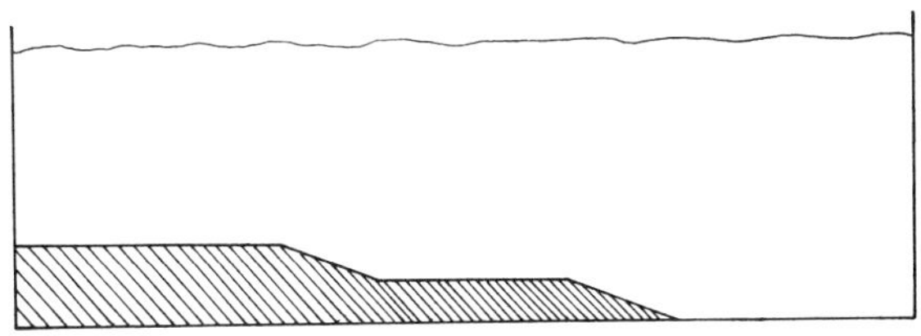

Abb. 5: Mögliche Gestaltung des Beckenbodens zur Tiefenregulierung

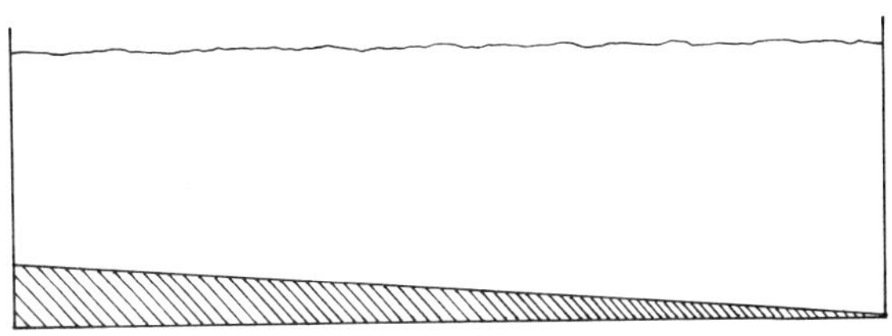

Abb. 6: Stufenloses Absinken der Wassertiefe durch schrägen Boden

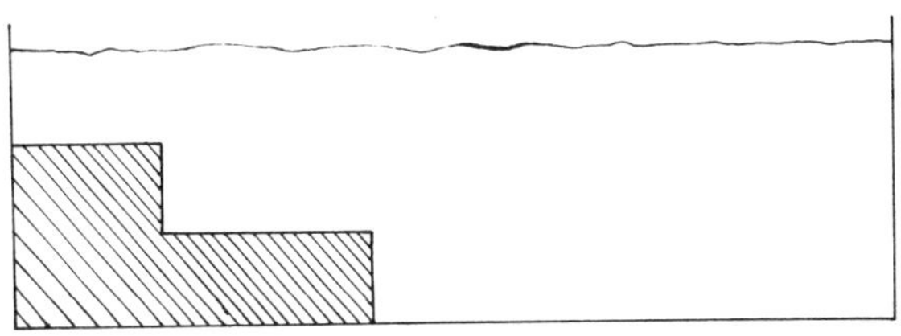

Abb. 7: Beckenareale zur Behandlung im Kniestand und im Sitzen

sein. Dies kann durch unterschiedliche Farbgebung der einzelnen Ebenen erreicht werden oder (auch nachträglich) durch deutliche, farbige Trennlinien.
Ein stufenlos tiefer werdendes Wasser (siehe Abb. 6) bietet zwar die Möglichkeit, die Zwischentiefen auszunutzen; dieser Vorteil wiegt aber nicht stark im Vergleich zu dem Nachteil, daß sich die Pat. nicht frei in einer exakt angewiesenen Wassertiefe bewegen können (unbeaufsichtigtes Üben!). Sie haben häufig Angst davor, ins «tiefe» Wasser abgleiten zu können, oder im zu «seichten» Wasser ihre Frakturen etc. zu stark zu belasten. Um das zu ändern besteht die Möglichkeit, dem einzelnen Pat. zum selbständigen Üben Markierungen am Beckenrand zu legen (Auftriebskörper etc.). Wenn jedoch viele Menschen gleichzeitig üben, kann die Markierungsvielfalt Verwirrung oder zumindest Ablenkung stiften.
Für spezielle Krankheitsbilder und für die Behandlung von Kindern kann es sehr nützlich sein, innerhalb des Therapiebeckens zusätzlich Areale zum Behandeln im Sitz und im Kniestand zu haben.
Die Abbildung 7 veranschaulicht grob schematisch diese Möglichkeiten.

5.2 Einstiegsmöglichkeiten

Jedes Bad braucht eine Einstiegstreppe mit mindestens einseitigem Handlauf. Außerdem müssen die Stufen rutschsicher gestaltet

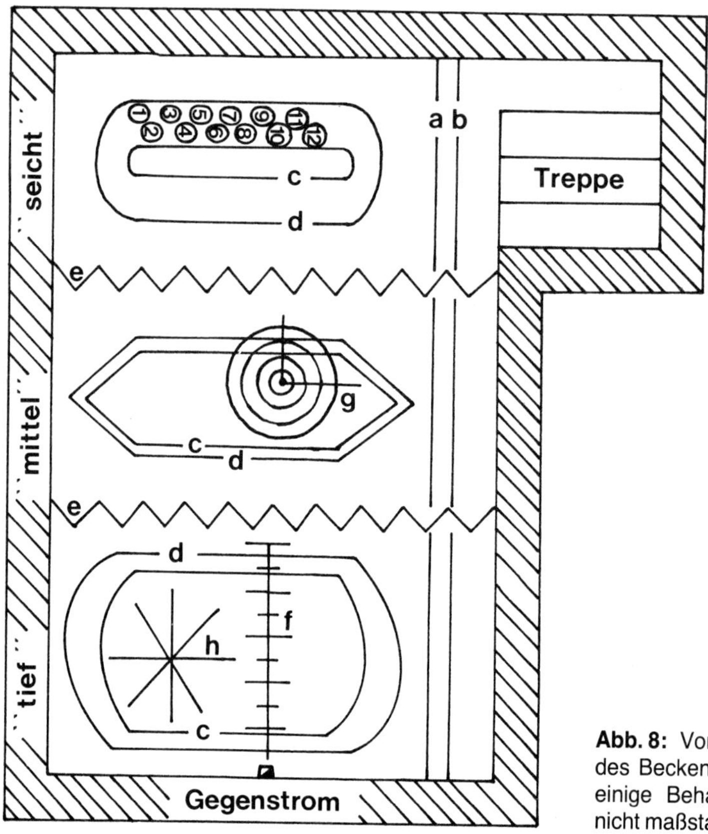

Abb. 8: Vorschläge zur Markierung des Beckenbodens als Hilfsmittel für einige Behandlungsmethoden (Abb. nicht maßstabsgetreu)

sein. Die Treppe soll im Bereich der *niedrigsten* Wassertiefe einmünden, damit sich Behinderte oder Nichtschwimmer nicht nach dem Einstieg angstvoll durchs «tiefe» Wasser bis zu ihrer Übungsebene durchkämpfen müssen. Eine zweite Treppe, die in die größte Wassertiefe mündet, kann gut für Treppensteigübungen verwendet werden.
Sie ist ferner für Pat. geeignet, die auch im Wasser nicht voll belasten dürfen und nicht schwimmen können. Sie haben erhebliche Probleme auf einem Bein von der niedrigen Wassertiefe bis zum Gebiet größerer Tiefe (wo sie dann wieder mit beiden Beinen auftreten können) zu hüpfen.
Für Pat., die nicht gehen können und sich auch nicht von einer Stufe zur anderen sitzend ins Wasser bringen können, muß ein Hebekran vorhanden sein, welcher den Pat. direkt aus dem Rollstuhl ins Wasser befördert. Die Kranwinden sind meist an Laufkatzen aufgehängt, so daß verschiedene Einsetzmöglichkeiten bestehen. Fast alle dieser Geräte können einen Menschen auch in liegender Form ins Wasser oder aus dem Wasser heben.
Einige behinderte Pat., die sich im Wasser weit sicherer fühlen als an Land, möchten das beschwerliche Einsteigen ins Wasser durch einen Sprung erleichtern. Bei gut trainierten, sportlichen Menschen (z. B. nach Amputationen) kann diese «Einstiegsmethode» durchaus akzeptiert werden, wenn dabei keine Unfallgefahr besteht.
Allgemein jedoch sollten Sprünge oder gar Kopfsprünge ins Wasser untersagt sein; nicht nur wegen der eben angesprochenen Gefahr von Verletzungen, sondern auch wegen der Irritation und Verunsicherung anderer Pat. durch entstehende Wellen und Spritzwasser.

5.3 Markierungen zur Unterstützung der Therapie

Hilfslinien am Boden oder an den Seitenwänden der Becken sind natürlich keine ausschließlichen Therapieeinrichtungen, aber sie können durchaus diverse Behandlungen sinnvoll und effektiv erweitern.
In Abbildung 8 haben wir einige Vorschläge für Markierungsmöglichkeiten auf dem Beckenboden aufgezeichnet. Sie können nach Belieben verändert oder erweitert werden. Folgende Benutzungsmöglichkeiten sind denkbar:
Die Linien a und b markieren eine «Gehstrecke», die durch alle Wassertiefen führt. Sie kann auch in elliptoider Bahn das ganze Becken mit einer Endlosspur ausfüllen.
Die Linien c und d bilden solche elliptoiden Bahnen, haben ebenfalls den Sinn, «Gehstrecken» zu markieren und laufen in den unterschiedlichen Wassertiefen ohne diese zu verlassen. Die Krümmungsradien der Kurven sind an den Seiten verschieden. Die Linien c und d der «mittleren» Wassertiefe verlaufen spitz- bzw. stumpfwinkelig, was z. B. Bürgersteigführungen simmuliert.
Sowohl die a- und b-Linien als auch alle c- und d-Linien können einzeln als Balance- und Gleichgewichtsstrecken benutzt werden.
Die gezackten e-Linien haben therapeutisch keine besondere Verwendung. Sie dienen als optische Warnungen auf den schiefen Ebenen, die zwei unterschiedliche Wassertiefen voneinander trennen. Besonderen Warneffekt bekommen diese Linien dann, wenn sie farbig (rot) eingebaut sind.
Die sich rechtwinkelig schneidenden Linien bei f stellen Orientierungspunkte für die Gegenstromgymnastik (siehe unten) dar. Mit ihrer Hilfe kann eine einmal eingenommene Übungsposition exakt wiederholt werden, können Fortschritte sichtbar gemacht und Übungsstrecken objektiviert werden. Ein zusätzlich wichtiger Faktor ist die Möglichkeit,

dem Pat. einen exakten Übungsstandort zuzuweisen.
Die Querlinien bei f können mit Zahlen gekennzeichnet werden. Besser ist es jedoch, sie in deutlich unterschiedlichen Farben zu gestalten, denn sie müssen während des Übens schnell und ohne starke Ablenkung eindeutig erkannt werden können.
Natürlich kann die Gegenstromanlage auch (oder) an der «seichten» Seite des Therapiebeckens eingebaut werden. Dadurch wird eine größere Standsicherheit des Pat. erreicht.
Die Kreise, die in Abbildung 8 mit g bezeichnet sind, können als Ziel- oder Sprungübungsmarkierungen benutzt werden. Die Linien, welche die Kreise schneiden, erleichtern das Abzählen der Ringe und der seitlichen Abweichungen.
Das als h eingezeichnete Linienkreuz stellt einen «Sprungstern» dar. In einigen Kampfsportarten werden solche Bodenzeichnungen benutzt, um aus einer Fuß-(Hüft-)stellung heraus, ganz gezielt – sprunghaft und kontrollierbar – in eine andere zu wechseln. Das gleiche ist natürlich auch im Wasser – für den Pat. gefahrlos – durchführbar. Auf diesem Stern können auch exakte Rotationsbewegungen der Hüftgelenke verlangt werden. Solche Übungen können (natürlich auch langsam) von einer Standstellung in die andere wechseln, oder Einleitungsbewegungen für eine folgende Gehstrecke sein. Je weiter sich Anfangs- und Endstellung vom Schnittpunkt der Linien entfernen, desto größer wird die nötige Bewegung (Abduktion). Der Sprungstern kann selbstverständlich auch als Zielrichtung oder Zielpunkt für Koordinationsübungen angegeben werden.
Die umkreisten Zahlen (in der Abbildung willkürlich 1 bis 12) können als «Schrittmuster» Verwendung finden. Dabei muß der linke Fuß nicht unbedingt in der Zahlenfolge 1–3–5–7–etc. aufgesetzt werden. Ebenso können die Ziffern 1–5–9–etc. abgefordert werden. Bei Koordinationsstörungen können die Ziffern gut für Richtungsübungen eingesetzt werden. (Beispiel: Aufforderung an den Pat.: «Bitte gehen Sie von der Linie (e) über die Ziffern 2–6–9 und 10 zur Linie (b)». Bei solchen Übungen können natürlich auch der Sprungstern oder die Kreise einbezogen werden.)
Die Abbildung 9 zeigt sechs numerierte, waagerechte Linien, die von einer Senkrechten geschnitten werden. Je nach Wassertiefe können die waagerechten Linien beliebig vermehrt oder verringert werden.
Diese Anordnung steht (im Gegensatz zu den oben besprochenen) an den *senkrechten* Beckenwänden und nicht am Boden. Mit ihrer Hilfe können Hüftgelenksbewegungen wie Abduktion, Adduktion, Flexion und Hyperextension (ungenau) gemessen werden. Die Flexion und Extension der Kniegelenke und die Dorsal- und Plantarflexion der Sprunggelenke, kann ebenfalls – wenngleich auch nicht so gut – annähernd bestimmt werden.
Das Erfassen der Bewegungsausmaße mit Hilfe dieser Linien kann selbstverständlich nicht als allgemeinverständliche Angabe dem nächsten Therapeuten weitergegeben werden (es sei denn, dieser hat die exakt gleiche Anordnung in seinem Bewegungsbad an gleicher Wassertiefe). Bleibt der Pat. jedoch für die Dauer der Therapie beim gleichen Behandler, so kann dieser schnell und ohne Winkelmessung (die unter Wasser problematisch ist) die Gelenkfreiheit im Wasser annähernd erfassen und sich diese Ausgangssituation an Hand der Zahlen leicht merken. Der Übungserfolg wird durch die Linien leicht dokumentierbar.
Darüber hinaus bietet diese Anordnung noch zwei nicht zu unterschätzende Vorteile:

a) der Übungswille des Pat. wird deutlich gestärkt, da er – auch allein – immer wieder versuchen wird, die höchst höhere Linie zu erreichen;
b) anhand der (durch die Linien sichtbaren) Vergrößerung des Bewegungsausmaßes bei Ausweichbewegungen können diese besser dokumentiert und als «Scheinbe-

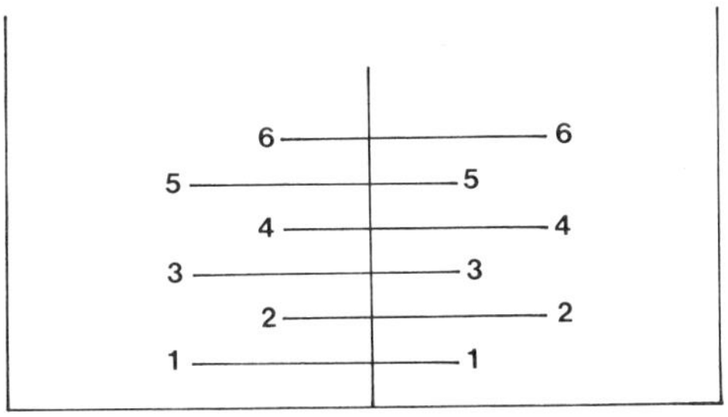

Abb. 9: Vorschlag zur Markierung der Beckenwand als Hilfsmittel für einige Behandlungen und zur groben Orientierung über die Gelenkfreiheit unter Wasser

wegungen» entlarvt werden (z. B. Flexion in der Standhüfte beim Hyperextensionsversuch der Spielbeinhüfte).

Beim Neubau eines Schwimmbades bietet es weder technische Probleme noch finanzielle Mehrbelastungen, zumindest gerade und sich rechtwinkelig schneidende Linien beim Verfliesen des Bodens und der Wände zu berücksichtigen (auch verschiedenfarbig). Das gleiche gilt für gestrichelte Linien, auch wenn sie im großen Kreis verlegt werden.

Punkte können als kleine Quadrate eingefliest werden. Kleine Kreisbögen sind allerdings etwas schwerer zu verlegen.

Nachträglich kann an den Fliesen des Beckens natürlich nichts mehr verändert werden, da die Kosten zu hoch sind. Allerdings besteht die Möglichkeit, die Linien mit wasserfesten Farben auf die Verfliesung zu malen. Dabei besteht jedoch die Gefahr, daß die Farbe abblättert, da die glatten Fliesen wenig Haftung bieten. Eine weitere Möglichkeit besteht im Aufkleben von Folien. Wenn sich jedoch Folienteile ablösen, so können sie das Wasser verunreinigen und die Filteranlagen verstopfen.

Vor jedem Versuch sollte unbedingt ein Fliesenfachmann oder ein entsprechend erfahrener Architekt zu Rate gezogen werden, um unangenehmen Überraschungen vorzubeugen.

Um mit den Markierungen am Boden und an den Wänden sinnvoll arbeiten zu können, muß der Therapeut die Fehler und Nachteile dieser Methode erfassen:

Bei Gehübungen zwischen oder auf den Linien kommt es häufig zu einem unphysiologischen Gangbild mit Blick nach unten. Dadurch kann eine Hyperkyphosierung des BWS oder der HWS entstehen. Zusätzlich kann durch Hüftbeugung die (oft erwünschte) Retroversion in der Hüfte beim Gehen eingeschränkt werden.

Bei relativ langen Linien tritt dieser Fehlhaltungskomplex nicht oder nur in geringem Ausmaß auf. Außerdem kann der Pat. auf seine Fehler aufmerksam gemacht werden.

Bei der Verwendung der Zahlen als «Schrittmacher» spielen natürlich die individuellen Größenunterschiede eine entscheidende Rolle.

Da alle beschriebenen Linien unter der Wasseroberfläche liegen, muß die Lichtkrümmung berücksichtigt werden. Sie verzerrt das optische Bild.

Bei einer Oberflächenverwellung können Geraden als Schlangenlinien erscheinen. Das alles erschwert die Arbeit auf und nach solchen Linien, macht sie jedoch nicht unmöglich.

Pat., deren Krankheitsbilder die Therapie mit den Bodenmarkierungen stark indizieren, sollten möglichst ohne anderen, gleichzeitigen Therapiebetrieb behandelt werden, da die eben besprochene Oberflächenverwellung bei sehr starkem Badebetrieb das Erkennen von Orientierungen unter Wasser nahezu unmöglich macht.

5.4 Fixationsmöglichkeit durch Fußschlaufen

Der Auftrieb des Wassers wirkt natürlich nicht nur auf den Pat., sondern unvermindert auch auf den Therapeuten. Dadurch kann er bei Halte- und Schnellkraftübungen Standschwierigkeiten bekommen, wenn er den Pat. halten oder ihm Widerstand geben muß. Zur besseren Fixation von unten, können in den Beckenboden Halteschlaufen eingebaut werden, in die der Behandler mit seinen Füßen steigen kann. Die Gurte sollten in verschiedener Entfernung voneinander angebracht werden. Nur so sind Fixationen in unterschiedlichen Grätschstellungen möglich.

Die Fußschlaufen dürfen natürlich nicht zum Stolperhindernis für Pat. werden. Aus diesem Grunde müssen sie nach der Benutzung wieder flachgetreten werden können, ganz nahe am Beckenrand angebracht sein, oder zumindest deutlich farbig gekennzeichnet werden.

Sehr selten können diese Halteschlaufen auch vom Pat. zur Therapie genutzt werden. Bei schnellen, oder schnellkräftigen Arm- oder Rumpfübungen mit Handflächenvergrößerern, bieten sie standschwachen Menschen guten Halt.

Bei Stabilisationen und Autostabilisationen der Wirbelsäule fallen oftmals die Beine als schwächstes Glied der Muskelkette auf. Dies gilt im Wasser um so mehr, da dem Pat. sein (stabilisierendes) Gewicht fehlt. Dadurch wird der Kräftigungsreiz für die Rückenmuskulatur durch die relative Schwäche der Beine limitiert. In diesem Falle können Fußschlaufen durchaus einmal Verwendung finden. Sie können auch Pat. helfen die – vorübergehend – keine Doppelkonzentrationen aufbringen können (z. B. Fixation der Füße, während die oberen Extremitäten mit einem Schwimmbrett beübt werden).

Allerdings darf dabei die psychische Nebenwirkung nicht vergessen werden. Durch die Fixation an den Füßen bekommen viele Menschen im Wasser Angst. Außerdem hebt sie einen wesentlichen Wirkungsfaktor des Wassers – den Auftrieb – (scheinbar) nahezu auf. Dies braucht zwar der Behandler von Zeit zu Zeit, um sich zu schonen, der Pat. jedoch sollte sich möglichst allen Wirkungsfaktoren des Wassers gleichzeitig aussetzen, um auch wirklich deutliche Unterschiede zum Land wirken zu lassen.

5.5 Gehbarren

Die Vorteile eines Gehbarrens im Wasser sind leicht ersichtlich und im wesentlichen analog zu denen im Trockenen.

Eine besondere Verwendungsmöglichkeit bietet der Gehbarren im Wasser bei der manuellen Extension der HWS, aber davon weiter unten.

Muß viel am Gehbarren gearbeitet werden, so ist es sinnvoll, in jeder Wassertiefe ein solches Gerät zu installieren.

5.6 Handlauf

Ein Handlauf um das Wasserbecken, entweder in Höhe des Wasserspiegels oder knapp darunter, ist zweifelsohne sehr sinnvoll. Er kann aus Metallröhren bestehen, die auch jederzeit nachträglich angebaut werden können. Ebenso kann er in die Begrenzungskacheln der Überlaufrinne integriert sein.

Er bietet die Halte- und Kontrollmöglichkeiten einer Ballettstange und darüber hinaus einen Fixpunkt zum Hängen an den Beckenwänden. Dadurch kann der Pat. sowohl mit dem Rücken als auch mit der Brust zur Beckenwand Übungen durchführen und dabei die Füße vom Boden heben.

Ein Bewegungsbad mit allen eben beschriebenen Einrichtungen bietet weitgehend optimale Behandlungsmöglichkeiten zur Bewegungstherapie im Wasser für das durchschnittliche Patientengut. Allerdings steht in der täglichen Praxis nicht immer ein derart ausgerüstetes Becken zur Verfügung.

Einige Krankheitsbilder erfordern zusätzliche technische Einrichtungen, andere können mit weit weniger Aufwand behandelt werden.

Jeder Therapeut muß seine Pat. mit den ihm zur Verfügung stehenden technischen Möglichkeiten vergleichen, um dann im Einzelfall zu entscheiden, ob eine Bewegungstherapie im Wasser (rein technisch gesehen) durchgeführt werden kann oder nicht. Zu vielen in diesem Buch aufgezeigten Behandlungsmöglichkeiten ist ein Bewegungsbad relativ großen Ausmaßes nötig. Dennoch sollte nicht vergessen werden, daß sich eine Therapie im Wasser oftmals auch in weit kleineren Becken, durchaus erfolgreich durchführen läßt.

Der Rahmen dieser Aufzeichnungen gestattet es nicht, detailliert auf die Behandlungsmöglichkeiten in kleineren und kleinsten Wasservolumina einzugehen.

Dennoch möchte ich einige Möglichkeiten und Vorteile kleinerer Becken in Erinnerung rufen:

In vielen Kliniken stehen sog. Laufgräben zur Verfügung. Dies sind Wasserbecken, die es durch ihre Breite dem Pat. erlauben, mit allen nötigen Armbewegungen frei zu gehen. Dennoch sind sie so schmal, daß sich der Kranke – wenn nötig – beidseits an Handläufen festhalten kann. Die Tiefe beträgt durchschnittlich zwischen 150 cm und 170 cm. Etwa die Hälfte dieser Tiefe ist in den Raumboden eingelassen, der Rest wird durch allseits hochgezogene Mauern erreicht. Diese Bautechnik ermöglicht es dem Therapeuten, ohne zu knien, den Pat. im Wasser etwas zu stützen oder zu führen. Natürlich hat auch dabei der Therapeut die Möglichkeit – z.B. für spezielle Gehschule – zum Pat. ins Wasser zu gehen. In Laufgräben können nahezu alle hier aufgeführten Übungen durchgeführt werden.

Sie werden in unterschiedlichen Ausführungen gebaut, so z. B. auch breiter als beschrieben, U-förmig oder rund. Die Wasserversorgung kommt fast immer ausschließlich von außen. Das bedeutet, daß keine eigenen Erwärmungs- und Filtrieranlagen eingebaut sind. Das bringt energetische Nachteile, aber auch den großen Vorteil, daß die Behandlungstemperaturen des öfteren individuell eingestellt werden können. Außerdem kann der Wasserspiegel im gesamten Laufgraben schnell variiert werden, was die Möglichkeit bringt, teilbelastungsfähige Pat. exakt dosiert behandeln und allgemein auf unterschiedliche Patientengrößen reagieren zu können.

Eine weitere Möglichkeit zur Ausführung der Bewegungstherapie im Wasser sind die Schmetterlingswannen. Ihr Name weist bereits auf die Form hin, die es erlaubt, in Beckenhöhe außerhalb des Wassers sehr nahe am Pat. zu stehen. Dennoch kann der Pat. die Arme und Beine weit abduzieren, da die Wanne dafür vorgesehene Ausbuchtungen enthält (siehe Abb. 10).

Auch bei Schmetterlingswannen können der Wasserspiegel und die Temperatur individu-

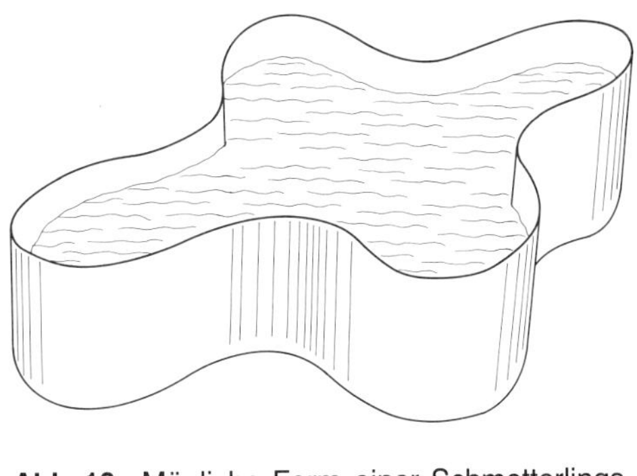

Abb. 10: Mögliche Form einer Schmetterlingswanne

ell dosiert werden. Darüber hinaus bieten sie die Möglichkeit, dem Wasser diverse Zusätze beizumengen. Auch «agressive» Zusätze (wie z. B. Salz) können keine Materialschädigung bewirken, da diese Wannen keine empfindlichen Umwälzanlagen haben.
Schmetterlingswannen stellen nicht nur eine gute Alternative zum Bewegungsbad dar; vielmehr ist es (wenn finanziell möglich) in großen Häusern sogar ratsam, eine oder mehrere Wannen zusätzlich zu installieren. In ihnen können kleine Pat. – z. B. Kinder – oftmals besser behandelt werden als im Hallenbad. Außerdem erlaubt der ständige Wechsel des Badewassers die Behandlung von Pat. mit Hautkrankheiten, die nicht ins allgemeine Therapiebecken können. Auch bei nicht ansteckenden Hauterkrankungen ist es oftmals besser, in die Schmetterlingswanne auszuweichen, wenn der Pat. psychisch stark belastet ist. Sollen ansteckende Krankheiten (nicht nur im dermatologischen Bereich) behandelt werden, so muß das Abwasserproblem mit dem zuständigen Gesundheitsamt besprochen werden!
Böhm und v. Dietze beschreiben ein Tauchbecken von 2 m × 2 m mit höhenverstellbarem Boden. Bei maximaler Anhebung des Bodens befindet sich der Pat. im Trockenen. Die Vorteile dieses Systems sind leicht ersichtlich:
Neben der Erleichterung des Ein- und Aussteigens können mit dem verstellbaren Boden einige Übungsstellungen erreicht werden, die bei festgelegter Wassertiefe von vielen Pat. nicht eingenommen werden können. Dazu gehören z. B. der Kniestand, der Vierfüßlerstand, der Langsitz etc. Energetisch ist ein höhenverstellbarer Boden sehr interessant, da zur Reduzierung der Wasserhöhe kein Wasser abgelassen werden muß. Es bleibt – auf die Behandlungstemperatur aufgeheizt – voll erhalten.
Aber auch Tauchbecken ohne höhenverstellbaren Boden können benutzt werden, nahezu jede Saunaanlage besitzt solche Becken. Die Warmwasserzuleitung muß über Duschen etc. erfolgen, da Saunabecken in der Regel nur über Kaltwasseranschlüsse verfügen. Viele dieser Bäder sind für die Pat. zu tief. Diesem Problem kann leicht mit einem Holz- oder Metallrost abgeholfen werden. Selbstverständlich müssen bei allen beschriebenen Becken und Wannen die Wasserqualitäten einwandfrei sein.
Die nächst kleineren Einheiten zur Bewegungstherapie im Wasser sind die Badewannen und die – noch deutlich größeren – Wannen, die zur Abgabe von Unterwasserdruckstrahlmassagen oder hydroelektrischen Vollbädern vorgesehen sind. In ihnen können in Einzelfällen ebenfalls Übungen durchgeführt werden. Bei Behandlungen der Extremitäten wird die Raumnot allerdings sehr deutlich spürbar.
Ihre Vorteile sind wiederum das individuelle Einstellen der Behandlungstemperatur sowie die Möglichkeit, Zusätze beizumengen. Solche Zusätze müssen nicht immer versuchen, die Therapie zu unterstützen. Sie können auch – z. B. durch Rückfettung – für die Haut prophylaktische Wirkung haben.
Die kleinsten Becken sind die Arm- oder Fußbadewannen. Hände, Finger, Füße und Zehen können darin durchaus effektiv behandelt werden. Dabei treten nahezu keine Kontraindikationen vom Herz-Kreislaufsystem her auf (dennoch müssen reflektorische Einwirkungen z. B. über Zonen nach Head berücksichtigt werden). Die Temperaturen können völlig frei gewählt werden und können, wenn erwünscht, auch wechselwarm, auf- oder absteigend appliziert werden.

6 Technische Hilfsmittel, Auftriebskörper und Auftriebsverringerer

Am Beginn dieses Kapitels möchte ich betonen, daß die Bewegungstherapie im Wasser – sowohl als Einzel- als auch als Gruppenbehandlung – auch ohne technische Hilfsmittel äußerst wirksam durchgeführt werden kann.
Zur Einzelgymnastik ist den Therapeuten dringend zu empfehlen, mit ihren Pat. ins Wasser zu gehen. Aus dieser Ausgangssituation ergeben sich mannigfaltige Übungsmöglichkeiten, die voll genutzt werden sollten.
Die folgend beschriebenen Hilfsmittel können dazu – je nach entstehender Notwendigkeit – mit in die Therapie einbezogen werden, um bestimmte Übungen effektiver, oder überhaupt erst möglich zu machen.
So gesehen sind diese Hilfsmittel eine wertvolle Bereicherung der Gymnastik im Wasser. Ungezielt eingesetzt, verlieren sie an Sinn, verführen den Behandler zur Trägheit und mindern seine Kreativität.

6.1 Autoschläuche

Schläuche von Kraftfahrzeugreifen eignen sich hervorragend als Auftriebskörper für die Bewegungstherapie im Wasser.
Sie sollten in unterschiedlichen Größen vorhanden sein (z.B. Schläuche von LKW- oder Schlepperreifen), um für die verschiedenen «Leibesfüllen» die jeweils richtigen Durchmesser bereitstellen zu können.
Die Schläuche sind bei jedem Reifenhändler erhältlich und stellen eine geringe Investition dar. So wie sie in Autoreifen eingebaut werden, sind sie für die Therapie allerdings nicht geeignet. Das Luftventil ist normalerweise an der inneren Krümmung des Schlauches angesetzt (siehe Abb. 11a). Genau dort kontaktieren jedoch Arme, Beine oder der Thorax des Pat. Daraus ergeben sich zumindest deutliche Belästigungen oder gar Druckstellen. Bei ungeschütztem Ventil sind sogar Kratzer und Verletzungen möglich.
Um das auszuschalten, müssen die Ventile unbedingt auf die äußere Krümmung der Reifen umvulkanisiert werden (siehe Abb. 11b)!
Diese Arbeit wird am besten vom Reifenhändler besorgt. Bei eigenen Versuchen hält der Schlauch meist nicht lange dicht und das ständige Nachpumpen ist lästig.
Dennoch ist eine Luftpumpe als sinnvolles «Zubehör» zum Autoschlauch unerläßlich und erspart manchen Gang zur Druckluftanlage der Tankstelle. Einen allgemein richtigen Luftdruck für die Schläuche kann ich nicht angeben, da er bei verschiedenen Behandlungen differiert. Werden die Schläuche zu stark aufgepumpt, sind sie nur noch schlecht mit den Händen zu fassen und können dem Pat. Druckschmerzen verursachen (vor allem in den Achselhöhlen). Zu gering aufgeblasene Reifen können schweren Pat. zu wenig Auftrieb geben. Außerdem neigen sie dazu, sich

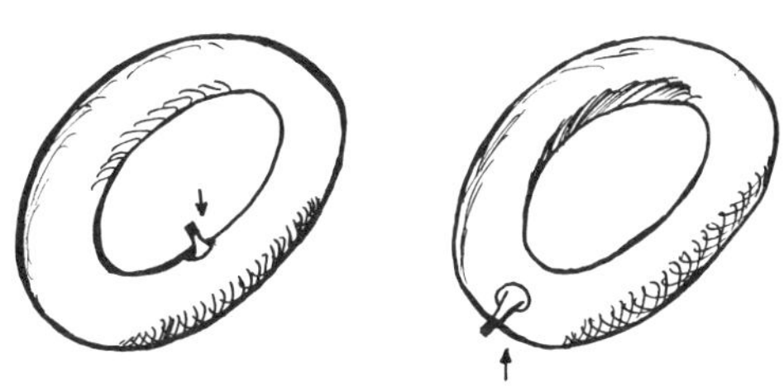

a b

Abb. 11: Autoschlauch vor und nach dem Umvulkanisieren

schnell zu «verbiegen» und umzustülpen. Als Widerstandserhöhung (zum Unter-Wasser-Drücken mit Armen oder Beinen) sind sie jedoch gut zu verwenden.
Die Schläuche färben – vor allem wenn sie noch neu sind – u. U. etwas schwarz ab. Dennoch sind sie besser als die meisten Schwimmreifen aus Spielwarengeschäften, da sie widerstandsfähiger sind.
Rettungsringe, wie sie auf Schiffen verwendet wurden, sind für die Wassertherapie ungeeignet, weil sie viel zu hart sind.

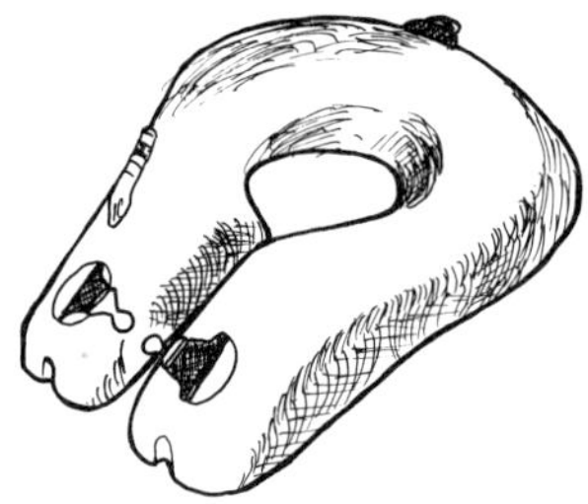

Abb. 12: Aufblasbarer Rettungskragen aus Gummi mit Verschlußhaken an den Schenkeln

6.2 Rettungskragen

Es handelt sich dabei um – in etwa rechteckige – Schwimmkörper, die in der Mitte einen Ausschnitt für den Hals haben und an einem Ende in zwei Schenkel auslaufen (Abb. 12). Um den Hals in den dafür vorgesehenen Ausschnitt zu bringen, müssen die beiden Schenkel auseinandergezogen werden. Beim Nachlassen dieses Zuges schließen sie sich durch die Materialspannung selbständig. Wird ein solcher Rettungskragen allein zum Tragen des Kopfes oder des ganzen Pat. benutzt, so müssen die eben beschriebenen Schenkel unbedingt durch Haken oder Leinen vor unbeabsichtigtem Aufklappen geschützt werden!
Die Rettungskrägen werden in immer größerem Maße aus leichtem tragfähigem Kunststoff (z.B. geschlossenzelliger Polyäthylen Schaumstoff) gefertigt. Solche Krägen sind beschädigungssicher, da keine Luft entweichen kann und somit für die Schiffahrt geeignet. Sie werden im Wassersportfachhandel angeboten. In der Praxis der Bewegungstherapie sind jedoch solche aus Gummi besser geeignet. Sie werden über ein Ventil mit dem Mund aufgeblasen. Dadurch kann der erwünschte Auftrieb verändert werden und Druck- oder Beklemmungsgefühle treten nicht auf.

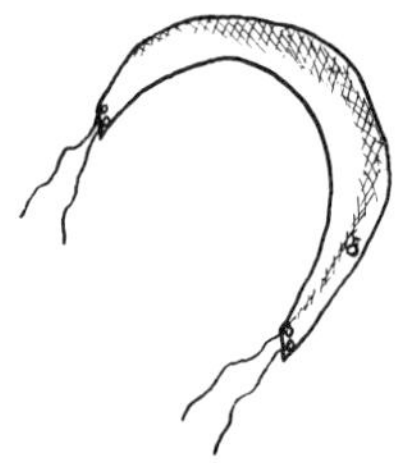

Abb. 13: Kleine Halskrause

Der Auftrieb der Rettungskragen genügt, um einen Menschen von durchschnittlichem Gewicht im Wasser zu tragen. Einige dieser Auftriebskörper werden in verschiedenen Größen hergestellt. Somit ist auch die Tragfähigkeit unterschiedlich. Beim Kauf muß die maximal mögliche Gewichtsbelastung des Kragens unbedingt erfragt werden.
Bei gesichertem Verschluß ist es unmöglich, aus dem Rettungsmittel herauszurutschen. Sie sind zumindest ohnmachtssicher, so daß (rein theoretisch) auch damit versorgte Nichtschwimmer unbeaufsichtigt im Bewegungsbad üben können. Dem steht allerdings die große Schockwirkung eines Unfalls entgegen (siehe Kapitel «Psychische Faktoren»). Jedenfalls hat der Therapeut die Gewißheit, sich zumindest um das Leben des Pat. nicht sorgen zu müssen.

6.3 Kleine Halskrausen als «Frisurschoner» und Nackenstützen

Gemeint sind relativ flache Krägen, die meist in mehrere separate Luftkammern getrennt sind und um den Hals des Pat. gelegt werden (Abb. 13). Vorn werden sie durch Schnürbänder gesichert. Die Luftkammern werden mit dem Mund aufgeblasen.

Diese Halskrausen sind aber auf keinen Fall als alleinige Auftriebskörper zu verwenden. Dazu reicht ihre Tragkraft nicht aus. Sie werden eingesetzt, um eine Hyperlordosierung der HWS bei Rückenlage im großen Reifen zu verhindern. Zu diesem Zweck wird die Schädelbasis mit der Halskrause unterstützt. Eine weitere Möglichkeit ist das Schützen der Frisuren vor kleinen Wellen.

6.4 Schwimmwesten

Wassersportfachgeschäfte bieten Schwimmwesten in vielfältigen Ausführungen an. Ihr Name kann wörtlich genommen werden. Sie sind wie Westen (ohne Ärmel und Kragen) geschneidert. Der Stoff birgt entweder viele kleine Luftkissen, oder großflächige Auftriebskörper, vor allem an den Vorderseiten. Im allgemeinen sind die Westen mit vielen kleinen Luftkissen bequemer zu tragen und an unterschiedliche Patientengrößen leichter anzupassen, als diejenigen mit großen Auftriebskörpern. Dies muß jedoch jeder Therapeut selbst einmal probieren.

Knapp unterhalb des Thorax sind die meisten Schwimmwesten gurtbar, was ein Herausrutschen des Trägers weitgehend verhindert. Absolut sicher vor dem Verlieren der Westen ist man jedoch nur, wenn zusätzlich Gurte angeschnallt werden, die vom Bauch zwischen den Beinen zum Rücken laufen. Dies ist in der Therapie jedoch zu umständlich.

Die Schwimmwesten können sehr gut bei Behandlungen der HWS eingesetzt werden. Dabei müssen aber die Beine des Pat. zusätzlich mit einem kleinen Autoreifen unterstützt werden. Zu anderen Therapiezwecken sind die Schwimmwesten jedoch kaum zu gebrauchen.

Pat. dürfen mit Schwimmwesten niemals allein gelassen werden! Der Kopf kann durchaus – z.B. in Bauchlage – völlig unter das Wasser geraten, aber auch in Rückenlage könnten die Pat. verunsichert werden, da die Schwimmwesten keine seitenstabile Lage garantieren.

6.5 Rettungswesten

Erhältlich sind sie – wie die Schwimmwesten – in guten Fachgeschäften. Eine Rettungsweste muß einen ohnmächtigen Menschen in wenigen Sekunden selbsttätig aus jeder Lage und Wellengang auf den Rücken drehen und gewährleisten, daß die Atemöffnungen aus dem Wasser gehalten werden. So etwa lautet die Bestimmung für dieses Rettungsmittel.

Für die «harmlosen» Verhältnisse im Bewegungsbad also optimal. Erreicht wird dieser

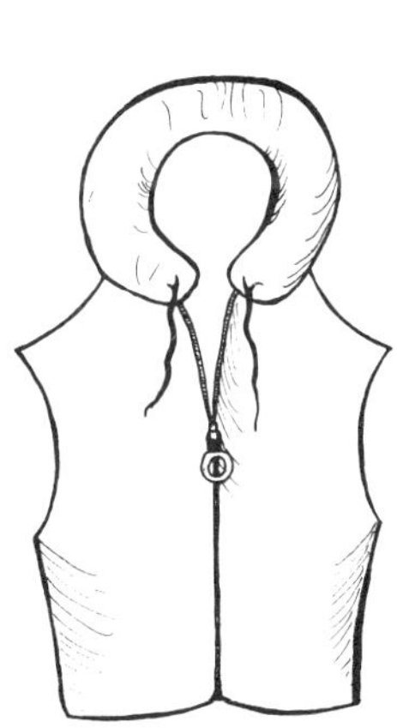

Abb. 14: Ohnmachtssichere Rettungsweste

Schutz durch das sinnvolle Ansetzen eines Halskragens an eine Schwimmweste (Abb. 14). Die Vergurtung der Rettungswesten entspricht der der Schwimmwesten.
Bevor jedoch von einem Typ Westen mehrere für eine Klinik angeschafft werden, sollte ein Probeexemplar von den Therapeuten getestet werden, denn auch unter sog. Rettungswesten kann immer wieder eine gefunden werden, die für die Bewegungstherapie im Wasser zu geringe Seitenstabilität besitzt.
Die Rettungswesten sind die teuersten der bislang besprochenen Geräte. Sie eignen sich zur Lagerung eines Pat. für Behandlungen der unteren Extremitäten und des Rumpfes. Einige von ihnen bieten gute Möglichkeiten zum Behandeln der Arme.
An manchen Schwimmwesten, mit Sicherheit aber an den Rettungswesten, sind Alarmflöten (Pfeifen) und – manchmal – Blinklichter angebracht. Diese Zusätze sollten entfernt werden, sonst pfeift und blinkt es im ganzen Hallenbad, denn viele Pat. werden – glücklicherweise – im Wasser «wieder zu Kindern».
In diesem Zusammenhang sei darauf hingewiesen, daß Pat., die mit Rettungswesten oder Rettungskrägen versorgt sind, *niemals ins Wasser springen* dürfen. Ihr Auftrieb ist zu stark. Dies gilt vor allem im Bereich des Nackens. Würde mit diesen Rettungsmitteln (unsachgemäß) ins Wasser gesprungen, so müßte die HWS den Schwung bremsen. Sie wird in einem solchen Fall also stark traktioniert. Beim Springen von (hohen) Schiffen sollen dabei sogar HWS-Frakturen aufgetreten sein.

6.6 Schwimmflügel

Das sind kleine, die Arme oder Unterschenkel umschließende Luftkissenringe, die mit dem Mund aufgeblasen werden und sich durch die daraus resultierende Volumenvergrößerung selbst festklemmen. Obgleich sie durchaus geeignet sind, einen normalgewichtigen Menschen im Wasser an der Oberfläche zu halten, sollten sie nicht als ausschließliche Auftriebskörper Verwendung finden. Dies gilt vor allem für Nichtschwimmer, denn bei adduzierten Armen entfällt die Seitenstabilität.
Da sie aber wenig kosten, können sie ins Auftriebskörperprogramm eines Behandlers mit aufgenommen werden. Sie können einzelne Extremitäten gut halten oder als Widerstände benutzt werden.

Damit sind die – in meinen Augen – wichtigsten Auftriebskörper abgehandelt. Im Verlauf der Therapiebeschreibung werden alle wieder auftauchen. Dominieren werden aber die Autoschläuche als Auftriebskörper, manchmal in Kombination mit einem Rettungskragen. Das sind die wichtigsten – und billigsten – Hilfsmittel für die Bewegungstherapie im Wasser.
Darüber hinaus existieren noch viele Auftriebsvergrößerer, die oftmals zu speziellen Therapiemethoden gehören. Diese besonderen Formen der Gymnastik im Wasser können hier natürlich nicht beschrieben werden. Der Interessierte sei auf die dementsprechende Fachliteratur und die Fachfortbildungen verwiesen.
Außer den Auftriebskörpern können auch flächenvergrößernde Geräte vorteilhaft in die Bewegungstherapie im Wasser einbezogen werden. Sie dienen zum Erhöhen des von der Muskulatur zu überwindenden Widerstandes. Somit können sie zur Muskelkräftigung, aber auch als Stabilisatoren Verwendung finden.

6.7 Handflächenvergrößerer

Das sind Plastik- oder Holzscheiben von unterschiedlicher Größe. Auf einer Fläche tragen sie einen oder zwei Halteriemen oder Gummibänder, durch die die Hände gesteckt werden können (siehe Abb. 15).
Solche Hilfsmittel sind einfach selbst zu bauen. Sie müssen nur steif genug sein, um bei höheren Geschwindigkeiten im Wasser nicht umzuknicken.
Größere Bretter (mit zwei bis vier Halteriemen ausgestattet) können mit beiden Händen gleichzeitig benutzt werden, so z.B. für «Pumpenbewegungen» im Wasser.

nicht alle gleiche Schuhgrößen haben. Wegen des geringen Preises, kann eine solche Investition auch kleinen Kliniken und Kurhäusern durchaus zugemutet werden. Selten sind noch Flossen mit «Riemenbindung» an den Fersen zu bekommen. Damit können zwar alle Fuß*längen* eingestellt werden; die *Höhe* und die *Breite* des Fußes bleiben jedoch unberücksichtigt. Weil viele Pat. Fußdeformitäten aufweisen, passen solche Flossen selten. Außerdem halten die Befestigungsriemen aus Gummi nicht sehr lange. Wenn Schwimmflossen verwendet werden, dann müßten sie auch passen. Mit Druck an den Füßen kann niemand üben!

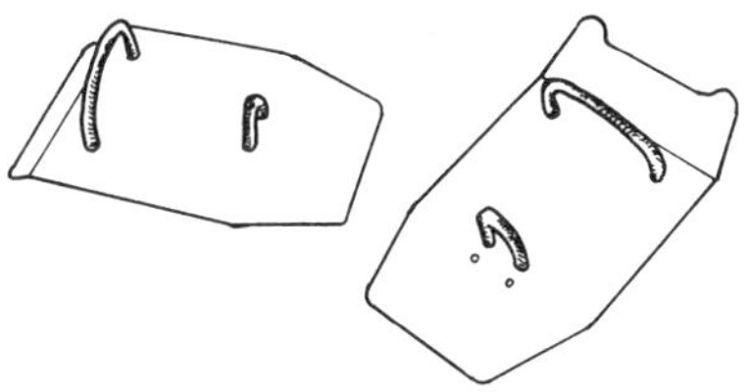

Abb. 15: Handflächenvergrößerer mit zwei Haltegummis

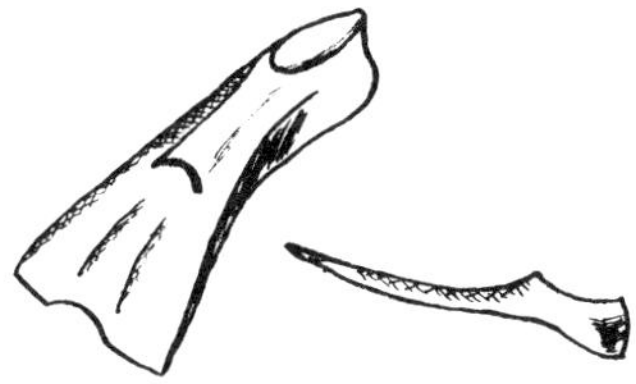

Abb. 16: Schwimmflossen

6.8 Fußflächenvergrößerer

Damit sind Schwimmflossen, wie es sie in jeder Sportabteilung von Warenhäusern zu kaufen gibt, gemeint (siehe Abb. 16).
Mit ihrer Hilfe kann den Bein- und Fußmuskeln erheblich mehr Widerstand gegeben werden. Bei Übungen im Stand müssen die Rumpfmuskeln erheblich mehr Stabilisationsarbeit als bei gleichen Übungen ohne Schwimmflossen leisten.
Fast alle im Handel angebotenen Schwimmflossen sind dreieckige, relativ große Gummi- oder Plastikflächen mit angebautem Schuh. Deshalb müssen mehrere Paare solcher Flossen gekauft werden, da die Pat. ja

Natürlich müssen auch die psychischen Komponenten bei solch «langen Füßen» beachtet werden. Stark unsicheren Pat. können keine Schwimmflossen zugemutet werden.
Anziehen kann man die Flossen am besten *im* Wasser, auf einer Treppe sitzend. Durch die Feuchtigkeit rutscht der Gummi besser auf der Haut. Außerdem werden dadurch Sturzunfälle an Land vermieden.
Mit Flossen ist es leichter, rückwärts als vorwärts zu gehen. Allgemein besteht beim Gehen mit Flossen erhöhte Rutschgefahr.
Besonders beim einbeinigen Üben mit der Schwimmflosse braucht der Pat. für das Standbein eine erhöhte Übungsfläche, um die «Beinlängendifferenz» ausgleichen zu können.

6.9 Erhöhte Übungsfläche

Dies ist z.B. durch einen größeren Baustein möglich. Dieser wird bei Bedarf ins Wasser versenkt. An ihm wird eine Leine befestigt, die an ihrem freien Ende einen Schwimmkörper (z.B. Kork) trägt, der verhindert, daß die Leine untergeht (siehe Abb. 17).
Nach Beendigung der Therapie kann die Standfläche dann an der Leine aus dem Wasser gezogen werden, ohne daß getaucht werden muß.

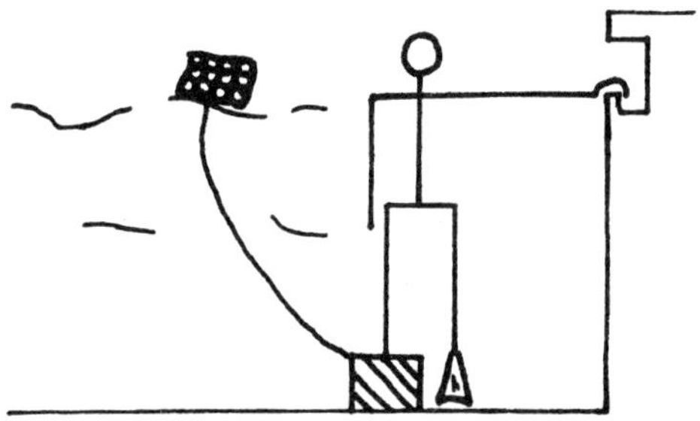

Abb. 17: Baustein als erhöhte Übungsfläche mit Bergeleine und Boje

6.10 Schwimmbretter

Mit ihnen (Abb. 18) kann ein Pat. ruhig und relativ locker im Becken treiben. Sie eignen sich auch zur Kräftigung der unteren Extremitäten in Bauchlage. Dabei muß eine Hyperlordosierung der LWS vermieden werden. Der Pat. legt seine Hände nur leicht aufs Schwimmbrett, allenfalls kann er sich noch an Griffen oder Griffmulden festhalten. Ein Festschnallen auf dem Brett ist psychisch bedenklich und steigert die Unfallgefahr. Bei Nichtschwimmern kann die Verwendung eines Schwimmbrettes kontraindiziert sein, falls zu große Ängste bestehen.
Schwimmbretter können auch gut zur Stabilisation der Wirbelsäule und für Kräftigungen der oberen Extremität eingesetzt werden. Pat. mit guten Gleichgewichts- und Koordinationsleistungen können mit Hilfe der Schwimmbretter sowohl die Stand- als auch die Spielbeinphase beüben.

6.11 Große Gymnastikbälle

Sie können in unterschiedlichen Größen für div. Spiele benutzt werden. Gleichgewichts- und Koordinationsschulung sind zwar ebenfalls möglich, stellen jedoch sehr hohe Anforderungen an die Pat.

6.12 Matten

Wasserfeste Gymnastikmatten eignen sich gut für Übungen in den Bereichen Koordination, Reaktionsschulung und Bewegungsbahnung.

Zu den Hilfsmitteln im Wasser gehören auch diejenigen, die der Auftriebskraft entgegenwirken und sie somit verringern. Es scheint widersinnig, das Wasser – das ja auch wegen

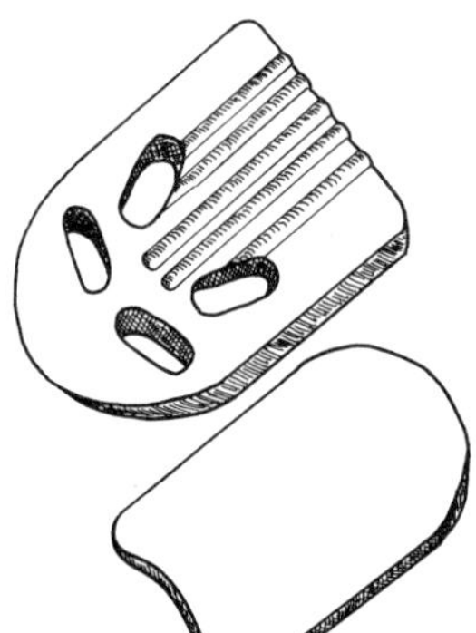

Abb. 18: Schwimmbrett

seines Auftriebes eingesetzt wird – dieser Wirkung wieder zu berauben. Die Auftriebverminderer sollen aber nicht immer den Auftrieb kompensieren; zumeist reduzieren sie den Auftrieb nur auf das gewünschte Maß. Besonders wichtig sind diese Hilfsmittel in Bädern, die nur eine Wassertiefe haben. Aber auch wenn der Auftrieb für den ganzen Körper erwünscht und nur für einen kleinen Teil nicht sinnvoll ist (z. B. für nur eine Extremität) sind Auftriebsverringerer äußerst wertvoll. Wichtig sind sie immer dann, wenn sich durch den Auftrieb Standschwierigkeiten ergeben, die nicht therapeutisch genutzt werden (z. B. bei Schnellkrafttraining der oberen Extremitäten).

6.13 Bleigurte

Das sind bequeme, breite Gurte, die mit kleinen Taschen ausgerüstet sind (siehe Abb. 19).
Diese Taschen können Gewichte aufnehmen. Das Gesamtgewicht des Gürtels resultiert aus der Summe der kleinen Einzelgewichte. Mit der Hilfe des Bleigürtels wird eine Reduzierung des «Schwebezustandes» erreicht (z. B. zur Gehschule in «tiefem» Wasser).

6.14 Bleiwesten

Dabei handelt es sich um die eben beschriebene Technik, nur daß bei Bleiwesten das Gewicht über noch größere Flächen verteilt werden kann. Dadurch entfällt natürlich auch der Druck auf die Darmbeine (z. B. wichtig bei Herpes Zoster in diesem Gebiet).

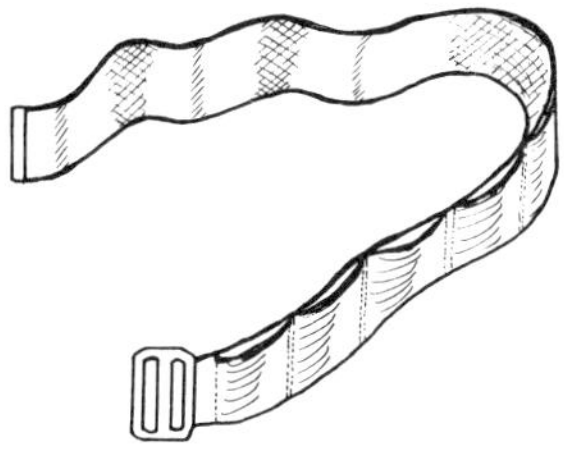

Abb. 19: Bleigurt mit Taschen

Diese Hilfen können im Sporthandel oder in Tauchgeschäften gekauft werden (allerdings bei Bleigurten mit anderer Technik). Sie sind aber auch einfach herzustellen. Das Blei bekommt man u. U. von Schützenvereinen, die «verschossene» Luftgewehrkugeln billigst abgeben. Das Einschmelzen ist kein Problem. Natürlich kann auch Eisen als Gewicht verwendet werden. Es muß allerdings besonders gut gegen Rost geschützt werden, da chloriertes Wasser sehr «aggressiv» ist.

6.15 Bleischuhe

Das sind Schuhe, die durch Bleigewichte auf dem Rist oder an der Sohle beschwert werden können. Dadurch sind die Beine oftmals leichter zu führen.

Bei allen Auftriebsverminderern muß die zusätzliche psychische Situation berücksichtigt werden. Viele Pat. bekommen bei relativ kleinen Gewichten bereits das Gefühl, «einen Mühlstein am Hals zu haben».
Selbstverständlich muß ein Pat., der mit Auftriebsminderern versorgt ist, stets beaufsichtigt werden. Dies ist am besten dadurch zu erreichen, daß der Therapeut neben dem Pat. im Wasser steht.

7 Psychische Faktoren

Natürlich soll die hier besprochene Bewegungstherapie nicht Behandlungsschemata der dynamischen Psychotherapie erweitern. Spezielle Formen von aktiven und passiven Bewegungen im Wasser sind dazu zwar zweifelsfrei geeignet; die Integration in eine Psychotherapie muß jedoch von den entsprechenden Fachleuten vorgenommen werden.
Dennoch ist es nötig, als Therapeut einige der möglichen psychischen Probleme, die im Zusammenhang mit der Bewegungstherapie im Wasser auftreten können, zu kennen und diese dann gegebenenfalls beim Pat. zu erkennen. Nur dann wird die Therapie optimal durchgeführt werden können und die entsprechenden Erfolge aufweisen.
Einige «Störungen» fallen immer wieder auf.

7.1 Angst vor dem Wasser

Naturgemäß sind die Nichtschwimmer damit besonders stark belastet. Viele Menschen, namentlich älteren Jahrgangs, können nicht – oder nur ungenügend – schwimmen (Jeder dritte Deutsche kann nicht schwimmen!). Ich bin nicht der Meinung, daß es zur Therapie im Wasser nötig ist, schwimmen zu können. Das beweisen viele gute Erfolge an Nichtschwimmern.
Der Pat. kann sich jedoch unter dem Begriff Bewegungstherapie im Wasser in aller Regel nichts vorstellen und wird somit natürlich ans Schwimmen denken. Da ihm diese Fähigkeit fehlt, hat er verständlicherweise Angst vor der Therapie. Wenn diese Angst nicht bereits sehr früh (bereits bei der Verordnung der Therapie) durch eine kurze Allgemeininformation über die Durchführung der Bewegungstherapie vermindert wird, wehrt sich der Pat. gegen die Verordnung und wird – falls überhaupt – nur mit starken, negativen Vorurteilen belastet zum ersten Behandlungstermin erscheinen.
Wie einige Pat. berichten, war ihre Angst vor dem Wasser so groß, daß sie die Nacht vor der ersten Behandlung kaum geschlafen hatten. Interessant ist die Erfahrung, daß solche Erlebnisse in aller Regel erst nach mehreren «geglückten» Behandlungen erzählt werden. Zu diesem Zeitpunkt haben die Pat. dann ja «bewiesen», daß sie ihre Angst überwinden konnten. Somit haben sie vor sich selbst das «Recht», ihre «Schwäche» vor der ersten Behandlung einzugestehen. *Der Pat. hatte sich seiner Angst geschämt und sie somit auch niemandem mitgeteilt!*
Viele dieser Pat. waren noch niemals in einem Schwimmbad oder in einem See. Für sie ist alles neu, das Tragen eines Badeanzuges ebenso wie das Benutzen der Badekappe. Ferner sind sie mit den Regeln des Badebetriebes in keiner Weise vertraut (Duschen etc.). Dies erhöht die Unsicherheit nochmals erheblich.
Andere Pat. haben das Schwimmen vor langer Zeit einmal versucht. Irgendwann einmal sind sie dann unter mehr oder weniger dramatischen Umständen vor dem Ertrinken gerettet worden. Selbst wenn bei diesen Erlebnissen (von denen erstaunlich häufig berichtet wird) keine wirkliche Lebensgefahr für den Betroffenen bestanden hat, so hat er sie doch als solche empfunden und den Vorfall dann im Lauf der Jahre dramatisiert. Jedenfalls haben fast alle nach einem solchen Erlebnis das Schwimmen aufgegeben, das Wasser allgemein als gefährlich eingestuft und das Baden abgelehnt. Es ist verständlich, daß sich diese Menschen nicht ohne erhebliche Bedenken einer Bewegungstherapie im Wasser anvertrauen, da sie kein Interesse haben, ein solch unangenehmes Erlebnis zu provozieren. Wieder anderen ist dieses «Nahezu-

Ertrinken» nicht persönlich widerfahren. Es waren Freunde oder Bekannte, über deren Mißgeschick sie so betroffen waren, daß sie keinen Spaß mehr am Baden hatten. Vielen wurde das Schwimmen aufgrund eines tödlichen Badeunfalles in der näheren Umgebung, von den Eltern verboten. Um sicher zu sein, daß das Verbot eingehalten werde, implantierten sie ihren Kindern große Angst vor dem Wasser.
Menschen, die über Jahre oder gar Jahrzehnte nicht mehr geschwommen sind, müssen bezüglich ihrer psychischen Voraussetzungen für die Bewegungstherapie im Wasser als Nichtschwimmer angesehen werden. Pat., die zwar schwimmen können, aber aufgrund ihrer körperlichen Gebrechen ein ausgeprägtes Unsicherheitsgefühl bekommen haben, sind ebenfalls mit Angst vor dem Wasser belastet.
Das Beherrschen des Schwimmens ist die Grundvoraussetzung für ein sicheres und angstfreies Bewegen im Wasser. Dies gilt auch für relativ geringe Wassertiefen. Allen oben genannten Menschen ist die Technik des Schwimmens entweder abhanden gekommen, oder sie war noch nie ausgebildet. Die unausbleiblichen Folgen davon sind Unsicherheit und Angst vor freien Bewegungen im Wasser. Dadurch können Muskelverspannungen verstärkt, Kontrakturen fixiert, oder Muskelspasmen ausgelöst werden. Dies sind nur wenige Beispiele, wie Ängste den Ablauf der Therapie negativ beeinflussen können.
An all die eben genannten Faktoren sollte ein Therapeut denken, bevor er mit einem Nichtschwimmer zum ersten Mal ins Bewegungsbad geht; denn für junge, dynamische Behandler, die das Schwimmen schon als Kinder gelernt haben und es seither ganz selbstverständlich benutzen, ist viel von dem oben Gesagten persönlich unverständlich und nicht nachfühlbar!

7.1.1 Wie ist diese Angst erkennbar?

Das Erkennen und richtige Einschätzen der eben beschriebenen Angst ist oftmals nicht einfach. Viele Pat. überspielen sie so geschickt, daß der Therapeut keinen Anhaltspunkt hat. Der einfachste Weg ist natürlich das Nachfragen.
Dabei möchte ich empfehlen, im Rahmen der Vorbereitung zur Behandlung den Fragen keinen zu großen Stellenwert beizumessen. *Ziel muß es bleiben, ohne viel Aufhebens, einem unsicheren Pat. zu helfen, nicht einem scheuen Menschen eine bislang unbekannte Angst zu implantieren!*
Folgende direkte Fragen haben sich in der Praxis als komplikationslos erwiesen:
«Fühlen Sie sich sicher im Wasser?» oder «Können Sie schwimmen?»
Solche Fragen können unvermittelt und scheinbar nebenbei gestellt werden, z.B. während der Pat. zur Treppe ins Wasser geführt wird.
Die Antworten des Pat. sind natürlich für den Therapeuten äußerst wichtig, da er danach die Intensität seines Übungsprogrammes festlegen kann.
Wie sich der Pat. tatsächlich im Wasser fühlt, ist oft nur intuitiv zu erkennen. Manchmal verraten Verspannungshaltungen die Angst, manchmal ist es der Gesichtsausdruck und oft ist es nur das stärker werden des Händedruckes, mit welchem der Pat. sich am Arm des Therapeuten festhält. Schon nach relativ kurzer Praxis im Bewegungsbad, wird jeder Therapeut sehr schnell die psychische «Wassersituation» neuer Pat. richtig einschätzen können, wenn er nur etwas daran interessiert ist und ständig beobachtet. Dieses Einfühlen in die Situation des Pat. muß natürlich auch dann erfolgen, wenn vom üblichen (bereits als «sicher» erkannten) Übungsprogramm auf neue, technisch anspruchsvollere Übungen gewechselt wird.

7.1.2 Was tun gegen diese Angst?

Wir sprechen hier nicht über Hydrophobien oder andere psychische Störungen, wie z. B. stärkere Neurosen, sondern über die natürliche, vielleicht etwas gesteigerte Scheu vor dem Wasser bei Nichtschwimmern.

Soll ein Nichtschwimmer tiefer als bis zu den Hüften ins Wasser gehen, so muß ihn unbedingt ein Therapeut IM WASSER begleiten! (Eine Ausnahme von dieser Regel sehe ich allenfalls bei Laufgräben mit beiderseitigen Handläufen.)

Der Pat. darf nicht allein gelassen werden. Das empfinde ich als Grundvoraussetzung zum Aufbauen oder Erhalten einer unbedingt nötigen Vertrauensbasis.

Verbalisiert der Pat. seine Angst (was meist auf dem Weg zum Behandlungsbecken geschieht), so ist es in aller Regel sinnvoll, sie zu akzeptieren. Sprüche wie «ein erwachsener Mensch wird doch keine Angst vor einem so kleinen Wasserbecken haben», sind mit Sicherheit ungeeignet, angstreduzierend zu wirken. Der Pat. hat Angst – nicht der Therapeut, und somit sollte auch der Pat. – in gewissen Grenzen – die Schritte des Übungsprogrammes bestimmen dürfen. Mangelnder Übungswillen kann ohne große Mühe erkannt werden. Es liegt am Therapeuten, durch intuitives, leichtes Forcieren des Programmtempos und durch plausible Erklärungen, den Pat. zu möglichst «großen» Übungsschritten zu bringen, ohne ihn psychisch oder physisch zu überlasten.

In den meisten Fällen wird es sinnvoll sein, die Angst des Pat. nicht zu negieren, sondern als ganz natürlich und (in ihren Anlagen) als sinnvollen Schutzmechanismus gegen unüberlegte Handlungen anzunehmen. Sie kann also Ausdruck eines natürlichen Sicherheitsbedürfnisses sein. Argumentationen in dieser Richtung nehmen die Pat. meist dankbar auf. Dies gilt auch dann, wenn die Angst primär psychogene Ursachen hat. Wie weiter oben ja bereits erwähnt, soll die Bewegungstherapie im Wasser keine Psychotherapie im konventionellem Sinne sein; somit strebt sie nur danach, möglichst günstige Ausgangssituationen für die Gymnastik zu erreichen. Oft beruhigt es den Pat. bereits, wenn man ihm erzählt, daß er keine Ausnahme darstellt, sondern daß viele andere zu behandelnde Menschen dieses Gefühl ebenfalls erleben.

Das lange Analysieren der Angst und das Schildern von Badeunfällen führt meist zu keinem positivem Ergebnis. Wenn irgend möglich, möchte ich empfehlen, solche Unterhaltungen so schnell wie möglich abzubrechen.

Ohne Zweifel ist das Verhalten des Therapeuten – wie bereits erwähnt – von großer Bedeutung. Er muß unbedingt Sicherheit im Umgang mit dem Wasser zeigen. Er sollte den Pat. halten, ihn vom Trockenen über die Treppe bis ins Wasser begleiten und auch dort noch den Pat. stützen, selbst wenn dieser körperlich in der Lage ist, allein zu stehen. Oftmals wird es besser sein, nicht sofort mit gezielten Übungen zu beginnen, sondern mit dem Pat. einfach nur im Wasser zu stehen, ihm Sicherheit zu geben, womöglich noch in einer Ecke des Beckens oder neben einem Haltegriff. In dieser Situation kann der Pat. in Ruhe das neue, nahezu schwerelose Gefühl erleben und sich daran gewöhnen. Er muß diese Ruhe bekommen, um sich den geänderten Verhältnissen wirklich anpassen zu können. Er kann nach seinen Eindrücken befragt werden und wird dabei oftmals angeben, daß seine Angst (die er durchaus bewußt fühlen sollte) bereits etwas nachläßt, ja vielleicht sogar einer positiven Neugier weicht.

Dieses behutsame Hinführen zur Therapie läuft weiter über das Gehen und Hüpfen, bis hin zur Verwendung von Hilfsmitteln, wie Auftriebskörper etc., falls diese nötig sein sollten. Der Therapeut erhält dabei in immer größerem Maße das Vertrauen des Pat. Dieses Vertrauen darf natürlich nicht für irgend-

welche «Tricks» mißbraucht werden. Auch nicht, wenn diese zum Erreichen günstiger Übungspositionen geeignet wären.
Namentlich das Einsteigen in die Reifen und das damit verbundene Überwechseln von der Vertikalen in die Horizontale muß dem Pat. detailliert angekündigt werden. Das Durchführen des Transfers muß jedoch zügig und sicher vom Therapeuten geführt werden, ohne lange darüber zu reden. Sobald der Pat. selbständig in der Lage ist, aus der Vertikalen in die Horizontale zu kommen, ist eine Hilfe nicht mehr nötig.
Nicht ausschließlich zum Therapeuten, sondern auch zum technischen Hilfsgerät sollte der Pat. Vertrauen bekommen. Dies ist – je nach Intelligenz – durch Erklärungen (diese Rettungsweste hat x kg Auftrieb etc.) oder durch praktische Demonstrationen relativ einfach zu erreichen.
Natürlich ist es nur in angstfreien Behandlungssituationen möglich, einen Pat. muskulär zu entspannen; aber auch tonisierende und koordinierende Übungen verlaufen besser und kontrollierter!
Sind die Angstfaktoren ausgeschaltet oder erst gar nicht vorhanden, so bildet das Wasser gut ausbaufähige psychische Hilfen.

7.2 Steigerung des Übungswillens

Das Wasser scheint allgemein aktivierenden Einfluß auf den Menschen zu haben.
In Schwimmbädern ist dies in allen Altersstufen deutlich sichtbar. Die meisten Pat. reagieren auf eine Bewegungstherapie im Wasser mit gesteigertem Übungswillen. So sind in aller Regel die Gymnastikgruppen im Wasser deutlich beliebter als ähnlich belastende im Trockenen.

7.3 Positive Bewegungserlebnisse

Mit Hilfe der Wirkungsfaktoren des Wassers gelingen oftmals Bewegungen und Bewegungsabläufe, die im Trockenen nicht möglich sind. Diese Tatsache motiviert viele Pat. zum Weiterüben, da sie oftmals im Wasser bereits früh erfühlen, was ihnen im Trockenen vielleicht in späteren Behandlungsphasen gelingen wird.
Besonders deutlich zeigt sich dies bei vorübergehenden Paresen oder gar Paralysen. Die Pat. fassen neuen Mut und erleben das beglückende Gefühl, sich erstmalig wieder besser bewegen zu können.
Eine mögliche Gefahr (der man jedoch entgegenwirken kann) liegt darin, daß die Pat. euphorisch werden und dann ihre Frustrationstoleranz bei entsprechend geringen Erfolgen im Trockenen wieder herabsetzen.

7.4 Schmerzreduzierung

Auch dieses Phänomen ist jedem bekannt, der im Wasser behandelt. Die Ursache für die Schmerzreduzierung ist wahrscheinlich eine Summation aus Änderungen der Durchblutung, der Thermalität, eines «Überdeckungseffektes» des hydrostatischen Druckes und geänderten Proprio- und Exterozeptionen zu suchen. Bei geringeren Schmerzempfindungen lassen sich natürlich größere Bewegungsausmaße erzielen.
Dabei muß auf eine äußerst vorsichtige Erhöhung der Dosierung der Bewegungstherapie geachtet werden, damit die Pat. nicht nach der Behandlung (wieder im Trockenen) von um so größeren Beschwerden befallen werden.

7.5 Reduzierung der Verletzungsangst

Die Pat. lernen sehr rasch, daß ein Umfallen im Wasser nahezu unmöglich ist. Damit vergeht auch die Angst vor Verletzungen, die durch Stürze entstehen könnten (z. B. bei Pat. mit Osteoporosen, Coxarthrosen etc.).

7.6 Infektions- und Allergieangst

Auch dieses Problem stellt sich in der Praxis immer wieder. Den Pat. mangelt es an Vertrauen in die hygienischen Bedingungen des Therapiebeckens. Leider ist dieses Mißtrauen nicht immer ganz unbegründet. Es existieren viele Hallenbäder, die ihre «eigenen», immer wieder auftretenden Infektionserkrankungen haben. Vor allem Frauen sind durch die Vagina und durch die relativ kurzen Uretra besonders infektionsanfällig.
Bei Bewegungsbädern mit höheren Temperaturen wächst die Gefahr der bakteriellen Verunreinigung nochmals, da der optimalen Virulenztemperatur diverser Erreger immer näher gekommen wird.
Im Fall von wiederholt auftretenden Infektionen bei Pat. oder beim Behandlungspersonal muß die bakteriologische Situation (in Zusammenarbeit mit dem Gesundheitsamt) im Sinne des Wortes «geklärt» werden.
In aller Regel wird man jedoch von einer einwandfreien Wasserqualität ausgehen können.
In diesem Fall kann der Pat. mit gutem Gewissen beruhigt und auf die Harmlosigkeit des Bades hingewiesen werden. Besonders leicht fällt es, die Bedenken des Pat. zu zerstreuen, wenn der Therapeut selbst mit im Wasser steht.
An Krankheitserreger, die mit dem bloßen Auge nicht sichtbar sind (also an alle), denkt der durchschnittliche Pat. erst dann, wenn ihm andere (sichtbare) Verunreinigungen auffallen. Hierzu gehören vor allem verschmutzte und schmierige Überlaufrinnen der Becken und der (völlig harmlose) Filterkies, der sich in den Ecken des Bades gern ansammelt. Solche optisch sehr unvorteilhaften Erscheinungen sollten sofort beseitigt werden.
Gegen die häufig verbreitete Angst vor Interdigitalmykosen erwies sich detaillierte Aufklärung über prophylaktische Maßnahmen als sinnvoll. Besonders die in jeder Badeanlage (mehrfach) vorhandenen Fußsprühanlagen haben – zumindest psychisch – großen vorbeugenden Wert.
Die Probleme (und deren Lösungsversuche) bezüglich des Badens von Pat., die unter nicht ansteckenden Hauterkrankungen leiden, sind hinlänglich bekannt und brauchen hier nicht nocheinmal erläutert zu werden.
In Therapiebecken, in denen häufig Pat. mit nicht ansteckenden Hautkrankheiten behandelt werden, ist deren Anblick nichts Besonderes mehr und die anderen Pat. sehen darin nichts Ungewöhnliches.
Eine weitere Schwierigkeit resultiert aus der Notwendigkeit der Chlorierung des Wassers. Von den Gesundheitsämtern sind genaue Richtlinien zur Verwendung von Chlor vorgegeben. Auch für den pH-Wert existieren genaue Werte. *Diese Werte müssen selbstverständlich eingehalten werden!* Ist dies der Fall, so hat der Durchschnittspatient auch keine Veranlassung, Angst vor Überreaktionen durch die vorhandenen Chlor- oder pH-Werte zu bekommen. Menschen, die unter echten Chlorallergien leiden, wissen das zumeist, so daß dieser Umstand bereits bei der Verordnung der Bewegungstherapie im Wasser (falls diese dann überhaupt im chlorierten Wasser möglich ist) berücksichtigt werden kann.
Also kann der Therapeut auch hier eventuelle Bedenken bereits im Keim ersticken.
Sind die pH- und Chlorwerte jedoch nicht in Ordnung, so kann das zwar kurzzeitig ein-

mal durch Beruhigen des Pat. kompensiert werden, langfristig jedoch sollten die Therapeuten nicht den Pat. beeinflussen, sondern sich an den Betreiber des Hallenbades wenden, um einwandfreie hygienische Verhältnisse zu fordern. Dies geschieht ja nicht zum Wohle des Pat., sondern darüber hinaus, um sich selbst und die Kollegen vor eventuellen Schäden zu schützen.

7.7 Die Menstruation

Für die menstruierende Frau gibt es viele Gründe, weshalb sie nicht ins Wasser gehen will. Oftmals sind diese Gründe aus gynäkologischer Sicht nicht haltbar, denn grundsätzlich ist es durchaus möglich, während der Menstruation an einer Bewegungstherapie im Wasser teilzunehmen.
Die Vorgänge der Monatsblutung und vor allem deren Zusammenhang mit eventuellen Wasseranwendungen sind vielen Patientinnen nicht im Detail bekannt. Dazu kommt, daß das Verhalten während der Menstruation von etlichen überlieferten Vorstellungen und vom Bekanntenkreis sehr stark beeinflußt werden kann. Dabei spielen oftmals erstaunlich antiquierte Ansichten eine Rolle.
Sollte die Bewegungstherapie im Wasser nicht dringend indiziert sein, wird es sinnvoll sein, die Patientin nicht zur Behandlung während der Menstruation zu drängen. Oftmals ist es zwar möglich, sie zur Therapie zu «überreden»; die Abneigung gegen das Baden während der Menstruation ist jedoch so groß, daß meistens ein Rest von Unsicherheit bleibt.
Wird die Bewegungstherapie während eines zeitlich begrenzten Kur- oder Klinikaufenthaltes durchgeführt, so muß von Fall zu Fall entschieden werden, in wieweit den Patientinnen nahegelegt werden soll, die Behandlung nicht zu unterbrechen.
Frauen, die erfahrungsgemäß Dysmenorrhoen bekommen, wenn sie während der Menstruation baden, sollten natürlich davon Abstand nehmen.

7.8 Die Eitelkeit

Im allgemeinen spielt die Eitelkeit der Pat. keine hinderliche Rolle bei den Behandlungen.
Die Bewegungstherapie im Wasser zeigt uns aber doch immer wieder Ausnahmen. Oftmals findet sich dieser – durchaus verständliche und zumeist förderungsfähige – Wunsch nach gutem Aussehen bei älteren und alten Pat.
Einige glauben, im Badekostüm lächerlich auszusehen. Bei einer Einzelgymnastik im Trockenen, oder bei Massagen stoßen wir weit seltener auf dieses Problem, da der Pat. nur von einem Therapeuten gesehen wird. Bei der Behandlung im Bewegungsbecken aber sind oftmals andere Pat. und Behandler anwesend, was dem Wunsch nach gutem Aussehen noch mehr Rechtfertigung gibt.
Zum Problem wächst sich diese «Eitelkeit» fast niemals aus, aber es bringt oft therapeutische Vorteile, wenn der Behandler dem Pat. (wenn nötig) ein kleines – nicht anzügliches oder ironisches – Kompliment über den Badeanzug macht.
Schwieriger wird es allerdings, wenn es sich um Frisuren der Patientinnen dreht. Daß diese zerstört werden, wenn sie ins Wasser geraten, ist offensichtlich. *Der «Kampf um die Frisur» muß vorher eindeutig entschieden werden!* Bei kaudalen Wirbelsäulenbehandlungen und beim Beüben der unteren Extremitäten ist es zumeist möglich, durch spezielle Halskrausen den Kopf vor dem Wasser zu schützen (äußerst wichtig bei div. Ohrenerkrankungen!), so daß Zeit und Geld für den Friseur gespart werden kann.

Bei Behandlungen, die ein Naßwerden des Hinterkopfes nicht ausschließen lassen (z. B. HWS), muß klar zwischen Frisur und Therapie entschieden werden!
Wenn Patientinnen bei «eindeutig frisurgefährlichen» Anwendungen darauf bestehen, die Haare nicht, oder nur «etwas» naß zu bekommen, lehne ich die Behandlung ab. Zum einen zeugt diese Haltung von einer Fehleinschätzung des Stellenwertes der Therapie, zum anderen sind keine Kompromisse möglich, da sich die Patientinnen immer muskulär verspannen und Fehlhaltungen einnehmen werden, um die Haare vor dem Wasser zu schützen. Dadurch wird eine gezielte Therapie unmöglich.

TEIL 2

Praxis der Einzelbehandlung mit der Hilfe von Auftriebskörpern; Gehschule

1 Wegweiser zur Nutzung des Buches für die praktische Arbeit am Patienten

Die erste Voraussetzung ist das Durcharbeiten und Verstehen des theoretischen Teiles 1.

In diesem Buch werden keine Rezepte zur Behandlung bestimmter Krankheitsbilder gegeben. Dies ist nicht möglich, da hierdurch das komplexe Krankheitsgeschehen des jeweiligen Individuums – bezüglich der Therapie – in unverantwortlicher Weise vereinfacht werden würde. Andererseits würden Krankengymnasten und Ärzte fertige Rezepte – zurecht – nie akzeptieren, da sie damit sowohl in ihrer Befundaufnahme als auch im individuellen Aufstellen und Durchführen des Behandlungsplanes in unannehmbarer Form eingeschränkt werden würden.

Aus dem Gesagten ergibt sich zwangsläufig die zweite Voraussetzung zum praktischen Benutzen dieses Buches: Befunderhebung und vorläufiger Behandlungsplan müssen abgeschlossen sein, so daß der jeweilige Therapeut weiß, wo die Probleme seines Pat. liegen und welche Behandlungsziele er mit welchen Techniken erreichen will.

Sind die beiden Voraussetzungen erfüllt, so kann der Behandler das Buch wie folgt benutzen:

a) Bestimmung des Gelenkes oder der Funktionen (z. B. Stabilisation der WS oder ADL) für deren Behandlung zusätzliche Ratschläge aus dem Buch erwartet werden.

b) Durchlesen der allgemeinen Hinweise zur Behandlung des entsprechenden Gelenkes.

c) Durchlesen der Einzelbehandlungsvorschläge für dieses Gelenk.

d) Durchlesen der «Gruppenbehandlungsvorschläge» für das entsprechende Gelenk. Die «Gruppenbehandlungsvorschläge» sind natürlich auch zur Einzeltherapie zu verwenden.

e) Aussuchen der jeweils sinnvollen Behandlungsvorschläge zur Erweiterung der eigenen Therapiegedanken und -vorstellungen.

f) Einbauen des Behandlungserfolges am entsprechenden Gelenk in komplexe Muster oder Alltagsaktivitäten als beginnende Rehabilitation unter dem Schutz des Wassers: Durchlesen der entsprechenden Kapitel (so werden z. B. die unteren Extremitäten bei Alltagsaktivitäten und bei WS-Stabilisationen mitbehandelt).

2 Überblick

Der Teil 2 befaßt sich zunächst mit den Themen ‹Der Einsatzbereich der Bewegungstherapie im Wasser›, ‹Die Komplexität der Bewegungstherapie im Wasser› und ‹Was ist wasserspezifisches Üben?›. Sie sollen die Problematik der Bewegungstherapie im Wasser ansprechen, zum Nachdenken über diese Probleme anregen und die Leser vor allzu schnellem Befürworten oder Ablehnen einer bestimmten Denkrichtung schützen.
Danach werden die einzelnen Positionen der Auftriebskörper in der Weise dargestellt, in der sie meist benutzt werden. Die Verwendung von Auftriebskörpern ist natürlich nicht zwingend, in vielen Fällen jedoch hilfreich beim Erreichen des Therapiezieles. Dieses muß nur zuvor genau definiert werden. Aus diesem Grunde werden Arbeiten mit Auftriebskörpern gezeigt.
Anschließend kommen Diskussionsbeiträge zu den schwierigen und komplexen Themen Traktionen im Wasser und Mobilisationen im Wasser.
Der Teil 2 schließt mit Therapievorschlägen für die einzelnen Extremitätengelenke und für die Wirbelsäule sowie mit Überlegungen und Vorschlägen zur Gehschule im Wasser.

3 Der Einsatzbereich der Bewegungstherapie im Wasser

Das Fernziel, das bei jeder Behandlungsserie angestrebt wird, kann nur in Funktionsverbesserungen oder Schmerzreduzierungen des Pat. an Land bestehen. Somit ist die Bewegungstherapie im Wasser immer nur eine Zwischenlösung, um Therapieerfolge im Trockenen zu verbessern oder gar erst möglich zu machen. Ergo muß sie in den Behandlungsplan integriert und zur Verwirklichung genau definierter Teilziele auf dem Wege zur Rehabilitation gezielt benutzt werden.
Berücksichtigt ein Therapeut diese Grundvoraussetzungen nicht, so werden seine Erfolge vom Zufall abhängen und die Zahl seiner Mißerfolge steigen.
Die Bewegungstherapie im Wasser ist ein spezielles Therapiekonzept, das nur nach exakter Diagnostik eingesetzt werden kann. In den Fällen, in denen sich kein eindeutig kausaler Befund erheben läßt, müssen zumindest die Symptome des Pat. exakt objektiviert werden. Sie bilden dann den Leitfa-

den für die Auswahl der Techniken, die bei der entsprechenden symptomatischen Therapie eingesetzt werden sollen. Aber auch dazu müssen zumindest grobe Ausschlußdiagnosen (z. B. radikulär oder nicht radikulär) sicher stehen.

Der krankengymnastische Befund wird ebenfalls vor der ersten Behandlung im Wasser erhoben. Dies ist nur im Trockenen möglich. Befundänderungen und -ergänzungen ergeben sich dann im Laufe der Therapie, deren Objektivierung ja immer neue Befundergebnisse liefert.

Anhand von ärztlicher Eingangsdiagnostik und krankengymnastischem Befund sollte ein kompletter Behandlungsplan für die Therapie im Trockenen aufgestellt werden.

Aufgrund von Diagnosen, Befund und physischem (Funktionsbefund) sowie psychischem Verhalten des Pat. kann dann entschieden werden, in welcher Behandlungsphase die Bewegungstherapie im Wasser mit welcher Zielsetzung angewandt werden soll. Natürlich kann sich auch während der Behandlungsserie im Trockenen eine Indikation für die Bewegungstherapie im Wasser ergeben, nämlich immer dann, wenn der entsprechende Therapeut bei seinem Pat. auf ein Problem stößt, dessen Lösung ihm im Wasser erfahrungsgemäß leichter fällt.

In vielen Kliniken ist die Verordnung der Wassertherapie üblich und gilt automatisch für die gesamte Zeitdauer des stationären Aufenthaltes. Dies ist in den wenigsten Fällen nötig. Zwar schadet die Therapie im Wasser (sofern sie indiziert ist) nicht, aber in vielen Fällen kann sie abgesetzt werden, sobald das gesteckte Ziel erreicht ist und kein neues definiert wurde.

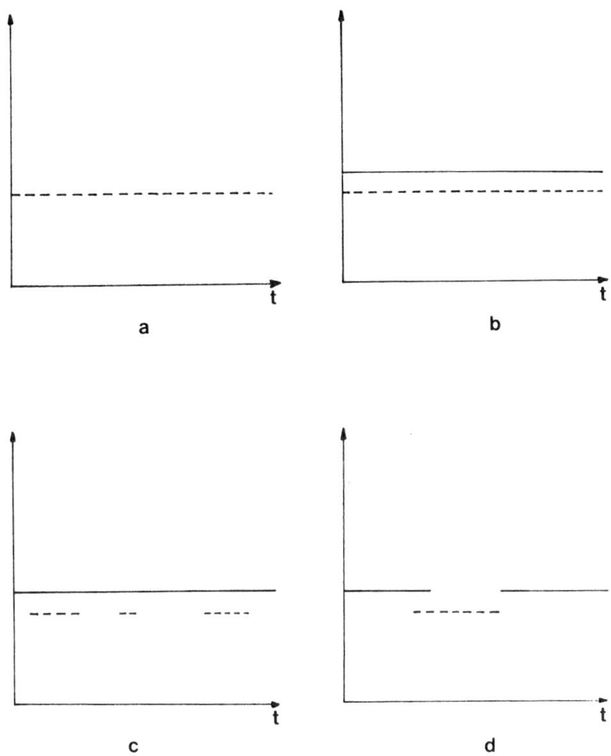

Abb. 20a–d: Temporale Einsatzmöglichkeit der Bewegungstherapie im Wasser. Gestrichelte Linien: Bewegungstherapie im Wasser; durchgezogene Linien: Bewegungstherapie im Trockenen

In Kliniken werden insgesamt immer wesentlich mehr Trocken- als Wassertermine zur Verfügung stehen, so daß mit der Bewegungstherapie im Wasser etwas «gegeizt» werden muß. In diesen Fällen ist es günstiger, die Therapie bei einem Pat., der sie nicht mehr dringend braucht, abzusetzen und die dabei frei werdenden Behandlungseinheiten einem bedürftigeren Pat. zu verschreiben.
Eine Behandlungsdokumentation kann also z. B. nachfolgende Muster aufweisen (Abb. 20a bis d):
Abbildung 20a zeigt schematisch die Bewegungstherapie im Wasser als ausschließliche Behandlung während der gesamten Verordnungsdauer. So etwas kann z. B. bei einem Pat. nötig sein, der seine Übungen im Trockenen exakt selbständig durchführen kann und zusätzlich bestimmte Funktionen im Wasser trainieren muß, die er aber nicht als Pattern ins Trockene übernehmen kann (z. B. Stolper-, Sprungschritte etc. bei Osteoporotikern).
Abbildung 20b zeigt den oben genannten Verlauf, bei dem Trocken- und Wassertherapie während der ganzen Anwendungsdauer parallel laufen. Dies ist besonders dann indiziert, wenn das Krankheitsbild weitgehend therapieresistent oder stark progredient ist.
Abbildung 20c symbolisiert einen üblichen Verlauf. Die Bewegungstherapie im Wasser wird phasenweise zusätzlich zur Trockentherapie eingesetzt, nämlich immer dann, wenn mit ihrer Hilfe ein Teilziel erreicht werden soll. Nach Erreichen dieses Zieles wird sie dann wieder ab- oder ausgesetzt. Ebenso kann es sein, daß die erste Serie von Einzelbehandlungen im Wasser keinen Erfolg zeigt, weil sie zu früh angesetzt war. In einem solchen Fall kann ebenfalls ausgesetzt und nach einigen Tagen (Wochen) ein neuer Versuch gestartet werden.
Auch ein Verlauf, wie ihn Abbildung 20d zeigt, kommt häufig vor. Die Trockenbehandlung ist an einem Punkt angekommen, an dem sie stagniert. Das Wasser soll helfen. Bringt dies Erfolg, so kann die Bewegungstherapie im Wasser deutlich forciert werden, bis das Teilziel erreicht ist und somit wieder eine neue Basis geschaffen ist, auf der die Trockentherapie erfolgreich weitergeführt werden kann.
Nur wenn die Bewegungstherapie im Wasser ganz gezielt benutzt wird, kann sie therapeutisch und wirtschaftlich ökonomisch sein.

4 Die Komplexität der Bewegungstherapie im Wasser (Ganzkörperbehandlung)

Der Flexorenspasmus der Hand eines hemiplegischen Pat. kann nur dann wirkungsvoll gehemmt werden, wenn Ellbogen- und Schultergelenk einschließlich Scapula berücksichtigt werden. Aber auch dies nützt nur wenig, wenn der Rumpf weiterhin in das entsprechende Muster zieht und selbst dort können entsprechende Korrekturen fruchtlos sein, wenn dabei pathologische Stellungen der unteren Extremitäten und des Kopfes übersehen wurden.
Die Korrektur des thorokalen Bogens eines Skoliotikers wird nicht zum Erfolg führen, wenn die darunterliegenden skoliotischen

Veränderungen nicht berücksichtigt werden. Diese sind ihrerseits wieder nachhaltig von Becken- und Beinstellungen abhängig. Ein Pat. mit einem Discusprolaps wird seine Wirbelsäule bei ADL nicht durch Hüft- und Kniebeugung entlasten können, wenn ihn ein verkürzter M. triceps surae schon frühzeitig dazu zwingt, die relativ stabile Stellung des gesamten Fußes auf dem Boden aufzugeben und instabil auf den Zehenspitzen zu balancieren.

Diese Beispiele, die jeder von uns aus der täglichen Praxis kennt und die wir beliebig erweitern könnten, zeigen uns, daß ein Körper immer komplex reagiert und daß ein motorisch störungsfreies Leben nur dann zu erreichen ist, wenn wir dieser Komplexität mächtig sind.

Dennoch lernen und lehren wir Griffe zum Hemmen spastischer Finger oder zur Reduktion des thorakalen Bogens. Dies ist aus didaktischen Gründen nötig und wir hoffen, daß unser Gesprächspartner die Einbeziehung eines selektiven Rates in die Komplexität der Motorik seines Pat. vornimmt; eben weil viele örtliche Techniken dann zum Scheitern verurteilt sind oder gar schaden, wenn die Reaktion des ganzen Körpers nicht berücksichtigt wird.

Auch wir müssen in diesem Buch Trennungen vornehmen, die uns nicht behagen, müssen so tun, als ob Gelenke und Muskeln funktionell isoliert betrachtet werden könnten, müssen bei der Beschreibung von Aktivitätsketten oftmals – für den Leser willkürlich – irgendwo unterbrechen, irgendwo aufhören. Dies ist aus didaktischen Gründen jedoch unerläßlich, denn nur so kann Ordnung in ein Übermittlungssystem gebracht, und nur so können Wiederholungen vermieden werden; denn wenn wir an einen Menschen eine motorische Anforderung stellen, ganz gleich an welchem Punkt des Körpers, ganz gleich ob statisch oder dynamisch, so können wir funktionsanalytisch jedesmal die gleichen Schlußforderungen ziehen: «Alles» muß mitarbeiten. Oftmals geht dies sogar soweit, daß wir durch eine therapeutische Anforderung an ein Gelenk eine artikuläre oder muskuläre Störung eines anderen – weit entfernten – Gelenkes bemerken, die anamnestisch bislang noch nicht festgestellt worden war.

Das Trennen funktioneller Zusammenhänge und somit das Beschreiben gelenks- oder muskelspezifischer Übungen (selektiv), ist bei der Bewegungstherapie im Wasser noch erheblich schwerer als an Land. Im Trockenen kommt die Wirkung der Schwerkraft voll zur Geltung. Sie kann natürlich – bei entsprechend großen Schwerpunktverlagerungen – stark destabilisieren. In der Regel wirkt jedoch die Masse und damit das Gewicht des Pat. als stabilisierender Faktor. Im Wasser reicht jedoch bereits ein geringer Widerstand (der im Trockenen durch ein Gelenk und das Gewicht des Pat. kompensiert werden kann) aus, um Reaktionen z. B. vom Kleinfinger der linken Hand bis zur Großzehe des rechten Fußes zu fazilitieren.

Dies komplexe Reagieren ist im Wasser erheblich schlechter (meist überhaupt nicht) als im Trockenen zu reduzieren. Aus diesem Grund stellt die Bewegungstherapie im Wasser bei vielen Behandlungsformen an den Therapeuten qualitativ höhere Anforderungen als die Krankengymnastik im Trockenen. Der Behandler muß einfach – im wahren Sinne des Wortes – weiter sehen als an Land. Er muß mehr Kompensationsmöglichkeiten berücksichtigen und den Pat. entsprechend mehr und exakter instruieren und korrigieren.

Dafür bietet die Bewegungstherapie im Wasser für einen versierten Therapeuten aber auch hervorragende Behandlungsmöglichkeiten. Kennt er die Reaktionsweise des menschlichen Körpers, so kann er viele Erfolge reaktiv erreichen, ohne daß der Pat. überhaupt merkt, daß er entsprechend behandelt wird. Eben weil sein Pat. von den «Fesseln» der Schwerkraft befreit ist, kann der Thera-

peut auf elegante Weise auch eine lokale Läsion von Anfang an so behandeln, daß das entsprechende Gelenk, der Muskel etc. voll im harmonischen Funktionszusammenhang des komplexen Bewegungsgeschehens eines Menschen bleibt; und dies durchaus nicht nur in spätrehabilitativen Phasen!
Bei all den Überlegungen über ganzkörperliche motorische und neurophysiologische Reaktionen dürfen wir jedoch nicht vergessen, daß psychische Faktoren ebenfalls erheblich in die Bewegungsmuster unserer Pat. eingreifen. Dies zu beschreiben ist allerdings nicht die Aufgabe dieses Buches und so möchte ich es bei dieser knappen Erinnerung belassen.
Zusammenfassend ist zu sagen, daß ich zwar selektiv beschreiben werde, den Leser aber dazu auffordern muß, immer einige Gelenke und Muskelketten weiter zu denken, die Therapiebeschreibungen als Anregungen aufzufassen und die Bewegungstherapie im Wasser selbständig weiter zu entwickeln.

5 Was ist wasserspezifisches Behandeln?

In den letzten Jahren wird von der Bewegungstherapie im Wasser zunehmend gefordert, daß sie wasserspezifischer werden sollte. Gemeint ist damit die Forderung, daß jede Übung zumindest einen Wirkungsfaktor des Wassers ausnutzen muß, also wasserspezifisch und im Trockenen nicht identisch reproduzierbar sein sollte.
Diese Forderung ist durchaus legitim und auch für dieses Buch eine Prämisse. Das übliche Negativbeispiel des nur bis zum Bauch im Wasser stehenden Pat., der seine Arme über der Horizontalen beübt, sollte nicht reproduziert werden.
Allerdings möchten wir auch mit Nachdruck davor warnen, Übungen und Techniken im Wasser allzu früh als nicht wasserspezifisch zu brandmarken und somit aus dem Therapiekonzept zu streichen. Nur allzu oft haben wir deutliche Erfolge bei Pat. gesehen, die im Wasser mit Techniken behandelt wurden, welche im Trockenen – scheinbar – genauso gut oder sogar noch besser auszuführen gewesen wären. In praxi zeigten jedoch die Wasseranwendungen gegenüber den gleichen im Trockenen bessere Resultate.
Je mehr ein Behandlungsplan kausal ausgelegt ist, desto exakter kann das Wasser mit in die Therapie eingeplant und spezifisch genutzt werden. Ebenso sind bei klaren Therapievorstellungen (z.B. Nutzen des Auftriebes bei schwachen Muskeln) die zu benutzenden Wirkungsfaktoren deutlich erkenn- und einsetzbar.
Je weiter wir uns von kausalen Therapieplänen entfernen (und das müssen wir leider allzu oft), je weniger eindeutig bestimmte Wirkungsfaktoren einzusetzen sind und je näher wir subjektiven Empfindungen wie Schmerzen kommen, desto schwieriger ist es zu entscheiden, ob die Wirkungsfaktoren des Wassers auch wirklich therapierelevant eingesetzt werden können.
In diesen Fällen müssen einfach die Ergebnisse einer versuchsweise angesetzten Bewegungstherapie im Wasser kritisch überprüft und mit den subjektiven Aussagen des Pat. verglichen werden.
Spricht der Behandlungserfolg für eine Therapie im Wasser, so sollte sie auch in den Fällen weitergeführt werden, in denen der positive Wirkungsmechanismus nicht klar zu eruieren ist. *Die entsprechende Behandlung ist dennoch wasserspezifisch!*

6 Reifenpositionen

Im Vordergrund der nachfolgenden therapeutischen Überlegungen soll die Hilfe durch Auftriebskörper stehen. Besonders umvulkanisierte Autoschläuche eignen sich hierfür gut (siehe Teil 1, Kapitel 6 «Technische Hilfsmittel und Auftriebskörper»). Sie sind universell einsetzbar und verlangen nur geringe Investitionen.

Die wichtigsten Reifenpositionen sollen nun gezeigt und mit Namen benannt werden, damit sie nicht jedesmal neu erklärt werden müssen. Bei allen Beschreibungen (sofern nichts anderes angegeben ist) treibt der Pat. in Rückenlage im Wasser.

6.1 Der Schulterring

Die Abbildung 21 zeigt die entsprechende Position. Der Reif trägt primär durch Unterstützung der dorsalen Teile der Achselhöhlen und der Oberarme.

Der Reif liegt nahezu waagrecht auf dem Wasser. Der Pat. hängt so in dem Ring, daß die dorsalen Teile des Kopfes und die HWS aufliegen. Somit liegt der Schultergürtel oberhalb, die BWS bereits unterhalb der Wasserlinie.

Unterschiedlich lordotische oder kyphotische Einstellungen der HWS werden dadurch erreicht, daß der Pat. im Reifen etwas weiter nach vorn bzw. nach hinten rutscht.

Diese Versorgung genügt, um einen Pat. vor dem «Sinken» zu bewahren. Werden weitere Auftriebskörper eingesetzt, so dienen diese nur zur Stellungskorrektur einzelner Extremitätengelenke und können somit unterdimensioniert werden. Durch den starken Auftrieb im kranialen Bereich ist es den meisten Pat. nicht möglich, die Beine ohne erhebliche Bauchmuskel- und Hüftflexorenaktivitäten vor dem Sinken zu bewahren.

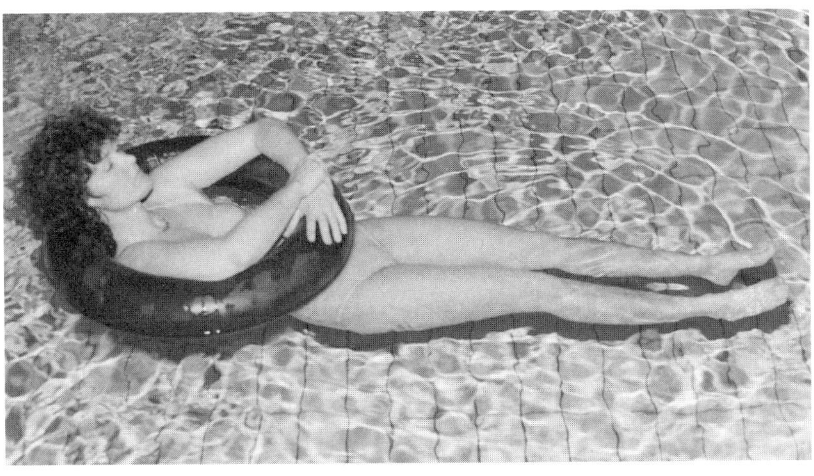

Abb. 21: Schulterring

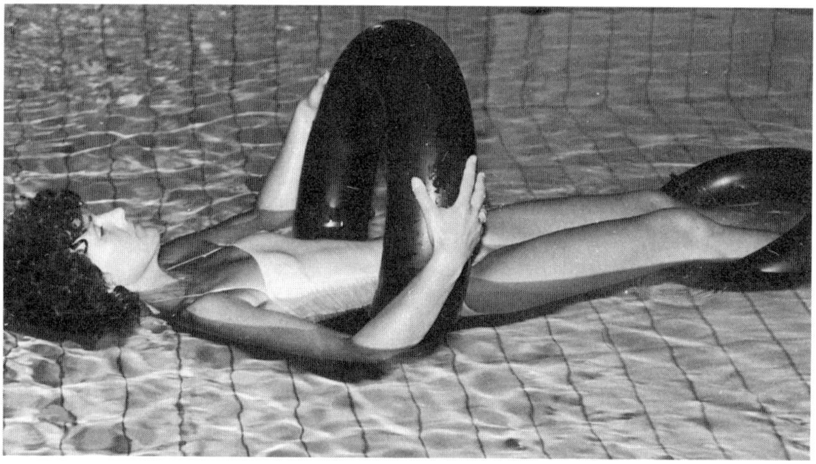

Abb. 22

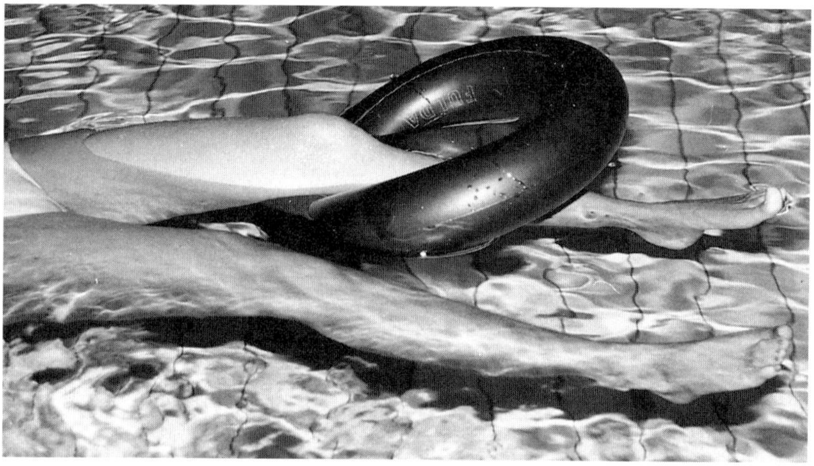

Abb. 23

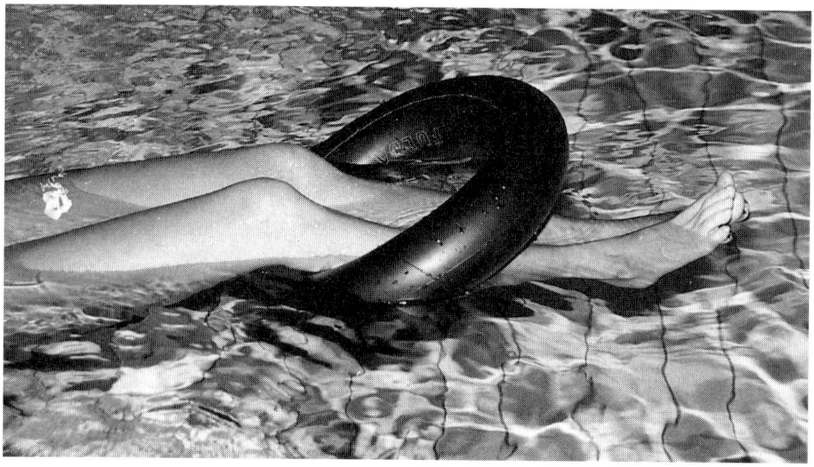

Abb. 24

6.2 Der BWS-LWS-Ring

Ein großer Autoschlauch kann auch in unterschiedlichen Höhen der BWS oder der LWS angebracht werden (siehe Abb. 22). Der Vorteil liegt in der nun freien Beweglichkeit kranial des Reifens (BWS, Schultergürtel). Da diese Versorgungen nicht am Schwerpunkt des Pat. ihren Auftrieb entwickeln, stellen sie eine sehr instabile Lage dar, die viele Pat. verunsichert. Aus diesem Grunde sollten sie in dieser Position nicht alleingelassen werden.

6.3 Der Knie-Ring

In Abbildung 23 ist die unilaterale Anwendung des Knie-Rings gezeigt. Er hält eine der unteren Extremitäten, während die andere beübt wird. Bei bilateraler Anwendung (Abb. 24) werden beide Beine getragen, so daß die Wirbelsäule über diesen Hebel bewegt werden kann. Der Kniering kann nicht allein benutzt werden. Er wird häufig in Kombination mit dem Schulterring angewandt (Abb. 25).

6.4 Der Fersen-Ring

Er hat den gleichen Durchmesser wie der Kniering und wird etwa in Höhe der Achillessehne angesetzt. Mit dieser Versorgung kann z.B. die Wirbelsäule gut stabilisierend beübt werden.

6.5 Schwimmflügel

Zum Halten einer Extremität werden oftmals sog. Schwimmflügel benutzt (Abb. 26).

Abb. 22: BWS-LWS-Ring

Abb. 23: Unilaterale Versorgung mit einem Knie-Ring

Abb. 24: Bilaterale Versorgung mit einem Knie-Ring

Abb. 25: Kombination: Schulter- und Knie-Ring

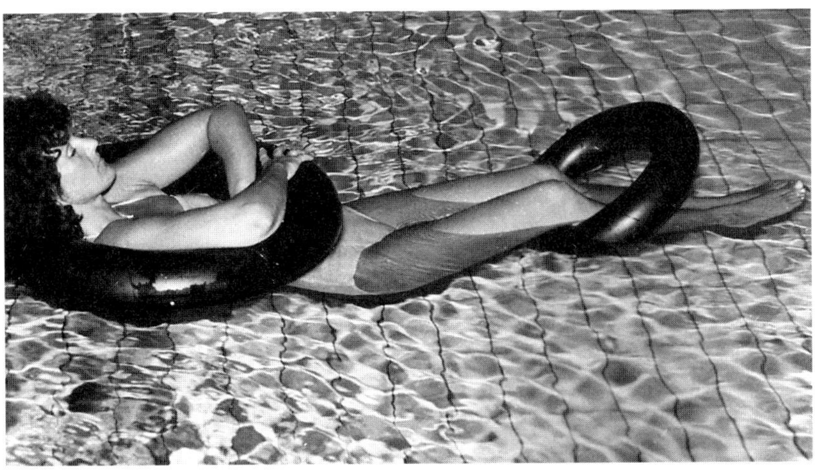

Abb. 25

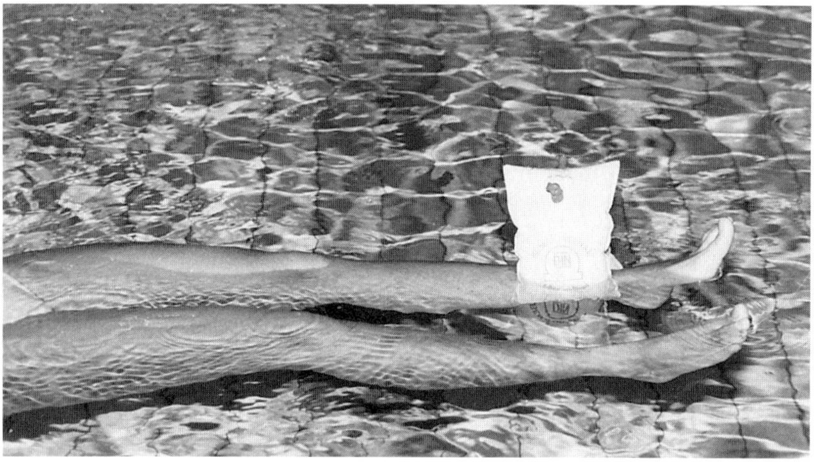

Abb. 26

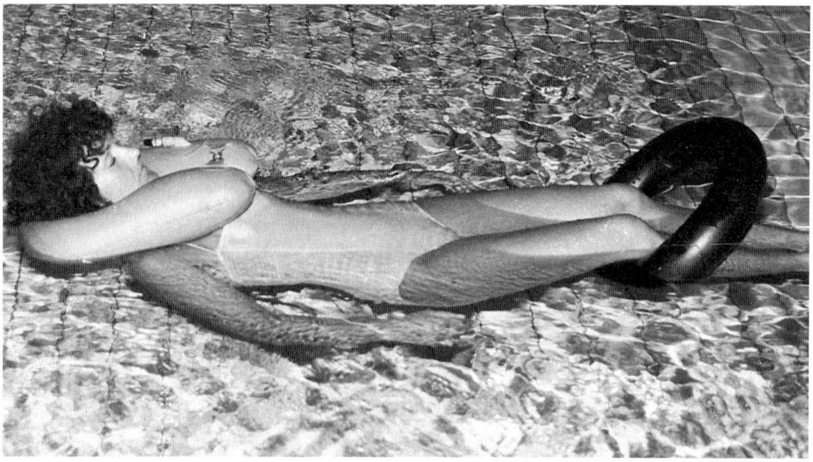

Abb. 27

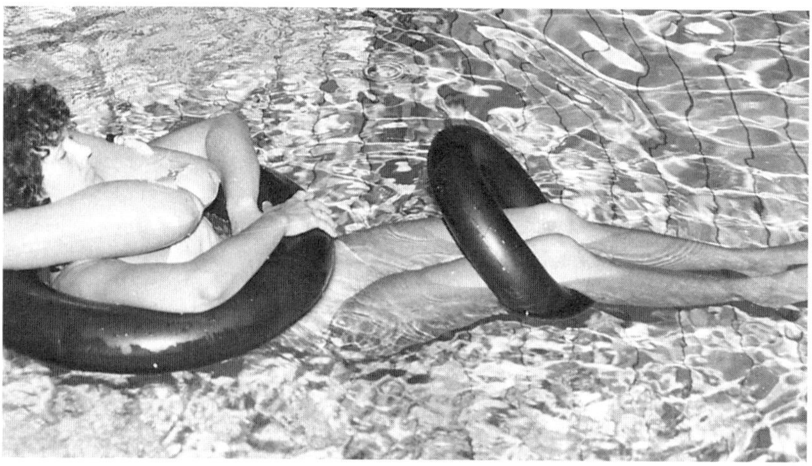

Abb. 28

6.6 Halskrause

Dieser Auftriebskörper kann anstelle des Schulterreifens verwandt werden. Er bietet mehr Mobilität (namentlich beim Behandeln der oberen Extremitäten); die Stabilität bezüglich der Rotationen um die Körperlängsachse ist jedoch reduziert. Die Abbildung 27 zeigt eine Halskrause in Verbindung mit einem Knie-Ring.

6.7 Kombinierte Anwendung

Die Abbildung 28 zeigt die Versorgung mit Schulter-Ring, Halskrause und Kniering. Dieses Beispiel sieht so aus, als ob sämtliche Wirkungsfaktoren des Wassers wieder zunichte gemacht werden würden. Dennoch kann eine solch komplexe Versorgung mit Auftriebskörpern (zumindest zum Einstieg in die Bewegungstherapie im Wasser) gut genutzt werden. Namentlich Menschen, denen mit anderen Methoden die Angst vor dem Wasser nicht genommen werden kann, sind in dieser Position oftmals gänzlich entspannt, was gute Voraussetzungen z.B. Behandlungen von Hüftgelenkserkrankungen bietet (dazu kann der Knie-Reif problemlos abgenommen werden). Natürlich hat eine solch massive Versorgung mit Auftriebskörpern keinen Sinn, wenn der Pat. im Wasser verselbständigt werden soll. Dies ist jedoch oftmals ohnehin kein Therapieziel und die zur Verfügung stehenden Zeiten im Wasser müssen für den Pat. optimal genutzt werden.

7 Der «Badewannenmörder»

Mitte der 20er Jahre fiel einem englischen Detektiv-Inspektor der Ertrinkungstod einer jungen Frau in der Badewanne auf. Es erschien einigermaßen rätselhaft, wie ein gesunder, ausgewachsener Mensch in einer so kleinen Badewanne ertrinken könne. Bald darauf konnte er feststellen, daß zwei weitere Frauen dieses Schicksal erlitten hatten. Alle hatten eines gemeinsam: denselben Mann.
Mord war jedoch nicht zu beweisen, da alle Opfer keinerlei Spuren von Gewaltanwendung zeigten, die bei einem Kampf in der Badewanne unvermeidbar gewesen wären.
Nach langem Nachdenken gelangte der forensische Mediziner Spilsbury zu der Überzeugung, daß der Mann seine Opfer – neckisch spielend – unvermittelt gleichzeitig an beiden Füßen unter das Wasser gezogen haben muß. Dabei kommen der Oberkörper und der Kopf der Opfer so schnell unter Wasser, daß die Arme keinen Halt mehr finden können.
Neil – der Inspektor – engagierte daraufhin tauchgewohnte Schwimmerinnen, deren Gewicht und Größe der Maße der Opfer entsprachen. Mit ihnen wurden «Ertränkungsversuche» in den Originalwannen durchgeführt. Dabei stellte sich heraus, daß es unmöglich ist, einen Menschen in einer Bade-

Abb. 26: Schwimmflügel

Abb. 27: Halskrause (in Kombination mit einem Knie-Ring)

Abb. 28: Extreme Versorgung mit Auftriebskörpern

wanne zu ertränken, ohne so starke Gewalt anzuwenden, daß Spuren bleiben. Selbst bei schnellem Unter-Wasser-Drücken des Kopfes fanden stets alle «Probanten» noch Zeit, sich mit den Händen am Wannenrand festzuhalten.
Erst als Neil eine – vorgewarnte (!) – Schwimmeisterin an beiden Füßen gleichzeitig zog, glitten Kopf und Rumpf gänzlich unter Wasser. *Dabei kam es* sofort *zur Bewußtlosigkeit der Schwimmerin! Neil, ein Sergant und ein Arzt reanimierten eine halbe Stunde, bis die Frau wieder zu Bewußtsein kam.* Sie konnte sich anschließend nur noch an ein «rasches Einrauschen» des Wassers in die Nase erinnern.
Der Mörder wurde im Old Bailey Gericht für schuldig befunden und zum Tode verurteilt. (Ausführliche Fallbeschreibung: Jürgen Thorwald – Das Jahrhundert der Detektive, Band 2, Knaur-Verlag 1976, Seite 109–125.)
Diese schaurige Geschichte steht hier nicht als auflockernde Erzählung, sondern damit sich der Leser – auf drastische Weise – an die großen Gefahren erinnert, die beim Aufenthalt im Wasser auftreten können.
Offenbar resultiert aus dem unvermittelten und gleichzeitigen Eintauchen mehrerer Telerezeptoren (Mund, Nase, Ohren, Augen) ein Schock auf nervalem Wege, der zur sofortigen Bewußtlosigkeit führen kann. Diese schockauslösenden Komponenten werden bei der eben beschriebenen Technik dadurch verstärkt, daß das Wasser mit relativ hohem Druck (bedingt durch die Eintauchbewegung) in Kopföffnungen (Nase) strömt. *Genau dieser Fall kann aber bei der Bewegungstherapie im Wasser in einigen Situationen eintreten!*
Die Schwimmerin wußte, was ihr bevorstand, dennoch wurde sie überrascht und verlor das Bewußtsein. Einen Pat., der sich im Wasser natürlich nicht so sicher fühlt, wie eine Sportschwimmerin, trifft ein solches Eintauchen unvermittelt.

Mögliche Situationen, in denen der eben beschriebene Effekt eintreten kann:
Immer dann, wenn der Kopf des Pat. nicht fest mit seinem Auftriebskörper verbunden ist, während sich der Pat. in Rückenlage befindet. Je besser die Hals- und Nackenmuskeln locker lassen, desto größer wird die Unfallgefahr.
Der Auftriebskörper kann durch quer zum Pat. wirkende Kräfte (Wellen, Druck oder Seitwärtsbewegungen) unter dem Kopf herausrutschen. Sind nun die Halsflexoren lokker (was ja therapeutisch oft sinnvoll ist), so kommt es sofort nach Herausrutschen des Auftriebskörpers zu einer Hyperlordosierung der HWS und dem damit verbundenem Eintauchen des Kopfes ins Wasser.
Durch gleichzeitiges Verwenden von Auftriebskörpern am Thorax oder an den oberen Extremitäten kann zwar ein Ertrinkungstod nahezu ausgeschlossen werden, eine Bewußtlosigkeit ist jedoch durchaus möglich.
Vorbeugung: Der die Schädelbasis unterstützende Auftriebskörper muß unbedingt deutlich breiter als der Kopf des Pat. sein. Nur dadurch wird ausreichende Seitenstabilität erreicht.
Außerdem müssen Kopf und Auftriebskörper fest miteinander verbunden sein. Dies ist in der Praxis nur schwer möglich. Ein möglicher Kompromiß ist es, die Verbindung durch Kinnriemen (analog zur Fixation von Sturzhelmen) herzustellen. Sicherer sind Rettungskrägen.
Behandelt ein Therapeut die HWS des Pat. vom Kopf her (passive Bewegungen, manuelle Traktionen etc.), so kann ihm der Kopf auch leicht ausrutschen, was wiederum zum Untertauchen aller Sinnesorgane des Kopfes führt.
Vorbeugung: Stärkste Konzentration auf die Arbeit, den Kopf des Pat. zusätzlich noch mit dem eigenen Bauch absichern (Technik der Behandlung siehe unten), absolutes Verbot aller fettenden Kosmetika im Schulter-Nakkenbereich (Rutschgefahr!).

Die Versorgung mit einem Schulter-Reifen kann auch zu gefährlichen Situationen im eben besprochenen Sinne führen. Diese Positionierung des Auftriebskörpers ist zwar äußerst sicher, jedoch darf der Pat. folgende Bewegung nicht machen: Er bringt seine Arme in Anteversionsstellung (ca. S 90°). Dabei rutscht der gesamte Rumpf – natürlich mit Kopf – durch den Reifen und somit unter das Wasser.
Dieses Herausrutschen aus dem Reifen kann sogar dann vorkommen, wenn der Pat. nur einen Arm hebt und der andere sehr locker auf dem Reifen aufliegt.
Selbstverständlich ist diese Gefahr bei Pat., die nur noch einen Arm haben, besonders groß.
Das Heben eines Armes kommt bei der Bewegungstherapie im Wasser immer wieder vor, so z. B., um einen Wassertropfen vom Gesicht zu wischen oder als begleitende Gesten zu einem Bericht des Pat. Nach Beendigung einer Therapie versuchen Pat. immer wieder, den Schulter-Reifen durch Heben beider Arme zu verlassen und vergessen dabei, daß die Beine noch (in waagerechter Stellung) mit einem Knie-Reifen versorgt sind. Dies Verhalten führt natürlich ebenfalls zum schnellen, unvorbereiteten Eintauchen des Pat. ins Wasser.
Es ist nicht nachhaltig wirksam, den Pat. an diese Gefahren zu erinnern, da die meisten Hebebewegungen der Arme ohne bewußte Kontrolle stattfinden.
Vorbeugung: Den Pat. permanent beobachten und «vorausdenken», doppelte Vorsicht bei armamputierten Pat., strenges «Einölverbot» (was in Schwimmbädern sowieso selbstverständlich sein sollte), bei besonders gefährdeten Pat. zusätzlich zum Schulterreifen eine Rettungskrause anlegen, die Pat. niemals allein aus den Reifen steigen lassen.

8 Traktionen im Wasser

Das Wissen, das z. Z. über die Wirkungsmechanismen der Traktionen (im Trockenen oder im Wasser) vorliegt, reicht bei weitem nicht aus, um definitive Behandlungsvorschläge zu machen. Selbst die Nomenklatur für diese Behandlungen ist nicht eindeutig, so daß auch aus diesem Grund oftmals aneinander vorbeigeredet wird. Ich möchte mich hier an den Begriff Distraktion anlehnen (Frisch), denn er verdeutlicht in meinen Augen am besten, was gemeint ist, nämlich ein – mehr oder weniger intensives – Separieren von Gelenkflächen.
Wird die Traktion rechtwinkelig zur Behandlungsebene (konkaver Gelenkpartner) gesetzt, entsteht ein symmetrisches Separieren (Abb. 29a). Wirkt die Traktion nicht «achsengerecht», also abgewinkelt, so entsteht am Gelenk auf einer Seite ein Aufklappen, auf der anderen Seite eine Kompression (Abb. 29b). Wirkt die Traktion parallel zur Behandlungsebene, wird sie zur translatierenden Kraft (Abb. 29c).
Wenn mit einer Traktion eine Separation der Gelenkpartner erreicht werden soll, muß der Zug rechtwinkelig zur Behandlungsebene erfolgen. Das bedeutet, daß bei Zug am konvexen Gelenkpartner die Richtung nicht identisch ist mit der Längsachse des Knochens (Ausnahme, das Gelenk steht in 90° Stellung).
Somit sind z. B. «Traktionen», die in Längs-

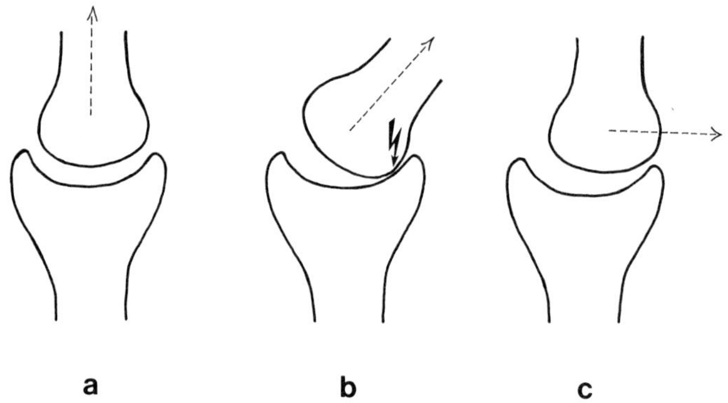

Abb. 29a–c: Wirkungsweisen von Traktionen, schematisch dargestellt (Erklärung siehe Text)

richtung des Humerus (Schultergelenk NN-Stellung) oder axial an der Wirbelsäule angreifen ihrer Wirkung bezüglich der Artikulationsflächen nach Translationen. Da dies bei Definitionen zumeist nicht berücksichtigt wird, sind natürlich Mißverständnisse vorprogrammiert.

Die Frage, ob Traktionen im Wasser sinnvoll sind, läßt sich mit Bestimmtheit erst dann beantworten, wenn die Wirkungen der Traktionen bekannt sind.

Bei Traktionen der Wirbelsäule werden folgende Wirkungsmechanismen angegeben:

- die Foramina intervertebralia sollen sich vergrößern, wodurch der Spinalnerv mehr Platz bekommt, was bei entsprechender Raumnot von Vorteil wäre,
- durch Entlastung der Bandscheibe soll der Binnendruck auf Werte bis 0 oder sogar auf negativen Druck absinken, was eine Sogwirkung auf vorgewölbtes Bandscheibengewebe bewirken soll,
- dieses Zurückdrängen wird durch eine Straffung des Lig. longitudinale posterius unterstützt,
- in den kleinen Wirbelgelenken kommt es zu Translationen, was u. U. existente Blockierungen lösen können soll,
- die Kapseln dieser Gelenke werden gedehnt,
- die (autochthone) Rückenmuskulatur wird gedehnt.

Nun sind ein großer Teil dieser Theorien nicht belegbar. Die Diskometrie (Nachemson), also das Messen des Bandscheibenbinnendrucks, ist nur bei intaktem Nucleus pulposus, der hydrostatische Druckverhältnisse aufweist, möglich. Wieweit die Resultate auf geschädigte oder stark gealterte Bandscheiben übertragbar sind, vermag niemand zu sagen. Bei gesunden Probanten gelang es bislang nicht, den intradiskalen Druck auf Werte unter 25 % des Körpergewichtes (Nachemson, Elvström 1970) zu reduzieren (auch nicht unter Narkosebedingungen), geschweige denn 0-Werte oder gar einen Unterdruck zu erzeugen.

Die Veränderungen der Lumina der Zwischenwirbellöcher sind abhängig (einige Autoren behaupten jedoch, nur geringfügig) von der Stellung der jeweiligen Gelenke, der Zugrichtung, der Elastizität des Umgebungsgewebes und der Lokalisation evtl. degenerativer Veränderungen. Pauschalantworten können auch hierbei nicht gegeben werden.

Die Intensität der Dehnung div. Gewebe (Ligg., Kapsel, Mm) kann u. U. weit hinter der Dehnung über endgradige Bewegungen zurückbleiben und somit irrelevant sein.

Solche und weitere Überlegungen führen da-

zu, daß eine eindeutige Aussage über die Wirkungsmechanismen von Traktionen (zumindest im Wirbelsäulenbereich) nicht gemacht werden kann.
Sicher ist jedoch (das Beachten der Kontraindikationen vorausgesetzt), daß Traktionen positive Wirkungen haben – und dies ohne Zweifel auch im Wasser.
Die Zugkraft, die aufgebracht werden muß, um – rein physikalisch gesehen – ein BWS-Segment von den Beinen her zu distrahieren, ist so groß, daß im Wasser die nötigen Fixationen (mit sinnvoller Technik) nicht mehr durchgeführt werden können. Nachemson's Messungen zeigen aber ein interessantes Detail, nämlich daß (bei seinen Probanten) eine Traktion in Rückenlage dazu in der Lage war, die Kompressionskraft auf die Bandscheibe (L3–L4) von 50% des Körpergewichtes (= Rückenlage ohne Traktion) auf ca. 40% des Körpergewichtes zu reduzieren; daß demgegenüber eine Muskelrelaxation (Narkosebedingung) die Kompression (gleiche Ausgangsstellung) jedoch auf 25% des Körpergewichtes senken konnte. Der Grundtonus der Muskulatur scheint also doch eine wesentliche Rolle zu spielen.
Nun sollten wir gar nicht erst versuchen, die Wirkungsweise einer Traktion im Wasser zu erklären, aber doch darauf hinweisen, daß der Effekt der relativ hohen Muskelrelaxation im Wasser vielleicht zu einem positiven Erfolg beitragen könnte.
Die manuellen Techniken für eine Traktion im Wasser sind relativ einfach. Der Pat. muß fixiert werden. Dies kann in Rückenlage z. B. so geschehen, daß die Füße über Schlaufen oder Gurte an einer Überlaufrinne oder dem Holm eines Gehbarrens fixiert werden (psychische Faktoren beachten!). Zusätzlich kann der Pat. – je nach Traktion – mit Auftriebskörpern unterstützt werden (z. B. Rettungskragen) (Abb. 30).
Zum Einnehmen der Ausgangsstellung und während des Fixierens des Pat. sind natürlich Auftriebskörper nötig.
Der Zug wird dann bilaterial am Thorax, axillar, an der HWS oder am Kopf (dabei werden allerdings die Kopfgelenke miteinbezogen) gegeben.
Affektionen im Gelenkbereich der unteren Extremitäten stellen selbstverständlich Kontraindikationen dar.
Wann in welche Richtung gezogen werden soll, ist ebenfalls nur mit Hypothesen begründbar (von denen sich einige widersprechen). Wir setzen voraus, daß der Leser selbst entscheidet, in welcher Wirbelsäulenstellung er traktioniert. Sollten Wirbelsäuleneinstellungen in Rotation, Lateralflexion oder

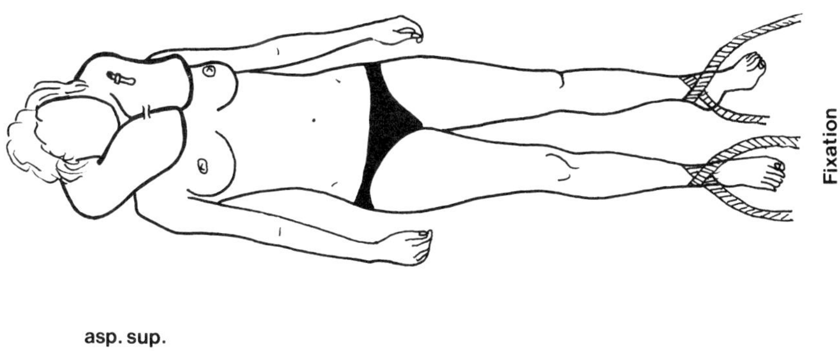

Abb. 30: Ausgangsstellung für verschiedene Traktionen. Fixation durch Fußschlaufen. Die Traktion kann an unterschiedlichen Wirbelsäulenabschnitten angreifen.

Kombinationen aus diesen Bewegungen nötig sein, so können sie in der eben angegebenen Ausgangsstellung problemlos erreicht werden. Auch das übliche Kyphosieren der LWS zur Traktion ist möglich. Lordosen bis Hyperlordosen während der Traktion treten dann auf, wenn im mittleren bis oberem BWS-Bereich (je nach Konstitution und Mobilität des Pat.) zuwenig Auftrieb herrscht (u. U. hochsitzenden BWS-Ring benutzen).
Eine weitere mögliche Ausgangsstellung ist das aktive Fixieren des Pat. im Gehbarren (Abb. 31). Selbstverständlich arbeiten bei HWS-Traktionen in dieser Ausgangsstellung die unteren Schulterblattfixatoren (z. B. mittlere und untere Trapeziusteile), daher bekommt ja der Pat. seine Fixation. Dies hat aber – bei geschickter Technik und entsprechender Kontrolle – keinerlei nachteilige Wirkungen auf die Traktion. Die oberen Schulterblattfixatoren (z. B. M. trapezius, pars descendens) sind zu den eben genannten Muskeln Antagonisten und werden somit bei Kontraktion der unteren Fixatoren inhibiert! Dies ist in allen Ausgangsstellungen leicht durch entsprechende Palpation nachzuprüfen (außerdem EMG-Messungen Lewit u. a.).
Somit wird durch diese Technik die Muskulatur, die HWS und Schultergürtel verbindet (und somit die Traktion in ihrer Wirkung reduzieren könnte), inhibiert, was die Effizienz steigert. Bei einer entsprechenden passiven Fixation an Land (Reibung der Unterlage oder zwei «Bananen» an den Schultern) ist mehr muskuläre Gegenspannung zu erwarten.
Um die Fingerflexoren zu entlasten, ist es sinnvoll, folgende Grifftechnik aus dem Bereich des Gewichthebens zu benutzen (Abb. 32). Dabei muß der Pat. seinen Daumen möglichst weit unter die flektierten Finger 2 und 3 bringen. Das Handgelenk soll möglichst in NN-Stellung bleiben.
Eine weitere, häufig zu beobachtende HWS-Traktion ist der Zug über eine Glissonschlinge. Dabei hängt der Pat. frei in der Schlinge, die Füße haben keinen Bodenkontakt, und die Hände stützen nicht. Das Gewicht des Pat. – und somit die Zugkraft – wird durch unterschiedliche Wassertiefen dosiert. Manchmal bekommen diese Pat. zusätzlich Bleigewichte um die Hüften. Eine Beurteilung dieser Methode möchten wir nicht abgeben, da wir sie nie selbst an Pat. durchgeführt und somit keine Erfahrung haben.
Bis auf die letzte Technik sind alle genannten Traktionen im Wasser immer nur kurze Teileinheiten einer Bewegungstherapie im Wasser. Auch bei Wirbelsäulentraktionen scheint

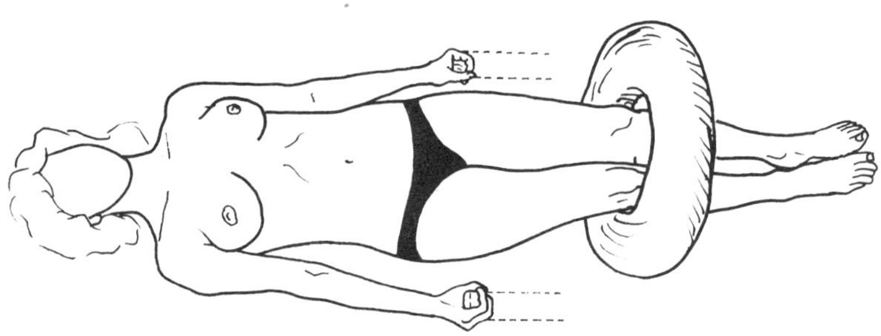

Abb. 31: Mögliche Ausgangsstellungen für HWS-Traktionen; aktive Fixation des Pat. an den Holmen eines Gehbarrens

es beim heutigen technischen Stand unserer Bewegungsbäder angebracht, die Behandlungen nur als Zusätze und nicht als Primärindikationen für die Bewegungstherapie im Wasser zu sehen.

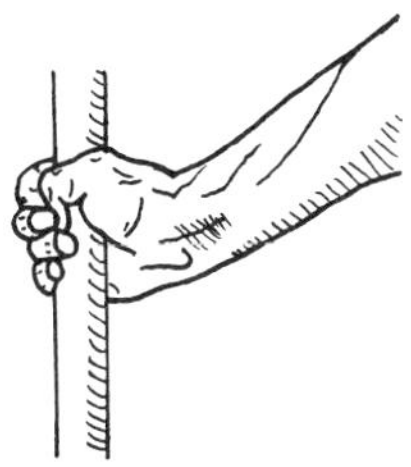

Abb. 32: Grifftechnik zur Entlastung der Fingerflexoren

Völlig ungeklärt sind auch die Dosierungen von Zugintensität und -dauer. Es existieren unterschiedliche Ratschläge zu Behandlungsdauer: von wenigen Sekunden bis zu mehreren Tagen, intermittierend oder stationär. Objektivierte Langzeitergebnisse sind bislang nur bei prae-operativen Skoliosebehandlungen und bei der – jahrelangen – Korsettbehandlung zu erwarten, aber das bringt uns in dieser Thematik auch nicht weiter.
Die Zugkraft, die mindestens nötig ist (Muskelgegenzug ist vor der Behandlung nicht abzuschätzen), um ein definiertes Segment von kaudal oder kranial zu erreichen, läßt sich für die Traktionen im Trockenen (Körpergewicht, Reibungswiderstand, Ausgangsstellung etc.) näherungsweise errechnen. Interessierte seien auf entsprechende Veröffentlichungen verwiesen. Diese Werte sind nicht ins Wasser übertragbar, so daß weiterhin das im Vordergrund stehen bleibt, was die Krankengymnasten ohnehin eher zu manuellen, als zu apparativen Traktionen tendieren läßt: die individuelle Erfahrung, das Einfühlungsvermögen und das geschickte Benutzen der eigenen Propriozeption des Therapeuten.

Die untere HWS kann im Wasser auch mit folgender Technik traktioniert werden:
Der Therapeut fixiert (Pat. in Rückenlage) die HWS im cervicothoracalen Übergang mit einer Hand. Die andere Hand setzt den Zug über einem der kranialen Segmente an. Wenn das Verhältnis Größe der Hände des Therapeuten und Breite des Nackens des Pat. stimmt und wenn der Pat. gut relaxiert ist, besteht sogar die Möglichkeit, mit dieser Technik Translationen und Traktionen (und natürlich auch Bewegungen) segmental durchzuführen (dabei muß die Fixationshand entsprechend nach kranial umgreifen). Damit ist einer gezielten Behandlung ein großes Stück nähergekommen. Traktionen im Bereich der oberen HWS (C 1 bis C 3) möchten wir nicht besprechen, da die Möglichkeiten, Fehler zu machen, bei der Behandlung dieses Bereiches zahlreich sind und ich deshalb der Meinung bin, daß die entsprechenden Techniken nur in praktischem Unterricht (nach entsprechender theoretischer Vorarbeit) vermittelbar sind.
Die Behandlungstechnik, die für die untere HWS beschrieben ist, kann – in abgewandelter Form – auch in den Bereichen BWS und LWS verwandt werden. Bis auf selten eintretende Fälle, in denen der Therapeut den Pat. wirklich «in den Griff» bekommt, werden aber kaum Traktionen (oder Translationen), sondern nur unspezifische Dehnungen (oftmals nur der Haut und des Unterhaut-Fettgewebes) erzeugt. Dennoch erwähnen wir hier diese Technik, da sie oft zur deutlichen Schmerzreduzierung beiträgt.
Traktionen im Bereich der peripheren Gelenke scheinen mir primär dazu angetan, die Behandlungspalette der Bewegungstherapie im Wasser zu erweitern; auch sie sind keine Primärindikation. Fuß-, Hand- und die entsprechenden Fingergelenke etc. sind im Wasser ebenso wie im Trockenen zu traktionieren. Bei den Behandlungen der großen Gelenke kann nur in Anlehnung an die Trocken-Technik gearbeitet werden.

9 Gelenkmobilisationen im Wasser

Prinzipiell sind die Mobilisationsmöglichkeiten im Wasser etwas schlechter zu beurteilen als im Trockenen, da sich die nötige Fixation eines der beiden Gelenkpartner oftmals als unmöglich, zumindest jedoch als sehr problematisch erweist.
Desweiteren stellt sich die Frage, ob ein Aufenthalt im Wasser sinnvoll ist, wenn ein Gelenkpartner passiv fixiert und der andere passiv bewegt wird. Wirkungsfaktoren wie Auftrieb und Widerstand können dabei nur indirekt genutzt werden.
Ein wesentliches Mobilisationshindernis ist eine verspannte, das zu mobilisierende Gelenk überziehende Muskulatur, die nicht in der Lage ist, locker zu lassen. Bezüglich der angestrebten muskulären Detonisierung bietet das Wasser jedoch oftmals bessere Möglichkeiten als die Behandlungstechniken im Trockenen.
Grundsätzlich muß die Ursache der Kontraktur geklärt werden, erst dann kann die Entscheidung für oder gegen Mobilisationsversuche im Wasser getroffen werden.

9.1 Myogene Kontrakturen

In diesem Bereich möchten wir zwischen vier Möglichkeiten unterscheiden:
a) «neuropathische» myogene Kontraktur
b) «neuroreaktive» myogene Kontraktur
c) «neurophysiologische» myogene Kontraktur
d) bindegewebige, fibröse myogene Kontraktur.

Bei der Besprechung aller vier Formen setzten wir – aus dikaktischen Grünen – voraus, daß die Artikulation der Gelenkpartner weder im Bereich der angulären, noch im Bereich der translatorischen Bewegungsmöglichkeiten gestört ist. (Natürlich treten solche Störungen häufig als Sekundärerscheinung bei primär myogenen Kontrakturen auf. In diesen Fällen muß zuerst zumindest das translatorische Gelenkspiel wieder erarbeitet werden.)

ad a) *«neuropathische» myogene Kontraktur::*
Hierunter verstehen wir die Reduzierung einer Gelenkbeweglichkeit durch Muskelspasmen oder schlaffe Paresen. Dieser Punkt soll hier nicht näher erläutert werden, denn bei den entsprechenden Muskelfazilitations- bzw. Inhibitionstechniken (die bei diesen Krankheitsbilder angewandt werden) resultiert die Gelenkbeweglichkeit sozusagen als positiver Begleiteffekt.
Die Kontrakturprophylaxe bei schlaffen Lähmungen ist bekannt und kann im Wasser vorzüglich ausgeführt werden.

ad b) *«neuroreaktive» myogene Kontraktur:*
Darunter verstehen wir Bewegungseinschränkungen in einem Gelenk, die entweder daraus resultieren, daß der Agonist mit seinen Synergisten inhibiert wird (und somit nicht genügend Kraft entwickeln kann, um die Bewegung endgradig auszuführen), oder daß der Antagonist mit seinen Synergisten aktiviert wird (und sich somit nicht auf die nötige Länge dehnen läßt).
Diese Phänomene treten natürlich vereint auf; ein reiner Fall von Agonistenhemmung oder Antagonistenaktivierung kommt nicht vor. In der Praxis haben wir jedoch den Eindruck, daß bei «neuroreaktiven» myogenen Kontrakturen oftmals eine der beiden Seiten deutlich dominiert. Daraus ergeben sich – wie weiter unten noch beschrieben – unterschiedliche Therapieansätze.
Die Ursachen sehen wir – wie der Name schon sagt – in einer Primärstörung (z. B.

Schmerz im, am, um das Gelenk), die entsprechend nozizeptive Impulse verursacht. Zur Reduktion dieser Nozizeption und zur weiteren «Schadensverhinderung» werden die Muskeln, die das Gelenk «in den Schmerz ziehen» würden, inhibiert, ihre Antagonisten und deren Synergisten aktiviert.

Dieser Mechanismus ist von Brügger im Detail analysiert und beschrieben worden.

Diese reaktiv geänderte Muskelinnervation mag zum Zeitpunkt des akuten Geschehens sinnvoll sein. Oftmals jedoch persistiert sie auch dann noch, wenn die Primäraffektion ausgeheilt ist. Damit hat sich die Reaktion von ihrer Ursache emanzipiert und wirkt nun als verselbständigtes Krankheitsbild weiter.

Existiert die Primärstörung noch, so ist das therapeutische Ziel, diese zu finden und durch entsprechende Behandlung auszuschalten. Dadurch kommen (außer bei chronifizierten Zuständen) auch die reaktiv geänderten Muskelinnervationen wieder auf normale Feuerungsraten, die Dysbalance ist aufgehoben und somit gleichzeitig die Kontraktur behandelt.

Besteht die Primärursache nicht mehr und die Gelenkkontraktur besteht dennoch weiter, muß mit entsprechenden Muskelfazilitations- bzw. Inhibitionstechniken gearbeitet werden. Das gleiche gilt für den Fall, daß die Primärursache nicht zu finden ist, wenngleich die Behandlung dann «nur» symptomatisch ist.

Nehmen wir einmal an, die beiden Schutzmechanismen gegen eine Gelenkbewegung (hypotoner Agonist oder hypertoner Antagonist) könnten in vivo rein auftreten, dann hätten wir folgendes Bild (Abb. 33):

Der Pfeil zeigt in die eingeschränkte Bewegungsrichtung,

A = Agonist für die gewünschte Bewegungsrichtung,

B = Antagonist für die gewünschte Bewegungsrichtung,

+ bezeichnet einen Hypertonus,

– bezeichnet einen Hypotonus,

N bezeichnet einen Normotonus.

Bei Betrachtung des Schemas lassen sich leicht dominante Therapieziele erarbeiten:

Für den «Typ A» ist es wesentlich, den Antagonisten zu inhibieren.

Für den «Typ B» ist es wesentlich, den Agonisten zu fazilitieren.

Damit sind auch die Vorbereitungen zur Kontrakturbehandlung unterschiedlich:

«Typ A» verlangt dominant detonisierende Maßnahmen für den Antagonisten (wie z. B. Entspannung mit Eis, div. Formen der Mas-

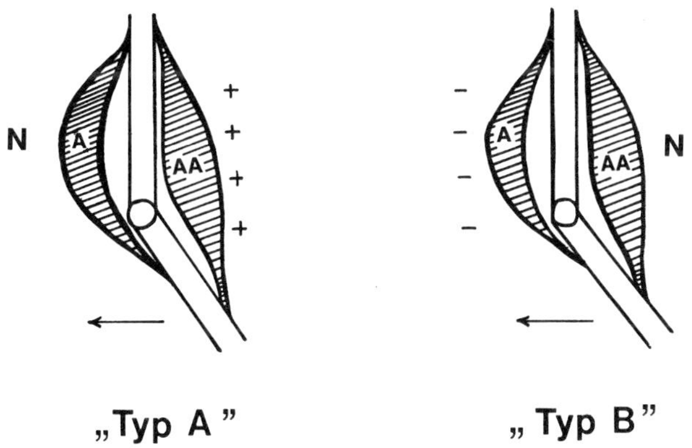

Abb. 33: Hypothetische Typen für neuroreaktive Schutzmechanismen an schmerzhaften Gelenken

sage, entsprechende Elektrotherapie, Wärme etc.)
«Typ B» hingegen benötigt dom. tonisierende Maßnahmen für den Agonisten (wie z.B. Stimulation mit Eis, entspr. Elektrotherapie, div. Formen des Tappings, exteroceptive Reize etc.). Viele dieser Vorbereitungen sind auch im Wasser problemlos durchführbar.
Die Technik der Kontrakturbehandlung (im Falle des «Typs A» identisch mit Formen der «Muskeldehnung») müßte auch unterschiedlich gewählt werden.

«Typ A»:
- isometrisches Anspannen des Antagonisten gegen extrem geringen Widerstand,
- aktives, assistives oder vorsichtig passives Weiterführen des Gelenkes in die kontrakte Richtung während der Phase der postisometrischen Relaxation.

Dabei darf der Antagonist nur soweit «gedehnt» werden, wie er es durch seine postisometrische Relaxation widerstandsfrei zuläßt. Die Arbeit muß langsam und behutsam erfolgen, denn jeder Schmerz und jeder zu starke Dehnreiz wird sofort einen neuen Hypertonus des Antagonisten auslösen.
Eine weitere Möglichkeit ist das wiederholte starke Anspannen des Agonisten, um auf diese Weise zu einer reflektorischen Inhibition des Antagonisten zu kommen. Ist diese optimal erreicht, wird das Gelenk weiter in die eingeschränkte Bewegungsrichtung gebracht, wobei der Agonist stark mitspannen muß, um die reflektorische Inhibition (über Antagonistenhemmung) während der Mobilisation zu erhalten.
Bei beiden Techniken muß auf entspannte Ausgangsstellung geachtet werden. Es dürfen weder Kokontraktionen noch Gleichgewichtsreaktionen provoziert werden, da ansonsten die Antagonistenhemmung (ausgelöst durch die Agonistenaktivität) nicht mehr zum Tragen kommt, weil auf Interneuronenebene Stell-, Stütz- oder Gleichgewichtsreaktionen (bei denen sog. Antagonisten oftmals zu Synergisten werden) Priorität bekommen.
Des weiteren verspricht auch folgende manuelle Technik (geschickte Therapeuten vorausgesetzt) manchmal einen Detonisierungs-

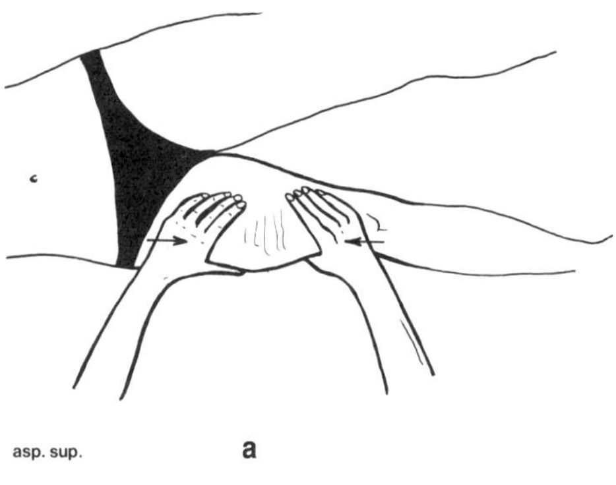

a

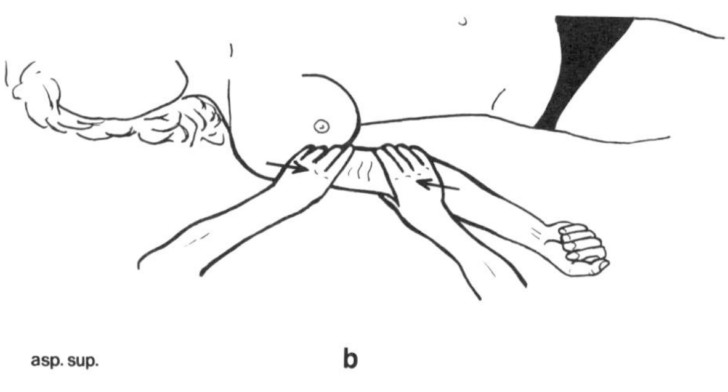

b

Abb. 34a–b: Manuelle Muskelinhibition durch Annäherung: a) *m. quadrizeps femoris*; b) *m. biceps brachii* erfolg: Der Therapeut nimmt den hypertonen Muskel so zwischen seine Hände (Handfassung bei kleinen Muskeln etwa in den Bereichen der Muskel-Sehnenübergänge, bei großen Muskeln nimmt man den Bauch zwischen die Hände), daß diese ungefähr quer zum Faserverlauf liegen (Abb. 34 zeigt als Beispiel die Handgriffe bei den Mm. quadrizeps femoris und biceps brachii). Dabei muß darauf geachtet werden, daß der Griff keine Verstärkung des Hypertonus bewirkt. Oftmals ist (gute Grifftechnik vorausgesetzt: z. B. flächig greifen, warme Hände etc.) nach kurzem Liegenlassen der Hände sogar eine leichte Entspannung des Muskels zu fühlen.

Nun verkürzt der Therapeut den Muskel langsam, indem er seine Hände zueinander verschiebt, hält dann die maximal erreichte Verkürzung für einige Sekunden und bringt dann das Gelenk weiter in die eingeschränkte Bewegungsrichtung.

Den detonisierenden Effekt versucht man sich wie folgt zu erklären:

Durch die passive Verkürzung des Muskels werden seine Spindeln entdehnt. Demzufolge feuern sie weniger, was eine Reduzierung des Tonus zufolge hat (dies ist bei hypertonen Muskeln auch dann möglich, wenn sie bereits relativ kurz sind, da – bedingt durch die Gamma-Innervation – die intrafusalen Fasern mittels Kontraktion nachgeregelt werden und so die anulospiralen Rezeptoren auch in Verkürzung des Muskels hochempfindlich bleiben).

Ein weiterer – hypothetischer – Wirkungsmechanismus kann u. U. helfen, nämlich die gleichzeitig zustande kommende Reizung der Golgi-Organe der Sehnen. Sollten darüber die Ib Afferezen zunehmen, wird der Muskel zusätzlich inhibiert (die Wirkung der Golgi-Afferenzen ist – außer der Agonisteninhibition bei starker Spannung – allerdings noch nicht restlos geklärt).

Der Effekt des passiven Verkürzens direkt am Muskel (das Reduzieren des Gelenkwinkels bringt kaum Erfolg) hält nur wenige Sekunden an. Diese Zeit muß zur «Dehnung» benutzt werden, dennoch ist auf ruhiges Arbeiten und nicht reizende Griffwechsel zu achten.

In einigen Fällen kann auch die sog. inhibition-technique bei der Entspannung des Antagonisten gute Dienste leisten. Dabei wird – je nach Größe – der ganze Muskel oder Teile seines Bauches zwischen die Finger genommen. Dabei ist nicht auf schonende, sondern auf spitze Grifftechnik zu achten. Wenn es die Dimensionen und der Spannungszustand des Muskels zulassen, wird mit den Fingerspitzen gegriffen. Nun wird der Muskel zwischen den Fingern komprimiert, wobei durchaus schmerzhafte Reaktionen auftreten dürfen. Trotz der Schmerzen wird diese Stellung über einige Sekunden (bis zu einer Minute und noch länger) unverändert beibehalten. Während dieser Zeit lassen die Schmerzen in der Regel langsam nach und verschwinden oft gänzlich. In gleichem Maße entspannt der Muskel. Eine Verkürzung des Muskels wie bei der zuvor besprochenen Technik resultiert nicht.

Die Wirkungsweise der inhibition-technique ist noch sehr umstritten. Die Erklärungen reichen von einer Adaptation der Nozizeptoren bis hin zu reaktiver Entspannung, die durch Reizungen der Golgi-Sehnenapparate (bei vielen Anwendungsbeispielen der inhibition-technique kommt es zur leichten Muskeldehnung wegen des Griffes) hervorgerufen werden soll.

Da diese Technik schmerzhaft ist, müssen die in Frage kommenden Pat. mit Umsicht ausgewählt und zuvor aufgeklärt werden.

Eine durch inhibition-technique erreichte Entspannung hält zumeist länger an, als die Entspannung der zuvor beschriebenen Technik. Es bleibt also mehr Zeit für die anschließende Dehnung. Bei topographisch günstig liegenden Muskeln kann der Pat. diese Art der Behandlung auch selbständig zu Hause durchführen.

Die Bewegungstherapie im Wasser hat nun wegen ihres allgemein detonisierenden Effektes eine gute Voraussetzung für diese Techniken; bezüglich der labilen Ausgangsstellung jedoch ungünstigere Bedingungen.
Das Gelenk muß exakt in der – nach einer Übung erreichten – Endstellung gehalten werden. In dieser Stellung kommt – isometrisch – eine der besprochenen Techniken zum Einsatz. Dabei sollte der in der vorangegangenen Übung gewonnene Bewegungsraum nicht aufgegeben werden. Nach der Isometrie kann um einige Grade die Gelenkfreiheit vergrößert werden etc. Dies exakte Halten der Stellungen ist im Wasser erheblich schwerer als im Trockenen. Somit muß von Fall zu Fall entschieden werden, ob diese Art der Mobilisation im Wasser effizient ist oder nicht. Dominiert die Entspannung, die durch das Wasser erreicht wird, nicht über die negativen Auswirkungen der labilen Ausgangsstellung, sollte die Mobilisation im Trockenen durchgeführt werden. Allgemein ist zu raten, die eben besprochenen Techniken im Wasser nur als Begleittherapie und nicht als Primärindikation einzusetzen.

«Typ B»:
Eine postisometrische Relaxion des Antagonisten sollte hierbei nicht angewandt werden. Sie hätte ohnehin weit schlechtere Ergebnisse als beim «Typ A», denn zum einen ist bei einem normotonen Muskel (gilt aus Voraussetzung für hypothetischen «Typ B») relativ weniger Detonisierung als bei einem hypertonen Muskel (hypothetischer «Typ A») zu erwarten, zum andern kann es kein Therapieziel sein, einem schwachen Muskel dadurch zu helfen, daß die Spannung seines Antagonisten unter den Normotonus gesenkt wird.
Das wesentliche Argument gegen die postisometrische Relaxation des Antagonisten beim «Typ B» ist jedoch, daß während der Kontraktion des Antagonisten der Agonist (ohnehin hypoton) zusätzlich – auf bekanntem reflektorischem Wege – inhibiert wird, was dem Therapieziel (Aktivierung des Agonisten) zuwiderläuft.
Die Aktivierung des Agonisten kann auf mehrere Arten erreicht werden.
Eine bessere Grundvoraussetzung zur Aktivitätssteigerung ist das allgemeine Erhöhen der Muskelspindelspannung über die intrafusalen Fasern. Bekannt ist das Verbessern der Reflextätigkeit mit Hilfe des Jendrassikschen Handgriffes (starke isometrische horizontale Abduktion der Arme, wobei sich die Finger gegenseitig verhaken). Die Verbesserung der Reflexqualität scheint nicht durch irgendeinen «Ablenkungseffekt» zu entstehen, sondern durch eine allgemeine Erhöhung der Gamma-Aktivität. Die isometrische Abduktion im Bereich der oberen Extremitäten wird also wahrscheinlich eine Erhöhung der intrafusalen Spannung (und damit der empfindlichkeit der anulo-spiralen Rezeptoren) z. B. im m. quadrizeps femoris zufolge haben, was die «verbesserte» – sprich sensiblere – Reaktion des Muskels bei erneutem Setzen des gleichen Stimulus (Schlag mit dem Reflexhammer auf das Lig. patellae) erklärt.
Zur Aktivierung der Gamma-Efferez (und somit zur gesteigerten Reaktionsbereitschaft des Muskels) kann der Muskel – durch entsprechende Gelenkstellungsveränderung – etwas über seine incorpore-Ruhelänge hinaus gedehnt werden. Aus dieser Stellung werden dann einige isometrische Kontraktionen gefordert. Die eigentliche Kontraktion des Muskels bis in die momentanen Grenzen seines inneren Bewegungsausmaßes (= Kontraktur) hinein, sollte aus der in-corpore-Ruhelänge gestartet werden. In dieser Stellung hat der Muskel die beste Möglichkeit zur Kraftentwicklung, da er nun im Sarkomer die optimal mögliche Anzahl an Aktomyosinbrücken zur Verfügung hat. Diese Kraft wird benutzt, um die Bewegung zu starten. Mit zunehmender Verkürzung des Muskels

wird er auch zunehmend insuffizient, da sich die Aktinfilamente gegenseitig intramyosinal behindern und die tubuläre Innervation beeinträchtigt wird. Eine weitere Insuffizienz entsteht durch die zunehmende Entdehnung der intrafusalen Fasern und somit der Reduzierung der Feuerungsraten der Ia und II Afferenzen (damit weniger exitatorische Reize auf die Alpha-Vorderhornzellen des Arbeitsmuskels).

Gegen die muskelphysiologische Insuffizienz können wir nichts unternehmen. Gegen die Reduzierung der Feuerungsraten der Ia und II Afferenzen aus den Muselspindeln (Ia Kernsack-, II Kernkettenfasern) können wir aber versuchen anzugehen, indem wir die Gamma-Efferenz stimulieren. Dies kann durch verbale Stimulation, durch Konzentration des Pat., durch Techniken wie den Re-Stretch aus dem PNF, u. U. auch durch Exterozeption (Hautreize etc.) geschehen. Diese Stimuli müssen während der ganzen Bewegung gegeben werden.

Stoppt nun die Bewegung (wegen Insuffizienz des Muskels) vor Erreichen der Endstellung des Gelenkes, so kann der Therapeut durch assistives Bewegen noch einige Grad an Bewegungsfreiheit gewinnen, dann wird aber wieder die aktiv mögliche Bewegungsbahn des Muskels erneut gefordert; immer mit dem Ziel, das Arbeiten des Muskels in seinem inneren Bewegungsausmaß zu schulen und zu kräftigen.

Diese Techniken sind im Wasser gut durchzuführen, da es zwischen zwei Übungen nicht darauf ankommt, das jeweils gewonnene Bewegungsausmaß bis zum letzten Grad zu halten. Somit stellt sich das Problem der Fixation in nur leicht zu bewältigendem Ausmaß. Stimulationstechniken, wie z. B. das Tapping in seinen verschiedenen Formen, können im Wasser ebenfalls appliziert werden. Dabei ist allerdings darauf zu achten, daß nicht mit der ganzen Handfläche gearbeitet wird. Dadurch würde der Therapeut ein «weiches» Wasserkissen an den Muskel bringen, was eher einen detonisierenden Effekt hätte. Im Wasser muß also kleinflächig und mehr mit den Fingerkuppen gearbeitet werden. Wischtechniken haben ähnlichen Erfolg wie im Trockenen, sind jedoch für den Therapeuten (wegen des Widerstandes) schwerer auszuführen. Klopfdruckmassagen können ebenfalls wie im Trockenen angewandt werden, nur darf auch dabei der drückende Handballen nicht zuweit vom Muskel entfernt werden.

Wie oben bereits erwähnt treten die «Typen A und B» nicht isoliert auf, sondern sind Teil eines komplexen, neuromuskulären Reaktionsmechanismus. Allerdings sprechen unterschiedliche Pat. mit (kausal- und formalpathogenetisch) vergleichbaren Krankheitsbildern auf die verschiedenen Techniken auch mit unterschiedlichem Erfolg an. In einigen Fällen kann bei der klinischen Untersuchung bereits auf «Typ A oder B» geschlossen werden. In jedem Fall ist es jedoch möglich, eine Probebehandlung durchzuführen, denn sie benötigt nur kurze Zeit und ihre Ergebnisse verdeutlichen die weiteren Behandlungstechniken. Mit etwas Erfahrung lassen sich die unterschiedlichen Techniken zu einer für den Pat. optimalen Zusammenstellung kombinieren.

ad c) *«neurophysiologische» myogene Kontraktur:*

Hierbei handelt es sich nicht um Kontrakturen im konventionellen Sinne. Zumeist sind alle Gelenke (zumindest passiv) frei beweglich. Geringfügige, endgradige Muskelverkürzungen stellen kein Behandlungsproblem dar. Das Problem liegt darin, daß die Pat. entweder Ihre möglichen Gelenkfreiheiten bei den Alltagsbewegungen nicht sinnvoll ausschöpfen oder die Gelenke in nicht ökonomischer Reihenfolge einsetzen (z. B. beim Heben eines Gegenstandes). Beides sind Resultate gestörter zentraler Bewegungsbahnungen.

Die alltäglich benutzten Bewegungsmuster (dynamische motorische Stereotype oder movement patterns) sind das engrammierte Resultat aus permanent wiederholten bedingten und unbedingten Reflexen (detaillierte Beschreibung siehe Lewit). Diese Bewegungsmuster sind (wie bei Polyelektomyographien zu sehen ist) niemals ganz ökonomisch. Das bedeutet, daß sowohl die Muskelaktionsfolge und der Synergisten- bzw. Antagonisteneinsatz, als auch die daraus resultierende «Gelenkaktionsfolge» das erwünschte Bewegungsziel nicht mit minimalem Aufwand erreicht.

Die Art dieser Inkoordination ist zwar für das jeweilige Individuum typisch, aber auch – z. B. wenn Umweltveränderungen dies erfordern – veränderbar, also dynamisch. Die Umbaufähigkeit von dynamischen motorischen Stereotypen ist bei den entsprechenden Individuen unterschiedlich und kann als mehr oder weniger große Geschicklichkeit bezeichnet werden. Sie ist abhängig von der Plastizität des Gehirns.

Als einfaches Beispiel sei die Koordinierung zwischen scapalathorakalem und glenohumeralem Gelenkspiel bei der Außenrotation der Schulter angeführt.

Der Unterarm (Ellenbogen ca. 90° Flex.) kann bei Außenrotation der Schulter seine maximale Wegstrecke nur dann erreichen, wenn die Scapula gleichzeitig durch maximale Adduktion (und somit auch Retraktion) die Gelenkpfanne (identisch mit der Bewegungsebene) nach dorsomedial verlagert. Ist die Koordination dieser beiden Gelenke dergestalt gestört, daß die Adduktion der Scapula nicht eingesetzt wird (z. B. weil die Protraktion nicht aufgegeben wird), so erfährt der Pat. in seinen Alltagsbewegungen eine Einschränkung (z. B. beim Greifen nach lateral an rechtwinkelig eingerichteten Arbeitsflächen), die er mit anderen Bewegungen kompensieren muß.

Solche Fehlsteuerungen treten auch ohne pathologischen Hintergrund auf und sind – ebenso wie das Benutzen von Muskeln, die der geplanten Bewegung nicht helfen können, ja u. U. sogar stören – mehr oder weniger stark ausgeprägt bei jedem Menschen zu finden.

Bei dem eben genannten Beispiel kann natürlich – Persistenz der Fehlsteuerung vorausgesetzt – irgendwann einmal das Glenohumeralgelenk pathologische Veränderungen erfahren, die den Pat. (wegen der Schmerzen) zum Arzt führen.

Spätestens dann muß das Bewegungsmuster, das die eigentliche Krankheitsursache darstellt, in ein günstigeres umtrainiert werden. Sinnvoller wäre es jedoch, solche Inkoordinationen bereits früher zu entdecken und prophylaktisch zu behandeln. Zwar wird es zu diesem Zweck sicher keine Vorsorgeuntersuchung geben; die motorischen Stereotypen seiner Pat. sollten aber sowohl dem Arzt, als auch dem Krankengymnast bei jeder Untersuchung oder Behandlung, die aus anderen Gründen durchgeführt wird, stetige Aufmerksamkeit wert sein.

Das Beispiel scapula-humerales Gelenkspiel ist sehr einfach und bewußt deshalb gewählt worden. Prognostisch ungünstige Stereotypen bestimmen aber auch Bewegungsketten, die vom Großzehengrundgelenk bis zum Atlanto-okzipitalgelenk reichen.

Das Umtrainieren dieser Muster in «bessere» erfordert viel Geduld und permanente Korrektur (über den ges. Zeitraum des Wachens). Jedes Benutzen des «alten» Patterns verstärkt dieses und reduziert das Bilden des neuen. Je öfter jedoch die ökonomischere Bewegungsbahn benutzt wird, desto leichter wird sie erlernt. Mit zunehmendem Lernerfolg fällt es dem Pat. dann auch immer leichter, die korrigierte Bewegung anstelle der alten einzusetzen.

Aus den Bereichen des arbeitsmedizinischen und sportlichen Techniktrainings wissen wir, daß die Programmierung eines neuen Musters Tausende exakter Repetitionen erfordert. Dies ist im Wasser nicht möglich.

Die Anfänge der Behandlung sind im Wasser oftmals leichter als im Trockenen durchzuführen:

- selektives Bewegen aller am zu erlernenden Muster beteiligten Gelenke,
- selektives Stabilisieren der Gelenke,
- selektives Stabilisieren der Gelenke mit gleichzeitiger Mobilität der Nachbargelenke,
- Aufbau der Bewegungsfolge (von prox. nach dist. oder umgekehrt, je nach Erfordernis),
- Aufbauen der dazu nötigen Stabilität (Stützmotorik) einschließlich der Schwerpunktverlagerungen,
- Kombination der stütz- und bewegungsmotorischen Komponenten,
- Durchführung des neuen Patterns.

Je nach Ziel, Art der Aufgabe und Komplexität des zu erlernenden Musters, müssen die aufgelisteten Punkte in ihrer Reihenfolge geändert werden.

Das erlernte Muster muß dann ins Trockene übernommen und dort durch sehr viele Repetitionen (möglichst immer mit direktem Praxisbezug) soweit trainiert werden, daß es dem Pat. «unbewußt» bei seinen Alltagsaktivitäten zur Verfügung steht.

Alle in den Punkten a bis c beschriebenen Techniken sind Behandlungen, die auf neurophysiologischer Grundlage beruhen und können nur dann zum Ziel führen, wenn die zu provozierenden neurophysiologischen Aktivitäten vom Therapeuten permanent theoretisch überdacht und praktisch auf ihre Effizienz hin kontrolliert werden. Der Pat. muß kooperativ sein (Konzentration, Entspannung, bewußtes Erfühlen der Extero- bzw. Propriozeption etc.).

ad d) *bindegewebige, fibröse, myogene Kontraktur:*

Bei diesen Kontrakturen sind an den Muskeln morphologische Veränderungen im Bereich des Bindegewebes abgelaufen, die einer Dehnung (und somit dem Erreichen der Endstellung des Gelenkes) entgegenwirken. Die Ursachen dafür können länger dauernde passive Muskelverkürzungen (z. B. Immobilisationen) oder Sekundärschäden bei «neuroreaktiven» myogenen Kontrakturen (Antagonist des «Typs A») oder z. B. Lähmungen sein.

Die neurophysiologische Seite ist ja weiter oben bereits beleuchtet worden und die entsprechenden Inhibitionstechniken können auch zur Behandlung dieser Kontraktur genutzt werden. Bindegewebe, das seine relative Elastizität verloren hat oder gar beginnende Fibrineinlagerungen aufweist, ist jedoch auf neurophysiologischer Grundlage nicht zu erreichen, da es nicht entsprechend innerviert wird. Bei diesen Kontrakturen glauben wir auch nicht daran, daß der entsprechende Antagonist mit seinen Synergisten die Kraft aufbringen kann, den kontrakten Muskel zu dehnen. Ergo muß die Dehnung auch passiv erfolgen.

Zur passiven oder assistiven Dehnung der nicht kontraktilen Teile eines Muskels sollten folgende Voraussetzungen gegeben sein:

- keine artikuläre Behinderung (zusätzliche Kapselschrumpfung, Einschränkungen des translatorischen Gelenkspieles etc.),
- «neuroreaktive» Dehnungshindernisse müssen (z. B. durch entspr. Inhibitionstechniken) beseitigt sein.

Um bindegewebige Kontrakturen zu dehnen, sind exakte passive Fixationen nötig, da die aktiven Fixationsmöglichkeiten des Pat. nicht ausreichen, einen der beiden Gelenkpartner zu stabilisieren. Deshalb sehen wir in diesen Fällen die Bewegungstherapie im Wasser als deutlich weniger effizient als die Trockenbehandlung an und können sie somit nicht empfehlen, wenn nicht außergewöhnlich gute technische Möglichkeiten der Badeeinrichtung bestehen.

9.2 Capsulär-ligamentäre Kontrakturen

Auch bei diesen Kontrakturen sehen wir keine Möglichkeit der rein aktiven Mobilisation (ohne passive Fixation, Hilfe der Schwerkraft etc.). Natürlich sind auftretende «neuroreaktive» Begleitprobleme im Wasser gut anzugehen, aber die capsulär-ligamentäre Einschränkung bedarf zur Therapie wieder Fixationsmöglichkeiten, die im Wasser nur mit Schwierigkeiten zu erzielen sind. Das gleiche Problem stellt sich beim Versuch, die Kapsel über Traktionen zu dehnen. (Bezüglich Dehnungen über Translationen siehe unten.)

9.3 Kontrakturen aufgrund eines eingeschränkten Translationsvermögens

Behandlungstechnisch sind Translationen im Trockenen erheblich leichter durchzuführen als im Wasser.

Allgemein ist jedoch zu sehen, daß Bewegungen im Wasser leichter und zumeist auch um einige Grad weiter auszuführen sind. Die Erklärung dafür scheint zunächst sehr einfach; der Auftrieb hilft.

Die besseren Bewegungsergebnisse resultieren aber oftmals auch dann, wenn gegen den Auftrieb gearbeitet wird. Außerdem sind Bewegungserfolge im Wasser auch dann nicht immer im Trockenen zu reproduzieren, wenn «wasserähnliche Zustände» – z. B. im Schlingentisch – geschaffen werden.

Eine interessante Hypothese befaßt sich damit, daß – durch Summation der Wirkungsfaktoren – die translatorischen Anteile einer Bewegung im Wasser erleichtert seien. Dies würde dazu beitragen, einiges der Diskrepanz zwischen den Bewegungserfolgen im Wasser und im Trockenen zu erklären.

Bei allen Möglichkeiten der Automobilisation des Pat. (z. B. Kaudalgleiten des Humeruskopfes durch Fixation des in NN-Stellung hängenden Armes, indem sich der Pat. an einer Stange festhält und gleichzeitig eine aktive Elevation der Scapula durchführt) und bei Winkelstellungen, in denen die muscle-energy-technique einzusetzen ist (z. B.: der Therapeut gibt am rechtwinkelig gebeugten Unterschenkel Widerstand gegen die isometrische Knieflexion des Pat.; die ischiocrurale Muskulatur zieht nun (= translatiert) das Tibiaplateau nach dorsal), ist die Therapie im Wasser der im Trockenen meist überlegen.

Beim Einsatz der anderen Techniken aus dem Bereich der manuellen Therapie ist die Mobilisation im Wasser zwar technisch komplizierter, hat aber den nicht zu unterschätzenden Vorteil, daß die Muskulatur (und die ist es nun einmal, die einer Mobilisation häufig im Wege steht; besonders deutlich ist dies an Manipulationen zu sehen, deren hohe Geschwindigkeit ja nicht zuletzt dazu eingesetzt wird, die Muskulatur zu «überraschen» und somit auszuschalten) erheblich besser locker lassen kann.

Es ist im Rahmen dieses Buches ausgeschlossen, div. Mobilisationstechniken an den einzelnen Gelenken und in den nötigen Stellungen (bez. Kapselmustern etc.) auf ihre Übertragbarkeit ins Wasser (bis hin zum Behandlungsstuhl unter Wasser) zu überprüfen und Grenzen für Sinn und Unsinn festzulegen. Den Therapeuten, die aber im Trockenen versiert mit den Mobilisationstechniken der manuellen Therapie umgehen, möchten wir jedoch anraten, den einen oder anderen Versuch im Wasser durchzuführen. Werden die technischen Probleme gelöst, so sind die Erfolge oftmals erstaunlich gut (auch wenn die Therapie dann nicht sehr «wasserspezifisch» aussieht).

Bei den meisten Kontrakturen kann zwar die auslösende Ursache gefunden werden; welche Strukturen oder «neuroreaktiven» Vor-

gänge nun primär die Bewegung einschränken, bleibt jedoch häufig ungeklärt. Kontrakturen, die über längere Zeit bestehen, zeigen Merkmale aller eben beschrieben Störungen gleichzeitig. Deshalb ist nicht mit Sicherheit zu sagen, welche Behandlungstechnik den meisten Erfolg bringen wird. Meist wird nur eine sinnvolle, individuelle Kombination die adäquate Behandlung für den jeweiligen Pat. darstellen.
Aus diesem Grund ist es unmöglich, zu pauschalisieren und Kontrakturen bestimmter Ätiologie primär im Wasser und die anderen primär im Trockenen zu behandeln. Der klinische Befund, zu dem auch eine Probebehandlung gehört, ist ausschlaggebend für die Vorentscheidung.
Die Bewegungstherapie im Wasser ist durchaus geeignet, Kontrakturen unterschiedlicher Genese mit gutem Erfolg zu behandeln, wenn der Therapeut sein Arbeiten kritisch überprüft und entsprechende Erfahrungswerte sammelt.
Sollte die Mobilisationsbehandlung im Wasser Probleme bieten oder in ihrer Wirkung nicht effizient sein, so kann die Behandlung im Wasser zumindest dazu genutzt werden, den an Land gewonnenen Bewegungserfolg zu halten. Dies gilt für Kontrakturen jeder Genese und jeder Struktur.

10 Therapievorschläge zur Einzelbehandlung mit Auftriebskörpern für die obere Extremität

10.1 Schultergelenk

Bei Affektionen im Schulterbereich sind regelmäßig – außer dem Schmerz – drei Phänomene zu beobachten:

a) Kontrakturen im Glenohumeralgelenk, weniger häufig Kontrakturen der Scapula in Relation zum Thorax, Kontrakturen in den Bereichen Acromioclaviculargelenk und Sternoclaviculargelenk.
   Die Kontrakturen sind – wenn nicht gar verursacht – von entsprechenden Muskelverkürzungen und -überdehnungen begleitet.
b) «Tendopathien» im Bereich der Insertionsstellen oder im Bereich der Muskel-Sehnenübergänge.
c) Inkoordinationen im Zusammenspiel der scapulothoracalen und der glenohumeralen Gelenkbewegungen.

Bezüglich der Behandlungen im Wasser haben wir nun folgende Erfahrungen gemacht:

ad a):
Kontrakturen im Glenohumeralgelenk sind in vielen Fällen im Wasser nicht besser als im Trockenen zu behandeln, legt man die Überlegungen der manuellen Therapie zugrunde und versucht entsprechend zu mobilisieren. Viele Grifftechniken sind jedoch problemlos ins Wasser zu übernehmen und zeigen dort den gleichen Erfolg wie im Trockenen. Bei manchen Pat. ist der Erfolg etwas besser (in Abhängigkeit davon, inwieweit die Scapula fixiert werden muß und welche Bewegungsrichtung eingeschränkt ist).
Kontrakturen der Scapula auf dem Thorax sind im Wasser oftmals besser zu behandeln (sofern die adäquate Technik gewählt wird). Dies gilt im Besonderen für Einschränkungen der Außenrotation.

Für die Behandlung von Kontrakturen im AC-SC-Gelenk sehe ich im Wasser keine Indikation.
Muskelverkürzungen sind im Wasser dann besser zu behandeln als im Trockenen, wenn die Ursache eine reflektorische «Verspannung» ist (noch besser war). Muskelverkürzungen, die mit erheblichem bindegewebigem Elastizitätsverlust einhergehen, sind mit «dekontrahierenden» Techniken nicht mehr endgradig dehnbar. Sie benötigen entsprechendes passives Behandeln und somit Fixationen, die im Bereich des Schultergürtels im Wasser nicht mehr erbracht werden können.

ad b):
Bezüglich der Tendopathien kommt es auf die entsprechende Behandlungstechnik des jeweiligen Therapeuten an. Milde Kontraktionen und Dehnungen sind im Wasser hervorragend möglich. Die Technik der deepfrictions (tiefe Quermassagen) ist immer dann gut anwendbar, wenn die topographische Lage der Sehne oder des Muskels keine Ausgangsstellung mit Fixation durch die Schwerkraft erfordern. Besonders geeignet ist die Wasserbehandlung in den Fällen, in denen die Quermassagen entweder mit rhythmischer Bewegung kombiniert werden, oder in denen die Bewegung selbst die Massage hervorruft (der Therapeut bewegt nicht seinen Finger über die Sehne, sondern – mittels Bewegungen der Extremität – die Sehne unter dem feststehenden Finger). Eine Kombination mit Eis ist selbstverständlich nicht möglich. Die Kombination mit (subaqualer) Applikation von Ultraschall ist denkbar, jedoch sehr aufwendig.

ad c):
Die Inkoordinationen sind weitgehend konstant und bekannt. Als persistierendes Restsyndrom nach Abklingen der eigentlichen Krankheitsursache ist oftmals ein proximal-crossed-sydrom zu sehen (genauere Beschreibung siehe Teil 3, Kapitel 3 «Übungen für den Schultergürtel und die oberen Extremitäten»).
Die Behandlung dieser Inkoordinationen gelingt im Wasser besser als im Trockenen. Beim Einschulen entsprechender Propriozeptionen spart man Zeit; die Übernahme des Gelernten ins Trockene ist problemlos.
Bei akuten Zuständen ist häufig zu beobachten, daß die Substitution z. B. der scapularen Bewegungen bei entsprechenden Armbewegungen über das nötige Maß hinaus geht. Diese Hilfsmechanismen können im Wasser etwas besser abgebaut werden. Dies gilt insbesondere, wenn die scapularen Bewegungen zu früh eintreten. Kommen sie zu spät, so ist eine korrekte Koordination deutlich schwerer zu erreichen (vor allem wenn die Außenrotation verzögert eintritt). In diesen Fällen reicht der palpatorische Befund in Rückenlage oftmals nicht aus und Behandlungen z. B. in Seitenlage sind im Trockenen erheblich besser durchzuführen, wenn der Therapeut beide Hände für den Schultergürtel braucht.

Isolierte (sog. «reinachsige») Bewegungen des Glenohumeralgelenkes kommen im Alltag nahezu nie vor. So ist z. B. bekannt, daß die Abduktion im Glenohumeralgelenk ab einem gewissen Winkel nicht ohne eine gleichzeitige Außenrotation durchführbar ist.
Aus diesem Grund sollte auch bei den Übungsvorschlägen nie vergessen werden, daß es sich zumeist um Komplexbewegungen handelt, wobei Komplexbewegungen nicht bedeutet, daß es sich dabei immer um die PNF-Diagonalen handeln muß.
Ist eine Bewegung größeren Ausmaßes aufgrund von Schmerzen nicht möglich, so muß der Therapeut die Zusammensetzung dieser Bewegung analysieren und deren einzelne Teile selektiv testen. So kann es z.B. sein (um beim Beispiel Abduktion zu bleiben), daß die Abduktionsfähigkeit des Glenohumeralgelenkes o.B. ist, die Bewegung jedoch deshalb nicht durchgeführt werden

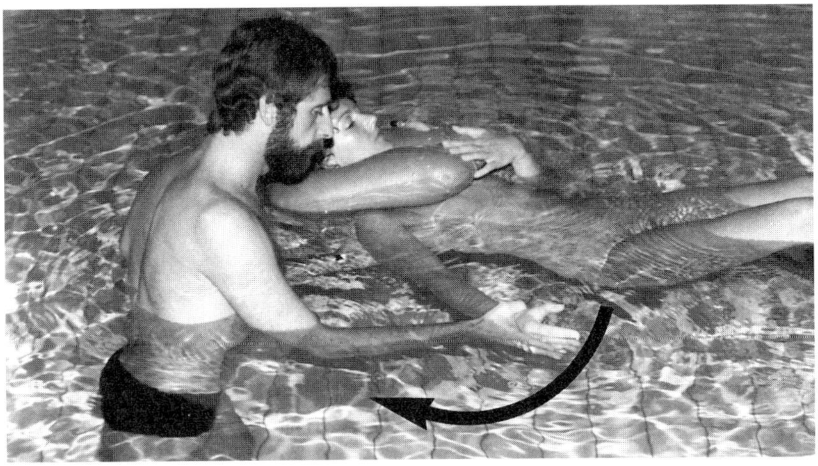

Abb. 35a: Abduktion im Glenohumeralgelenk

kann, weil die Außenrotation behindert ist (z.B. das dazu nötige Ventralgleiten des Humeruskopfes in der Pfanne). In diesem Fall muß natürlich die Außenrotation behandelt werden. Diese Behandlung sollte aber in der Gelenkstellung erfolgen, in der die Kontraktur auftritt (z.B. in 80° Abd.) und nicht in NN-Stellung. Solche Behandlungen an der Bewegungsgrenze sind im Wasser zumeist gut durchzuführen.

Reine PNF-Pattern sind im Wasser in Rükkenlage nicht durchführbar, wenn der gesamte Bewegungsweg gefordert werden soll. Hierbei müßte der entsprechende Arm weit aus dem Wasser gehoben werden. Oftmals ist jedoch zu sehen, daß die Pat. im Bereich der Pattern keinen Schmerz mehr haben, aber z.B. «reine» Abduktionsbewegungen dennoch nicht durchführen können. Solche Bewegungsbereiche sind im Wasser gut zu behandeln.

Folgende Behandlungsvorschläge zeigen die Arbeit in die Abduktion, da diese Bewegungsrichtung häufig Probleme zeigt. Aus dem oben Erwähnten geht hervor, daß diese Bewegung kombiniert ist und somit aus mehreren Teilbewegungen besteht. Wir können also mit der Abduktion zumindest die Außenrotation mitbeüben. Aber auch Behandlungen – je nach Gelenkstellung – in die Flexion, Extension oder Innenrotation sind möglich. Die entsprechenden Teilbewegungen müssen dann bei der Abduktion entsprechend forciert werden.

Als Ausgangsstellung ist die Rückenlage gewählt. Soll ein Schultergelenk während einer anderen Behandlung nur oberflächlich überprüft oder gänzlich unspezifisch durchbewegt werden, so genügt es, den Pat. den zu beübenden Arm einfach nach unten durch den Schulterreifen durchstrecken zu lassen. Bei exakteren Schulterbehandlungen ist es sinnvoll, den Pat. anstelle eines Schulterreifens mit einer Halskrause zu versorgen. Dadurch bekommt der Therapeut freien Zugang und freie Sicht auf das Schultergelenk. Mit dieser Hilfsmittelversorgung werden auch bilaterale Übungen möglich.

1) Die Abbildung 35a zeigt eine einfache aktive Abduktion des Armes. Der Therapeut bleibt dabei ruhig stehen; der Pat. schiebt seinem Körper mit Hilfe des Armes vom Therapeuten weg.

   Der Therapeut gibt seinen Widerstand proximal des Handgelenkes, wobei er

gleichzeitig gegen die Supination Widerstand geben kann. Soll das Ellenbogengelenk ausgeschaltet werden, so kann der Widerstand natürlich auch am Oberarm ansetzen (= kurzer Hebel).
Die linke Hand kann nun unterschiedliche Aufgaben übernehmen:

a) Einüben einer gegenläufigen Bewegung der Scapula. Bei der Abduktion des Armes läuft die Scapula dergestalt mit, daß sie (u. a.) eine Außenrotation vollzieht. Das bedeutet, daß der angulus inferior nach lateral wandert. Eine exaktere Mobilisation in die Abduktion ist nun dadurch zu erreichen, daß der Pat. während der glenohumeralen Bewegung die Scapula aktiv innenrotiert (also den angulus inferior zur Wirbelsäule dreht). Diese Gegenbewegung ist in Abbildung 35b verdeutlicht. In praxi müssen beide Bewegungen (Scapulainnenrotation und glenohumerale Abduktion) zuvor selektiv eingeschult werden. Der Therapeut unterstützt die Scapulabewegung, indem er sie mit der linken Hand innenrotiert.
b) Eine andere «Gegenbewegung» ist ebenfalls häufig notwendig: Das Verhindern einer zu starken Scapulaelevation bei der Schulterabduktion (siehe proximal-crossed-syndrom). Auch hierzu muß der Pat. die aktive Depression (durch Einsatz der unteren Schulterblattfixatoren) der Scapula zunächst selektiv einschulen. Der Therapeut kann ihn dann während der Abduktion daran erinnern, indem er mit der linken Hand die Scapula (z. B. am Acromium) nach kaudal schiebt.
c) Pat., die ihre Propriozeptionen gut umsetzen können, sind – sofern nötig – auch in der Lage, beide Gegenbewegungen zu kombinieren. Der Therapeut stimuliert dann auch beide Bewegungen gleichzeitig an der Scapula.
d) Weitere Einsatzmöglichkeiten für die linke Hand sind Assistenzen für Teile des komplexen Bewegungsmusters. So kann der Therapeut die abduktorische Komponente dadurch fördern, daß er die entsprechende Gleitbewegung des Humeruskopfes forciert. Dieser muß während der Abduktion nach kaudal gleiten. Entsprechend schiebt der Therapeut den Kopf während der Abduktion nach unten. Dabei muß natürlich darauf geachtet werden, daß der Griffkontakt (Gabel aus Daumen und Zeigefinger oder – wenn nicht schmerzhaft – Grundgelenk des zweiten Fingers oder Daumenkuppe) tatsächlich von oben auf den Humeruskopf und nicht auf das Acromium kommt.
e) Assistenz für die außenrotatorische Komponente: Die linke Hand greift den Humerus (möglichst proximal) von dorsal und schiebt ihn während der Bewegung nach ventral.
f) Mit etwas Übung sind beide Komponenten gut zu verbinden.

Die Abbildung 35c zeigt eine mögliche Endstellung der Abduktionsbewegung.
Selbstverständlich muß die Bewegung nicht immer durch das gesamte zur Ver-

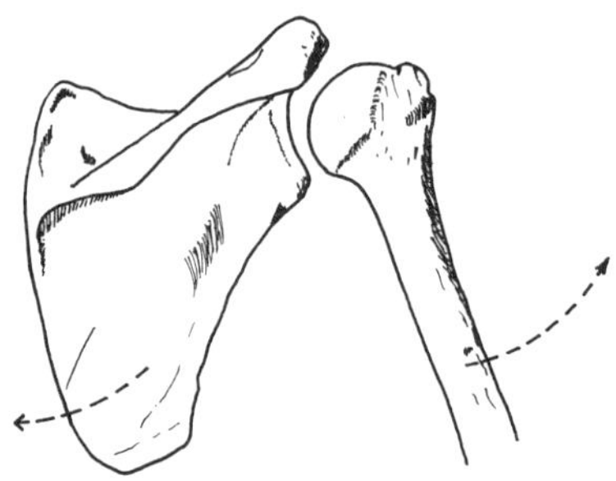

Abb. 35b: Gegenläufige Bewegung von Scapula und Humerus, um max. Abduktion zu erreichen

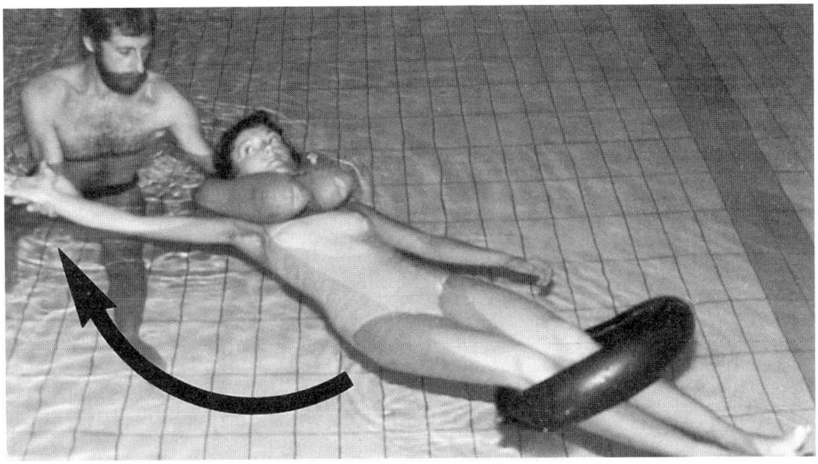

Abb. 35c: Mögliche Endstellung einer Schulterabduktion

fügung stehende Ausmaß laufen. In den meisten Fällen wird es nötig sein, an den Grenzen der Kontrakturen zu arbeiten und dort die nötigen Bewegungsrichtungen zu forcieren.

Die (mehr oder weniger) horizontale Abduktion kann in dieser Ausgangsstellung ebenfalls gut beübt werden. Die dazu nötige Assistenz am Humeruskopf ist wieder das Ventralgleiten (wie bei der Außenrotation bereits beschrieben).

Die Bewegungen können natürlich auch in Gegenrichtung ausgeführt werden. In dem Fall wird dann nicht die Abduktion, sondern die Adduktion beübt.

Die Dosierung des Widerstandes kann bei großflächigen Bewegungen durch Geschwindigkeitsänderungen erfolgen. Bei den oftmals nötigen kleinen und kleinsten Bewegungen ist dies nicht mehr möglich. Für diese Fälle muß der Körper des Pat. fixiert werden. Die Abbildung 36 zeigt eine solche Möglichkeit.

2) Die Abbildung 36 zeigt eine Möglichkeit des geringgradigen Arbeitens am Beginn einer Adduktionskontraktur mit Widerstand. Der Pat. liegt mit seiner ganzen kontralateralen Körperfläche am Beckenrand an. Dadurch ist ein Ausweichen des Pat. nicht mehr möglich, fein dosierter Widerstand kann gegeben werden.
3) Die Abbildung 37 zeigt eine andere Möglichkeit der Abduktion am Limit der Bewegung. Der Therapeut hat etwas zuviel Abduktion vom Pat. gefordert, so daß dieser die Bewegung bereits durch eine Lateralflexion der BWS substitutiert (gestrichelte Linie). Der Therapeut hält nun diese Stellung und fixiert den Arm des Pat. zwischen seinem Oberarm und dem Thorax. Mit der linken Hand forciert er das Kaudalgleiten des Humeruskopfes, während er gleichzeitig den Pat. mit der rechten Hand dazu stimuliert, die Wirbelsäule wieder in NN-Stellung zu bringen. Ist dies erreicht, so sind wieder einige Grade Abduktion gewonnen.
4) Reichen die Hebelverhältnisse dem Therapeuten nicht aus, oder ist das Limit der Bewegung deutlich über 90°, so kann auch die alternative Stellung von Abbildung 38 verwendet werden.

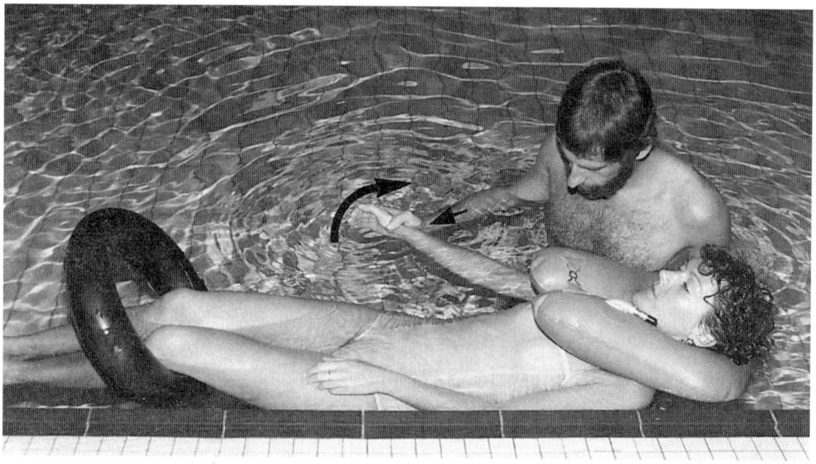

Abb. 36

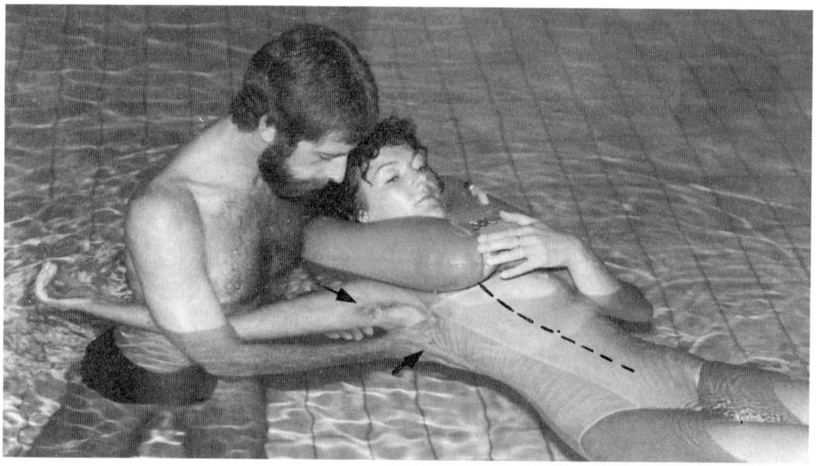

Abb. 37

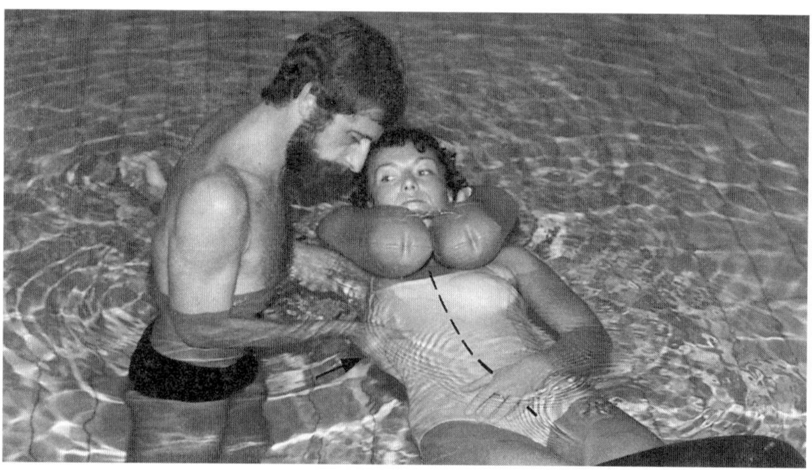

Abb. 38

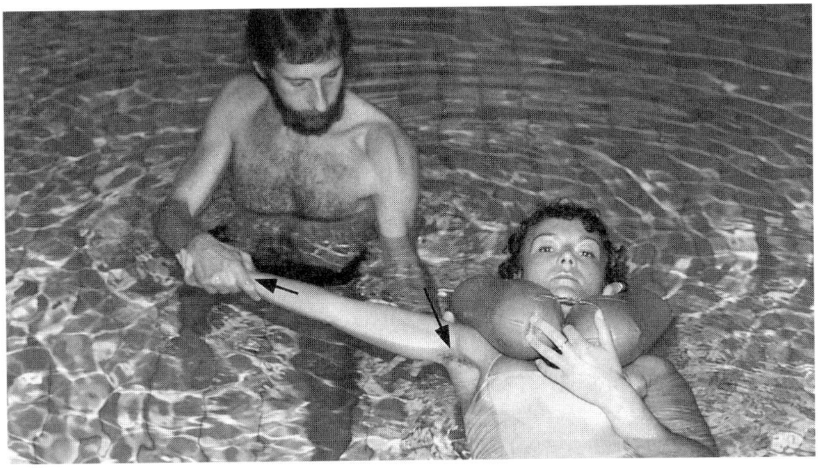
Abb. 39

5) In der Abbildung 39 ist eine Möglichkeit zu sehen, die Abduktion um F 90° auch im Wasser unter Traktion auszuführen. Der Therapeut setzt die Traktion am Unterarm des Pat. an (soll das Ellenbogengelenk geschont werden, wird an den Humerusepikondylen gearbeitet). Die nötige Fixation ist durch Druck mit der Daumen-Zeigefingergabel auf das Acromium und/oder die spina scapulae zu erreichen.
6) Mit der Technik von Abbildung 40 kann die Außenrotation forciert werden. Die Stellung von ca. 90 ° im Glenohumeralgelenk ist zwar häufig der Beginn einer Kontraktur, alle anderen Schultergelenksstellungen können – falls nötig – jedoch ebenfalls mit dieser Technik behandelt werden. Der Therapeut hält die glenohumerale Stellung durch Fixation des Oberarmes zwischen seinem Unterarm und dem Thorax (sollte der Pat. mit starker Scapulaprotraktion ausweichen, so kann auch von ventral gegriffen werden). Mit der anderen Hand führt der Therapeut den Pat. in die Außenrotation. Techniken wie die postisometrische Relaxation oder die Antagonisteninhibition sind dabei gut anzuwenden.
7) In der Abbildung 41 ist die Mobilisation in die Innenrotation dargestellt. Die Handgriffe des Therapeuten sind – adäquat zur anderen Gelenkeinstellung – die gleichen wie bei der Mobilisation in die Außenrotation.
8) Die Abbildung 42 deutet eine Möglichkeit für komplexere Bewegungen an. Die Ausgangsstellung ist ähnlich derjenigen für das PNF-Pattern Flex.-Abd.AR. im Trockenen. Mit der nicht Widerstand gebenden Hand fixiert der Therapeut den Pat. im Schulterbereich. Der Pat. führt eine Abd.-AR. durch, wogegen der Therapeut entsprechend Widerstand gibt. Die Endstellung ist wie beim entsprechenden PNF-Pattern; die Diagonale kann jedoch nicht eingehalten werden, da bei der dazu nötigen Flexion der Arm des Pat. zu

Abb. 36: Fixation des Pat. am Beckenrand

Abb. 37: Geringgradige Abduktion am Limit der Bewegung

Abb. 38: Alternative Stellung zu Abb. 37

Abb. 39: Abduktion mit gleichzeitiger Traktion

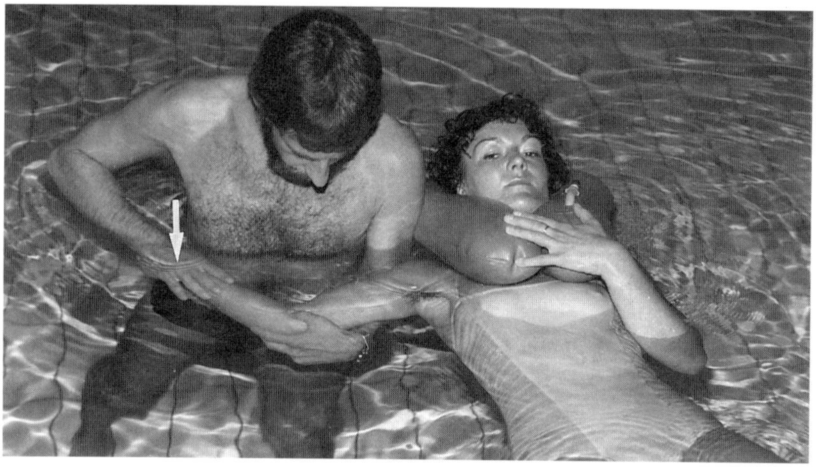

Abb. 40

weit aus dem Wasser geraten würde. Selbstverständlich werden die Bewegungswege der distalen Gelenke bei derartigen Übungen ebenfalls berücksichtigt und mit entsprechendem Widerstand versehen.

9) Abbildung 43 zeigt eine der nahezu unerschöpflichen Möglichkeiten der Behandlung eines geringen Bewegungsausmaßes. Der Therapeut fixiert den Pat. zwischen seinem Unterarm und dem Thorax. Mit der anderen Hand gibt er Widerstand in die Flex.-Abd.-AR. oder in die Ext.-Add-IR. oder in jede andere beliebige Richtung. Dies kann isometrisch geschehen oder im Sinne von kleinen Bewegungen an der Kontraktur- oder Schmerzgrenze.
Auch bei Einstellungen wie in Abbildung 43 sind sowohl Techniken wie postisometrische Relaxation, Antagonisteninhibition etc. als auch alle Möglichkeiten des passiven Bewegens problemlos möglich.
Es muß nicht extra erwähnt werden, daß solche Übungen natürlich nicht nur für die Schulter, sondern – in der beschriebenen Weise – ebensogut für Ellenbogen- und Handgelenke anwendbar sind.

10.2 Ellenbogengelenk

Bei den beschriebenen Schulterübungen waren sowohl mobilisierende, als auch stabilisierende Übungen für das Ellenbogengelenk integriert. Die Anregungen zu Schulterbehandlungen haben sicher das Verständnis dafür geweckt, wie man die Behandlungserfahrungen und -techniken aus der Trockentherapie – «wasserspezifisch» umgewandelt – in die Bewegungstherapie im Wasser übernehmen kann.
Somit sehen wir keine Notwendigkeit, noch viele spezielle Übungen für das Ellenbogengelenk aufzuzeigen. Als Beispiel sollen nur die drei nachfolgenden Abbildungen dienen, auf denen unterschiedliche Gelenkeinstellungen gezeigt werden.

Abb. 40: Forcieren der Außenrotation

Abb. 41: Forcieren der Innenrotation

Abb. 42: Möglichkeit komplexer Bewegungsmuster am Schultergelenk

Abb. 43: Schulterbehandlung am Bewegungsende

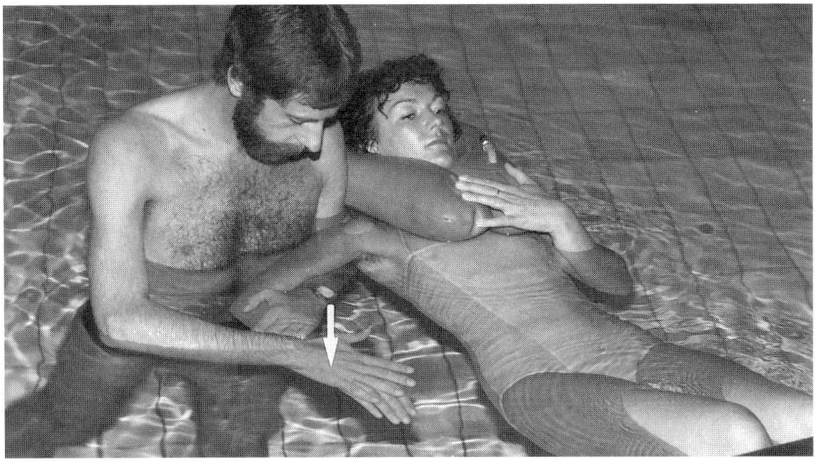

Abb. 41

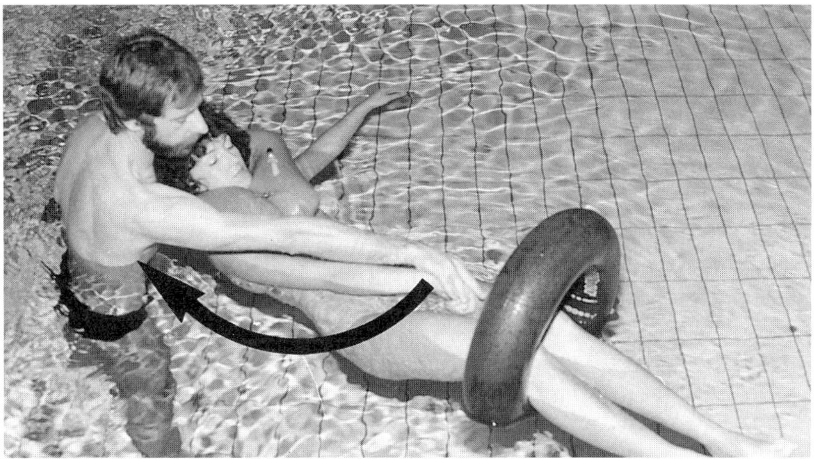

Abb. 42

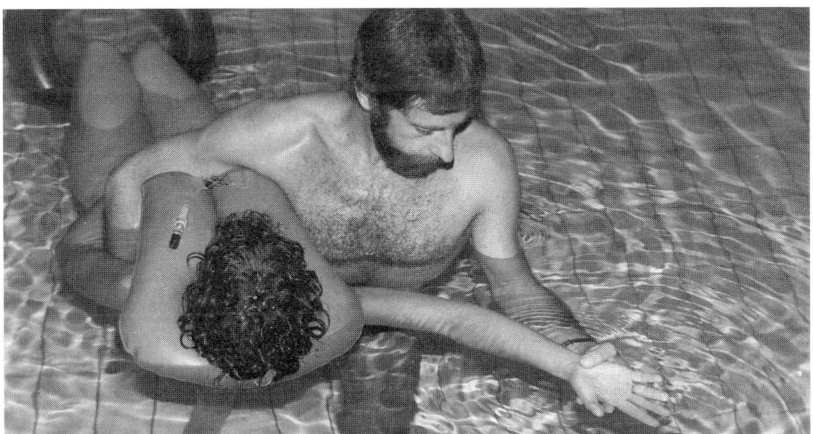

Abb. 43

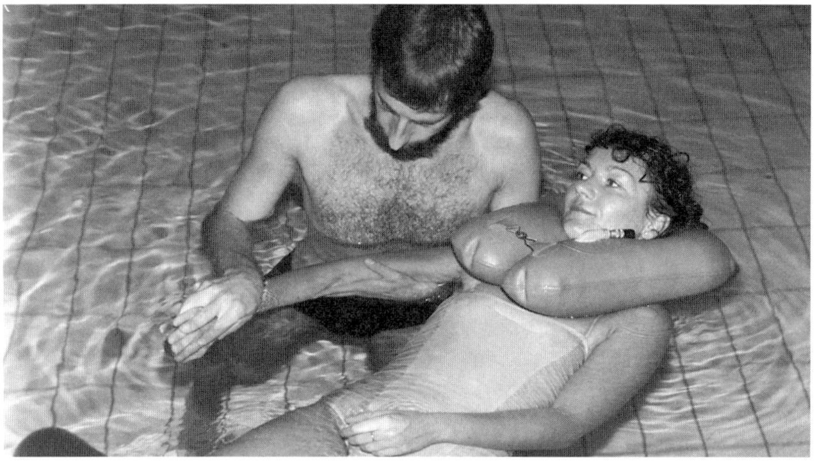

Abb. 44

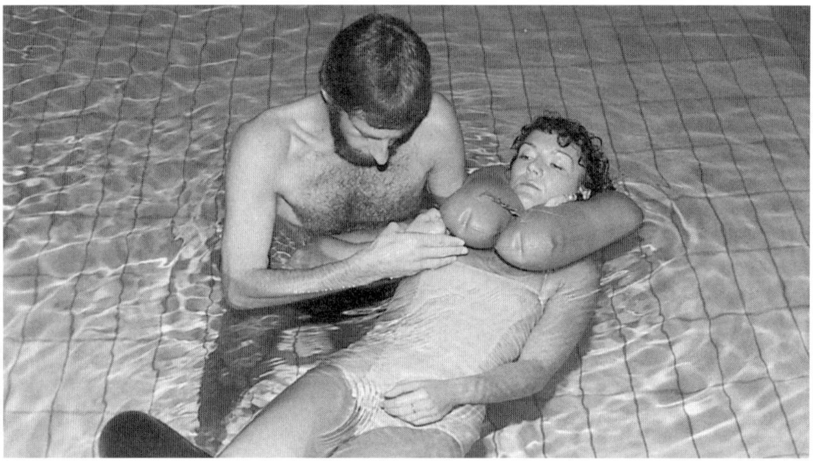

Abb. 45

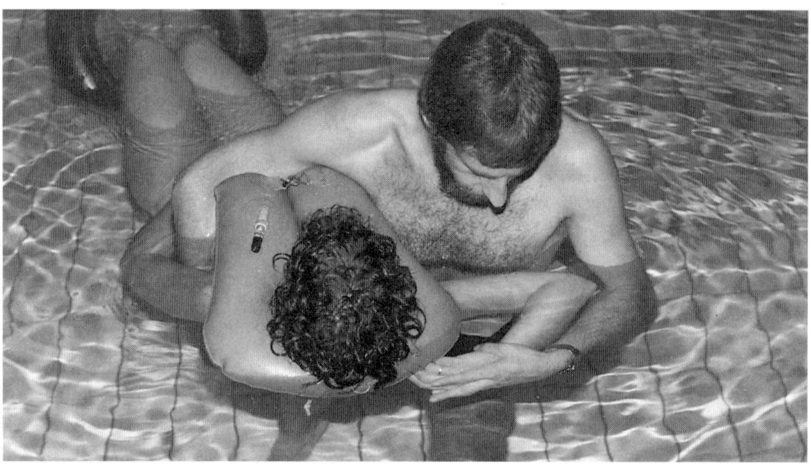

Abb. 46

Für alle nachfolgenden Abbildungen gilt wieder das gleiche Prinzip: Sie zeigen Gelenkstellungen, an denen dehnend, kräftigend oder kontrakturbehandelt gearbeitet werden kann. Alle bereits wiederholt genannten Techniken sind möglich.

10) Fixation des Oberarmes zwischen dem Unterarm und dem Thorax des Therapeuten. Ellenbogengelenk: Möglichkeit für maximale Flexion mit oder ohne Supination für max. Extension (Rückweg aus der Flexion), Möglichkeit für Kontrakturbehandlungen mit kleinen Gelenkbewegungen (Abb. 44).
11) Die Abbildung 45 zeigt die gleichen Möglichkeiten wie die Abbildung 44, jedoch aus einer anderen Glenohumeralstellung heraus und mit einer Ausgangsstellung für die Extension.
12) Die Abbildung 46 zeigt Arbeiten in die Extension bei über 90° flektiertem Schultergelenk (z. B. Beginn der Einschulung von Überkopfarbeiten).

10.3 Hand- und Fingergelenke

Für diese Gelenke empfehlen wir Übungen wie im Trockenen bekannt. Der Widerstand des Wassers kann sehr gut kräftigend und/oder stabilisierend koordinativ eingesetzt werden. Dazu bitten wir, im Bereich der Handgelenke auch an die Möglichkeit der Verwendung von Handflächenvergrößerern (auch solche, die aktiv gehalten werden müssen wie z. B. Tischtennisschläger) und Schwimmbretter zu denken.

11 Therapievorschläge zur Einzelbehandlung mit Auftriebskörpern für die untere Extremität

11.1 Hüftgelenk

Die physiologische Ausgangsstellung zum Beüben der unteren Extremität ist zweifelsohne der Stand. Aus ihm entwickeln sich Gewichtsverlagerungen bis hin zum Gehen. Während des Standes sind alle Gelenke der unteren Extremität in der Stellung, die der Pat. im Alltag braucht.

Dennoch kann es sinnvoll sein, diese Ausgangsstellung zu verlassen und – wie nachfolgend vorgeschlagen – mit entsprechender Auftriebskörperversorgung zu arbeiten. Die Indikationen sind etwa die gleichen, wie für die Behandlung in Rückenlage im Trockenen.

Das erreichte Behandlungsziel wird dann – im Stand – in die jeweils nötigen Funktionen des Alltags integriert (entsprechende Behandlungsvorschläge siehe Teil 3, Kapitel 4, 5, 6 und 7).

Als Ausgangsstellung ist die übliche Versorgung des Pat. mit Schulter- und Kniereifen gewählt. Zur Behandlung einer Extremität,

Abb. 44: Ellenbogenflexion mit Supination kombiniert

Abb. 45: Ellenbogenextension

Abb. 46: Ellenbogenextension bei mehr als 90° Schulterabduktion kann diese aus dem Kniereifen genommen werden. Das andere Bein treibt dann frei daneben. Diese Technik ist besser, als das nicht beübte Bein ohne Auftriebskörper zu lassen, da der Pat. sich zum einen wirklich nur auf das beübte Bein konzentrieren kann und zum anderen immer noch ein gewisses Widerlager findet, das ihm soviel Stabilität verleit, daß er die entsprechenden Anforderungen bewältigen kann (ohne zuviel mit Rumpfbewegungen zu substituieren).

Bei Pat. mit starken Adduktionskontrakturen kann der Kniereifen am nicht beübten Bein hinderlich sein. In diesem Fall kann man ihn durch einen kleinen Schwimmflügel ersetzen.

Die beschriebene Ausgangsstellung ist wieder sehr gut für Lockerungen passiver Natur geeignet. Massagegriffe können an allen Muskeln leicht durchgeführt werden. Das gleiche gilt für Schüttelungen, Vibrationen etc. Dabei sollte man auch einmal an die Möglichkeit denken, leicht vorgedehnte Muskeln (Vordehnung ist durch entsprechende Änderung der Ausgangsstellung zu erreichen) manuell zu dehnen, wenn die Gelenkfreiheiten keine artikulären Möglichkeiten zulassen.

Mit Hilfe dieser Lockerungen kann man in vielen Fällen in nur wenigen Minuten wesentlich günstigere Ausgangspositionen und Grundbedingungen für die anschließenden Übungen schaffen.

11.2 Flektorische und extensorische Möglichkeiten

1) Eine einfache Möglichkeit, Flexionen und Extensionen zu erreichen zeigt die Abbildung 47. Der Therapeut bleibt stehen, während er dem Pat. an den Füßen Widerstand gibt. Der Pat. zieht seinen Körper durch Knie- und Hüftflexion an den Therapeuten heran und stößt sich anschließend durch Extension von ihm weg. Natürlich muß der Therapeut seinen Griff jedesmal wechseln, sofern er die Dorsalextensoren und Plantarflektoren der Sprunggelenke mit beüben will. Will er dies nicht, so kann er die Füße z. B. an den Fersenbeinen fest halten und hat so ausreichende Fixationsmöglichkeiten für beide Bewegungen. Diese Übung kann nur bei intakten Kniegelenken durchgeführt werden.

   Als Dosierung kann – wie immer – die Geschwindigkeitsveränderung benutzt werden. Der Therapeut kann die Arbeit des Pat. zusätzlich dadurch erschweren, das er gleichläufig mitarbeitet: Während der Pat. seine Beine flektiert, geht er dazu rückwärts. Bei der Extension geht er vorwärts und schiebt so den Pat. durchs Wasser. Diese Bewegungen können auch unilateral durchgeführt werden, was bei muskelstarken Pat. und «schwachen» Therapeuten eine wesentliche Arbeitsentlastung für den Behandler darstellt.
2) Die Abbildung 48 zeigt eine Möglichkeit der Flexion durch den Therapeuten. Er führt den Oberschenkel mit einem dorsal angelegten Griff in die Flexion. Mit der anderen Hand unterstützt er das Becken des Pat., falls er nicht – durch Drehpunktverlagerung nach dorsal – mit beiden Hebeln gleichzeitig arbeiten will.
3) In Abbildung 49 ist die Grifftechnik für eine Extension dargestellt. Der Therapeut führt das Bein des Pat. etwa in Kniehöhe

Abb. 47: Einfache Möglichkeit zum Erreichen von Flexion und Extension der Knie- und Hüftgelenke

Abb. 48: Passive Flexion im Hüftgelenk

Abb. 49: Passive Extension im Hüftgelenk

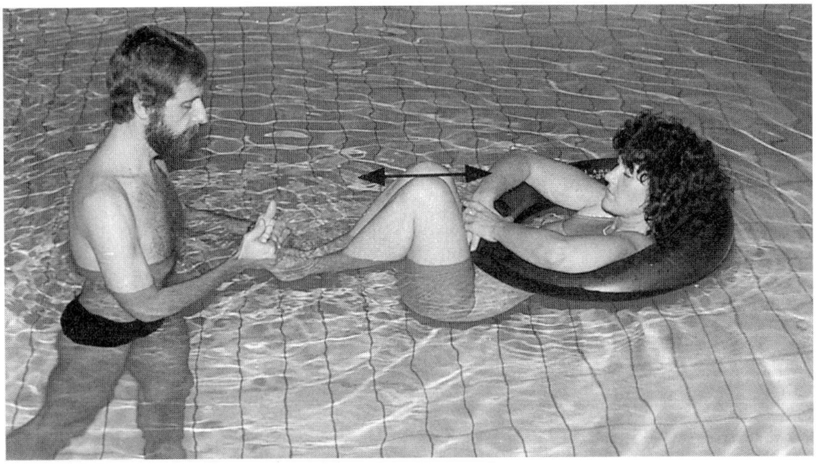
Abb. 47

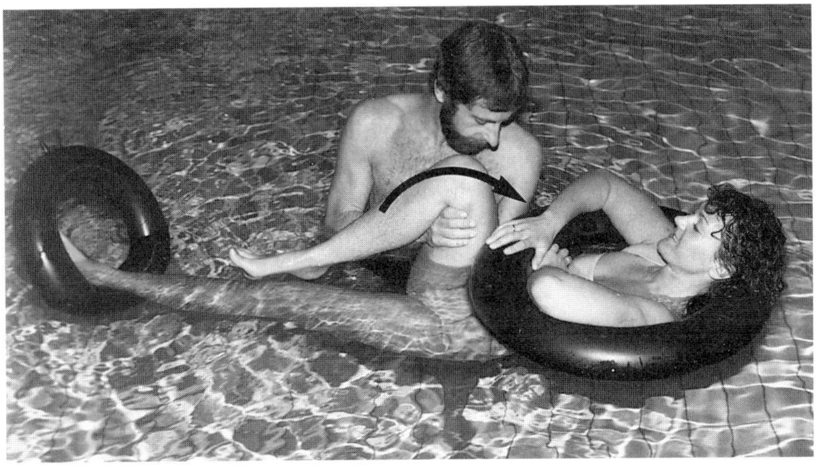
Abb. 48

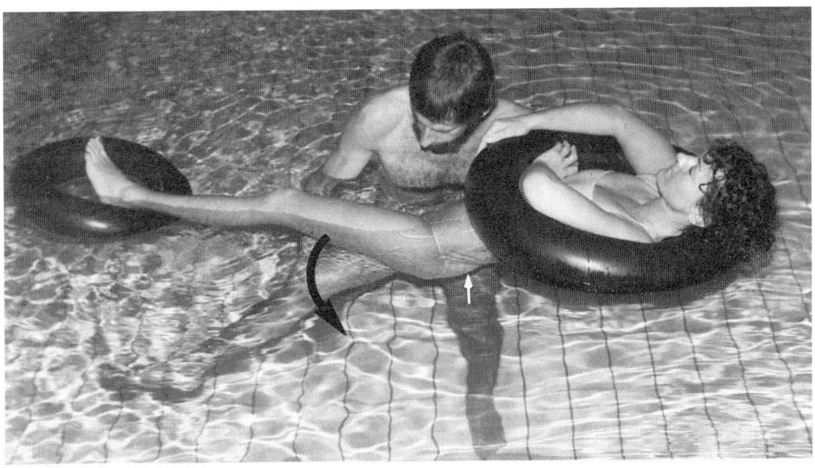
Abb. 49

greifend, nach dorsal. Dabei fixiert er das Becken des Pat. von dorsal um ein Ausweichen über eine Körperdrehung (in unserem Beispiel gegen den Uhrzeigersinn) zu verhindern. Dies kann er entweder mit seiner freien Hand oder mit seinem Oberschenkeln (Einbeinstand) machen.

Die Übungen 2 und 3 führen zu erheblich weiterlaufenden Bewegungen der Wirbelsäule, die sich bei den Flexionen kyphosiert und bei den Extensionen lordisiert. Dies kann mannigfaltig therapeutisch genutzt werden:

a) Die weiterlaufenden Bewegungen werden dazu benutzt, die Wirbelsäule über diesen Umweg zu bewegen oder zu mobilisieren (u. U. ohne Wissen des Pat.).
b) Sie können forciert und ausgebaut werden (z. B. zu komplexen Bewegungsmustern, indem die Beine nicht nur angebeugt, sondern zusätzlich zu einer Seite bewegt werden etc. – siehe kombinierte Bewegungen im Kapitel 13.5 «Komplexe Rumpfmuster»).
c) Sie können – sofern «unilateral» geübt wird – dazu benutzt werden, die kontralaterale Hüfte über den kranialen Hebel zu bewegen (z. B. angenommen, der Pat. in Abbildung 49 hätte eine Extensionskontraktur am linken Bein in der Stellung, in der es abgebildet ist; durch eine Extension des rechten – beübten – Beines kommt es zur Lordose der LWS mit relativer Beckenflexion auch auf dem linken Hüftkopf).
d) Propriozeptionsschulung dadurch, daß dem Pat. ein Gefühl dafür vermittelt wird, wann seine Wirbelsäule mitbewegt und wie er dies verhindern kann.
e) Die konsequente Weiterführung des Gedanken d führt uns zur entsprechenden Gegenbewegung: Während der Therapeut die Hüfte des Pat. flektiert, soll dieser eine Beckenflexion (= Beckenkippung mit «Hohlkreuz») machen. Bei der Hüftextension soll er das Becken extendieren (= Beckenaufrichtung mit «Rundrükken»). Dadurch mobilisiert der Pat. die Hüfte vom konkaven Gelenkpartner (Acetabulum) während der Therapeut die Hüfte gleichzeitig und gleichsinnig vom konvexen Gelenkpartner (caput femoris) mobilisiert. Diese Technik werden wir bei anderen Hüftgelenks- und Schultergelenksbewegungen auch noch einsetzen. Klein-Vogelbach hat die diversen Möglichkeiten sehr gut beschrieben. Sie nennt die Technik widerlagernde Mobilisation.

4) Die Abbildung 50 zeigt das «Fixieren» des Beckens von dorsal mit dem Knie. Mit der rechten Hand führt der Therapeut das Bein in die Extension. Mit dem linken Unterarm stimuliert er das Becken des Pat. an den ventralen Spinae durch Druck nach dorsal-kranial in die Extension.
5) Die Abbildung 51 zeigt einen Pat., der mit dem rechten Fuß einen Kniereifen hält. Mit dem linken versucht er den Reifen «langzuziehen». Damit beübt er die Flexoren des Knie- und Hüftgelenkes (und die Dorsalextensoren des Sprunggelenkes). Wenn er dabei das rechte Kniegelenk nicht in NN-Stellung, sondern leicht gebeugt hält, beübt er gleichzeitig die Extensoren rechts.
6) Diese Übung kann auch mit Widerstand durch den Therapeuten ausgeführt werden, wobei er gleichzeitig an einem Fuß gegen die Beuge- und am anderen gegen die Streckbewegung Widerstand gibt («Radfahren») (Abb. 52).
7) In Abbildung 53 beübt der Pat. mit dem rechten Bein die Flexoren des Hüftgelen-

Abb. 50: Fixation und Stimulation bei der Extension

Abb. 51: Isometrische Spannung (u. a.) für die Hüftflexoren

Abb. 52: Widerstand gegen Flexion und Extension

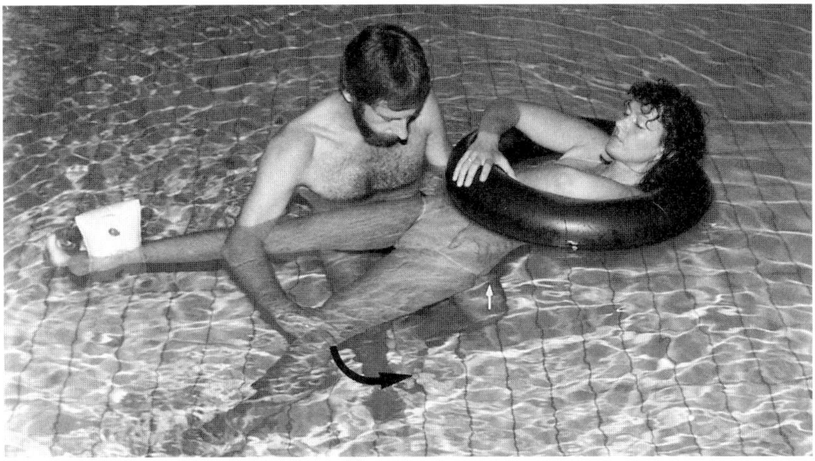

Abb. 50

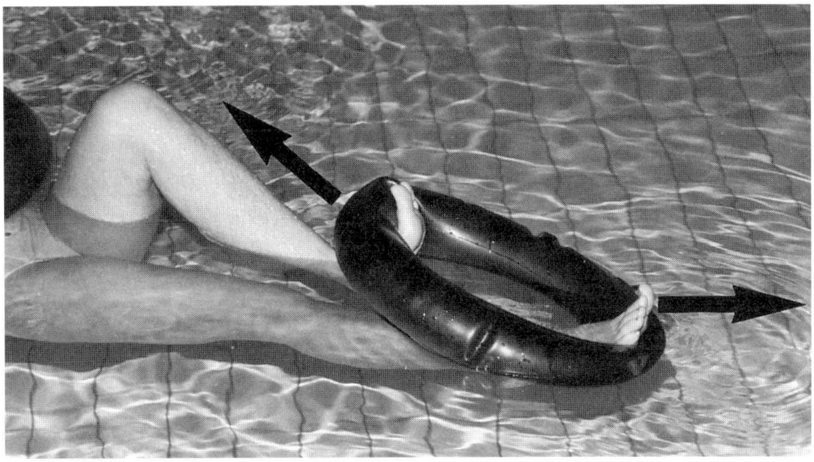

Abb. 51

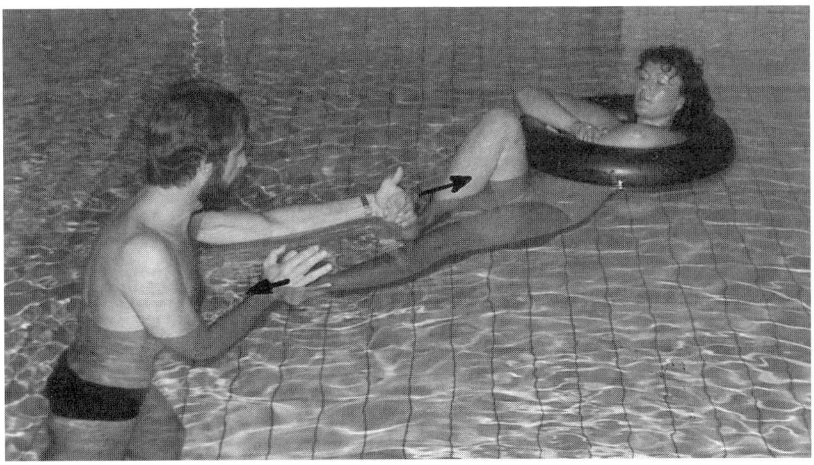

Abb. 52

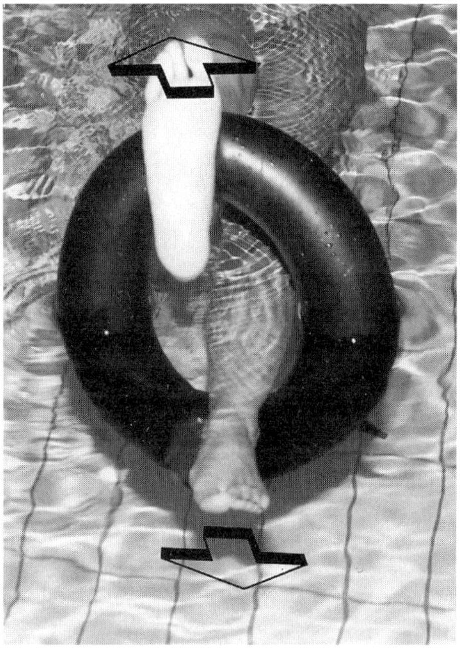

Abb. 53: Isometrie für Flexoren und Extensoren

kes, mit dem linken die Extensoren, indem er versucht, den Reifen «lang» zu ziehen. Dabei sollten beide Kniegelenke in leichter Flexion und aktiv stabilisiert sein.

11.3 Abduktorische und adduktorische Möglichkeiten

Alle auf Abduktion oder Adduktion abzielenden Übungen können natürlich mit entsprechenden Rotationen kombiniert werden. Die meisten Pat. kombinieren die Abduktion mit Außenrotation, was die Zugrichtung der Muskulatur ändert und eine starke Mithilfe der Hüftflexoren zuläßt. Aus diesem Grund wird die Abduktion gern mit der Innenrotation und die Adduktion gern mit der Außenrotation verbunden. Dies kann nun entweder nur in dem Ausmaß geschehen, daß eine Rotationsnullstellung während der gesamten Bewegung beibehalten wird, oder daß weitere Rotationsausschläge vom Pat. gefordert werden.

Der Therapeut muß auch die relative Stellung des Beckens auf den Hüftköpfen berücksichtigen. Liegt der Pat. mit mehr Beckenflexion oder Beckenextension im Wasser, so führt der Pat. die Abduktionsbewegungen natürlich nicht mehr in NN-Stellung aus. Er muß also zuvor in der Sagittalebene – je nach Therapienotwendigkeit – eingestellt werden und lernen, diese Ausgangsstellung aktiv zu stabilisieren.

1) Die Abbildung 54 zeigt eine Hüftabduktion des Pat., gegen die der Therapeut Widerstand gibt. Dieser Widerstand kann – bedingt durch das bilaterale Üben – stark gesteigert werden, ohne daß der Pat. im Wasser verschoben wird. Die Abduktion wird in leichter Hüftflexion bei geringfügig flektierten (und aktiv stabilisierten) Kniegelenken mit dorsalextendierten Sprunggelenken ausgeführt. Die Hüftgelenke bleiben dabei in Rotations-Nullstellung. Alle eben angesprochenen Parameter können natürlich – je nach Notwendigkeit – beliebig verändert werden.

   Der Widerstand des Therapeuten erfolgt in die Adduktion (also von lateral nach medial). Er kann diesen Widerstand aber problemlos mit Widerständen gegen die Rotation, Flexion oder Extension verbinden. Des weiteren ist es möglich, auch noch die Wirbelsäule zu stabilisieren, indem entsprechendes Verschieben des Pat. im Wasser induziert wird (siehe WS-Stabilisationen). Somit kann diese Übung dazu benutzt werden, gezielt Muskelaktivitäten von der großen Zehe bis zu den Kopfgelenken zu fordern.

   Gibt der Therapeut seinen Widerstand von medial (nach lateral)- so beübt er die Adduktion gegen Widerstand. Alle eben

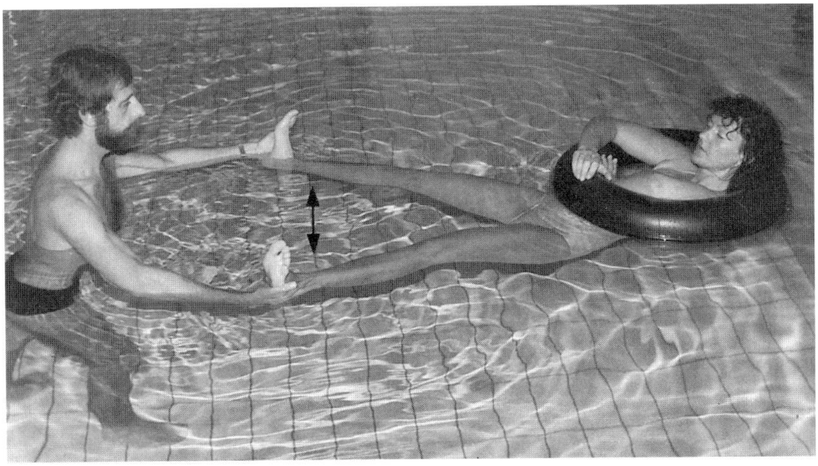

Abb. 54: Hüftabduktion gegen Widerstand

aufgeführten Kombinationen sind selbstverständlich auch in diese Übung zu integrieren.
Voraussetzung für alle beschriebenen Möglichkeiten sind störungsfreie Kniegelenke. Ist dies nicht der Fall, so kann der Therapeut proximal der Knie Widerstand geben. Dazu steht er zwischen den Beinen des Pat. sofern keine starken Adduktionskontrakturen vorliegen. Bei existenten Kontrakturen steht er lateral am Pat. (etwa in Kniehöhe) und greift für die Abduktion von lateral (beidseits) und für die Adduktion von medial um seinen Widerstand geben zu können.

2) Die gleiche Abduktionstechnik ist in Abbildung 55 wiedergegeben. Diesmal kommt der Widerstand dadurch zustande, daß der Pat. den Reifen in Querrichtung auseinanderzieht.
3) Eine einfache Form des passiven Durchbewegens (Abduktion, meist verbunden mit Rotation) zeigt die Abbildung 56a. Der Therapeut steht zwischen den Beinen des Pat. und bewegt diese in Abduktion. Dabei kann er zugleich Rotationen und Flexionen/Extensionen induzieren. Er führt die Beine durch Kontakt seiner Ellenbeugen in den Kniekehlen. Mit den Unterarmen führt er die Oberschenkel und kann somit die Bewegungen nuancieren.
Dies ist bei Pat. mit Adduktionskontrakturen in der dargestellten Form (mangels Abduktionsmöglichkeit) nicht möglich. In vielen Fällen genügt es jedoch (abhängig vom transversalen Thoraxdurchmesser des Therapeuten), wenn der Therapeut die Beine nicht von medial, sondern von lateral mit seinen Händen greift (Abb. 56b).
4) Die Abbildung 57 verdeutlicht eine weitere Möglichkeit, in die Abduktion zu mobilisieren. Der Therapeut steht zwischen den Beinen des Pat. In dieser Ausgangsstellung kann er nun mit seinem Rücken das rechte Bein fixieren. Dabei kann ihm sein linker Oberarm noch helfen. Mit der rechten Hand abduziert er das linke Hüftgelenk des Pat. (je nach Zustand des Knies mit langem oder kurzen Hebel). Die gewünschte Rotation steuert er ebenfalls mit der rechten Hand (kleine Pfeile). Die Beckenextension oder

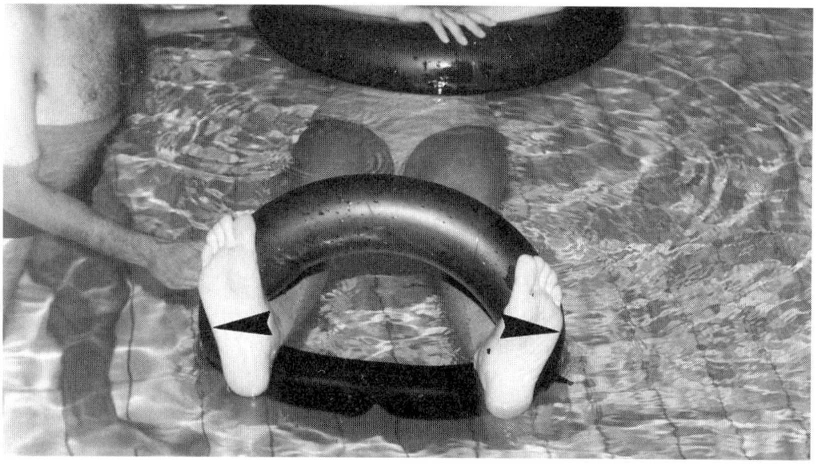

Abb. 55

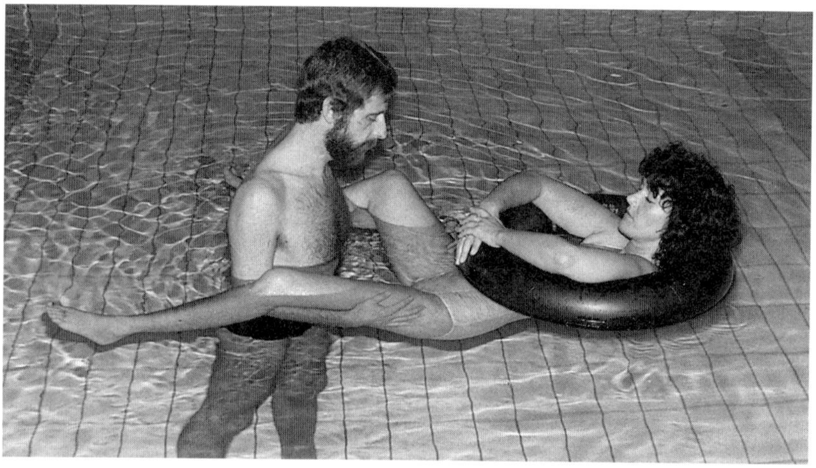

Abb. 56a

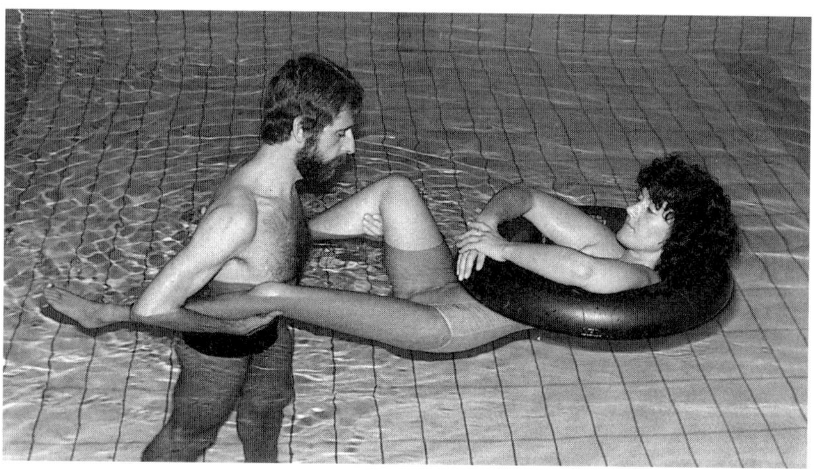

Abb. 56b

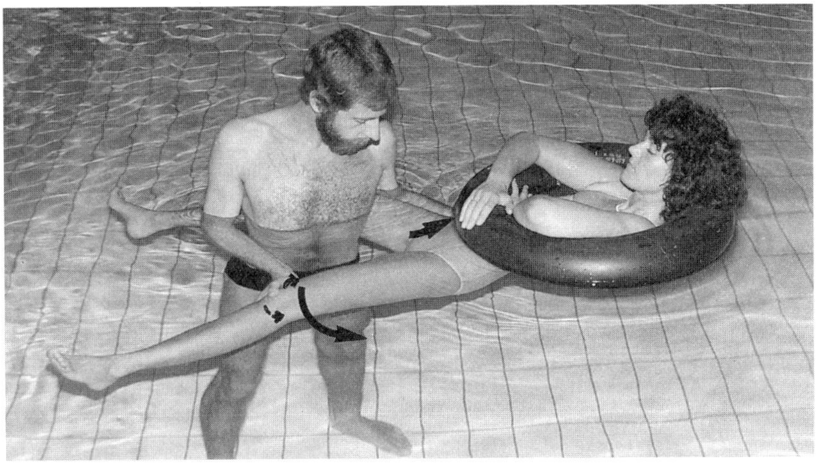

Abb. 57

-flexion stimuliert er mit der linken Hand (aktive Ausführung des Pat.). Mit dieser Hand stimuliert er gleichzeitig auch das aktive «Heben» des rechten Iliums des Pat. nach kranial (= Beckenadduktion auf dem rechten Femurkopf). Dadurch erreicht er eine widerlagernde Mobilisation (nähere Erklärung siehe unten zu Abb. 58).
Mit dieser Technik ist es problemlos möglich, eine postisometrische Relaxation oder eine Antagonisteninhibition auszulösen und zur Mobilisation oder zur Muskeldehnung zu benutzen. In «Übungspausen» kann der Therapeut den erzielten Erfolg dadurch halten, daß er seinen Körper durch leichte Drehung (er steht dadurch mit seinem Becken mehr parallel zum Becken des Pat.) als Distanzscheibe zwischen den Beinen des Pat. hält. So wird die linke Hand frei und kann nun lockern, manuelle Muskeldehnung an den Adduktoren ausführen oder z. B. bei Korrekturen im Beckenbereich mithelfen oder den (oftmals aus der Längsachse abgewichenen) Oberkörper des Pat. wieder zur Mittelstellung stimulieren.
Die Abbildung 58 verdeutlicht nocheinmal die widerlagernde Mobilisation (detailliert beschrieben bei Klein-Vogelbach) für Abduktionen im Hüftgelenk.
Der Pat. abduziert das linke Bein. Als weiterlaufende Bewegung kommt es zur Lateralflexion der Wirbelsäule (rechtskonvex). Dadurch kommt das Acetabulum weiter nach kranial, was die Hüftabduktion relativ vergrößert. Dies ist die übliche «Ausweichbewegung» unserer Pat. Der Pat. soll nun genau antagonistisch reagieren. Er soll den rechten Beckenkamm hochziehen (möglich über eine linkskonvexe Lateralflexion der LWS). Dadurch führt er auf dem linken Hüftkopf auch vom Becken her eine Abduktionsbewegung durch. Er mobilisiert somit vom konkaven und konvexen Gelenkpartner gleichzeitig und gleichsinnig

Abb. 55: Isometrische Abduktion

Abb. 56a: Passives Durchbewegen der Hüftgelenke

Abb. 56b: Alternative Grifftechnik

Abb. 57: Mobilisation in die Abduktion

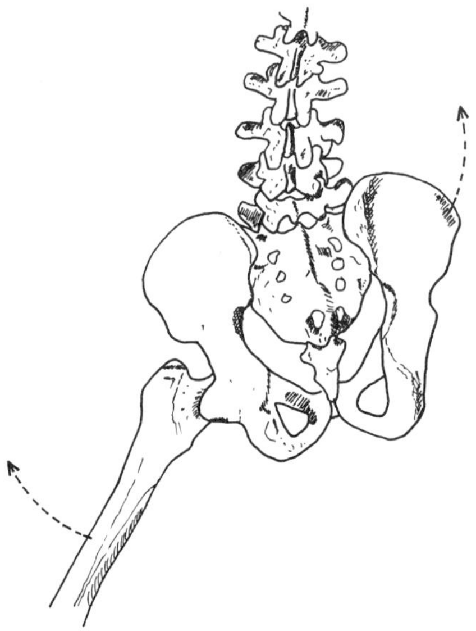

Abb. 58: Hüftabduktion und gleichzeitige Beckenabduktion zur Hüftmobilisation

(der Abduktionswinkel wird von beiden Gelenkpartnern aus vergrößert).
Der Pat. lernt zunächst jede dieser Bewegungen einzeln, dann in Kombination auszuführen. Zum Einschulen haben sich auch hierfür wieder die Schritte passiv – assisitiv – aktiv bewährt.

11.4 Rotatorische Möglichkeiten

Die Rotationen im Hüftgelenk werden zumeist in Kombination mit anderen Bewegungen beübt. Selektive Rotationen sind im Wasser relativ schwer durchzuführen. Die einfachsten Möglichkeiten bestehen darin, das rechtwinkelig gebeugte Knie als Hebel zu benutzen. Die üblichen weiterlaufenden Bewegungen sind Rotationen in der Wirbelsäule (z.B. bei Innenrotation der rechten Hüfte kommt es weiterlaufend zur Linksrotation der Wirbelsäule) oder – und dies ist im Wasser besonders einfach – zum Drehen des gesamten Körpers en bloc. Diese «Ausweichbewegungen» können dadurch verhindert werden, daß man beide Hüftgelenke gleichzeitig und in die gleiche Richtung rotieren läßt.

1) Der Pat. ist mit einem Schulterreifen versorgt. Das nicht zu beübende Bein hängt in einem Kniereifen. Das andere Bein treibt in NN-Stellung. Der Pat. soll nun Innen- und Außenrotation durchführen, ohne dabei die NN-Stellung aufzugeben.
2) In der Abbildung 59 ist die Innenrotation des rechten Beines dargestellt. Der Therapeut fixiert den Oberschenkel des Pat. an seinem Thorax, um so die eingenommene Flexions- oder Extensionsstellung (je nach Notwendigkeit) stabilisieren zu können. Mit der linken Hand zieht er den Pat. zu sich heran, so daß auch der rechte Trochanter major am Therapeuten kontaktiert.
   Mit der rechten Hand zieht er den (im Kniegelenk gebeugten) Unterschenkel des Pat. nach oben (ventral) und führt somit die Innenrotation aus.
   Der Pat. kompensiert dadurch, daß er sein rechtes Ilium nach ventral dreht (und somit das linke nach dorsal, was der oben angesprochenen Linksrotation der Wirbelsäule entspricht).
   Um dies zu verhindern, zieht der Therapeut während der Innenrotation das linke Ilium nach ventral (siehe Pfeil).
   Beide Bewegungen können – nach entsprechender Schulung – vom Pat. auch aktiv durchgeführt werden.
   Bei der Ausführung durch den Therapeuten kommt es häufig zur Flexion in beiden Hüftgelenken (das Becken des Pat. «sinkt» also Richtung Grund des Therapiebeckens ab). Um dies zusätzlich kontrollieren zu können steht der Therapeut nur auf einem Bein. Das andere flektiert er im Hüftgelenk soweit, daß er das gesamte Becken des Pat. von dorsal unterstützen kann (siehe großen Pfeil).

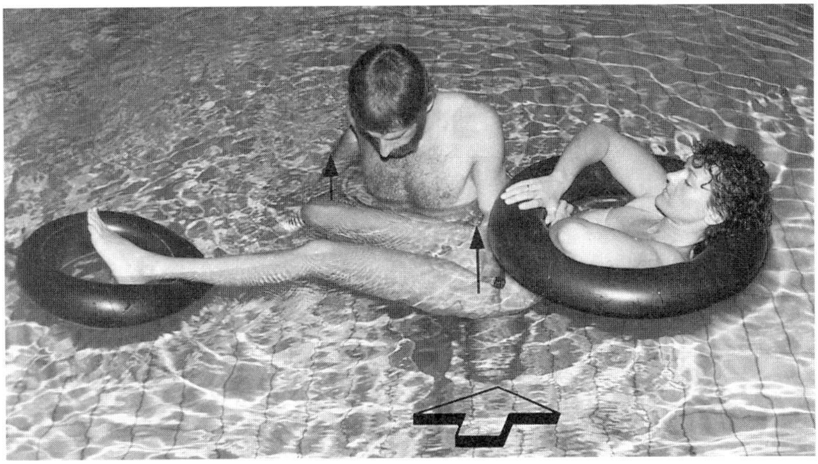

Abb. 59: Mobilisation in die Innenrotation des rechten Hüftgelenkes

Dies sieht nach relativ aufwendiger Technik aus, zumal im Wasser ja gerade freie Bewegungen des Pat. erwünscht sind. Dennoch finden wir solche Techniken empfehlenswert. Mit einiger Übung sind sie für den Therapeuten problemlos auszuführen. Dem Pat. kann aber dadurch, daß die gewünschte selektive Bewegung exakt geführt ist, relativ rasch die richtige Propriozeption vermittelt werden, so daß die «Hilfsmittel» (Fixationen durch den Therapeuten) schnell wieder abgebaut werden können. Dies ist für die Praxis wichtig, denn ein selektives Problem, das während der Behandlung im Wasser auftritt, kann nicht immer im Trockenen gelöst werden. Dies würde zu einer technisch nicht zumutbaren (weil äußerst unökonomischen) Unterbrechung der Therapie führen. Ein Therapeut muß in der Lage sein, auch im Wasser seinem Pat. eine Bewegung durch exaktes Führen passiv zeigen zu können.

3) Die Abbildung 60 veranschaulicht die gleiche Möglichkeit für die Außenrotation im Hüftgelenk.

Die Ausgangsstellung und die Fixationen sind wieder wie bei der Innenrotation beschrieben. Der Therapeut führt den Unterschenkel des Pat. nach ventral-(medial), wodurch er die Außenrotation induziert. Der Pat. wird dabei versuchen, mit dem rechten Ilium nach dorsal auszuweichen. Dies verhindert der Therapeut zum einen durch die dorsale Unterstützung mit seinem Bein (großer Pfeil), zum anderen durch Druck mit seiner linken Hand auf das linke Ilium nach dorsal.

In diesen Ausgangsstellungen kann der Therapeut seinen Pat. so sicher führen, daß Techniken wie die postisometrische Relaxation oder die Antagonistenhemmung ohne Schwierigkeiten zum Mobilisieren oder zu Muskeldehnungen benutzt werden können. Dabei möchten wir nochmals auf die Problematik des «wasserspezifischen» Übens aufmerksam machen. Einem kritischen Betrachter wird sich angesichts der letzten beiden Techniken die Frage aufdrängen, wozu das alles im Wasser durchgeführt wird, wenn die gleichen Techniken im Trockenen erheblich weniger Fixationsprobleme aufwerfen.

Darauf gibt es mehrere Antworten:

a) Auch wenn Techniken, wie die eben beschriebenen, keinen bekannten Wir-

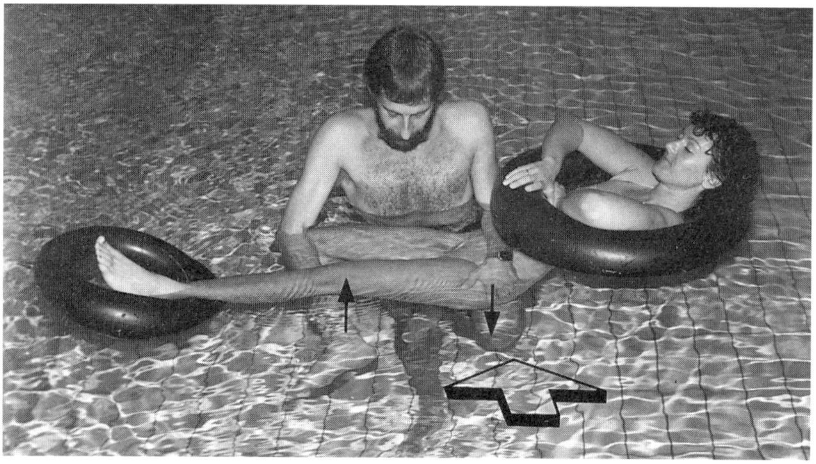

Abb. 60: Mobilisation in die Außenrotation des rechten Hüftgelenkes

kungsfaktor des Wassers bewußt ausnützen, sind sie aus neurophysiologischer Sicht wertvoll. Wie bereits angesprochen, kann der Therapeut damit nämlich in kürzester Zeit die entsprechende Propriozeption für selektive Bewegungen vermitteln. Dazu werden die Übungen drei- bis viermal für den Pat. passiv vom Therapeuten ausgeführt. Danach muß der Pat. Teilaufgaben selbst übernehmen (z. B. «Verstärken Sie den Druck ihres Beckens auf meinem Oberschenkel während der Bewegung nicht» oder «Drücken Sie Ihr linkes Becken während der Bewegung in meine linke Hand» – im Fall der Übung in die Innenrotation), später arbeitet er selbständig. Die gewonnene Selektion wird dann z. B. wieder in die Gehschule integriert.

Es ist nicht immer abzusehen, auf welche Probleme man während der Behandlung im Wasser stoßen wird. Oftmals sind dies relativ kleine Probleme, deren Lösung nur einige Minuten in Anspruch nimmt, wenn die dazu nötige Technik parat ist. Kann sie der Therapeut jedoch nicht lösen, so kann er sein gestecktes Behandlungsziel bei diesem Termin nicht mehr erreichen. Ein Lösen des Problemes dadurch, daß man schnell aus dem Wasser geht und die bekannten Techniken im Trockenen benutzt, ist aus technischen Gründen illusorisch.

In den eben erwähnten Fällen werden also Techniken, wie eben beschrieben – je nach Notwendigkeit – für einige Minuten (z. B. während eines Behandlungstermines bei dem Gehschule oder Wirbelsäulenstabilisationen im Strand durchzuführen sind) dazwischengeschaltet. «Wasserspezifität» ist nicht nötig.

b) Wer Mobilisationstechniken (namentlich bei myogenen Genesen) oder Muskeldehntechniken regelmäßig im Trockenen und im Wasser anwendet, wird bald merken, daß er bei einigen Pat. im Wasser mehr Erfolg hat, als im Trockenen. Dies auch dann, wenn ähnliche Techniken und Ausgangsstellungen benutzt wurden. Ein spezieller Wirkungsfaktor des Wassers (z. B. der Auftrieb) kann nicht in dem Maße eingesetzt werden, daß eine Therapierelevanz zu erwarten wäre. Dies kommt häufig in den Fällen vor, bei denen eine Kontraktur nicht arthrogene, sondern

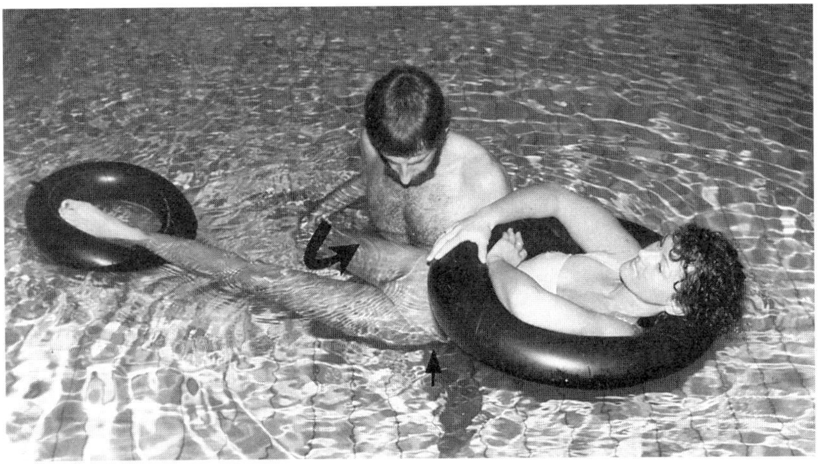

Abb. 61: Innenrotation des rechten Hüftgelenkes in extensorischer Ausgangsstellung

myogene Ursachen aufgrund von falschen dynamischen motorischen Stereotypen oder reflektorischen «Verspannungen» hat. In diesen Fällen ist der Erfolg durch – für die meisten Krankengymnasten unspezifische – Wirkungsfaktoren wie z. B. die Thermalität oder die geänderten Exterozeptionen relativ befriedigend zu erklären.
Manchmal zeigen sich aber auch Erfolge bei hartnäckigen Kontrakturen z. B. mit arthrogener oder ligamentär-capsulärer Genese. In solchen Fällen können wir uns das Zustandekommen der besseren Resultate im Wasser einfach nicht zufriedenstellend erklären. Dennoch wäre es falsch, sie zu ignorieren und die Versuche, ähnliche Erfolge bei anderen Pat. zu erzielen, fallen zu lassen. Wahrscheinlich haben wir bei den Definitionen der «Wasserspezifität» einige nicht so vordergründig in Erscheinung tretende Wirkungsfaktoren übersehen.

4) Die Abbildung 61 zeigt eine Innenrotation des rechten Beines in extensorischer Hüftgelenkstellung. Dabei bleibt das Kniegelenk gestreckt. Solche Techniken sind dann nötig, wenn aus irgend einem Grund nicht über das Knie gehebelt werden darf, oder wenn entsprechende Kniegelenkskontrakturen vorliegen. Der Therapeut rotiert das Bein mit der rechten Hand (wobei es erst zu einer Hüftgelenksrotation kommt, wenn der Weichteilmantel entsprechend vorgedehnt ist). Die Abduktions- und Extensionseinstellung nimmt er – je nach Notwendigkeit – mit derselben Hand vor. Mit der linken Hand umfaßt er das Becken des Pat. von dorsal und kann somit der entstehenden Linksrotation der Wirbelsäule entgegenwirken (siehe Pfeil).

11.5 Komplexe Bewegungen des Hüftgelenkes

Zumindest wenn es sich nicht um deutliche Bewegungseinschränkungen in einer Ebene handelt, sind Kombinationsbewegungen die adäquate Behandlungstechnik für Hüftgelenke. Bei Alltagsaktivitäten kommen sogenannte reinachsige Bewegungen selten vor.

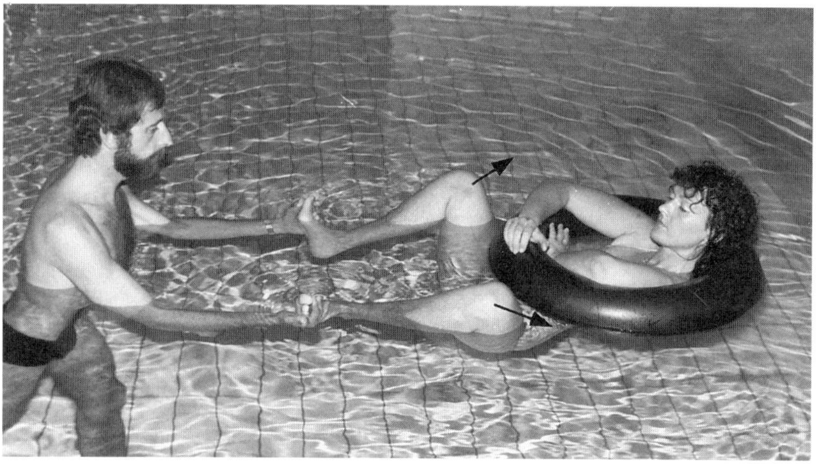

Abb. 62

1) Einen einfachen Einstieg in komplexere Bewegungen zeigt die Abbildung 62. Ähnlich wie bei der Flexion-Extension zieht sich der Pat. an den fest stehenden Therapeuten heran und stößt sich danach wieder ab. Zu sehen ist das Heranziehen in die Hüftflexion mit gleichzeitiger Abduktion und Außenrotation. Auch bei dieser Übung können die Dorsalextensoren und Plantarflexoren der Sprunggelenke – je nach Grifftechnik – mit einbezogen werden oder nicht. Die Kniegelenke müssen selbstverständlich immer mitarbeiten. Die Dosierung des Widerstandes erfolgt über Geschwindigkeitsänderungen.
2) Die Abbildung 63 zeigt die gleiche Technik, nur daß der Pat. diesmal zusammen mit der Flexion die Adduktion-Innenrotation beübt. Dies bringt eine relativ hohe Valgusbelastung des Knies mit sich, was nicht übersehen werden sollte.

Die Bewegungsmuster nach den Vorstellungen von PNF sind für Komplexbewegungen gut geeignet. Auch im Wasser kann man sich daran orientieren, wenngleich die geforderten Diagonalen nicht exakt durchführbar sind. Die entsprechenden Techniken wie starke Vordehnung, Stretch, Restrech etc. sind natürlich für die Gegebenheiten im Trockenen unter Einfluß der Schwerkraft konzipiert. Im Wasser sind sie entsprechend schwerer oder – in manchen Fällen unilateraler Behandlung – überhaupt nicht einzusetzen.

Wir möchten hier Möglichkeiten, die PNF-Technik im Wasser anzuwenden, nicht aufzeigen. Die Interessierten seien an dieser Stelle nochmal auf die Bad Ragazzer Ringmethode verwiesen.

Da die Diagonalen von PNF jedoch allgemein bekannt sind, benutzen wir sie, um die nachfolgenden Übungen leichter beschreiben zu können. Ob ein Therapeut seinen Pat. Hüftflexion üben lassen will, auch wenn dieser dabei sein Bein aus dem Wasser heben muß, kann nur von Fall zu Fall entschieden werden.

3) Der Pat. in der Abbildung 64 übt in die Extension/Adduktion/Außenrotation.

Abb. 62: Hüftflexion, -abduktion, -außenrotation

Abb. 63: Hüftflexion, -abduktion, -innenrotation

Abb. 64: Komplexe Bewegungen im Hüftgelenk

Abb. 65: Komplexe Bewegungen im Hüftgelenk

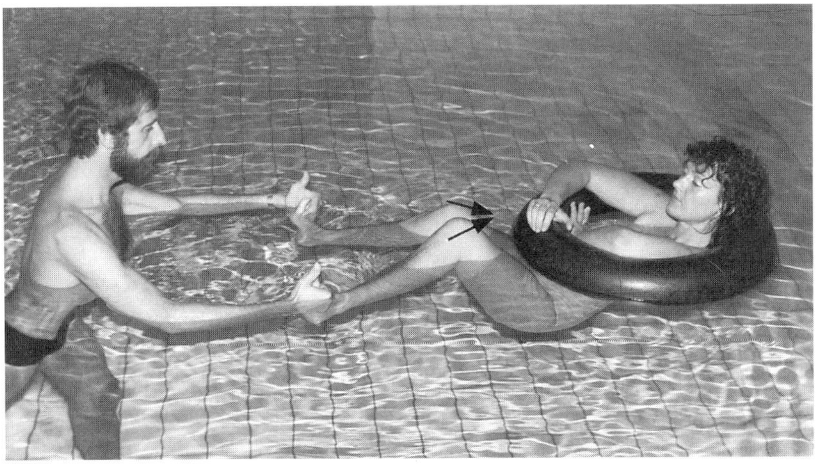
Abb. 63

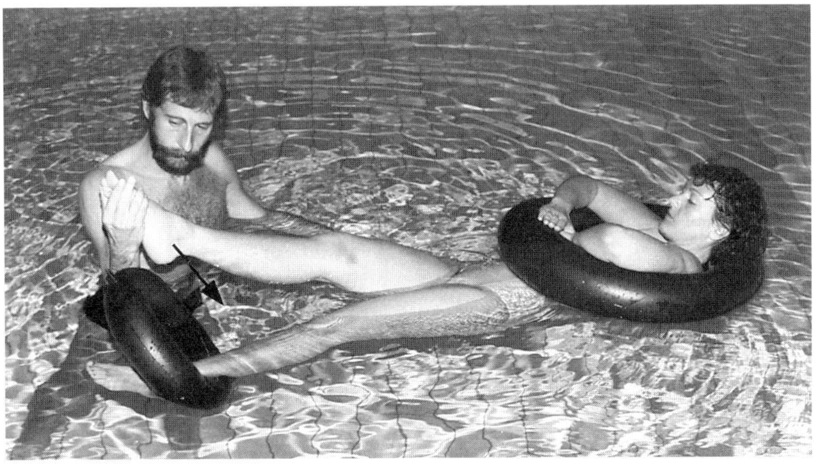
Abb. 64

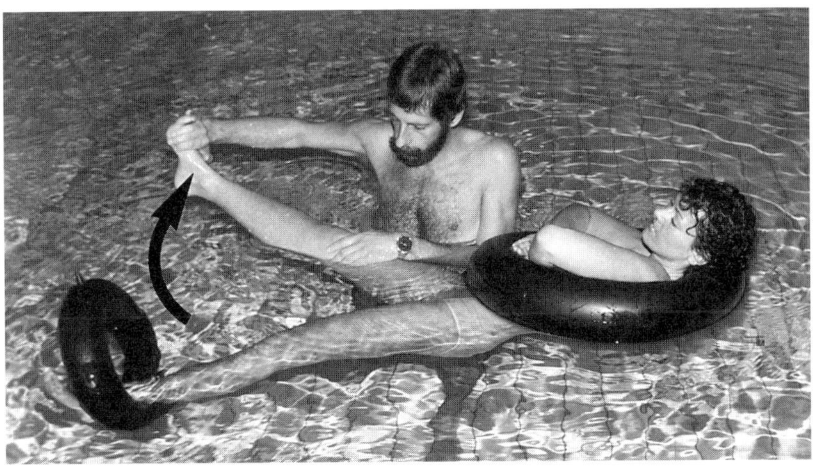
Abb. 65

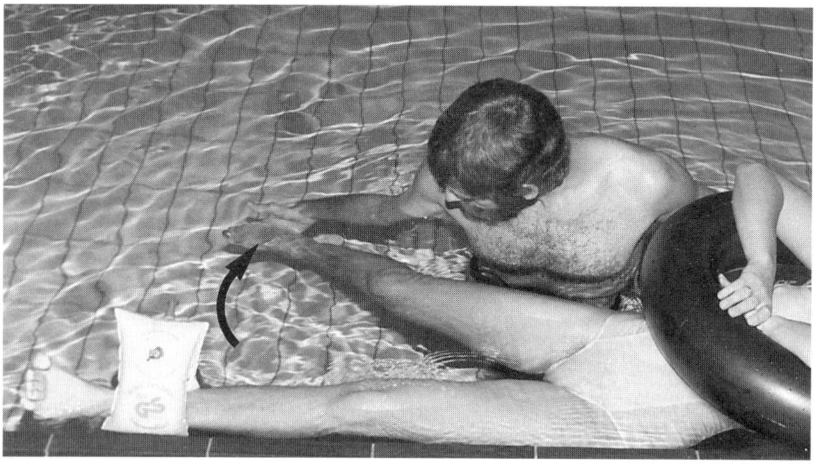

Abb. 66: Fixation des Pat. bei Übungen mit abduktorischem Charakter am Beckenrand

Der Therapeut gibt am Fuß Widerstand, um die gesamte Muskelkette zu erreichen. Natürlich kann der Widerstand auch proximal der Knies gegeben werden, sofern dieses ausgeschaltet werden muß oder soll.

4) Die Abbildung 65 zeigt das Üben in die Flexion/Abduktion/Innenrotation. Diesmal sind Widerstandstechniken am Oberschenkel und am Fuß dargestellt, was exakteres Dosieren ermöglicht.
Wie bereits angesprochen, kommt dabei das Bein des Pat. aus dem Wasser heraus, was eine Wasserspezifität der Übung bezüglich des Hüftgelenkes ausschließt. Der Therapeut kann sich nun entweder dazu entschließen, die Bewegung nur bis zum Wasserspiegel durchzuführen, aus dem Wasser heraus üben zu lassen (z.B. um den Rumpf stabilisieren zu lassen; das Gewicht des Beines außerhalb des Wassers reduziert den Auftrieb erheblich, was – zumal dies einseitig geschieht – sowohl extensorische als auch rotatorische und lateralflektorische Rumpfstabilisationen erfordert) oder die Ausgangsstellung zu wechseln (z.B. Stand), um die komplette Bewegung unter Wasser durchführen zu lassen.

Bei unilateraler Ausführung dieser und ähnlicher Bewegungen bleiben die Muskelaktivitäten des Pat. nicht auf das beübte Bein beschränkt. Das kontralaterale Bein arbeitet zumeinst genauso stark – manchmal sogar noch stärker – in der Regel in das antagonistische Muster. Dies kann gut zur reaktiven Behandlung benutzt werden und ist auch für die Fälle geeignet, in denen der Pat. die Intensität der Übung nicht objektivieren soll (es wird ja nur mit der gesunden Seite geübt).
Der Widerstand – und somit die muskuläre Arbeitsintensität des Pat. – wird wieder über die Geschwindigkeit gesteuert. Oftmals kommt es vor, daß der adäquate Widerstand nur mit sehr hohen Geschwindigkeiten erreicht werden könnte. In diesen Fällen kann man den Pat. mit der kontralateralen Seite am Beckenrand fixieren. Dadurch ist es nicht mehr möglich, seinen Körper durch das Wasser zu schieben. Die vom Therapeuten als Widerstand gegebene Energie erreicht nun voll die Muskulatur und «verpufft» nicht teilweise im Schieben des Pat. durch das Wasser.

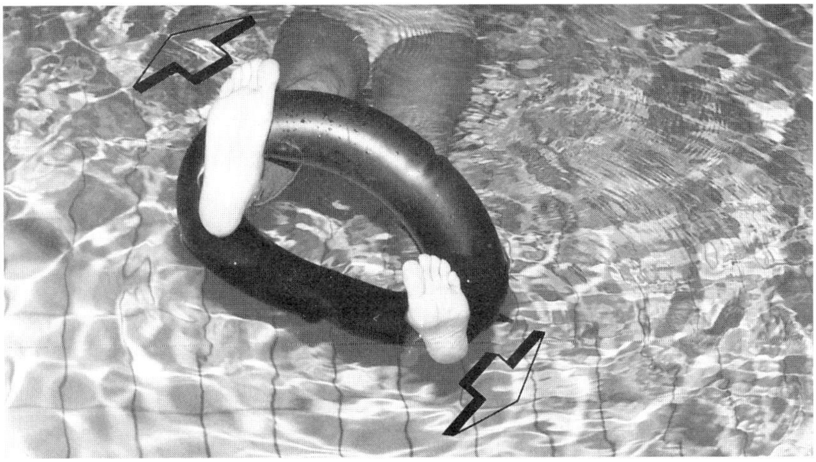

Abb. 67: Isometrische, diagonale Spannung

5) Die Abbildung 66 zeigt diese Technik. Der Therapeut gibt Widerstand in die Extension/Abduktion/Innenrotastion, der Pat. ist am Beckenrand fixiert. Das gleiche kann natürlich auch für die Flexion/Abduktion/Außenrotation benutzt werden.

Die Ausgangsstellung Rückenlage ist für komplexe Bewegungen nur dann wirklich sinnvoll, wenn an einem bestimmten Bewegungsausmaß gearbeitet wird. Also dann, wenn nicht ein volles Bewegungsausmaß von maximaler Vordehnung bis zur maximalen Verkürzung eines Muskels gefordert wird. Bewegungen, die nur wenige Grad ausmachen, sind in dieser Ausgangsstellung gut dreidimensional zu beüben.

6) Die Abbildung 67 zeigt eine Möglichkeit der bilateralen isometrischen Spannung, wobei der Widerstand durch einen Reifen erfolgt. Das rechte Bein spannt dabei in die Flexion/Abduktion/Außenrotation, das linke in die Extension/Abduktion/Innenrotation. Selbstverständlich können auch alle Zwischenebenen beübt werden.

11.6 Kniegelenk

Bei der Behandlung des Kniegelenks muß oftmals in die Flexion gearbeitet werden. In Rückenlage mit NN-Stellung des Hüftgelenks kann dabei der m. rectus femoris durch Verkürzung limitierend wirken. In diesem Fall ist es sinnvoll, das Hüftgelenk in leichte Flexion zu bringen, um den Muskel so etwas zu entlasten. Dies muß nicht dadurch geschehen, daß das Bein über die Wasseroberfläche herausgehoben wird. Ein «Absinken» des Beckens Richtung Grund des Bewegungsbades hat den gleichen (flektorischen) Effekt im Hüftgelenk. Die daraus resultierende Stellungsänderung von Wirbelsäule und Oberkörper ist für die Kniegelenksbehandlung irrelevant.

Ausgangsstellung: Der Pat. ist mit einem Schulterreifen versorgt. Das nicht zu behandelnde Bein trägt ein Kniereifen oder ein «Schwimmflügel».

1) Patellares Gelenkspiel:
   Der Therapeut steht zwischen den Beinen des Pat. mit seinem Bauch zum zu beübenden Bein (Abb. 68). Mit den Ellenbogen drückt er den Ober- und Unterschenkel des Pat. an seinen Thorax und fixiert somit das Bein des Pat. Mit mehr

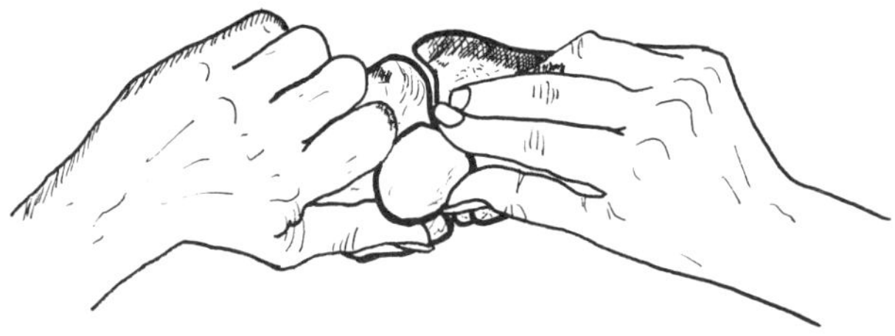

Abb. 68: Technik zum passiven Gleiten der Patella

oder weniger Abduktion des Armes, der den Unterschenkel hält, bestimmt der Therapeut den Flexionswinkel im Knie (dies kann auch dynamisch während der Übung geschehen). Beide Hände bleiben frei, um die Patella – je nach Notwendigkeit – nach proximal, distal oder rechts- bzw. linkslateral, rotatorisch oder distrahierend zu verschieben. Bei schmerzhaften Gelenken oder Ergüssen muß darauf geachtet werden, daß die verschiebenden Kräfte nicht von ventral auf die Patella drücken.

2) In der Abbildung 69 ist eine Möglichkeit für die Knieextension dargestellt. Der Therapeut führt den Unterschenkel des Pat. mit der rechten Hand in die Extension (nach ventral). Die linke Hand kann nun – je nach Notwendigkeit – verschiedene Aufgaben übernehmen. Entweder sie fixiert den Oberschenkel mit einer leichten Bewegung nach dorsal, womit der konvexe und der konkave Gelenkpartner gleichzeitig und gleichsinnig bewegt werden (der konkave Gelenkpartner wird ja von der rechten Hand bewegt). Mit der linken Hand kann der Therapeut aber auch das (für die Extension nötige) Gleiten der Patella nach proximal unterstützen. Dazu schiebt er – wie in der Abbildung gezeigt – den unteren Patellapol (apex patellae) nach proximal. Der Schub wird vom Thenar ausgelöst; die Finger liegen locker auf und üben keinen Druck nach dorsal (der senkrechte Pfeil in der Abbildung symbolisiert die Fixation, nicht einen Druck auf die Patella).

3) Die Abbildung 70 zeigt eine andere Möglichkeit zur Knieextension. Der Therapeut fixiert mit der linken Hand den Femur sowohl gegen ein ventrales, als auch gegen ein laterales Ausweichen. Mit der rechten Hand (Pfeil) zieht er mit einem dorsalen Griff das Kniegelenk in die Extension. Dies kann er dadurch unterstützen, daß er die Tibia nach ventral verschiebt. Dieses Ventralgleiten muß allerdings parallel zum Tibiaplateau erfolgen, ansonsten provoziert der Therapeut kein Ventralgleiten, sondern eine anguläre Bewegung die (aufgrund der Kontraktur) zur Kompression ventraler Strukturen führen wird.

4) In der Abbildung 71 ist die gleiche Technik in umgekehrter Form demonstriert. Der Therapeut fixiert die Tibia und bringt den Femur durch Druck von ventral zum Dorsalgleiten. Zusätzliche Rotationen sind mit gleicher Grifftechnik möglich.

5) Die Abbildung 72 zeigt eine einfache Möglichkeit der Knieflexion. Der Therapeut flektiert den Unterschenkel des Pat. durch Druck nach dorsal-proximal. Den Oberschenkel fixiert er mit der linken

Abb. 69: Knieextension

Abb. 70: Kniegelenkextension

Abb. 71: Kniegelenkextension

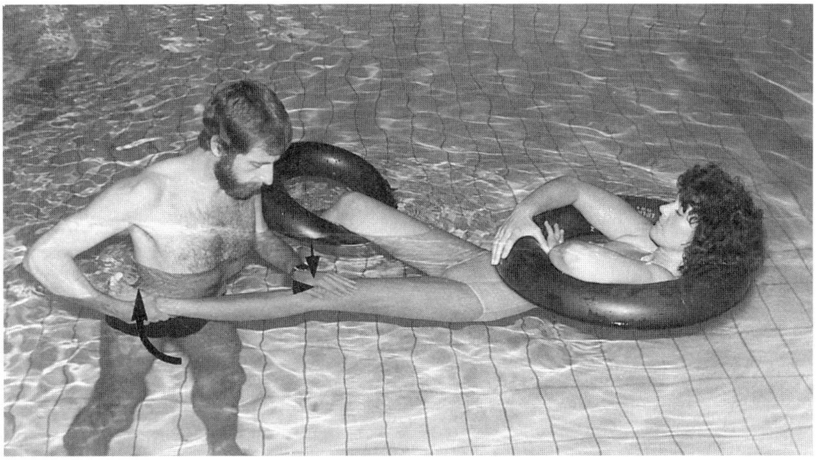

Abb. 69

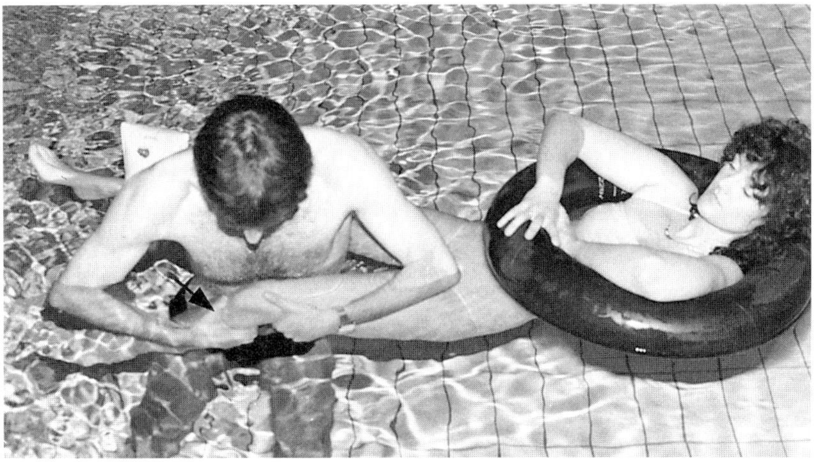

Abb. 70

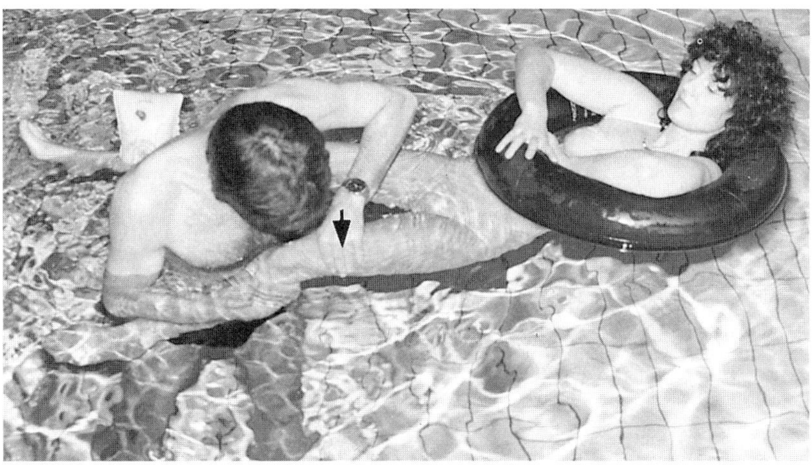

Abb. 71

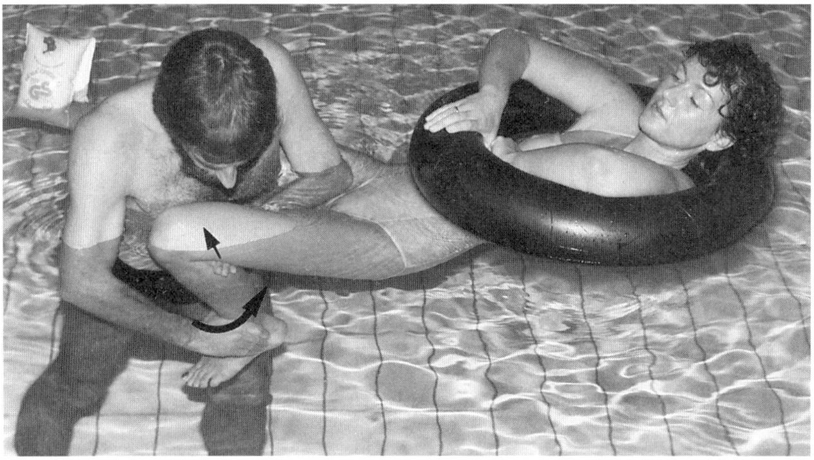

Abb. 72

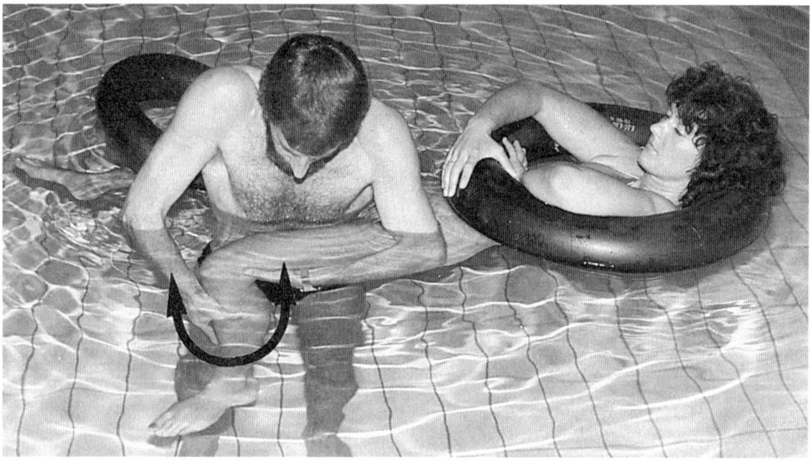

Abb. 73

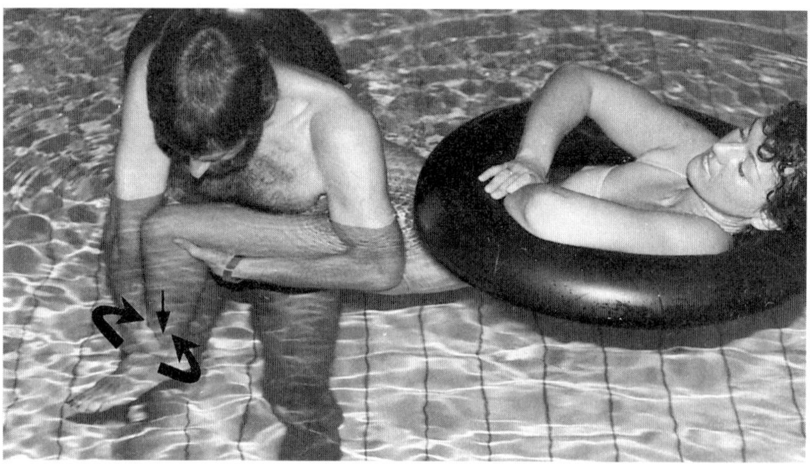

Abb. 74

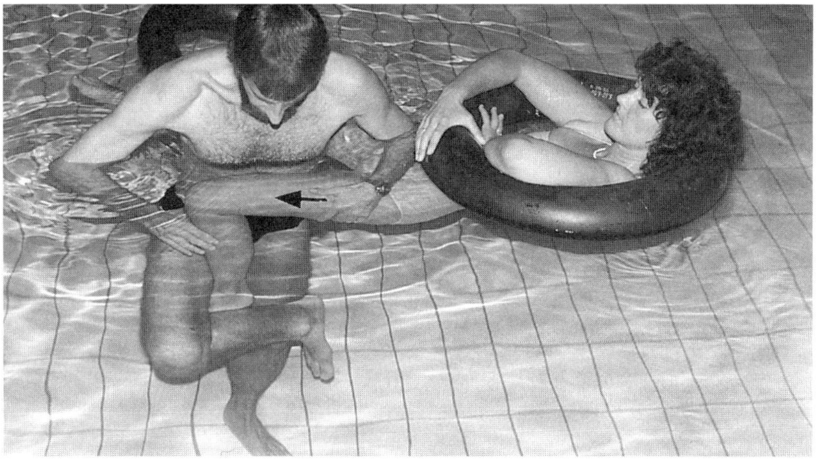

Abb. 75

Hand in der Poplitea. Bei Kontrakturen, die keine starke Beugung zulassen, wird die gesamte Kniekehle mit der Volarseite der Hand flächig unterstützt. Der Hauptdruck muß dabei proximal des Gelenkspaltes liegen, um die Flexion nicht durch dorsalen Druck auf die Tibia zu behindern. Bei Beugefähigkeiten wie sie in der vorliegenden Abbildung zu sehen sind, ist diese Handhaltung ein deutliches Hindernis. Deshalb wird (wenn überhaupt) nur noch mit der Handkante in der Kniekehle fixiert (cave: starke Druckentwicklung auf die dorsalen Strukturen).

Bei massiv ausgebildeten dorsalen Weichteilen (Unter-, Oberschenkel) oder bei poplitealen Beschwerden ist auch dies nicht mehr möglich. Dann wird das Kniegelenk in die maximale Beugung gebracht, der dazu nötige Druck am Unterschenkel in dieser Endstellung jedoch nicht aufgegeben. Der Therapeut zieht nun seine Hand aus der Poplitea der Pat., legt sie auf die ventrale Seite des Oberschenkels und schiebt diesen nach distal. Diese Technik führt zu einer weiteren Flexion im Kniegelenk, ohne daß am Oberschenkel dorsaler Kontakt nötig ist. Die stauchende Komponente auf das Kniegelenk ist allerdings relativ groß.

6) Bei weniger gut beweglichen Kniegelenken kann der Oberschenkel gut mit der Technik von Abbildung 73 fixiert werden. Der Therapeut hält den Femur zwischen seinem Oberarm und seinem Thorax. Mit der anderen Hand kann er den Unterschenkel in Flexion oder Extension führen. Rotationen sind ebenfalls möglich.

7) In der Abbildung 74 ist die Traktion des Kniegelenkes zu sehen (senkrechter Pfeil). Diese Traktion kann natürlich auch in anderen Winkelstellungen durchgeführt werden, aber immer in Verlängerung der Tibia. Die Fixation erfolgt am Femur von dorsal, wobei die Hand so gelenknah wie möglich greift und der Unterarm als weitere Stütze dient. Die traktionierende Kraft setzt entweder an den Malleoli oder

Abb. 72: Knieflexion

Abb. 73: Knieflexion – alternative Grifftechnik

Abb. 74: Traktion im Kniegelenk

Abb. 75: Translation im Kniegelenk

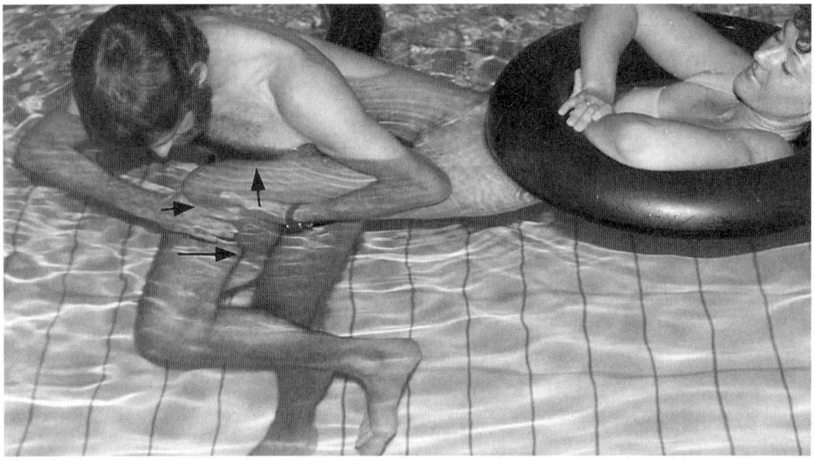

Abb. 76: Kontrakturbehandlung

zusätzlich am Thalus an und verläuft in Längsrichtung der Tibia.

Mit der gleichen Technik ist es möglich, Rotationen im Kniegelenk durchzuführen (günstig: in Kombination mit der eben beschriebenen Traktion). Zum Rotieren wird allerdings das obere Sprunggelenk durch maximale Dorsalextension arretiert. Der Therapeut dreht den Unterschenkel – je nach Notwendigkeit – nach rechts oder links (große Pfeile).

8) Die Abbildung 75 beschreibt ein (zur Extension nötiges) Dorsalgleiten der Tibia. Im Wasser ist es manchmal etwas leichter, nicht die Tibia nach dorsal, sondern den Femur nach ventral gleiten zu lassen, was den gleichen Effekt hat. Der Therapeut fixiert dazu die Tibia zwischen seinen beiden Oberschenkeln und an seinem Bauch. Die Hand fixiert (mit Daumen-Zeigefingergabel) zusätzlich von ventral. Nun schiebt der Therapeut den Femur (und somit den ganzen Pat.) in Längsrichtung nach distal.

9) Die Abbildung 76 zeigt eine Möglichkeit der Behandlung einer Extensionskontraktur in dem häufig eingeschränkten Bereich um 90°. Der Therapeut fixiert den Oberschenkel des Pat. zwischen seinem Thorax und seinem Arm. Die Hand faßt gelenknah am distalen Femurende. Die zweite Hand faßt (wieder mit der Gabel, gebildet aus Daumen und Zeigefinger) die Tibia im proximalen Anteil von ventral. Der Unterschenkel des Pat. ist zwischen den Beinen des Therapeuten fixiert.

Aus dieser Ausgangsstellung ergeben sich nun mannigfaltige Möglichkeiten:

a) Gleiten der Tibia in Relation zu den Femurkondylen. Hierzu schiebt entweder die rechte Hand das gesamte Tibiaplateau nach dorsal oder die linke Hand schiebt den Femur nach ventral.
b) «Anguläre» Flexion im Kniegelenk. Die Flexion wird nicht von der rechten Hand, sondern mit dem rechten Oberschenkel ausgeführt, indem der Therapeut mehr adduziert.
c) Postisometrische Relaxation mit anschließender Verbesserung der Beugemöglichkeiten. Der Widerstand gegen die Knieextension des Pat. wird wie-

der mit dem (rechten) Oberschenkel gegeben.

d) Inhibition der Extensoren durch Spannung der Flexoren. Auch die dazu nötigen Widerstände werden vom Oberschenkel des Therapeuten (diesmal vom linken) gegeben.

Alle diese Möglichkeiten können natürlich kombiniert werden. Das Kniegelnk ist absolut sicher fixiert. Ein einmal gewonnenes Bewegungsausmaß kann problemlos gehalten werden.

e) Die Traktion im Knie ist bei allen Bewegungen begleitend dabei. Sie entsteht dadurch, daß der Therapeut mit seiner rechten Hand nicht nur nach proximal sondern zugleich in Längsrichtung der Tibia schiebt.
Muß die Traktion mit mehr Kraft durchgeführt werden, so kann die Ausgangsstellung ebenfalls unverändert beibehalten werden. Der Therapeut fixiert die Tibia mit seiner rechten Hand und – vor allem – zwischen seinen Beinen. Die Traktion erfolgt nun, indem der Therapeut mit seiner linken Hand den Femur nach oben (Richtung Decke) zieht.

Wir möchten nochmal darauf hinweisen, daß die gezeigten Möglichkeiten nur dazu gedacht sind, dem Therapeuten Lösungen für Probleme aufzuzeigen, die normalerweise im Wasser nicht behandelt werden. Sie treten aber während der Behandlungen immer wieder auf. Wir haben in diesen Fällen damit begonnen, solche Übungen während der Behandlungen im Wasser dazwischenzuschalten, weil wir – wie oben erwähnt – nicht die Zeit hatten, extra deswegen die Wasserbehandlung zu unterbrechen und im Trockenen weiterzumachen. Techniken, wie eben beschrieben (also exakt geführt und teilweise fixiert) erschienen uns keinesfalls wasserspezifisch und somit haben wir sie nur als «notwendiges Übel» benutzt. Die dabei resultierenden Erfolge waren aber in vielen Fällen signifikant besser als zu erwarten gewesen wäre. Deshalb sehen wir diese Behandlungsmöglichkeiten sogar dann indiziert, wenn sie im Rahmen eines Behandlungstermines die wasserspezifischen Übungen zeitlich etwas verdrängen.

11.7 Fuß- und Zehengelenke

Die Möglichkeiten der Behandlungen von Sprunggelenken und Zehengelenken sind im Wasser die gleichen wie im Trockenen. Aus diesem Grund möchten wir nicht näher darauf eingehen.

Allerdings möchten wir darauf hinweisen, daß die Rückenlage nur zur Mobilisation oder zur Lockerung in den genannten Gelenk- und Muskelregionen sinnvoll ist.

Das Beüben der Funktionseinheit Fuß sollte im Stand erfolgen. Nur diese Ausgangsstellung ist physiologisch und erlaubt, den Fuß als komplexes Reflexorgan, dessen Afferenzen für aufrechte Stellungen und Bewegungen von entscheidender Bedeutung sind, vollständig auszunutzen und zu fördern.

Das Wasser bietet die wichtige Möglichkeit, dies bereits in Stadien durchzuführen, in denen der Pat. im Trockenen keinesfalls seinen Fuß im Stand belasten darf (Übungsmöglichkeiten siehe Teil 3, Kapitel 6 und 7).

12 Therapievorschläge zur Einzelbehandlung im Bereich der Gehschule

Wegen der Einwirkungen von Widerstand und Auftrieb unterscheidet sich die Gehschule im Wasser erheblich von der im Trockenen.

So sind z. B. passive Phasen (Teile der Spielbeinphase, Armpendel) im Wasser nicht möglich und müssen deshalb vom Pat. aktiv, also letztendlich unphysiologisch ausgeführt werden. Die Wirkung der Schwerkraft ist nahezu aufgehoben, so daß einige Muskelaktionen, die physiologisch exzentrisch sind, zu konzentrischen Aktivitäten der Antagonisten werden.

Unser Gehirn speichert Bewegungen nicht in Form von Muskelaktionen; es speichert das Bewegungsgefühl, ist also erheblich von dem proprio- und exterozeptiven Input abhängig. Dieser Input ist im Wasser aber nicht identisch mit der Afferenz, die bei gleicher Bewegung im Trockenen entsteht. Wir müssen uns also darüber im Klaren sein, daß der Pat. bei der Gehschule im Wasser motorische Stereotypen (movement patterns) engrammiert, die im Trockenen nur bedingt verwendbar sind, ja u. U. sogar antagonistisch zur physiologischen Bewegung stehen.

Aus diesen Gründen müssen sowohl die Indikation, als auch die Zeitdauer und die Zahl der Wiederholungen einer Gehschule im Wasser kritisch durchdacht sein. Nur unter diesen Voraussetzungen ist es möglich, die Gehschule im Wasser für den Pat. sinnvoll zu nutzen, so daß sie mithelfen kann, die – letztendlich für das Leben im Trockenen gesteckten – Ziele zu erreichen.

Nun zu den häufigsten Störungen, die eine Gehschule im Wasser indizieren.

12.1 Orthopädisch teilbelastungsfähige Patienten

Merkmal dieser Pat. ist es, sich dominant zur gesunden Seite hin zu orientieren, was auch dann eine Lateralisierung des Schwerpunktes zufolge hat, wenn dies technisch nicht nötig wäre (z. B. beim Gang mit zwei Stützen). Diese Schwerpunktverlagerung mit den daraus resultierenden Hinkmechanismen persistiert lange Zeit nach Erreichen der völligen Belastungsfähigkeit.

Das Ersetzen dieses Bewegungsmusters durch ein symmetrisches erfordert viel Konzentration und Arbeit seitens des Pat. Oftmals wird die Krankengymnastik dann zu früh abgesetzt und es bleiben – zur Sekundärschädigung praeformierende – Restdefekte. Bei diesen Pat. ist es wichtig, daß sie ihre Symmetrie während der gesamten Teilbelastungsphase nie ganz verlieren.

Symmetrisches Stehen, meist sogar Übernahme des gesamten «verbliebenen» Körpergewichtes auf das geschädigte Bein, ist im Wasser in der Regel möglich. Bei Gewichtsverlagerungen im Stand, in der Hocke etc. sind sowohl die Muskelaktionsfolgen, als auch die resultierenden Afferenzen qualitativ identisch mit denen im Trockenen und somit hervorragend geeignet physiologische Pattern während der Teilbelastungsphasen zu erhalten.

Die Gehschule im Wasser bleibt auch bei diesen Pat. mit den oben besprochenen Problemen behaftet, aber der hilfsmittelfreie Gang im Wasser eröffnet doch so viele Möglichkeiten, daß der positive Effekt den negativen bei weitem überragt.

12.2 Patienten mit belastungsabhängigen Schmerzen

Diese Pat. zeigen umfangreiche Ausweich- und Hinkmechanismen, die in aller Regel kurz vor Eintritt des Schmerzes beginnen. Nun kann das schmerzauslösende Gewicht im Trockenen – mittels Schrittsimulation auf zwei Waagen – relativ exakt ermittelt werden. Der Pat. bekommt aufgrund des ermittelten Wertes «seine» Wassertiefe zugewiesen in der er üben soll. Die Wassertiefe soll ihm gerade soviel Auftrieb verschaffen, daß er in toto etwas weniger als das schmerzauslösende Gewicht «wiegt».

Wenn dafür keine Kontraindikation besteht, kann auf diese Weise prinzipiell jeder belastungsabhängige Schmerz (natürlich auch im Bereich der Wirbelsäule) ausgeschaltet und somit ein physiologischeres Bewegungsmuster erzielt werden.

Unter dieser Voraussetzung lassen sich also Stand-, Gang- oder Bewegungsphasen aus dem Alltagsleben wesentlich besser eintrainieren.

Auch dabei gilt eine deutliche Indikation für die Bewegungstherapie im Wasser, denn die mit Hilfe des Auftriebs schmerzfreien Bewegungen sind dem physiologischen «Normmuster» erheblich näher als die Ausweichmechanismen im Trockenen.

12.3 Patienten mit Muskelschwächen

Oftmals gelingt es Pat. mit paretischer Muskulatur im Bereich der unteren Extremitäten, der Becken-Beinverbindungen oder des Rumpfes, im Wasser Schritte oder Gleichgewichtsverlagerungen durchzuführen, die sie im Trockenen nicht ausführen können. Auch hierbei liegt ein therapeutisches Ziel im Erhalten phsiologischer Bewegungsmuster (vor allem, wenn prognostisch eine Reduzierung der Paresen zu erwarten ist). Ein anderes Ziel ist Muskelkräftigung, das steigernd dadurch erreicht wird, daß der Pat. in immer geringeren Wassertiefen übt.

Das Aufsetzen des Standbeines muß im Wasser aktiv geschehen. Da diese Bewegung gegen den Auftrieb erfolgt, benötigt sie Muskelkraft, die von einigen Pat. mit entsprechenden Paresen nicht erbracht werden kann. Ein Wechsel in niedrigeres Wasser ist dabei natürlich auch keine Lösung. In diesem Fall kann der Therapeut – nach reiflicher Überlegung aller Negativa – u. U. eine Bleimanschette oder einen entsprechenden Schuh als Hilfe geben. Ob dies ratsam ist oder nicht, läßt sich nur dann beurteilen, wenn man den Pat. mit dem Hilfsmittel stehen und gehen sieht.

Hinkmechanismen wie ein positiver Duchenne, Dejerin, ja manchmal sogar ein positiver Trendelenburg verschwinden oftmals beim Gehen im Wasser nach entsprechender Fazilitation. Diese Verbesserung wird man natürlich nutzen, im Trockenen selektive Muskelkräftigung durchführen und bis der Pat. wieder kräftig genug ist das gehtechnische Training im Wasser forcieren.

Eine weitere große Gruppe von Pat. sind diejenigen, die beim Gehen oder bei ADL im Trockenen ihre passiven Strukturen erheblich belasten (und somit überlasten). Ein typisches Beispiel sind Pat., die ihre Beinachsen nicht stabil halten können und z. B. beim Gehen oder Bücken in die Hüftadduktion, Innenrotation ausweichen, wobei sie das Kniegelenk valgisieren und in Knickfußstellung fallen.

Oftmals ist ein belastetes Muskeltraining (Ausgangsstellung Stand) im Trockenen nicht möglich, da der Pat. nicht genügend Kraft hat, um mehrere Repetitionen ohne Ausweichbewegungen und passive Arretierungen durchzuführen. Dennoch ist das Üben im Stand nötig, um die Bewegungsachsen der verschiedenen Gelenke der unteren Extremität zu koordinieren. Im Wasser kann diese Aufgabe gut übernommen werden. Parallel dazu wird die entsprechende Muskulatur im Trockenen in Einzelbehandlungen und Selbstbehandlungen des Pat. gekräftigt. Das Techniktraining (z.B. Schulung von Gang und ADL) kann auch im Wasser – mit zunehmender Muskelkraft des Pat. – belastender ausgeführt werden. Diese Belastung und somit auch der Kräftigungsreiz, wird mit Hilfe unterschiedlicher Wassertiefen dosiert. Kann der Pat. auch im Trockenen in entsprechend belastenden Ausgangsstellungen arbeiten, so wird die Bewegungstherapie im Wasser abgesetzt.

12.4 Unökonomische Schwerpunktverlagerungen

Hier ist dominant das mangelnde Verlagern des Schwerpunktes nach ventral zu nennen. Viele Pat. bleiben beim Gehen mit ihrem Oberkörperschwerpunkt über oder hinter der Hüftgelenksachse (Flex.-Ext.), was zu unnötigem Kraftaufwand, Unsicherheiten und entsprechenden Kompensationsnotwendigkeiten der Wirbelsäule führt.
In der Regel könnten diese Pat. auch mit ventral verlagertem Körperschwerpunkt gehen, werden aber durch Angst oder Inkoordinationen daran gehindert. Das Wasser bietet in solchen Fällen mannigfaltige Möglichkeiten, den Pat. zu einer sinnvollen Vorlage zu bringen. Er soll diese «Stellung» erfühlen und selbst reproduzieren können. Ist dieses Ziel erreicht, muß das visuelle und propriozeptive Ergebnis in die Gehschule im Trockenen übernommen werden.

12.5 Patienten, die nicht springen, laufen oder hüpfen können

Für diese Pat. ist es sinnvoll, die eben beschriebenen Bewegungen im Wasser durchzuführen. Die Ergebnisse sind nicht direkt ins Trockene übertragbar (weil ja kontraindiziert). Dennoch können solche Übungen der Gehschule im Trockenen von großem Vorteil sein, da der Pat. mehr Selbstsicherheit bekommt und der Zugang zu – meist seit langem «verschütteten» – Bewegungsmustern oftmals Inkoordinationen aufhebt und Hinkmechanismen reduziert. (U.U. können die Erfahrungen aus dem Hüpfen und Springen im Wasser für den Pat. entscheidend sein, nämlich dann, wenn er diese Bewegungen unkontrolliert im Trockenen durchführen muß: z.B. beim Ausrutschen auf glatter Straße oder bei einem Fluchtschritt vor einem Auto.)
In diesen Bereich fällt auch das Üben von Schutzschritten, Stolperversuchen etc.
Bei entsprechender Stimulation sind Schutzschritte im Wasser ebenso auslösbar wie im Trockenen, allerdings zeitlich erheblich verzögert. Der Pat. hat aber auch die Möglichkeit, sich ins Wasser zu «lehnen», keinen Schritt zu benutzen und statt dessen einfach umzufallen und sich mit einer Schwimmbewegung der Arme zu helfen. Dies kann zwar mit exakter Fazilitation meist verhindert werden, dennoch wird es manchmal nötig sein, den Pat. mit einer zusätzlichen verbalen Aufforderung zu den richtigen Bewegungen zu bringen. Fazilitationsmöglichkeiten bestehen wie im Trockenen vom Becken, Rumpf, von den Schultern oder von den Armen aus; zusätzlich bietet das Wasser Destabilisationsmöglichkeiten durch hydrodynamischen «Auftrieb» (z.B. mit Turbulenzen, die vom Therapeuten oder von einer Gegenstromanlage erzeugt werden).
Das Stolpern kann im Wasser ebenfalls gefahrlos geübt werden, allerdings sind den Kompensationsbewegungen Grenzen ge-

setzt, da der Pat. hierbei nicht mit dem Kopf unter Wasser üben kann und somit komplexe Flexionsmuster der unteren Extremitäten nur bedingt trainierbar sind.
Sowohl beim Üben von Schutzschritten als auch von komplexen Stolperbewegungen muß daran gedacht werden, daß das jeweilige Standbein (= in vielen Phasen Sprungbein) aufgrund der spitzwinkeligen Stellung zum glatten Beckenboden sehr schnell wegrutschen kann. (Entsprechende Schuhe können dagegen helfen. Allerdings sollte der Therapeut, bevor er Gummischuhe empfiehlt, ein Paar davon ausprobieren, denn einige Modelle rutschen auf dem Beckengrund noch besser als die bloße Haut.)

12.6 Allgemeine Hinweise zur Gehschule mit neurologisch geschädigten Patienten

Allgemein sollte die Indikationsstellung für eine Behandlung im Wasser bei neurologisch geschädigten Pat. noch exakter überprüft werden als z. B. auf dem orthopädischen Sektor.
Sowohl schlaffe Paresen und Paralysen als auch spastische Muster, hyperkinetisch-hypotone Syndrome und hypokinetisch-hypertone Syndrome reduzieren die Reaktionsfähigkeit des Pat. im physischen und psychischen Bereich. Damit steigt die Gefahr eines Unfalls im Wasser deutlich an. Wie weiter oben bereits besprochen kann jedoch auch ein absolut harmloser Unfall dazu führen, daß der Pat. psychisch stark verunsichert wird, ja vielleicht sogar Angst vor der Bewegungstherapie im Wasser bekommt.
Die Problematik von Angst als Komplikation bei neurologischen Krankheitsbildern dürfte hinlänglich bekannt sein.
Die Epilepsie (grand mal) gilt allgemein als absolute Kontraindikation für eine Bewegungstherapie im Wasser. Der Grund dafür ist die Tatsache, daß ein Pat. – sollte er im Wasser einen großen Anfall bekommen – nicht mehr zu retten ist. Wir sollten uns angewöhnen auch dann, wenn nicht gleich eine letale Komplikation zu erwarten ist, auf der «sicheren» Seite zu bleiben, wobei natürlich jeder Therapeut immer ein gewisses «Restrisiko» eingehen muß, um Therapieerfolge zu erreichen. Wird der Grundsatz des Arbeitens auf der «sicheren» Seite ernst genommen, dann finde ich sog. «Neurogruppen» im Wasser (besonders beliebt sind eben Gehschulgruppen) nur dann vertretbar, wenn jeder Teilnehmer zuvor eine entsprechende «Wassergewöhnung» in Einzeltherapie erfahren hat und von seinem Therapeuten für die Gruppe freigegeben ist. Die Gruppenleitung darf nur bestens geschulten, erfahrenen Kollegen anvertraut und nicht an Hilfspersonen abgeschoben werden.
Bei Einzelbehandlungen im Wasser darf der Krankengymnast nie die Problematik seines Pat. vergessen, auch dann nicht, wenn dieser einen noch so sicheren Eindruck macht.

12.6.1 Patienten mit Störungen des Bewegungs- und Lageempfindens

Ein weiteres Problem stellen Pat. mit Störungen der sog. «Tiefensensibilität» dar.
Nur in wenigen Fällen wird eine Erhöhung der Sicherheit durch Widerstand und Auftrieb ausreichen, um bessere Ergebnisse als an Land zu bekommen. Diese Pat. kompensieren ihre propriozeptiven Unsicherheiten – sofern möglich – über das visuelle System. Das ist beim Gehen im Wasser aber erheblich komplizierter, da – bedingt durch Lichtbrechung und Verwellung – ein einwandfreies Abschätzen von Entfernungen, Stufenhöhen etc. deutlich erschwert ist. Der Pat. wird somit erheblich mehr Konzentration aufbringen müssen, entsprechende Korrektur-

schwierigkeiten haben und wesentlich schneller ermüden, als es die physische Muskelbelastung vermuten läßt. Dies darf nicht als Faulheit oder Therapieunwillen aufgefaßt werden.

Ein Mensch, der aus dem Bad steigt, nimmt subjektiv mit jeder Stufe, die ihn weiter aus dem Wasser führt – in Relation zum Verlust des untergetauchten Volumens – an Gewicht zu.

Bereits Gesunde können das deutlich fühlen; Pat. mit Muskelschwächen erzählen uns regelmäßig von diesem Phänomen.

Pat. mit Störungen der «Tiefensensibilität» können dadurch derart irritiert werden, daß sich ihr Zustand nach dem Bad im Trockenen erheblich verschlechtert.

Haben diese Pat. nun zusätzlich eine Spastik (siehe Abschnitt 12.6.3), so ist mit einer starken Tonuserhöhung zu rechnen.

Manchmal kann es gelingen, diese Problematik dadurch zu mindern, daß die Pat. nicht aus dem Wasser gehen, sondern – extrem langsam – in einem Stuhl ins Trockene geliftet werden. Auch der liegende Transfer aus dem Wasser kann helfen.

Treten die eben beschriebenen Probleme dennoch auf, so ist die Bewegungstherapie im Wasser für diese Pat. kontraindiziert (dies gilt natürlich auch für Behandlungen außerhalb der Gehschule).

12.6.2 Ataxien

Ein wesentlicher Teil der Ataxiebehandlung (gleich welcher Genese) sind Bewegungen gegen Widerstand. Dies ist im Wasser gut möglich, da es nahezu allen Bewegungen dosierbaren Widerstand entgegen bringt. Wenn der Wasserwiderstand dem Erkrankungszustand des Pat. adäquat ist, können erheblich besser kontrollierte Bewegungen als an Land durchgeführt werden (und dies ohne Gewichte oder manuellen Widerstand beim Gehen). Sollte der Widerstand für einige Gangphasen zu gering sein und eine Steigerung des Übungstempos nachteilige Wirkung zeigen, so kann immer noch zusätzlich manueller oder apparativer Widerstand (z. B. Schwimmbrett) gegeben werden.

Ataktischen Pat. kann das Gehen oftmals durch exakt aufgezeichnete Streckenführung erleichtert werden. Zu diesem Zweck können, soweit vorhanden, die Orientierungslinien und -markierungen aus Teil 1, Kapitel 5.3 benutzt werden.

12.6.3 Patienten mit Spastizität

Da dieses Buch nicht speziell neurologische Krankheitsbilder behandelt, möchten wir nicht auf die unterschiedlichen Arten von Spastizität eingehen, sondern dieses Thema global abhandeln.

Bekanntlich hängt die Intensität einer Spastik nicht ausschließlich von der kausalen Pathogenese, sondern auch von Faktoren wie Ausgangsstellungen, allgemeine Tagesverfassung des Pat., Handling, psychische Allgemeinsituation, Angst, Unsicherheit etc. ab.

Die Beurteilung, ob eine Bewegungstherapie im Wasser nun spastikerhöhend wirkt oder nicht, ist entsprechend schwierig.

Um möglichst viele andere Störfaktoren auszuschließen, empfehle ich, folgendes zu beachten:

1) Zustand des Pat. einige Stunden vor der Bewegungstherapie im Wasser;
2) Zustand des Pat. kurz vor Eintritt ins Wasser;
3) Qualität der Tranfers beim Auskleiden und in der Dusche;
4) Qualität des Transfers vom Beckenrand ins Wasser (Lifter etc.);
5) psychische Anpassung des Pat. ans Wasser (Angst, Unsicherheit etc. können teilweise durch die Intensität, mit welcher der Pat. gesunde Körperteile kompensatorisch einsetzt, erkannt werden. Aber auch Mimik und Konzentrations-

zustand sowie entsprechende Aussagen des Pat. – und sei es nur Überdeckung durch zu viel reden – lassen Rückschlüsse zu);

6) Veränderungen der unter Punkt 5 angegebenen Parameter in dem Moment, in dem der Therapeut dem Pat. eine Übungsanweisung erteilt, einen Auftriebskörper in das Gesichtsfeld des Pat. bringt etc.;
7) Selbstkritik bei der Behandlung: Unserer Meinung nach sollten die ersten Behandlungen im Wasser den spastischen Pat. leicht unterfordern. Orientierung hierfür kann – bedingt – die Leistungsfähigkeit des Pat. im Trockenen sein (daher sollte ein spastischer Pat. im Wasser und im Trockenen von demselben Therapeuten behandelt werden), allerdings dürfen dabei die Wirkungsfaktoren des Wassers (namentlich der Auftrieb) nicht vergessen werden.
8) Wenn möglich sollte im Wasser eine Ausgangsstellung gefunden werden, in welcher sich der Pat. bezüglich seiner Spastik genauso verhält wie in der gleichen Ausgangsstellung im Trockenen (Durchschnittswert mehrerer Behandlungen). Dies ist z.B. – geschickte Behandlungstechnik vorausgesetzt – in Rückenlage möglich. In diesen Ausgangsstellungen werden Hemmungen wie im Trockenen ausgeführt und die Ergebnisse verglichen.
9) Zustand des Pat. vor Verlassen des Bades;
10) Prüfung der Punkte 1 bis 4 in umgekehrter Reihenfolge;
11) Gespräch mit dem Pat. (Stunden oder einen Tag später);
12) u.U. Erfragen, ob – und falls ja wie – sich der Pat. über die Bewegungstherapie im Wasser geäußert hat (gegenüber den Schwestern, den Angehörigen etc.).

Können nun – beim einzelnen Pat. – die Punkte 1 bis 10 als Ursache für eine Erhöhung der Spastik (subjektiv) ausgeschlossen werden, so ist die Wahrscheinlichkeit groß, daß das Wasser für die Verschlechterung verantwortlich ist.

In diesem Fall sollte zunächst an die Wassertemperatur gedacht werden. Erfahrungsgemäß reagieren einige Spastiker auf Temperaturen um 32 °C negativ, vertragen aber niedrigere Temperaturen gut.

Wir hatten Pat., deren Tonus bei 32 °C erheblich anstieg, die aber eine signifikante Reduzierung der Spastik zeigten, als wir sie in einem nahegelegenen – etwa 24 °C warmen – See behandelt haben.

Bringt auch der Test mit anderen Wassertemperaturen negative Erfahrungen, so sollte die Bewegungstherapie im Wasser abgesetzt werden.

Nach ein bis zwei Wochen ist dann ein neuer Versuch möglich, der nun zu guten Ergebnissen führen kann. Oftmals war der Beginn der Bewegungstherapie im Wasser einfach nur zu früh gewählt.

Die meisten Mißerfolge bei der Behandlung spastischer Pat. im Wasser scheinen aber nicht am Wasser selbst, sondern entweder im psychischen Bereich des Pat. oder an unzweckmäßigen Behandlungstechniken zu liegen.

Für Pat., die tatsächlich auf Wasser negativ reagieren, ist diese Behandlungsmethode jedoch kontraindiziert.

Ein allgemeines Übungsprogramm für eine Gehschule zusammenzustellen ist nicht möglich, weil jeder Pat. individuelle Probleme hat, die entsprechend berücksichtigt werden müssen. Eine Gehschule besteht auch nicht nur aus dem Gehen selbst, vielmehr müssen Vorkorrekturen (Haltung, Beinachsenstellung etc.), Mobilisationen (z.B. Zehengrundgelenke, Hüftgelenk etc.), Dehnungen (z.B. M. tensor fasciae latae, M. rectus f.), Muskelkräftigungen (z.B. Mm. glut. med. et min.), Gleichgewichts- und Koordinationsschulungen u.s.w. die Grundlagen bereiten,

die dem Pat. einen «normalen» Gang überhaupt erst erlauben.
Somit ist klar zu erkennen, daß Übungsratschläge nicht pauschal erteilt werden können.
Aus diesem Grund möchten wir keine Serie von Übungen aufstellen, sondern einige Möglichkeiten vorschlagen (andere Möglichkeiten sind z. B. alle Gruppenübungen, alle Mobilisationen, Stabilisationen etc., sofern sie dem Erreichen des jeweiligen Zieles dienlich sind).

12.7 Übungen für Zehen-, Fuß-, Knie- und Hüftgelenke

Jedes dieser Gelenke muß bezüglich seiner Bewegungsqualitäten einwandfrei sein, um einen physiologischen Gang zu gewährleisten (siehe Teil 3, Kapitel 4, 5, 6 und 7).

12.8 Stand

Die einfachsten Möglichkeiten zum Erreichen des Standes sind das «Schweben» in einem Schulterreifen, wobei die Beine langsam zur Vertikalen (und somit zum Boden) kommen (Hocke, wobei der Reif noch trägt) in dieser Stellung richtet sich der Pat. langsam von der Hocke zum Stand auf,
oder der Therapeut trägt den Pat. zu einem Gehbarren, in dem sich der Pat. abstützen kann, oder Erreichen des Standes über Einbeinstand auf dem gesunden Bein (günstige Hilfestellung des Therapeuten siehe Abschnitt 12.10.1).

12.9 Gewichtsverlagerungen

Ohne entsprechende Gewichtsverlagerung des Körpers ist ein ökonomisches Gehen nicht möglich. Aus diesem Grund sollten entsprechende Reaktionen vorgeschult werden (siehe Teil 3, Kapitel 11 «Vorbereitende Übungen für ADL»).

12.10 Stand- und Spielbeinphase

Zum Üben von Stand- und Spielbeinphasen möchten wir folgendes anmerken:
Wir müssen uns bei diesem Training (namentlich im Trockenen) stets bewußt sein, daß es sich immer nur um mehr oder weniger schlechte Simulationen der realen Gangphasen handeln kann. Ein gehender Mensch kann in keiner seiner Gangphasen – auch nicht während der Doppelunterstützung – gestoppt werden, ohne daß er sofort zur Korrektur gezwungen wird. Würde er das unterlassen, würde er umfallen (in der Regel nach vorn, u. U. aber auch zur Seite oder nach diagonal vorn). Die Ventralisation des Körperschwerpunktes ist also so groß, daß sich die Beine im Wechsel jeweils schnell vor den Schwerpunkt stellen müssen, um ein Umfallen zu verhindern. Dies ist nur in der kontinuierlichen Bewegung möglich. Einzelphasen (Ausnahme: Beginn der Spielbeinphase) können somit nicht realistisch geübt werden! Dennoch können wir darauf nicht verzichten.
Die Schwerpunktverlagerungen, die im Wasser möglich sind, kommen den realen «Stellungen» beim Gang erheblich näher als Übungen im Trockenen. Somit ist ein Gangphasentraining im Wasser meist sinnvoller als an Land (Ausnahmen bilden Teile der Spielbeinphase). Dennoch sollte ein rasches Kombinieren beider Phasen in der Rhythmik des kontinuierlichen Ganges an Land unser Ziel sein (es sei denn, eben diese Rhythmik

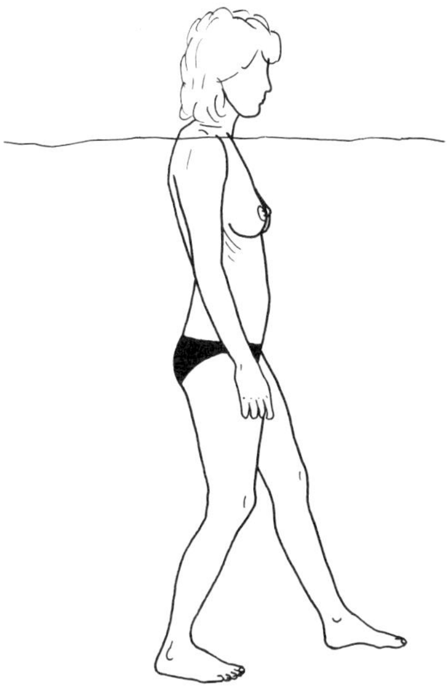

Abb. 77: Ausgangsstellung für Gewichtsverlagerungen in der Sagittalebene

favorisiert falsche Pattern und Hinkmechanismen und soll somit verändert werden).

12.10.1 Beispiel zum Erarbeiten der Standbeinphase

Nach Gewichtsverlagerungen in der Frontalebene (bei Wirbelsäule beschrieben) muß auch die Gewichtsverlagerung in der Sagittalen geübt werden. Eine günstige Ausgangsstellung dazu ist der (nicht zu große) Schritt (Abb. 77).

Das zu beübende Bein steht vorn und trägt noch kein Gewicht. Das vordere (zu beübende) Bein sollte in leichter Hüftaußenrotation aufgestellt sein, das Kniegelenk in minimaler Flexion, das obere Sprunggelenk in leichter Plantarflexion.

Bereits in dieser Phase muß auf exakte Kniestellung bestanden werden (weder valgisiert noch varisiert, Rot. Null-Stellung). Die Bewegungslinie des Knies im Raum soll – mit steigender Belastung – etwa über dem ersten Mittelfußstrahl verlaufen. Bereits bei diesen ersten Anfängen von Belastung und Gehschule werden hier durch Nachlässigkeit häufig Fehler gesetzt, die später bis zum Training von Alltagsaktivitäten persistieren, falsch engrammiert werden und somit einem praearthrotischen Zustand nahezu gleich gesetzt werden können. Die Gefahr der Traumatisierung von Menisken und Ligamenten steigt durch solche motorische Fehlleistungen ebenfalls an.

Die Spurbreite bei der eben genannten Ausgangsstellung muß genügend groß sein, sonst bekommt der Pat. während des Übens erhebliche Gleichgewichtsprobleme.

Nun soll der Pat. das Gewicht auf das vordere Bein verlagern. Dabei können gleich einige Kriterien des psysiologischen Gangs berücksichtigt werden.

Die Fußbelastung wandert von der Ferse bis zum Vorfuß (jedoch noch ohne Fersenablösung). Dabei kommt das obere Sprunggelenk langsam aus der Plantarflexion in die Dorsalextension. Das Kniegelenk ändert seine Stellung (leichte Flexion) kaum. Im Hüftgelenk ändert sich im Wesentlichen die Rotation. Aus der anfänglich leichten Außenrotation kommt es über die Null-Stellung hinaus in die Innenrotation. Dabei bewegt sich nicht der Hüftkopf, sondern das Becken. Ebenso kommt es zu einer leichten Adduktion des Beckens gegenüber dem Standbein. Der Oberkörper steht etwa in Verlängerung des hinteren Beines, also nach ventral verlagert. Daraus resultiert die zum Gehen nötige Vorverlagerung des Körperschwerpunktes.

Als grobe Überprüfungspunkte (individuelle Gegebenheiten sind zu berücksichtigen!) sehen wir folgende Markierungen:

- *Sagittalebene:* Der Proc. xiphoideus steht weiter ventral als die Großzehe.
- *Frontalebene:* Je nach Konstitution steht die Medioclavicularlinie bzw. das Acro-

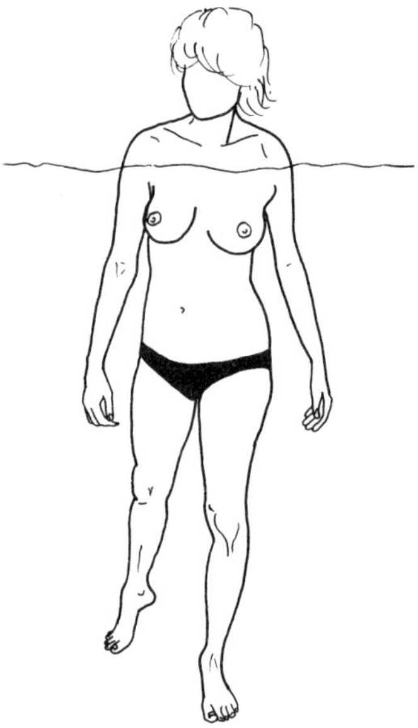

Abb. 78: Zu wenig Beckeninnenrotation auf dem neuen Standbein

mio-claviculargelenk weiter lateral als der äußere Fußrand (Standbeinseite).

– *Transversalebene:* Sowohl die Spina iliaca ant. sup. als auch die Schulter der Standbeinseite stehen – bedingt durch die Innenrotation des Beckens auf der Standbeinseite – geringfügig weiter dorsal als die korrespondierenden Punkte der kontralateralen Seite. Diese Phase provoziert also noch nicht den Kreuzgang.

Die Ventralisation des Körperschwerpunktes kann – wie bereits angesprochen – im Wasser etwas weiter gehen als im Trockenen. Dies darf aber auch im Wasser nicht soweit forciert werden, daß der Pat. einen Streckimpuls für das gegenüberliegende Bein bekommt und somit in Richtung Standwaage ausweicht.

Folgende Probleme fallen bei dieser Übung immer wieder auf:

– Instabilitäten am Bein (Knickfuß, Genu valgum, Genu recurvatum, Rotationlabilitäten in der Hüfte). In diesen Fällen müssen die entsprechenden Muskeln zuerst gekräftigt und die gesamte Kette koordiniert werden.
– Beckenabduktion auf der Standbeinseite. (Dies führt zu erheblichen Problemen beim Beüben der Spielbeinphase des kontralateralen Beines. Deshalb ist dieser Fehler durch entsprechendes Lösen der Abduktoren auszuschalten; u. U. muß zuerst die kontralaterale Spielbeinphase geübt werden.)
– Zuwenig Innenrotation (Abb. 78) oder Außenrotation des Beckens auf der Standbeinhüfte, oftmals verbunden mit LWS-Hyperextension und Genu recurvatum. Der Pat. kann dabei den Schwerpunkt nicht entsprechend ventralisieren; außerdem wird die Spurbreite zu gering. Daraus resultieren Standunsicherheiten. Die Ursache ist zumeist falsche oder ungenügende Fazilitation des Therapeuten.
– Zuviel Innenrotation des Beckens auf der Standbeinhüfte, oft verbunden mit Hyperlordose LWS und LWS-Lateralflexion zum Standbein konkav. Daraus resultieren Standunsicherheiten und starke Rotationsbelastungen im Knie. Die Bewegung hätte früher gestoppt werden müssen.
– Hyperlordosierung des LWS (Abb. 79) in dieser Stellung kann der Pat. seinen Körperschwerpunkt nicht genügend nach vorn verlagern, es bleibt eine Restbelastung auf dem hinteren Bein, das somit nicht zum Spielbein (spätere Phase) werden könnte. Der Grund für diese Ausweichbewegung liegt entweder in falscher Fazilitation oder darin, daß der Pat. Angst hat. In letzterem Fall ist mit kleineren Bewegungsausschlägen zu arbeiten. U. U. muß zuvor noch mehr Wassergewöhnung geübt werden.
– Unphysiologische Haltungen des Oberkörpers. Sie sollten auch dann korrigiert

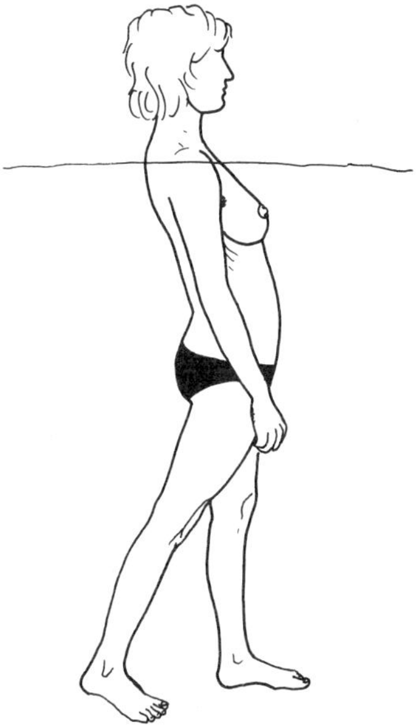

Abb. 79: LWS-Hyperlordosierung bei der Gewichtsverlagerung

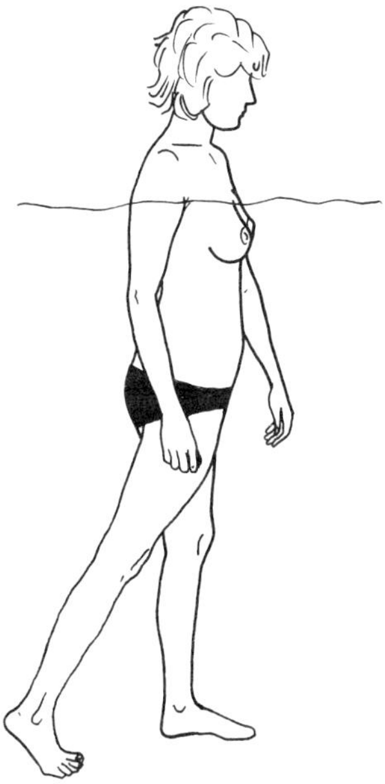

Abb. 80: Ungenügende Ventralisation der Spielbeinschulter

werden, wenn sie das Ergebnis dieser Übung nicht beeinflussen; denn die Endstellung kann in vielen Alltagsaktivitäten zur Wirbelsäulenentlastung eingesetzt werden und sollte dafür gleich vorgeübt werden.

- Die dem Standbein gegenüberliegende Schulter wird nicht weit genug nach vorn gebracht (trotz genügender Hüftrotation) (Abb. 80). Auch das verhindert die Ventralisierung des Schwerpunktes und sollte korrigiert werden.

Der Therapeut kann die Bewegung von vorn, von der Seite oder von hinten fazilitieren und führen. Günstig ist das Greifen an den Beckenkämmen. Dadurch können beide Seiten gleichzeitig geführt und somit z. B. eine rückläufige Tendenz des Beckens der Standbeinseite verhindert werden. Bei Fazilitationen von lateral oder dorsal kann der Therapeut mit seinem Arm oder seinem Thorax die Oberkörperneigung nach ventral zusätzlich führen (siehe Abb. 85). Mit zunehmend richtiger Ausführung werden diese Hilfen wieder abgebaut (Führen nur noch an einem Finger, dann gar nicht mehr).

Weitere Übungen wie Schritte mit dem anderen Bein, Einbeinstand etc. schließen sich an.

12.10.2 Beispiel zum Erarbeiten der Spielbeinphase

Die Spielbeinphase kann im Wasser nicht so gut wie die Standbeinphase vorgeübt werden. Das Bein sollte passiv nach vorn pendeln und eben dies ist unter Wasser unmöglich.

Gut vorzuüben ist jedoch das «Lösen» des Beckens. Der Pat. steht (Gewicht auf dem Standbein) und soll nun das Spielbein sinken lassen, also die Abduktoren der Standbeinseite und die lumbalen Erectoren, den m.

quadratus lumborum und die lateralen Anteile der Bauchmuskeln der Spielbeinphase locker lassen. Dadurch sinkt das Becken ab, das Bein wird funktionell länger. Als Ausgleich sollten Hüft- und Kniegelenk der Spielbeinseite in leichte Flexion, das obere Sprunggelenk in leichte Dorsalextension kommen. Dieses Lösen macht vielen Pat. Probleme. Als Hilfe kann ein manuelles Führen vom Beckenkamm oder vom Trochanter der Spielbeinseite nach kaudal angeboten werden. Einigen Pat. hilft es, die Bewegung erst aktiv durchzuführen (Knie leicht beugen). Bei der Übung muß auch darauf geachtet werden, daß das Standbein nicht im Knie recurviert.

Das gleiche kann auch in Schrittstellung geübt werden (Spielbein hinten, Abb. 81). Der Pat. läßt «locker», führt sein «sinkendes» Becken leicht nach ventral (bereits in der Standbeinphase vorgeübt) und zieht damit sein Spielbein bis etwa neben das Standbein vor. Wenn dies seitens der unteren Extremität wirklich passiv geschieht, sind Hüft- und Kniegelenk wieder in leichter Flexion, das Bein ist außenrotiert, das obere Sprunggelenk in Null-Stellung bzw. Plantarflexion. Das Bein «schleift» auf dem medialen Anteil des Großzehengrundgelenkes nach vorn. Sollte der Pat. dieses Erscheinungsbild zeigen (Abb. 82), kann er wirklich locker lassen und übt richtig. Der Therapeut kann die Bewegung vom Beckenkamm her dergestalt fazilitieren, daß er nach ventral-kaudal (und bei Bewegungsbeginn nach medial) schiebt.

Das weitere Vorsetzen des Beines muß der Pat. im Wasser aktiv machen.

12.11 Mitbewegung der Arme

Das kontralaterale Gegenschwingen der Arme beim physiologischen Gang ist keine aktive Arbeit der Schulterextensoren und -flexoren. Es resultiert vielmehr aus dem widerlagernden Stop der physiologisch weiterlau-

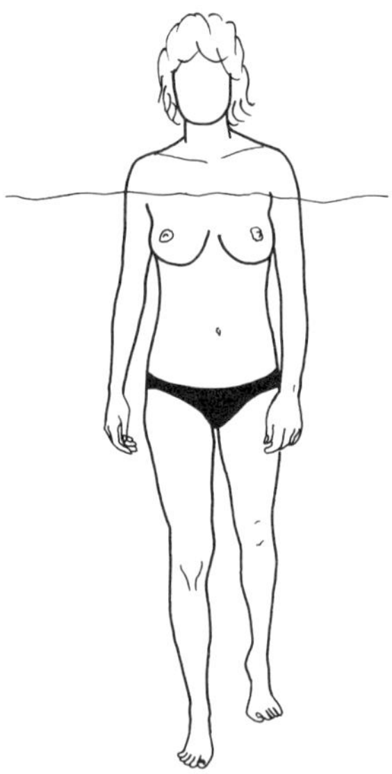

Abb. 81: Ausgangsstellung zum Einüben der Spielbeinphase

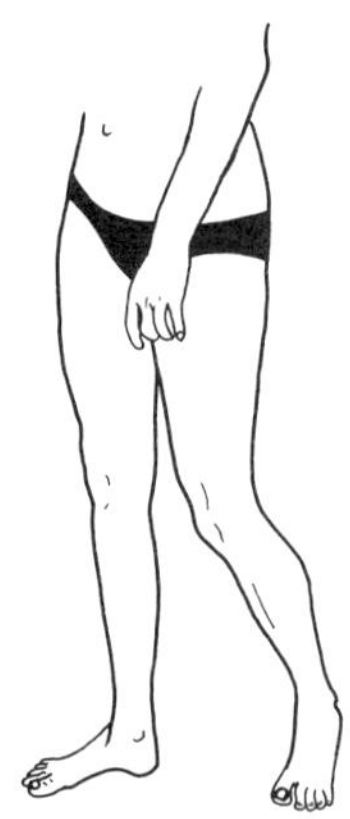

Abb. 82: Erscheinungsbild des dorsalen Beines beim «Lockerlassen»

fenden BWS-Rotation und ist bezüglich der Schwingungsamplitude abhängig von mehreren Faktoren (u.a. Konstitutionstyp, Geschwindigkeit des Gehens etc.).
Im Wasser ist nun dieses Armpendeln – wegen des Widerstandes – nicht möglich. Daher gehen die Pat. oftmals in der Weise, daß sie mit den Armen Brust- oder Kraulschwimmbewegungen durchführen oder die Arme knapp über die Wasseroberfläche halten, so als ob sie nicht naß werden dürften. Letzteres ist mit zunehmender Ganggeschwindigkeit häufiger zu beobachten. Wir möchten ausdrücklich darauf hinweisen, daß diese «Gangarten» keine pathologischen Pattern widerspiegeln, sondern physiologisch sind, und für die meisten Menschen auch die ökonomische Fortbewegungsart (außer dem Schwimmen) darstellen. Bezüglich des «normalen» Ganges im Trockenen sind die eben beschriebenen Armbewegungen natürlich nicht physiologisch. Aus diesem Grund kann ein Therapeut von seinem Pat. andere – sprich geführtere – Armbewegungen fordern, muß dabei aber berücksichtigen, daß ein «aktives Armpendeln» unphysiologische Aktivitätsmuster bedingt.
Wir sind der Meinung, daß dem Armpendel bei der Gehschule (auch im Trockenen) nicht allzuviel Aufmerksamkeit seitens des Pat. geschenkt werden sollte. Dies führt meist zur Konzentration am falschen Ort und zu generalisierten Verspannungen und Inkoordinationen. In den meisten Fällen pendeln die Arme – eben reaktiv – schon richtig mit und sollte das einmal nicht der Fall sein, so liegt die Ursache für die Störung zumeist im Rumpf- oder Beckenbereich und nicht im Schultergürtel.
Bei Gangfazilitationen (dom. im Bereich des Beckens) erscheint es uns (eben weil der Armpendel entweder wegfällt oder aktiv – also letztendlich unphysiologisch – intendiert wird) wichtig, die Reaktionen der oberen BWS und des Schultergürtels zu beobachten, um über diese Punkte Hinweise auf Inkoordinationen oder Hinkmechanismen zu bekommen.
Bei zügigen Gangbewegungen im Wasser kann es aber durchaus einmal richtig sein, die Armbewegungen aktiv durchführen zu lassen. Der Pat. kann sogar das Wasser mit seinem jeweils vorzubringendem Arm «wegschieben» und so gegen (großen) Widerstand arbeiten. Eine weitere Möglichkeit ist, daß der Pat. seine Arme gar nicht beachtet und dieses «Wegschieben» mit den Schultern macht.

12.12 Eine wichtige Ausgangsstellung

An dieser Stelle sei nun eine Ausgangsstellung aufgezeigt, die sich bei der Gehschule im Wasser als günstige Grundposition bewährt hat. Mit ihrer Hilfe kann erst einmal begonnen werden, vor allem, wenn es dem Pat. (aus physischen oder psychischen Gründen) nicht möglich ist, allein zu gehen oder wenn der Therapeut div. Bewegungsphasen assistiv bzw. passiv führen will. Sie ist – wie in der Beschreibung näher erklärt – auch für unterschiedlichste Vorarbeiten (Gleichgewichtsverlagerungen etc.) sinnvoll und bietet viel Sicherheit, was der Pat. auch spürt (Abb. 83).
Sowohl der Pat., als auch der Therapeut führen ihre Oberarme etwas nach vorn und beugen die Ellenbogengelenke. Der Behandler hält seine Unterarme so, daß die Hohlhände nach oben zeigen (supiniert). Der Pat. legt nun seine Arme (mit den Hohlhänden nach unten) auf die des Behandlers. Dieser kann nun die Ellenbogen des Pat. gut umfassen und somit genügend sichern und führen. Der Pat. soll sich nur dann am Arm des Therapeuten festhalten, wenn er Angst vor dem Umfallen hat. Ansonsten liegen seine Arme nur locker auf.
In dieser Ausgangsstellung können sämtliche Zehen- Fuß- und Knieübungen und fast alle

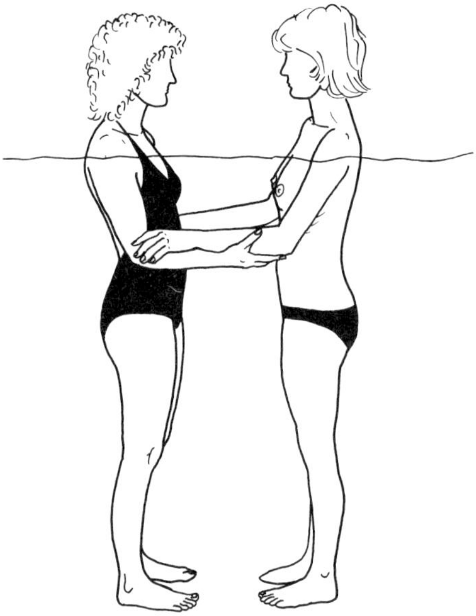

Abb. 83: Universell verwertbare Ausgangsstellung

Hüftübungen durchgeführt werden. Der Behandler hat gute visuelle und manuelle Kontrollmöglichkeiten.
Selbstverständlich kann sich der Pat. bei solchen Übungen auch an einem Holm des Gehbarrens oder (u. U.) am Beckenrand festhalten. In dieser Stellung kann der Therapeut zwar gut passive Hilfen für die Beine des Pat. geben, die Reaktionen des Oberkörpers jedoch sind nicht exakt kontrollierbar. Steht der Therapeut außerhalb des Beckens, so kann er nur noch verbal auf seinen Pat. einwirken.
Die Unterstützung im Gehbarren bei der Folge mehrerer Schritte zwingt den Pat. in nahezu allen Fällen in eine etwas starre und «ruckartige» Bewegungsform. Bei allen rhythmischen und etwas stärker koordinierten Bewegungsabläufen ist es besser, den Pat. manuell – sofern nötig – zu unterstützen, um das Üben dynamischer zu gestalten und um mehr Kontrollmöglichkeiten zu besitzen.

Diese bessere Kontrollmöglichkeit dokumentiert sich bereits bei einfachen Übungen. Soll der Pat. z. B. (in leichter Grätschstellung) sein Körpergewicht wechselseitig vom linken auf das rechte Bein verlagern, so kann der Behandler genau die Hilfeleistungen der Arme des Pat. erfühlen, falls sich dieser auf die Unterarme des Behandlers stützt. Hält sich der Pat. an starren Gegenständen fest, so sind die Ausmaße des Abstützens (und somit der Minderbelastung des Beines) auf die Hände nicht kontrollierbar.
Wenn im Wasser auf die eben beschriebene Weise ein teilbelastungsfähiges Gelenk wieder einmal das «volle» Körpergewicht tragen soll, scheitert der Versuch oft an psychischen Hemmnissen, die zumeist mit Recht dem Pat. implantiert worden sind («Belasten Sie das Bein auf gar keinen Fall», «Die maximale Belastung darf 20 kg nicht überschreiten» etc.).
Der Pat. belastet also auch bei der Übung im Wasser nicht mit seinem ganzen (noch verbliebenen) Körpergewicht sein Bein, sondern stützt sich mit dem seitengleichen Arm auf die Unterlage, an der er sich festhält. Ist nun der Unterarm des Therapeuten die Stütze, so kann dieser – selbstverständlich in sinnvollen Grenzen und «ohne Tricks» – dem Pat. diesen Halt gezielt teilweise versagen.
Er hat auch die Möglichkeit, den Pat. auf die zu belastende Seite zu ziehen oder ihn sanft dorthin zu drücken.
Diese Hilfen können nicht nur bei Übungen auf der Stelle, sondern auch während des Gehens (z. B. seitliches Gehen) eingesetzt werden.
Auch beim Beüben des Standbein-Spielbeinwechsels in Schrittstellung bringt die Ausgangsstellung von Abbildung 83 deutlich Vorteile. Verlagert der Pat. sein Gewicht vom alten auf das neue Standbein (das vorn stehende Bein), so soll die gegenseitige Schulter mit nach vorn gebracht werden. Hat der Pat. dabei Schwierigkeiten, kann ihn der Be-

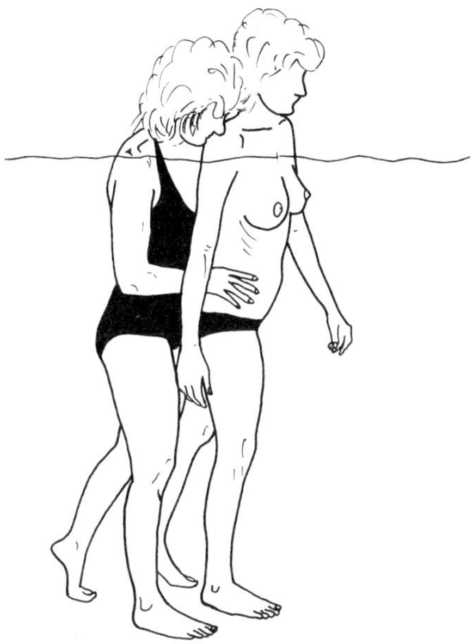

Abb. 84

jede Bewegung ziehen, falls er sie nicht aktiv durchführen kann. Dabei muß der Behandler rückwärts gehen, was bei höherem Tempo etwas Übung erfordert. Meist ist es sinnvoll mit schnellen, kleinen Tippelschritten rückwärts zu gehen (ohne dabei zu «hopsen»). Bei normal langen Schritten kommt es immer wieder vor, daß der Pat. dem Therapeuten auf die Füße tritt. Dies führt zu einer Umverlagerung seiner Konzentration. Er denkt nicht mehr primär an die Qualität seiner Bewegung, sondern daran, wie er es verhindern kann, dem Behandler abermals auf die Füße zu treten. Zumindest die Schulterbewegungen werden dann deutlich gehemmter und der Blick ist nicht mehr nach vorn, sondern nach unten gerichtet.
Auch in Hoch-Tiefbewegungen (Hüpfen etc.) kann sich der Pat. oft besser einfühlen, wenn ihm der Therapeut einen Rhythmus übermittelt.

handler problemlos passiv in die Bewegung führen.
Nach einigen passiven Versuchen wird der Therapeut – zumeist für den Pat. unmerklich – dazu übergehen, ihn aktiv üben zu lassen und passiv nur noch zu unterstützen. Ist dies erreicht, so wird der Pat. aktiv üben; das Halten am Unterarm des Behandlers spielt dabei nur noch eine psychisch unterstützende Rolle und stört die aktive Bewegung nicht.
Falls gewünscht, kann nun der Therapeut zur Verstärkung des Übungseffektes sogar etwas Widerstand gegen die Bewegung geben. Auch dies ist problemlos möglich, ohne die Stellung zu wechseln.
Auch all das eben angesprochene ist natürlich nicht nur im Stand, sondern auch während einer Gehstrecke möglich. Die technische Durchführung der Gymnastik bleibt für den Therapeuten dieselbe. Er kann seinen Pat. – über die Unterarme geführt – exakt in

12.13 Weitere Fazilitationsmöglichkeiten für den Gang

12.13.1 Fazilitation von dorsal an den Beckenkämmen (Abb. 84)

Wie weiter oben bereits beschrieben, «schiebt» der Therapeut das Becken auf der Speilbeinseite dominant nach ventral-kaudal (und etwas nach medial). Dabei stimuliert er durch den Kaudaldruck gleichzeitig die Beckenadduktion (die aufgrund der Schwerkraft passiv erfolgt) auf der Spielbeinseite.
Auf der Standbeinseite sollte ebenfalls ein leichter Schub nach ventral (medial) erfolgen; zumindest in der Intensität, daß eine rückläufige (nach dorsal) Bewegung des Iliums der Standbeinseite vermieden wird.
Im Wasser ist es oftmals nötig, auf den Beckenkamm der Standbeinseite eine nach kaudal gerichtete Approximation zu geben. Der

Pat. bekommt dadurch eine erhöhte Standsicherheit (= Reduzieren der Auftriebswirkung) und eine stärkere Muskelaktivität auf der entsprechenden Seite, was seiner Stabilität ebenfalls dient.
Der Therapeut sollte – vor allem wenn er in dieser Technik noch unsicher ist – mit dem Pat. im Gleichschritt gehen, um zu vermeiden, daß er ihm auf die Fersen tritt. Außerdem erleichtert es das Anpassen an den Rhythmus des Pat.

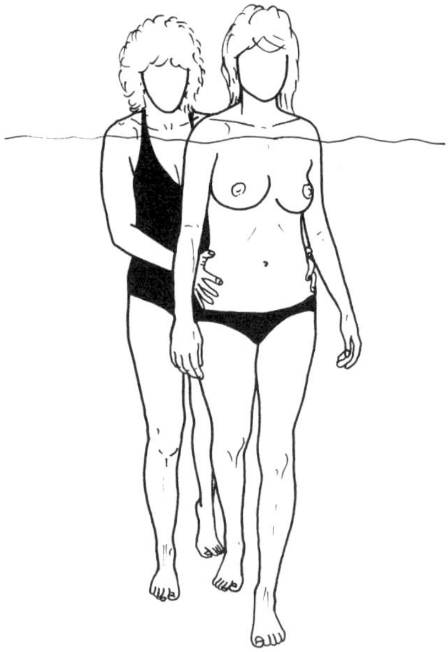

Abb. 85

12.13.2 **Fazilitation von lateral an den Beckenkämmen** (Abb. 85)

Die Fazilitationsrichtungen der Hände sind identisch mit den eben besprochenen.
Mit der Fazilitation von lateral kann der Therapeut seinen Pat. besser bei der Ventralisation des Körperschwerpunktes helfen. Dabei ist darauf zu achten, daß sich der Therapeut nicht gegen seinen Pat. lehnt und ihn somit zu einer Lateralisation seines Körperschwerpunktes zwingt (Abb. 86). Die approximative Stimulation der Standbeinphase ist mit dem seitlichen Führen des Pat. ebenfalls besser durchzuführen (dabei muß der Behandler natürlich auf der zu stimulierenden Seite gehen).

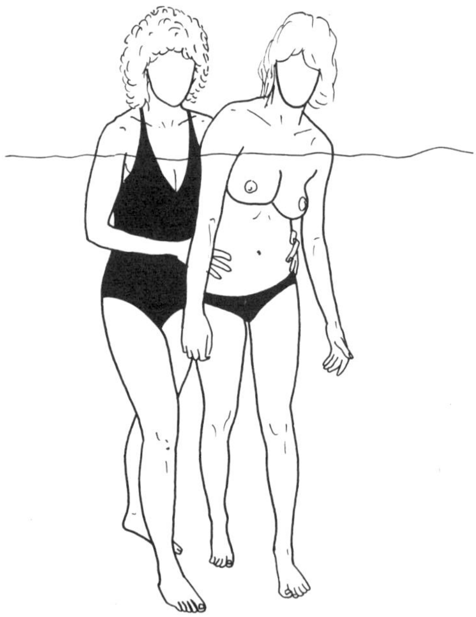

Abb. 86: Der Therapeut fazilitiert zu starke Lateralisation des Oberkörperschwerpunktes

12.13.3 **Fazilitation von ventral an den Beckenkämmen** (Abb. 87)

Die Ziele und Stimulationsrichtungen sind identisch wie in Abschnitt 12.13.1. Diese Technik ist bei extrem unsicheren oder in ihrer «Tiefensensibilität» gestörten Pat. sehr wertvoll. Auch Pat. mit Orientierungs- oder Sehstörungen können so zu Anfang besser behandelt werden.
Der Therapeut geht dabei rückwärts, was anfangs etwas Übung erfordert. Auch bei dieser Technik ist es sinnvoll, im Gleichschritt mit dem Pat. zu gehen. Die Möglich-

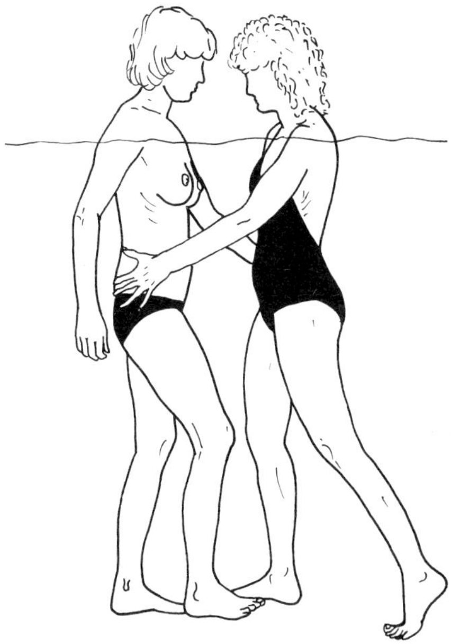

Abb. 87

keit, mit kleinen Schritten rückwärts zu gehen, ohne dabei ruckartig zu werden, ist weiter oben bereits angesprochen.
Mit dieser Grifftechnik kann gut Widerstand gegen die Gangbewegungen des Pat. gegeben werden.

Alle Gangfazilitationen vom Becken aus sollten zuerst dergestalt vorgeübt werden, daß der Therapeut mit seinem Pat. die Schwerpunktverlagerungen in der Frontal- und Sagittalebe einschult. Dies ist für den Pat. wichtig, um sich an Fazilitationen zu gewöhnen und für den Therapeuten unentbehrlich, denn so kann er herausfinden, wieviel Fazilitation der Pat. benötigt und in welchem räumlichen Ausmaß diese Hilfen sinnvoll sind.
Zumeist werden die zur Entlastung des Spielbeines benötigten Strecken der Schwerpunktverlagerungen gewaltig überschätzt, was zu Gangunsicherheiten führt.

Wird der Körperschwerpunkt zu weit auf das Standbein verlagert, wandert er lateral vom Standbein aus. In diesem Fall muß der Pat. – um nicht zu fallen – seinen nächsten Schritt in Hyperadduktion aufsetzen, er überkreuzt seine Beine (siehe Abb. 88a und b). Bei noch extremeren Verlagerungen des Schwerpunktes zur Standbeinseite resultiert kein Schritt mehr, sondern eine Abduktion des Spielbeines (Abb. 88c).
Bei dem wesentlich seltener auftretenden Fall, daß die Schwerpunktverlagerung zur Standbeinseite zu gering gewählt wurde, reagiert der Pat. mit einem kurzen, extrem schnellen Schritt.
Eine zu schnelle und zu starke Ventralisierung des Oberkörperschwerpunktes würde den Pat. – ähnlich wie beim Stolpern – zu einem schnellen, sehr langen Schritt zwingen. Da dies im Wasser meist nicht möglich ist, versucht der Pat. mit mehreren kleinen Schritten zu kompensieren. Ist dies wegen des Wasserwiderstandes ebenfalls nicht möglich, «fällt» der Pat. nach vorn um, und muß – sofern er dazu in der Lage ist – mit einem Schwimmzug kompensieren.
Bei genügender Lateralisation und zuwenig Ventralisation des Schwerpunktes ist der Pat. zwar in der Lage, das Spielbein vom Boden zu lösen, kann jedoch den Schritt nicht durchführen, da er das Bein nicht auf den Boden bringt, sondern immer weiter flektiert und mit einer zusätzlichen Rückverlagerung des Oberkörpers kompensiert.

Die Problematik der Stimulation des Ganges von den Schultern aus, haben wir weiter oben bereits besprochen.
Wenn der Behandler jedoch die möglichen Probleme und Fehler berücksichtigt (und somit ausschaltet oder zumindest reduziert), sind folgende Stimulationen gute Hilfsmittel für die Gehschule im Wasser.
Allerdings muß der Therapeut dabei berücksichtigen, daß beim Gehen beide Schultern permanent nach ventral wandern und somit

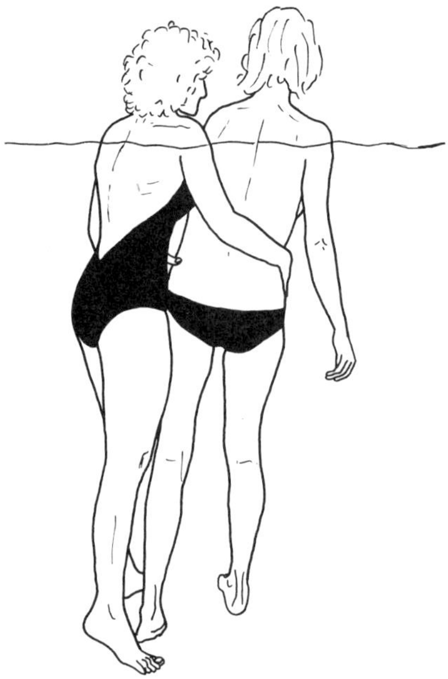

a

eine Fazilitation der spielbeinseitigen Schulter nach dorsal (wie häufig zu beobachten ist) nicht vorkommen sollte. Ebenso müssen die Protraktionen der Scapulae auf dem Thorax in geringen Grenzen bleiben.

12.13.4 Fazilitation an den Schultern von dorsal (Abb. 89)

Dabei werden beide Schultern nach ventral fazilitiert. Die Stimulation an der Schulter der Standbeinseite ist deutlich nach ventral orientiert, die Schulter der Spielbeinseite wird nur leicht nach vorn fazilitiert; manchmal nur so stark, daß ein nach dorsal Wandern unterbunden wird.

Abb. 88a–c: Resultate zu starker Lateralisation des Oberkörperschwerpunktes

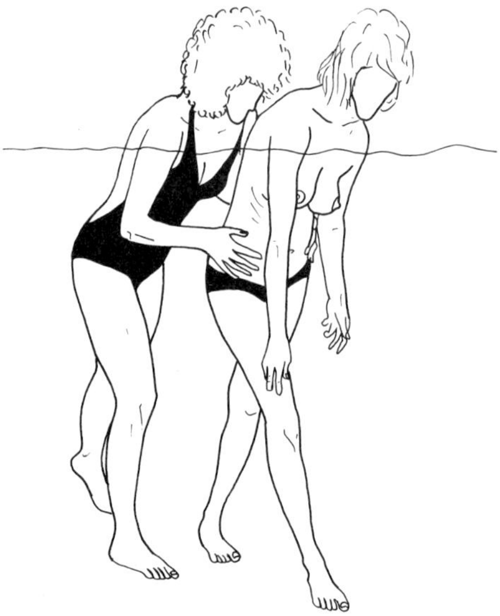

b

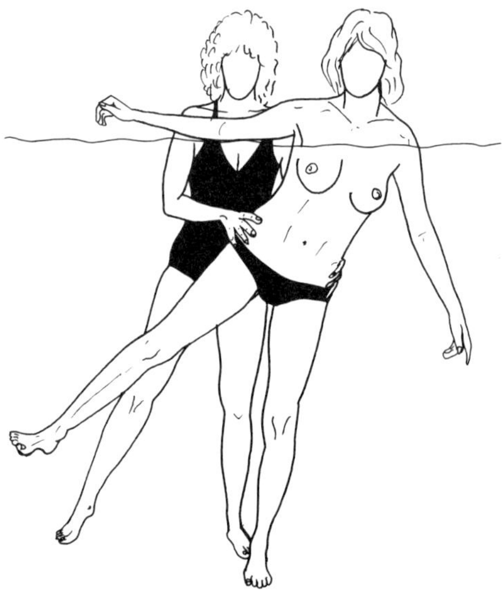

c

12.13.5 Fazilitation axillar von dorsal (Abb. 90)

Fazilitationsrichtung wie im Abschnitt 12.13.4. Diese Möglichkeit greift näher an der Ursache für den reaktiven Armpendel (BWS) an. Die Scapulae und die glenohumeralen Gelenke bleiben unberücksichtigt, was in unseren Augen dem physiologischen Geschehen beim Gang am nächsten kommt. Mit dieser Technik kann der Therapeut gleichzeitig – sofern nötig – Rumpfkorrekturen in allen Ebenen passiv führen oder fazilitieren. Der Griff muß breitflächig angelegt sein, die Schubkräfte werden über die Handwurzeln übertragen.

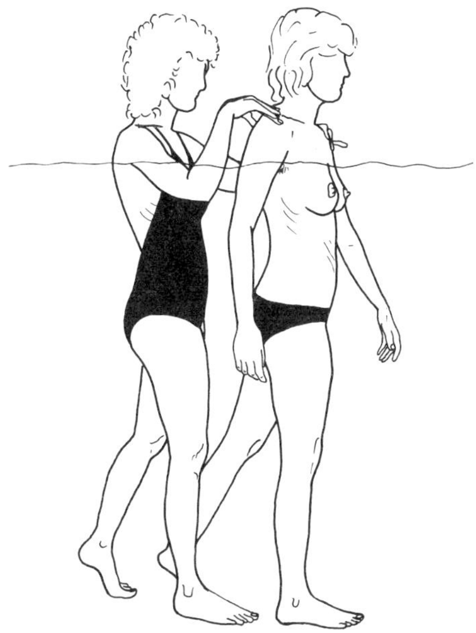

Abb. 89

12.13.6 Fazilitation von dorsal an den Händen (Abb. 91)

Diese Technik findet z. B. im Bereich des Bobath-Konzeptes bei der Gangfazilitation bestimmter Hemiplegieformen häufige Anwendung. Trotz der unphysiologischen Extension in Schulter- und Ellenbogengelenken ist diese Möglichkeit für den Einsatz im Wasser relativ gut geeignet, wenn zu starkes aktives Mitbewegen der Arme (Schwimmzüge, Rudern etc.) oder zu starke Rumpfflexion verhindert werden sollen. Die Stimulation erfolgt über einen Schub an den Handwurzelknochen des Pat. Der Pat. sollte allerdings eine aktive Fixation der Scapulae (Richtung Adduktion) beherrschen, damit er nicht allzusehr in Protraktion (Abduktion) gedrückt wird (Cave: hypermobile Scapula-thorakalgelenke).
Ein Stützen – und somit Rückverlagern – des Pat. soll vermieden werden.

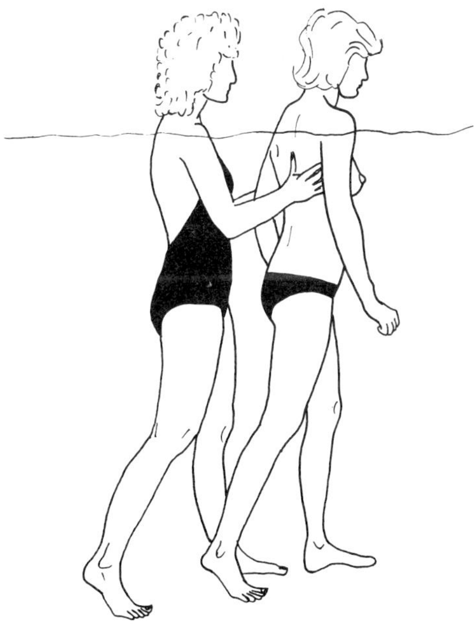

Abb. 90

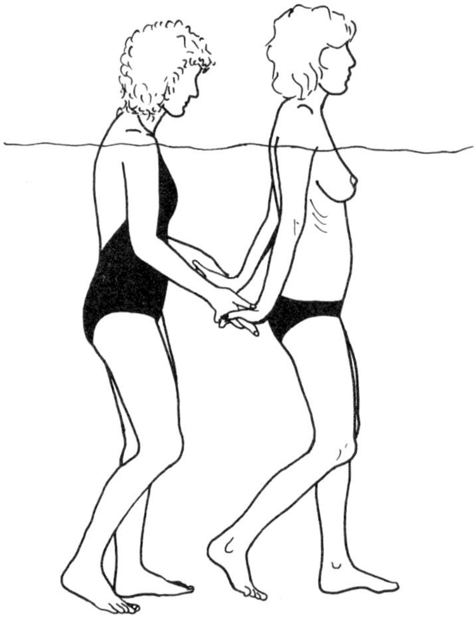

Abb. 91

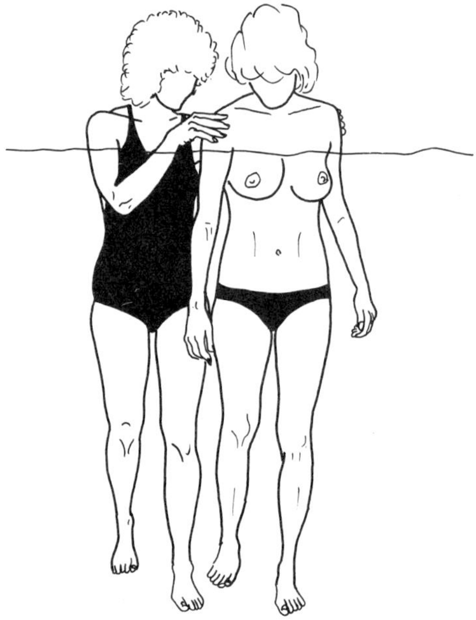

Abb. 92

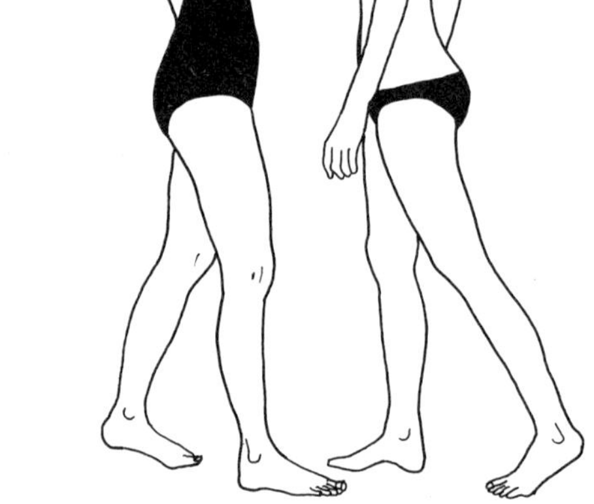

Abb. 93

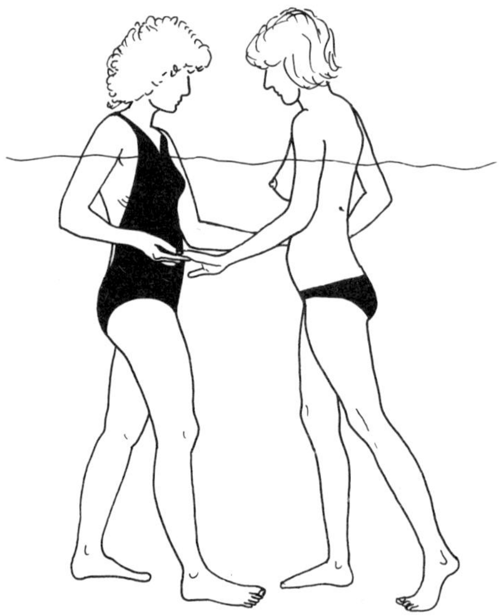

Abb. 94

12.13.7 Fazilitation von lateral an den Schultern (Abb. 92)

Fazilitationsrichtung wie im Abschnitt 12.13.4. Diese Möglichkeit ist technisch etwas schwierig. Der Therapeut darf den Pat. dabei weder im Schulter- noch im Beckenbereich von sich wegdrücken. Geeignet ist diese Technik für sehr unsichere oder ängstliche Pat., die aus irgendeinem Grund nicht vom Becken her stimuliert werden sollen.

12.13.8 Fazilitation von ventral an den Schultern (Abb. 93)

Auch diese Technik ist etwas schwierig durchzuführen, da der Therapeut den Pat. in seiner Bewegungsfreiheit nach vorn reduziert.
Dominante Stimulation: Zug der Schulter der Standbeinseite nach ventral. Ebenfalls für unsichere Pat. geeignet. Diese Methode bietet beste Möglichkeiten, falls der Bewegung Widerstand entgegengesetzt werden soll.

12.13.9 Fazilitation von ventral an den Händen (Abb. 94)

Die Stimulationstechnik ist die gleiche wie die in Abschnitt 12.13.8 beschriebene. Da wir von ventral an den Händen jedoch wesentlich geringere Fazilitationsmöglichkeiten haben, ist diese Technik gut als Zwischenphase zum alleinigen Gehen des Pat. verwendbar.

12.13.10 Fazilitation des Rückwärtsgehens

Prinzipiell können die Möglichkeiten 12.13.1 bis 12.13.9 – mehr oder weniger gut – auch für die Fazilitation des Rückwärtsgehens benutzt werden. Natürlich laufen die Stimulationen dann «umgekehrt».

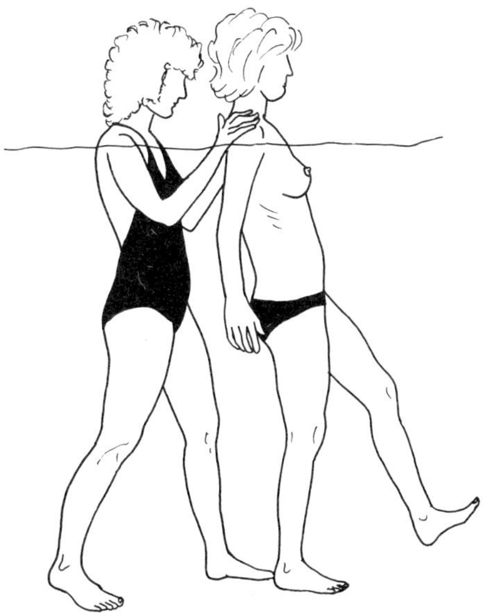

Abb. 95: Zu starke Dorsalisierung des Oberkörpers beim Rückwärtsgehen

Aus folgendem Grund eignen sich aber die Führungen von ventral besser:
Oftmals «lehnen» sich die Pat. beim Rückwärtsgehen ins Wasser. Diese Haltung dezimiert die erwünschte Rückstreckung der Hüftgelenke. Führt ein Behandler nun von hinten, so wird er immer wieder versuchen, diese Rückverlagerung durch Druck nach ventral auszugleichen (er kann in den meisten Fällen nicht einfach seine Hand vom Pat. nehmen und ihm so seine extreme Schwerpunktverlagerung demonstrieren, denn dadurch verunsichert er seinen Pat. im Wasser und wird an Vertrauen verlieren). Der Pat. spürt dadurch aber mehr Halt und wird die Fehlhaltung verstärken. Das Resultat zeigt Abbildung 95.
Führt der Therapeut von vorn, kann er solche Fehler wesentlich leichter korrigieren.
Außerdem sieht der Pat. seinen Behandler, so daß dieser Anweisungen und Demonstratio-

nen auch visuell vermitteln kann; die gesamten nonverbalen Kommunikationsmöglichkeiten bleiben erhalten. Natürlich kann auch die andere, häufig zu beobachtende Fehlhaltung der Pat. – das Nach-Vorn-Neigen des Rumpfes – von ventral besser verhindert werden.

12.13.11 Fazilitation in Kurven

Die Fazilitationsrichtungen bleiben erhalten. Allerdings werden die Fazilitationen auf der Kurveninnenseite deutlich reduziert, die an der Kurvenaußenseite forciert.

12.13.12 Einsatzbereich von Fazilitationen

Fazilitationen sind als Hilfsmittel – genauso wie Stöcke oder Stützen etc. – anzusehen. Das bedeutet, daß die Fazilitationen im Laufe der Behandlungsserie abgebaut werden müssen, bis der Pat. ohne diese Hilfen auskommen kann.
Eine Hilfsmittelversorgung – gleich welcher Natur – ist nur dann zu rechtfertigen, wenn der Pat. damit eine Funktionsverbesserung erreicht. Dies gilt auch für die Gangfazilitationen: Sie sollten nur dann und nur so lange Verwendung finden, solange sie die Situation des Pat. (physisch oder psychisch) deutlich verbessern können.

12.14 Rhythmus und Tempo des Gehens

Diese Kriterien können nicht gleich wie im Trockenen beurteilt werden. Beides ist erheblich den Wirkungen von Auftrieb und Widerstand unterworfen. Dennoch entwickelt jeder Pat. im Verlauf der Behandlungsserie seine eigene Ganggeschwindigkeit, die für ihn die angenehmste ist. Diese Geschwindigkeit kann der Therapeut nur erfühlen; sie läßt sich nicht parametrieren. Natürlich sind die oben genannten Fazilitationsmöglichkeiten auch in der Lage, Tempovariationen zu induzieren; der Therapeut sollte dies im Wasser aber nur sehr vorsichtig von seinem Pat. verlangen, um ihn nicht – wenn er deutlich höhere Geschwindigkeiten fordert – muskulär und koordinativ zu überlasten.
Etwas anders verhält es sich mit dem Gangrhythmus. Dieser muß oftmals auf eine Seitengleichheit gebracht werden. Pat., die im Trockenen arhythmische Gangbilder zeigen, übernehmen diese «Hinkmechanismen» oftmals auch dann ins Wasser, wenn dies nicht nötig wäre. In diesen Fällen muß – durch asymmetrische Anwendung der Fazilitationen 12.13.1 bis 12.13.9 – der rhythmische Gang wieder eingeschult werden.

12.15 Das Treppengehen

Das Treppensteigen kann auf den Eingangsstufen zum Bad geübt werden. Dabei stellt sich aber die Frage, wie stark ein übungsstabiles Gelenk (an einer Extremität) belastet werden darf, denn mit jedem Schritt kommt der Pat. weiter aus dem Wasser, verliert somit an Auftrieb und belastet stärker. Deshalb kann u. U. nur an den untersten Stufen geübt werden. Nach Erreichen der vorletzten (unteren) Stufe, muß der Pat. dann immer wieder umkehren und erneut tiefer ins Wasser steigen.
Für den Durchschnittspatienten stehen mehr Übungsstufen zur Verfügung, wenn eine weitere Einstiegstreppe in den tiefen Teil des Bewegungsbades führt und auf dieser gearbeitet wird.
Das schnelle Treppabgehen beinhaltet eine kurze Phase, während der ein Mensch beide Beine ohne Unterstützungsfläche hat, also eine «Luftphase» ähnlich wie beim Laufen.

Diese Phase verunsichert die Pat. natürlich und wahrscheinlich ist dies einer der Hauptgründe, weshalb die Pat. relativ große Angst vor dem Abwärtsgehen auf Treppen haben. Die «Luftphase» ist im Wasser – wegen des Auftriebes – nicht so deutlich zu spüren; dies können wir für die Therapie ausnutzen. Ein weiterer, angstauslösender Faktor – der Blick hinunter über die Treppe – ist im Wasser ebenfalls erheblich reduziert.

Hinzu kommt, daß Skelettmuskulatur in der Regel exzentrisch höhere Kräfte aufbringen kann als bei konzentrischer Arbeit. Eine probate Möglichkeit ist es also, den Pat. (u. U. durch Rutschen von einer Stufe zur anderen im Sitz oder mit Hilfe zweier Unterarmgehstützen, bzw. des Treppengeländers) auf die Treppenstufe zu bringen, auf der er (wegen einer Teilbelastungsfähigkeit u. ä.) gerade noch stehen darf. Von dort aus geht es dann die letzten Treppen in das Wasser hinunter. Die üblichen Kriterien, wie sie im Trockenen gelten (z. B. treppab krankes Bein zuerst, nur als Belastungssteigerung umgekehrt etc.), gelten natürlich im Wasser ebenfalls. Allerdings können Belastungssteigerungen, wie z. B. das Treppaufgehen mit dem kranken Bein zuerst viel schneller erreicht werden.

Prinzipiell sollte das Treppaufgehen zuerst geübt werden. So kann ein Pat. z. B. mit einem Lifter ins Wasser gebracht werden und das Bad vielleicht schon mit eigener Kraft verlassen. Die psychische Wirkung ist dabei ebenfalls nicht zu vergessen. Der Therapeut muß nur daran denken, daß es dem Pat. von Stufe zu Stufe immer schwerer fallen wird, seinen Körper über die Beinmuskulatur zu heben, also muß u. U. etwas assistiv nachgeholfen werden.

Am Ende der Treppe (im Trockenen) muß dann ein Rollstuhl bereitstehen, um den – sicherlich ermüdeten Pat. – aufzunehmen.

Ob es sinnvoll ist, eine solche Gymnastik im Wasser durchzuführen, kann nur im Einzelfall entschieden werden, wenn das individuelle Krankheitsbild in Relation zu den technischen Möglichkeiten des Schwimmbades gesetzt wird.

Stabilisierungsübungen im Stand sind im Wasser besonders gut durchführbar, weil der Pat. – durch mehr «Übungsmut» (die Verletzungsgefahr ist extrem gering) – stärkere Schwerpunktverlagerungen toleriert.

Der Standort des Behandlers spielt dabei eine untergeordnete Rolle.

Er «versucht» den Pat. umzuwerfen. (Übungsaufforderungen: «Nicht nach vorn drücken lassen!», «Nicht zur Seite schieben lassen!», «Nicht nach hinten ziehen lassen!», «Nicht drehen lassen!» etc.)

Diese «Destabilisierungskräfte» können auch durch Hydrodynamik entstehen, so z. B. bei der Gegenstromanlage. In diesem Fall kann der Therapeut den Pat. stützen und ihm dadurch – wenn nötig – Arbeit abnehmen.

Eine weitere Möglichkeit, hydrodynamische Kräfte zu erzeugen ist ein schnelles Herumgehen des Therapeuten um den Pat. oder das rasche Zufächeln bzw. Zuschieben von Wassermengen gegen den Pat. Die dabei entstehenden Wirbel und Turbulenzen destabilisieren jede Haltung des Pat.

Geführt – oder auch ungeführt – können die Bodenmarkierungen, die wir im Teil 1 vorgeschlagen haben, gut verwendet werden.

Wie bereits erwähnt, können nahezu alle Linien als Balancestrecken gebraucht werden. Der Pat. muß dabei einen Fuß vor den anderen setzen. Das reduziert seine Seitenstabilität erheblich. In welchem Ausmaß dies geschieht, erfühlt der Therapeut am Festhaltedruck des Pat., falls er ihn führt.

Die Flächen zwischen den Linien c und d, und zwischen a und b, können als «schmale Wege» oder Bürgersteige gebraucht werden. Im «seichten» und im «tiefen» Teil in Abbildung 8 können Kurven gegangen werden. Im «mittleren» Teil ist es möglich, das Gehen um Hausecken, um ein Auto, um ein Regal

im Supermarkt oder um die Straßenbahn ganz grob zu simmulieren.
Auf den numerierten Punkten (oder Rechtecken) in Abbildung 8 können ganz exakt Schritte gefordert werden. Dies kann z. B. bei Schrittlängendifferenzen dienlich sein. Auch wenn das kranke Bein nach dem Aussteigen aus dem Wasser wieder relativ größere Schritte als das gesunde machen muß, wird die beidseits gleiche Schrittlänge im Wasser bereits wieder erlernt oder vielleicht nicht verlernt.
Namentlich im Wasser sind (nicht extreme) Schrittlängendifferenzen relativ schwer zu erkennen, wenn nicht objektive Meßpunkte existieren.
Auf dem Sprungstern (= h in Abb. 8) können z. B. «Startbewegungen» geübt werden. Prinzipiell sind das Gewichtsverlagerungen von einem auf das andere Bein, wie sie weiter oben bereits angesprochen wurden. Auf dem Sprungstern kommt nur noch die Rotation dazu. So kann beispielsweise ein Pat. mit der Ferse des linken Beins auf dem Schnittpunkt der Linien stehen. Die Zehen stehen auf der parallel zur Längsseite des Beckens verlaufenden Linie. Der rechte Fuß (der zunächst daneben stand) setzt nun mit seiner ganzen Länge auf die Linie, die parallel zu den Breitseiten des Beckens verläuft auf. Jetzt muß der Pat. sein Gewicht auf den rechten Fuß verlagern und entweder auf einer gedachten Verlängerung der Linie, auf welcher der rechte Fuß steht, weitergehen oder nur den linken neben den rechten Fuß setzen.
Selbstverständlich sind sowohl alle anderen Winkelstellungen als auch Überkreuzungen der Beine (Adduktionen) möglich. Diese Bewegungsmöglichkeit braucht der Pat., wenn er z. B. vor einem Schaufenster stehend weitergehen will und nicht zuvor einen Schritt zurücktritt.
Wir möchten hier die – ohnehin nur bruchteilhaft – angesprochenen Therapiemöglichkeiten unserer Bodenmarkierungen nicht weiter ausbauen, da wir solche Markierungen bislang noch in keinem Bewegungsbad gesehen haben. Die eben angesprochenen Möglichkeiten zur Verwendung für die Gehschule können – zumindest teilweise – auch auf der normalen Verfliesung ausgenutzt werden.

Diese Beispiele aus dem Bereich der Gehschule können natürlich beliebig erweitert werden, um auf die spezielle Problematik des einzelnen Pat. eingehen zu können.
Wie weiter oben bereits erwähnt, können und sollen die Übungen auch um einige Vorschläge erweitert werden, die in den jeweiligen Gruppen gegeben sind.
Jeder Therapeut muß auch selbst entscheiden, ob er mit seinem Pat. bereits gehen kann oder ob nicht noch Vorübungen im Stand etc. nötig sind.
Im Anschluß an die Hüft- und Fußgruppenbeschreibungen sind die jeweiligen Übungen in Gangabläufe eingebaut. Die meisten dieser Gangvariationen (wie z. B. «Storchengang» etc.) sind in einigen Alltagssituationen physiologisch und sollten allein aus diesem Grund bei der Gehschule nicht fehlen.
Allerdings sollten sie nicht beim *Einschulen* eines Gangmusters verwendet werden; ebenso muß der Pat. bei entsprechenden Übungen unbedingt darauf aufmerksam gemacht werden, daß dies kein «normaler» Schritt ist, sondern die Notwendigkeit ein Hindernis zu übersteigen, einen Hang zu queren etc. simuliert.
Selbstverständlich ist ein Teilziel in der Behandlungsserie, daß der Pat. allein seine Gehschule weiterüben kann. Aus diesem Grunde sind ja auch weiter unten einige Gruppenempfehlungen gegeben. Nun kann es sein, daß der Pat. für das alleinige Üben im Wasser noch etwas zusätzliche physische oder psychische Stütze braucht. Dazu kann er mit Hilfsmitteln (z. B. wie sie nachfolgend beschrieben sind) ausgerüstet werden.
Geplant ist – zumindest zu Beginn des alleinigen Arbeitens des Pat. – nicht das völlig selb-

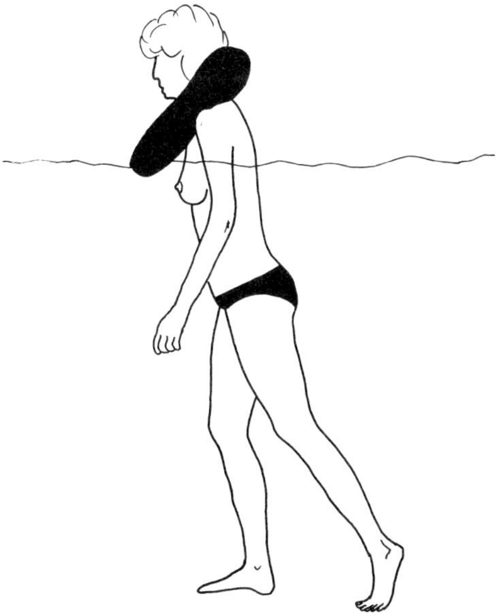

Abb. 96: Zusätzliche Sicherheit bei ersten selbständigen Gangstrecken durch Auftriebskörper

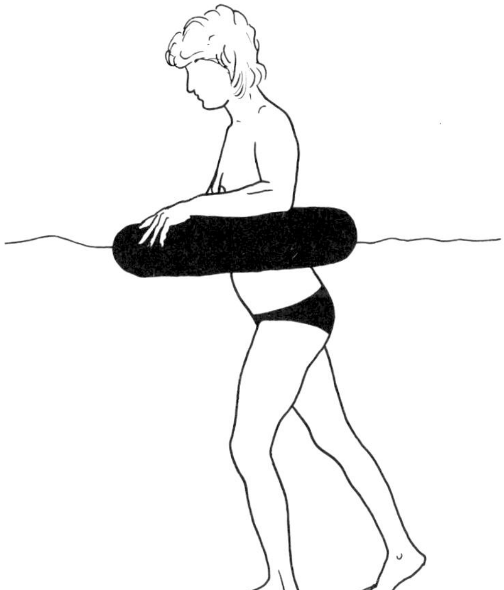

Abb. 97: Zusätzliche Sicherheit bei ersten selbständigen Gangstrecken durch Auftriebskörper

ständige und unbeaufsichtigte Üben im Bewegungsbad. Dies ist nur Pat., die entsprechende Wassergewöhnung und die daraus resultierende Sicherheit erfahren haben, anzuraten.

Sinnvoll ist es, den Pat. bestimmte Zeitzonen anzubieten, während derer sie selbständig im Wasser üben können, in denen aber ein oder zwei Krankengymnasten im Wasser sind, etwas aufpassen und bei Fragen und evtl. nötig werdenden Korrekturen zur Stelle sind.

Eine Möglichkeit der Hilfe ist das Tragen eines Rettungskragens (Abb. 96). Der Auftriebskörper soll dabei das Wasser allenfalls berühren, nicht jedoch zusätzlichen Auftrieb geben, was die Forderung nach Sicherheit beim Umfallen übersteigen würde. (Es werden große Rettungskragen angeboten, in denen die Pat. hängen, so daß ihre Beine keine Grundberührung mehr haben. In dieser Ausgangsstellung – leichte HWS-Traktion – sollen sie möglichst locker joggen und somit eine allgemeine Muskelentspannung erfahren. Diese Technik ist hier nicht gemeint.)

Eine weitere Möglichkeit, den Pat. mit einem Auftriebsköper (aus Sicherheitsgründen) zu versorgen, bietet der «Schulter»-Reif mit seinem relativ großen Durchmesser. Der Pat. steht im Wasser, das ihm z. B. bis zur Brustwirbelsäule reicht. Der «Schulter»-Ring wird ihm über den Kopf angelegt, so daß der Pat. ringsum Haltemöglichkeiten hat (Abb. 97). Dies ist natürlich nur dann möglich, wenn die Wassertiefe nur etwa bis zu den Rippenbögen reicht. Ist tieferes Wasser erforderlich (z. B. wegen einer Entlastungsnotwendigkeit), so muß der Rettungskragen (siehe oben) angelegt werden.

Nun kann der Pat. den Reifen gar nicht beachten, ihn während den Übungen einfach mit seinem Körper weiterschieben und dennoch – z. B. bei auftretenden Gleichgewichtsstörungen – jederzeit Halt finden.

Soll der Pat. seine Schultern (Arme) entsprechend der Gangphasen diagonal mitbewegen, so kann er seine Unterarme auf den Reifen legen und an Hand der Reifendrehung die Mitbewegung verfolgen. Abbildung 98 a und b zeigt einen Pat. (asp. sup.) während des Gehens. In Abbildung 98 a setzt der Pat. gerade seinen rechten Fuß als neues Standbein auf – der Reifen dreht nach rechts. Nach einer Mittelstellung (Abb. 98 b), etwa während des zweiten Drittels der Spielbeinphase links, kommt es zum Aufsetzen des linken Beines und somit auch zur Gegendrehung des Reifens.

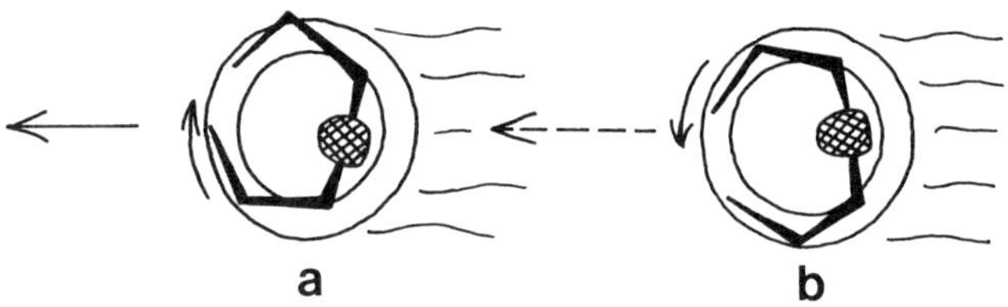

Abb. 98a–b: Zusätzliche Sicherheit bei ersten selbständigen Gangstrecken durch Auftriebskörper

13 Therapievorschläge zur Einzelbehandlung mit Auftriebskörpern im Bereich der Lenden- und Brustwirbelsäule

Behandlungen der Wirbelsäule im Wasser erfordern wesentlich exakteres Arbeiten als im Trockenen. Die Bewegungen laufen über weite Teile der Wirbelsäule, da keinerlei Schwerkrafteinflüsse bremsend helfen können. Der Wasserwiderstand ist in diesem Bereich der Behandlung nicht als Sicherheitsfaktor anzusehen. Fixationsmöglichkeiten sind in der Regel nicht gegeben. Dies gilt besonders für den Fall, daß der Pat. mit Auftriebskörpern – wie abgebildet – versehen ist. Als Folge dieser Gegebenheiten kann es zur vermehrten mobilisatorischen Belastung hypermobiler Segmente kommen. Hypomobile Segmente bleiben unberücksichtigt. Die Gefahr der Hypermobilisation ist groß.

Ein Krankengymnast sollte – bevor er Wirbelsäulenbehandlungen mit Auftriebskörpern durchführt – genügend Erfahrung an gesunden Probanden (z. B. Kollegen) sammeln. Er muß – bei unterschiedlichem Grundtonus seiner Pat. – ein Gefühl dafür entwickeln, mit wieviel Schwung er zu arbeiten hat, um Bewegungsausschläge bestimmten Umfanges zu provozieren. Nur dann kann er – behandlungsabhängig – gerade soviel Bewegung erzeugen, wie er braucht und nicht mehr oder weniger.

Die Kontrolle der Übungsintensität ist im Wasser ebenfalls schwierig, da der Therapeut seinen Pat. in der Regel nur von ventral sieht. Also muß er seinen Blick dahingehend schulen, daß er die segmentale Höhe einer Bewegung auch von ventral erkennen kann. Kontrollierende dorsale Palpationen sind in einigen Ausgangsstellungen zusätzlich möglich.

Wie bereits wiederholt erwähnt, sind Fixationen im Wasser nur in seltenen Fällen möglich. Dies kann im Wirbelsäulenbereich negative Folgen haben. Es bringt aber auch den großen Vorteil mit sich, daß der Pat. zu erheblich differenzierteren aktiven Stabilisationen gebracht werden kann, als dies an Land möglich ist.
Dabei handelt es sich nicht um eine Frage der Muskelkraft, da diese im Wasser bei nahezu allen Pat. problemlos für aktive Stabilisationen ausreicht. Es geht hier um die Probleme der Propriozeption, deren Wahrnehmung und Verarbeitung, um selektive Bewegungs- und selektive Stabilisationsmöglichkeiten in unterschiedlichen Wirbelsäulenbereichen.
Die Grundüberlegungen bei der Auswahl der Behandlungstechniken sind also neurophysiologischer Natur. Entsprechend muß auch gearbeitet werden. Die Pat. müssen dahingehend instruiert werden, mit hoher Konzentration die Übungen «mitzufühlen».
Sind diese Anforderungen erfüllt, so ist die Wirbelsäulenbehandlung im Wasser eine hervorragende Möglichkeit für Mobilisationen und Stabilisationen und eine kaum zu unterschätzende Hilfe für Alltagsbewegungen und Kompensationen physischer Berufsbelastungen im Trockenen.
Werden diese Voraussetzungen jedoch nicht beachtet, wird die Therapie nicht nur extrem unspezifisch, sondern in vielen Fällen sinnlos oder gar gefährlich für den Pat.
Beim Durcharbeiten der folgenden Behandlungsvorschläge bitten wir den Leser folgendes zu berücksichtigen:

- Es handelt sich hier nur um Ausschnitte eines möglichen, komplexen Übungsprogrammes.
- Die Beschreibungen der Handgriffe und Übungen zielen dominant auf den vertebragenen Faktor. Die parallel auftretenden Auswirkungen auf die Extremitäten – die selbstverständlich immer zu berücksichtigen sind – werden (wenn überhaupt) nur am Rande erwähnt.
- Bilder sind – wie immer – zum besseren Verständnis – etwas übertrieben dargestellt und müssen natürlich nicht in der Intensität übernommen werden.

13.1 Lateralflektorische Möglichkeiten BWS und LWS

13.1.1 Passive Möglichkeit

1) Abbildung 99 zeigt die Ausgangsstellung. Der Therapeut fixiert einen Dornfortsatz mit seinem rechten Daumen (oder Endglied des zweiten oder dritten Fingers). Mit der linken Hand schiebt er den Thorax des Pat. von sich weg (in der Abbildung schiebt er durch Kontakt in der Axilla; ebenso ist es möglich, an der lateralen Thoraxwand oder am Schulterreifen direkt zu schieben). Der Daumen wirkt nun entweder als Hypomochlion zur Bestimmung des Scheitelpunktes, oder als Fixation zur Mobilisation des kranialen Wirbels in Relation zum fixierten. Die kaudalen Anteile der Wirbelsäule sowie das Becken werden zwischen rechtem Unterarm und lateraler Thoraxwand des Therapeuten fixiert.
   Der Therapeut provoziert eine Lateralflexion, deren Konvexität zu ihm zeigt (er biegt also die Wirbelsäule von sich weg; im Beispiel der Abbildung also rechtskonvex).

Bekanntlich kann eine Wirbelsäule aus mechanischen Gründen keine Lateralflexion ausführen, ohne dabei – in mehr oder weniger großem Umfang – zusätzlich zu rotieren. Nun ist (folgen wir z. B. den Lovett'schen Regeln) im Bereich der BWS bei einer Lateralflexion rechtskonvex eine Begleitrotation der Wirbelkörper im Uhrzeigersinn zu erwarten (bei linkskonvexen Lateralflexionen natürlich eine Begleitrotation gegen den Uhr-

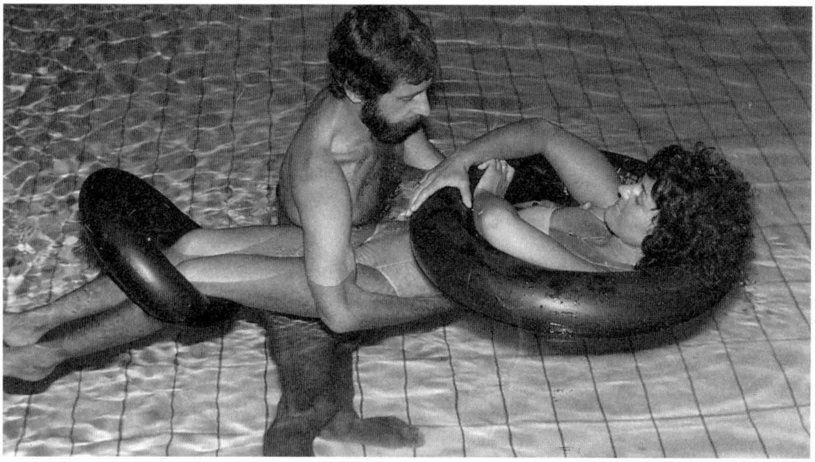

Abb. 99: Ausgangsstellung zur lateralflektorischen Mobilisation

zeigersinn). Die Dornfortsätze werden sich also bei einer rechtskonvexen Lateralflexion nach links – zur Konkavität hin – drehen. Folglich wird der Therapeut seinen fixierenden Daumen am Dornfortsatz links lateral ansetzen. Dadurch kann er zum einen fühlen, wann die Bewegung in das zu fixierende Segment läuft (in diesem Moment verstärkt sich der Druck des Dornfortsatzes gegen den Daumen), zum anderen hat er optimale Fixationsmöglichkeiten durch entsprechenden Gegendruck. Die Grifftechnik hierfür zeigt die Abbildung 100a.

Will er die Bewegung forcieren, so kann er den darüberliegenden Dornfortsatz von rechts lateral greifen und in dem Moment, in dem er das Ankommen der Lateralflexion (die er mit dem Schub seiner linken Hand induziert hat) im entsprechenden Segment fühlt, den Dornfortsatz mit in die Bewegung schieben. Diese Grifftechnik ist in Abbildung 100b dargestellt. Weiterlaufende Bewegungen in die kaudalen Segmente sind mit dieser Technik jedoch nicht zu verhindern.

Die Techniken der Abbildungen 100a und 100b gelten ebenso für die LWS, sofern diese in – zumindest leichter – lordotischer Einstellung ist. Bei kyphotischer Einstellung der LWS läuft die Begleitrotation in der Regel genau entgegengesetzt ab. Somit kann es nötig sein, bei gleicher Zielsetzung die Grifftechniken der Abbildungen 100a und 100b zu vertauschen. Bei Mobilisationstechniken in die Lateralflexion ist es im LWS-Bereich jedoch meist ausreichend, den Daumen oder Mittelfinger als konkavseitige Fixation zu benutzen; das Arbeiten über die Begleitrotation ist zu vernachlässigen.

13.1.2 Aktive Möglichkeit

Die gleiche Technik kann auch für aktive Übungen des Pat. benutzt werden. Dazu fixiert der Therapeut das Becken und den entsprechenden Dornfortsatz in der beschriebenen Weise.

Nun führt er den Pat. jedoch nicht passiv in die Lateralflexion, sondern läßt diese aktiv ausführen. Steht eine Mobilisation im Vordergrund, so kann der Therapeut in dem Moment, in dem er spürt, daß die Bewegung im entsprechenden Segment angekommen ist, den Dornfortsatz weiter in die gewünschte

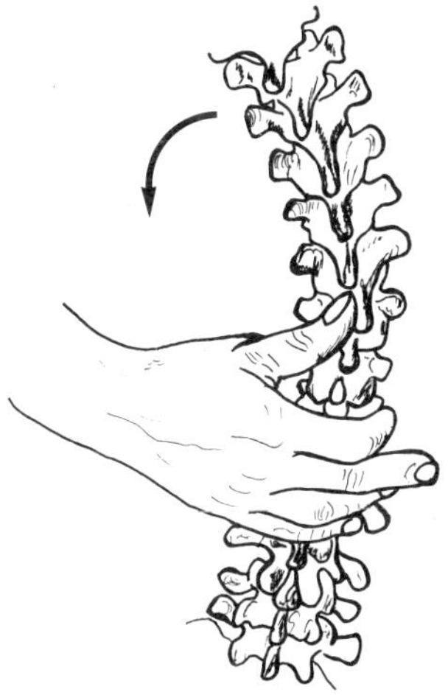

Abb. 100a: Fixation des kaudalen Gelenkpartners bei Lateralflexion

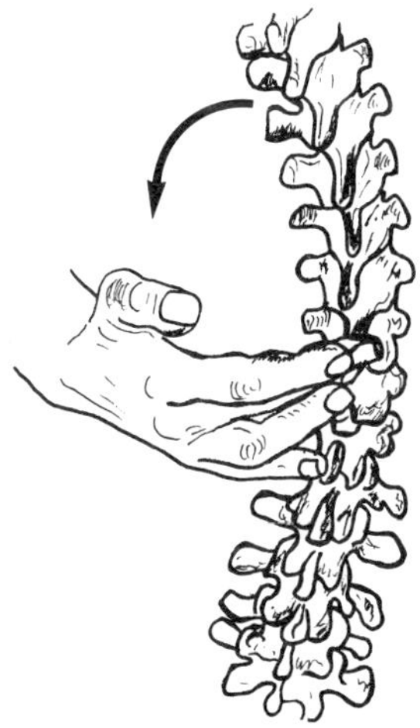

Abb. 100b: «Schieben» des kranialen Gelenkpartners in die Lateralflexion

Bewegungsrichtung schieben. Dies läuft also auf eine assistive Behandlung hinaus.
Mit gleicher Grifftechnik sind aber auch selektive Stabilisationen aktiver Natur sehr gut einzuschulen. Dazu ein Beispiel:
Oftmals besteht eine absolute Indikation zur Stabilisation bestimmter LWS-Abschnitte, während die kranialen WS-Anteile durchaus bewegt werden dürften. Aus Gründen der Vorsicht muß der Pat. jedoch seine Wirbelsäule in toto (mit Ausnahme der HWS) ruhighalten. In solchen Fällen kann nun der Therapeut – wie beschrieben – einen Dornfortsatz fixieren. Dazu wird man einige Segmente höher greifen, um bei weiterlaufenden Bewegungen noch Sicherheitsreserven zu haben (soll z. B. L 4 stabilisiert werden, so läßt man die Bewegung – zumindest anfangs – nur bis etwa Th 12 laufen, fixiert also den entsprechenden Dornfortsatz). Die Behandlungstechnik läuft nun ähnlich wie beim «pumping up» aus der PNF-Technik:

- der Therapeut führt den Pat. passiv in die Lateralflexion bis er spürt, daß die Bewegung bei Th 12 angekommen ist (der Pat. fühlt die resultierende Propriozeption konzentrativ mit),
- nun «hilft» der Pat. dem Therapeuten am Beginn der Bewegung (äußeres Bewegungsausmaß), die restliche Bewegung führt der Therapeut für den Pat. passiv,
- jetzt «hilft» der Pat. auch beim rechtzeitigen Abstoppen der Bewegung (inneres Bewegungsausmaß und eigentliche Stabilisation); diese Phase muß mit besonderer Vorsicht und extrem langsam mit vielen Repetitionen eingeschult werden,
- zuletzt arbeitet der Pat. im gesamten Bewegungsausmaß aktiv; der Therapeut kontrolliert nur noch palpatorisch und greift ein, wenn die Gefahr einer weiterlaufenden Bewegung (in die zu stabilisierenden Segmente) besteht.

Eine weitere Möglichkeit zur aktiven Mobilisation, Stabilisation und Selektionsschulung besteht in folgender Technik:
Es soll z. B. eine linkskonvexe Lateralflexion von kranial bis in den unteren BWS-Bereich eingeschult werden. Dazu führt der Pat. vom kaudalen Hebel (also vom Becken) eine

rechtskonvexe Lateralflexion aus. Der Therapeut paliert – wie bei den vorhergehenden Übungen – das Bewegungsausmaß und fordert den Pat. in dem Moment auf, die Bewegung zu stoppen und zu stabilisieren, in dem er spürt, daß die Bewegung in den Bereich den unteren BWS läuft. Kann der Pat. diese Stellung stabilisieren, so soll er nun vom kranialen Hebel (Schultergürtel) die erwünschte, linkskonvexe Lateralflexion einleiten. Dadurch «krümmt» er seine Wirbelsäule S-förmig. Der Übergangspunkt zwischen der kaudalen rechtskonvexen und der kranialen linkskonvexen Lateralflexion liegt im Bereich der unteren BWS. Jede weitere Bewegung wird dort mobilisieren (Abb. 101).

Die Ausführung der Übung ist im Wasser relativ schwierig, da die Bewegungen schnell

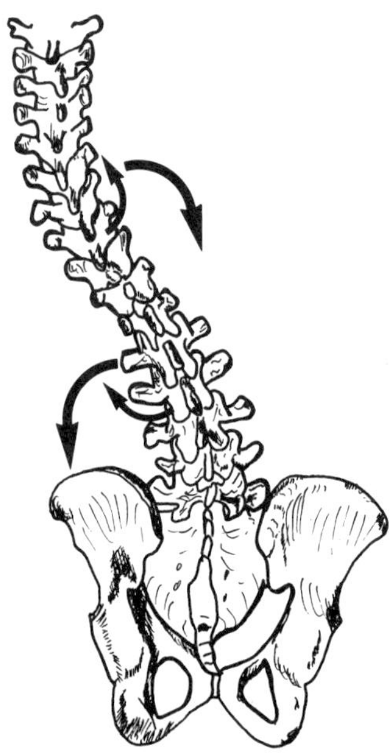

Abb. 101: Fixation des Segmentes, in dem mobilisiert werden soll, durch eine entsprechend gegenläufige Lateralflexion. Die Lateralflexionsrichtungen und die Begleitrotationen sind durch entsprechende Pfeile gekennzeichnet

in unerwünschte Höhen laufen, und die Fixation des kaudalen Bogens von dem Pat. viel Körpergefühl verlangt.

Die eben vorgestellten Möglichkeiten sind die gezieltesten zum Erreichen einer Lateralflexion. Sie sollten deshalb auch von weniger erfahrenen Behandlern vorwiegend benutzt werden. Mit einiger Erfahrung ist es damit durchaus möglich, segmentale Bewegungen zu provozieren (LWS-BWS-Bereich). Aber selbst bei unsicherer Grifftechnik ist das Ergebnis besser als bei ungezieltem Arbeiten.

Die folgenden Übungen sind wesentlich weniger gezielt, vor allem dann, wenn der Behandler nur über geringe Erfahrungen mit weiterlaufenden Bewegungen im Wasser verfügt. Sicherlich sind sie gut für die Fälle geeignet, in denen unspezifisch bewegt werden soll (z.B. weil keine artikulären, sondern muskuläre Gründe im Vordergrund stehen). Kritisch eingesetzt stellen sie aber auch wertvolle Hilfen für die Behandlung des passiven Bewegungsapparates dar. Der Therapeut muß nur in der Lage sein, die Bewegungen, die er wünscht, auch tatsächlich in dem Ausmaß zu provozieren und Hypermobilisationen zu vermeiden.

2) Die Abbildungen 102 a und b zeigen lateralflektorische Möglichkeiten durch folgende Technik:
   a) Der Therapeut schiebt beide Reifen kreisförmig von sich weg und verkürzt dabei ihren Abstand zueinander.
      Damit provoziert er eine Lateralflexion, deren Konvexität zu ihm zeigt.
   b) Gegenläufige Bewegungen des Therapeuten (er zieht die Reifen zu sich her) ergeben eine gegensinnige Lateralflexion.

Die Endstellungen der beiden Vorschläge sind für Muskeldehnungen im Rumpfbereich geeignet.

Die Reifen sollten nur in einer horizontalen Frontalebene des Pat. bewegt werden. Auch dies erfordert etwas Übung. Weicht einer der Reifen (oder beide) aus dieser Frontalebene

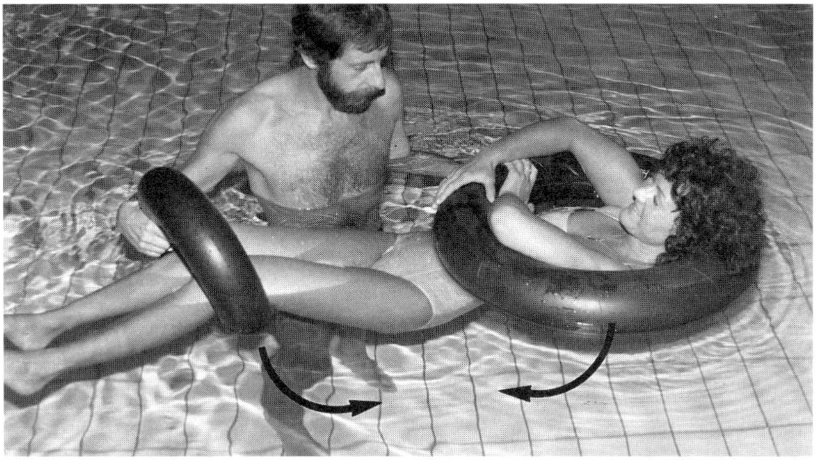

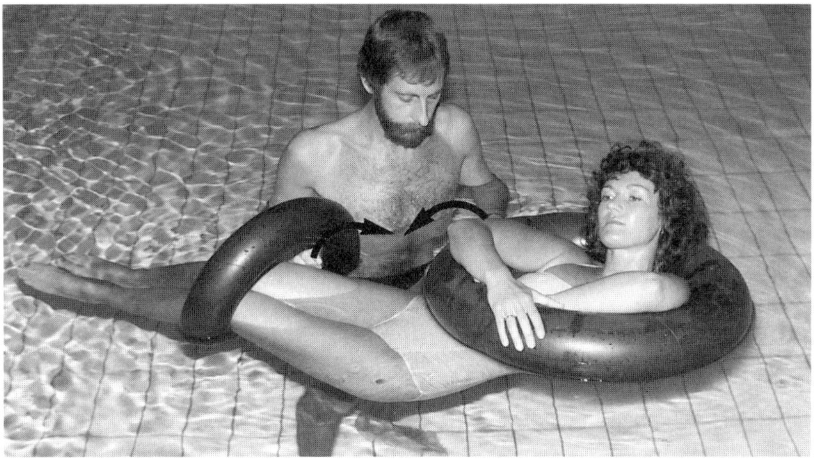

Abb. 102a–b: Lateralflektorische Möglichkeiten

aus, so resultieren zusätzlich entweder eine Wirbelsäulenflexion (Inklination) oder eine über die normale Begleitrotation hinausreichende Rotation. Es entstehen also komplexe Bewegungen, die durchaus gezielt eingesetzt werden können, deren Zustandekommen aber nicht dem Zufall überlassen werden sollte.

Die Winkelgrade der entstehenden Bewegungen werden durch mehr oder weniger groß gewählte Reifenbewegungen festgelegt. Der Therapeut kann wahlweise mehr vom kaudalen («Kniereif» = Becken) oder vom kranialen Hebel («Schulterreif» = Schultergürtel und obere BWS) die Bewegungen einleiten und forcieren.

3) Die Abbildung 103a zeigt das Einleiten einer Lateralflexion über den kranialen Hebel.
   Der Therapeut bewegt den Schulterring (wieder in der Frontalebene des Pat.) halbkreisförmig nach links und rechts. Die Bewegungsachse kann man sich da-

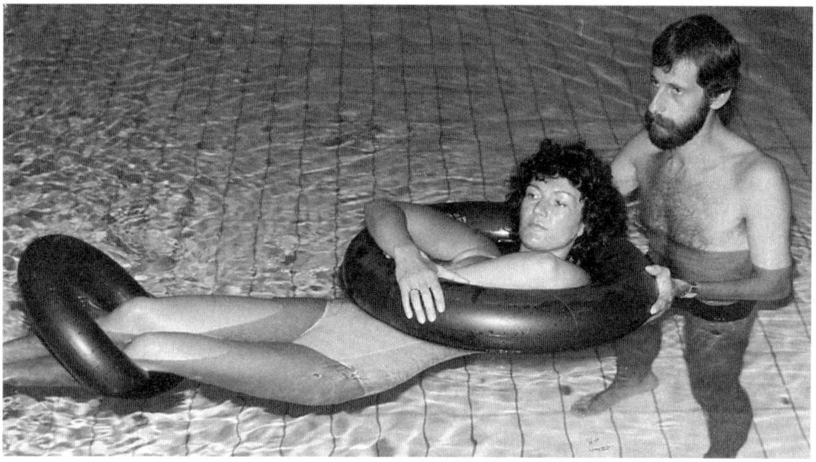

Abb. 103a–b: Einleiten von Lateralflexionen

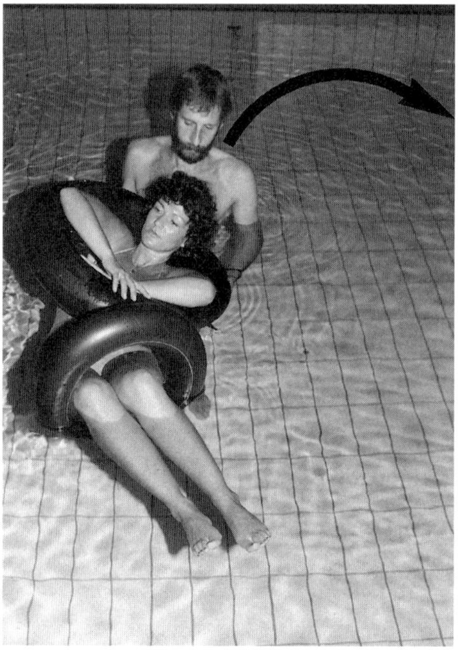

bei etwa in der Mitte des «Schulterringes» vorstellen. Die Dosierung erfolgt wieder über das Ausmaß der Reifenbewegungen.

Geht der Therapeut dabei kontinuierlich rückwärts, so kann er vermehrt kaudale Segmente erreichen. Dieses Rückwärtsgehen ist in Bädern allerdings wegen Platzmangel eingeschränkt, was einige Behandler dazu führt, in einem großen Kreis durchs Becken zu gehen. Damit forciert er allerdings die Lateralflexion in eine Richtung. So geht z. B. der Therapeut in Abbildung 103b im Uhrzeigersinn durch das Becken, womit er die rechtskonvexe Lateralflexion des Pat. vermehrt beübt.

Oftmals resultieren bei dieser Behandlungstechnik Bewegungsausschläge, deren Intensität der Therapeut gar nicht beabsichtigt hat. Es kommt zu «Hypermobilisationen». Dies geschieht immer dann, wenn folgendes nicht berücksichtigt wird:

Eine einmal angelaufene Bewegung «schwingt aus», so daß nach Beendigung der Reifendrehung durch den Therapeuten mit einer weiteren Vergrößerung der Lateralflexion gerechnet werden muß. Dies sollte jedoch berücksichtigt werden, damit der Winkel der Lateralflexion ausschließlich vom Behandler und nicht vom Zufall bestimmt wird. Der Therapeut muß also mit der Intensität seiner Reifendrehung eine deutlich geringere Lateralflexion induzieren, als er be-

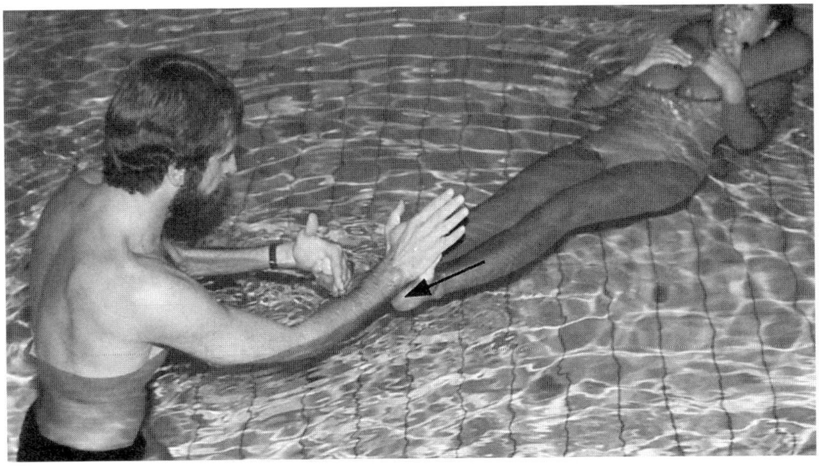

Abb. 104: Aktive Lateralflexion durch «Langmachen» der Beine

absichtigt. Natürlich erfordert dies einige Erfahrung, denn der weiterlaufende Schwung hängt auch noch von der Geschwindigkeit der Bewegung und der Masse des Pat. ab.

Die einzige Möglichkeit, einen solchen Fehler zu korrigieren (sobald man sein Zustandekommen bemerkt) ist das weitere Drehen des Reifens in die gleiche Richtung in Verbund mit raschem Rückwärtsgehen. Dadurch wird eine weitere Lateralflexion des Pat. zugunsten einer Beschleunigung in axialer Richtung (bezüglich der Wirbelsäule) verhindert.

Das Rückwärtsgehen muß nun langsam gebremst werden, ansonsten schiebt die Einheit Pat. – Auftriebskörper gegen den Therapeuten, was den Pat. in eine «stauchende» Flexion im Hüft- und Wirbelsäulenbereich bringt.

Das – oftmals als Kompensationsversuch zu sehende – Korrigieren durch Drehen des Reifens in die Gegenrichtung erreicht jedoch genau den gegenteiligen Effekt, nämlich eine weitere Zunahme der Lateralflexion.

Zu große lateralflektorische Anforderungen kompensieren die Pat. zumeist mit Rotation und Flexion der gesamten Wirbelsäule.

Die eben genannten Übungen müssen besonders ruhig und – zumindest anfänglich – mit einer Tendenz zum Unterdosieren durchgeführt werden, da an den Bewegungsübergängen von einer Lateralflexionsrichtung in die andere deutliche Wirbelsäulenbelastungen auftreten.

4) Die Abbildung 104 zeigt eine weitere Möglichkeit der aktiven Lateralflexion des Pat. Er schiebt im Wechsel seine Beine nach distal, was zu entsprechend weiterlaufenden Bewegungen der Wirbelsäule führt. Der Therapeut kann dabei entweder an den Beinen des Pat. stehen und ihm – je nach Bedarf – entweder passiv (durch Traktion an einem und gleichzeitiger Approximation am anderen Bein) helfen oder den Bewegungen des Pat. Widerstand geben (Fußrücken bzw. Ferse). Der Pat. kann aber auch selbständig üben, wobei der Therapeut durch Palpation der Wirbelsäule das jeweilige Ausmaß der Bewegung prüft. Dadurch kann er dem Pat. exakte Übungsanweisungen geben. Je größer der Bewegungsausschlag der Beine des Pat. ist, desto weiter läuft die Late-

ralflexion der Wirbelsäule nach kranial in Richtung BWS. Diese Technik ist besonders zum Beüben der LWS geeignet. Diese Bewegungen können vom Therapeuten natürlich auch vom Becken aus (Handkontakt an den christae) durch Kaudal- und Kranialschub fazilitiert werden.

5) Abbildung 105 zeigt die gleiche Möglichkeit wie eben beschrieben von den oberen Extremitäten aus. Bei absolut freien Glenohumeralgelenken ist diese Technik durchaus einsetzbar. Diese Übung ist mit dem Schulterreifen nicht durchzuführen. Um die Schultergelenke frei beweglich zu bekommen, wurde der Pat. mit einer Halskrause versorgt. Der Abduktionswinkel der Arme soll nach Meinung einiger Kollegen wesentliche Bedeutung haben. Verlängert man – gedanklich – den Arm in Richtung Wirbelsäule, so wird diese Linie die Wirbelsäule an irgend einem Punkt schneiden. Dieser Punkt liegt natürlich bei starken Abduktionswinkeln (bis hin zur Elevation) weiter kaudal als bei relativ flachen Abduktionswinkeln. Der «Schnittpunkt» dieser beiden Linien (gedachter Armverlängerungen) mit der Wirbelsäule soll den Punkt der maximalen Scherwirkung bezeichnen. Sicherlich ist auch die Intensität des aktiven «Armschubes» des Pat. von großer Bedeutung. Je stärker er schiebt, desto mehr weiterlaufende Bewegung provoziert er auch. Der Scheitelpunkt der resultierenden Lateralflexion wird immer weiter nach kaudal wandern.

Natürlich kann gegen die Übungsausführung auch manueller Widerstand gegeben werden.

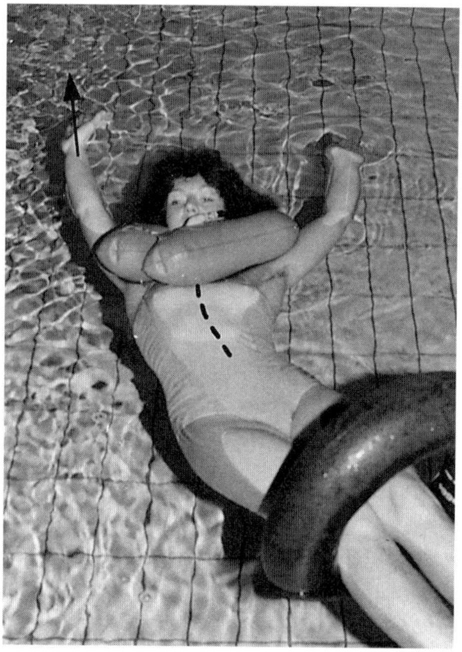

Abb. 105: Aktive Lateralflexion durch «Langmachen» der Arme

13.1.3 Stabilisationen im Bereich der Frontalebene (Lateralflexion)

Die Ausgangsstellung wird zum einen von der entsprechenden Übung bestimmt (siehe unten). Zusätzlich muß der Therapeut selbst entscheiden, in welcher Stellung (bezüglich der Sagittalebene) er seinen Pat. stabilisieren lassen will (mehr oder weniger lordotische oder kyphotische Einstellung der div. WS-Abschnitte).

Die «Haltungskorrektur» in der Sagittalebene sollte der Pat. zunächst isoliert in denjenigen Ausgangsstellungen erlernen, in denen er dann auch die anderen Ebenen stabilisieren muß. Dies sind dominant die Ausgangsstellungen, wie sie in Abbildung 106 und 107 gezeigt sind. In diesen Ausgangsstellungen sind prinzipiell alle sagittalen Haltungskorrekturen möglich, so daß der Therapeut seinen Pat. je nach Notwendigkeit entsprechend einstellen kann. Im Übungsverlauf muß der Pat. lernen, diese Korrekturen selbst

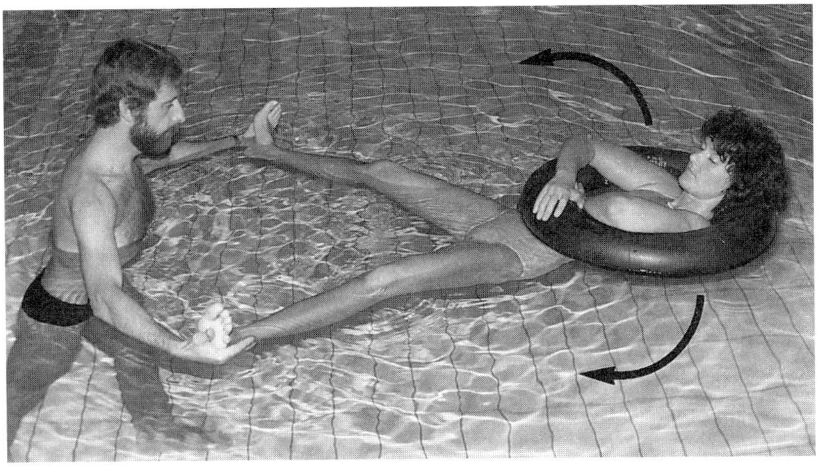

Abb. 106: Stabilisation gegen lateralflektorisch wirkende Kräfte

aktiv einzunehmen und zu stabilisieren. Erst wenn dieses Ziel erreicht ist, ist es möglich, gezielt destabilisierende Kräfte in anderen Ebenen auf den Pat. einwirken zu lassen ohne Ausweichbewegungen in der Sagittalen befürchten zu müssen.

1) Die Ausgangsstellung zeigt Abbildung 106. Der Therapeut fordert den Pat. auf, seine Beine nicht adduzieren zu lassen («nicht zusammendrücken lassen»), was entsprechende Abduktorenaktivitäten (mindestens Muskelwert 4) erfordert. Diese Spannung wird isometrisch gehalten.

   Nun dreht der Therapeut den Pat. im Wechsel nach links und rechts in der Frontalebene des Pat., so daß dieser etwa wie die Pfeile zeigen durch das Wasser geschoben wird. Dabei soll der Pat. seine Rumpfmuskulatur in Kokontraktion einsetzen, damit keine Wirbelsäulenbewegung entsteht. Er bewegt also während der Übung kein Gelenk; er wird vom Therapeuten durchs Wasser geschoben.

Der Wasserwiderstand ist die destabilisierende Kraft. Die Arbeitsintensität ist von der Geschwindigkeit (Widerstand) abhängig. Der Abduktionswinkel der Beine bestimmt ebenfalls die Belastung des Pat. (und des Therapeuten). Bei großen Abduktionswinkeln kann der Pat. leichter stabilisieren, der Therapeut hat einen günstigeren Hebel. Je geringer die Abduktionen in der Hüftgelenken werden, desto schwerer wird es für den Pat. Im Extremfall kann die Abduktion ganz aufgehoben und in NN-Stellung der Hüftgelenke gearbeitet werden (die Technik zeigt Abb. 107). Eine Grifftechnik von distal ist nicht mehr möglich. Der Therapeut steht lateral vom Pat. und zieht mit der rechten Hand die Beine – manchmal auch das Becken – zu sich heran und drückt mit der linken Hand das Becken des Pat. von sich weg. Als Hypomochlion dient der Rumpf des Therapeuten. Der Pat. wird etwa in Pfeilrichtung getrieben. Im Fall der Abbildung 107 stabilisiert er dabei gegen eine entstehende linkskonvexe Lateralflexion. Stoppt der Therapeut die Bewegung abrupt, so muß der Pat. gegenläufig lateralflektorische Kräfte stabilisieren. Mit dieser Technik

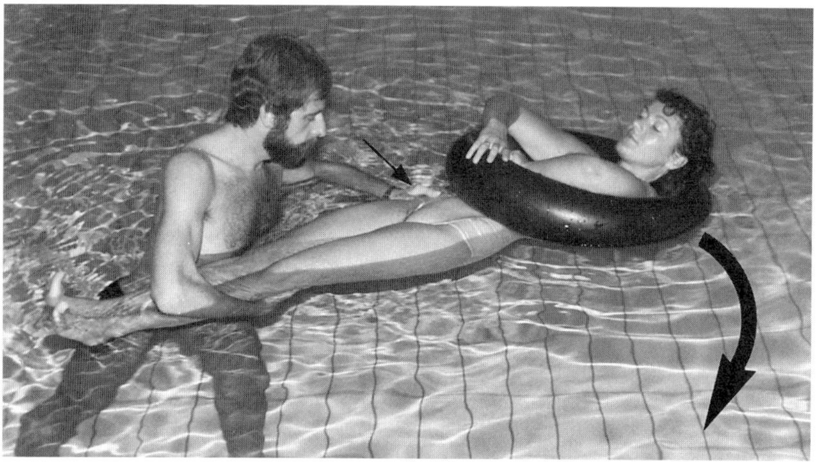

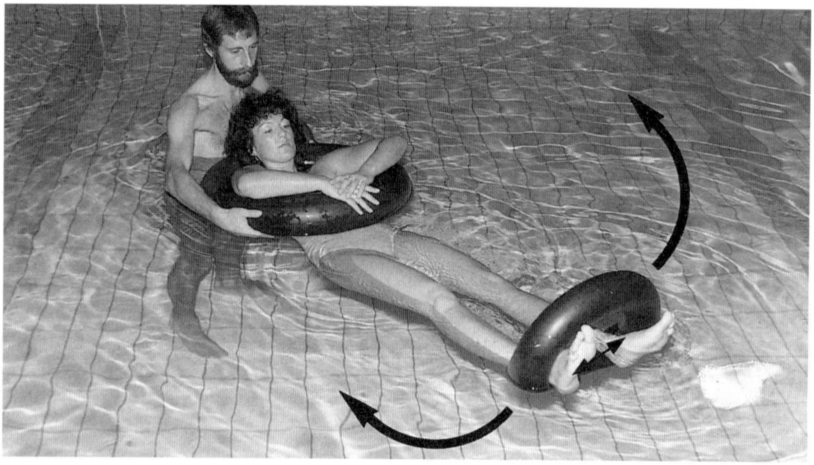

Abb. 107: Stabilisation gegen lateralflektorisch wirkende Kräfte

Abb. 108: Stabilisation in der Frontalebene

werden dominant unilaterale Anforderungen gestellt, da sie immer nur zu einer Seite optimal durchführbar ist.
Die folgende Beschreibung orientiert sich wieder an der Übung, die in Abbildung 106 dargestellt ist.
Es ist ratsam, anfangs nur geringe Beschleunigungen zu wählen. Der Therapeut sieht und spürt sofort, ob der Pat. stabilisiert oder nicht. Ist ersteres der Fall, so kann die Übungsgeschwindigkeit kontinuierlich gesteigert werden. Besondere Ansprüche stellt die Übung, wenn während der Stabilisationsarbeit des Pat. die Geschwindigkeit ruckartig beschleunigt oder verzögert wird. Das gesamte Verarbeitungssystem der Propriozeptionen und das Reaktionsvermögen des Pat. werden dadurch wesentlich höher belastet. Auch bei dieser Übung ist der Mo-

ment der Bewegungsumkehr von einer in die andere Richtung die höchste Belastungsphase. Pat., die diese Übung noch nicht kennen, müssen unbedingt vor jedem Belastungswechsel darauf aufmerksam gemacht werden. Langbogige Schwünge sind erheblich leichter zu stabilisieren als kurzbogige; auch daran sollte gedacht werden.

Werden mehrere Bewegungsumkehrungen hintereinander ausgeführt, so kommen die entstehenden Strudel und Verwellungen als zusätzliche Erschwernis der Stabilisationsarbeit hinzu. Da der Verlauf dieser Wasserströmungen chaotisch ist (also keine Regelmäßigkeiten bietet), muß auch mit hydrodynamischen Auftriebskräften und mit Sog gerechnet werden, was den Pat. dazu zwingt neben der Stabilisationsarbeit in der Frontalebene, auch in sagittaler und transversaler Ebene zu stabilisieren.

Als Voraussetzungen für diese Art der Stabilisation müssen natürlich die Gelenke (und Muskeln) der unteren Extremität o.B. sein, denn über sie wird ja die Kraft auf die Wirbelsäule übertragen.

Bei Affektionen der Kniegelenke können diese auch ausgeschaltet werden. Dazu stellt sich der Therapeut zwischen die Beine des Pat. und induziert die entsprechenden Bewegungen durch Griffkontakt lateral am Oberschenkel. Diese Technik ist allerdings für den Therapeuten sehr anstrengend.

2) Die Abbildung 108 zeigt die Ausgangsstellung für eine weitere Stabilisationsmöglichkeit in der Frontalebene des Pat. Der Pat. abduziert beide Beine, so daß er den kleinen Reifen «auseinanderzieht» (kleine Pfeile). Es entsteht eine isometrische Spannung wie bei der vorgenannten Übung. Die Wirbelsäule soll wieder stabilisiert werden, während der Therapeut den großen Reifen («Schulterreifen») dreht. Er verschiebt dabei die gesamte, stabilisierte Einheit Pat.-Auftriebskörper etwa in Pfeilrichtung.

   Diese Art der Stabilisation ist für den Pat. anstrengender als die zuvor beschriebene. Dosierung wie bei Übung 1.

3) Stabilisation von den oberen Extremitäten:

   Die Abbildung 109 zeigt die Ausgangsstellung. Durch Druck auf einen Arm und Zug am anderen provoziert der Therapeut eine Bewegung des Pat. durch das Wasser. Der Pat. stabilisiert gegen die dabei auftretenden lateralflektorischen Belastungen.

   Diese Technik kann nur unter folgenden Voraussetzungen zum Einsatz kommen:

   a) absolut störungsfreie Schulter-, Ellenbogen- und Handgelenke, kein HWS-Befund,

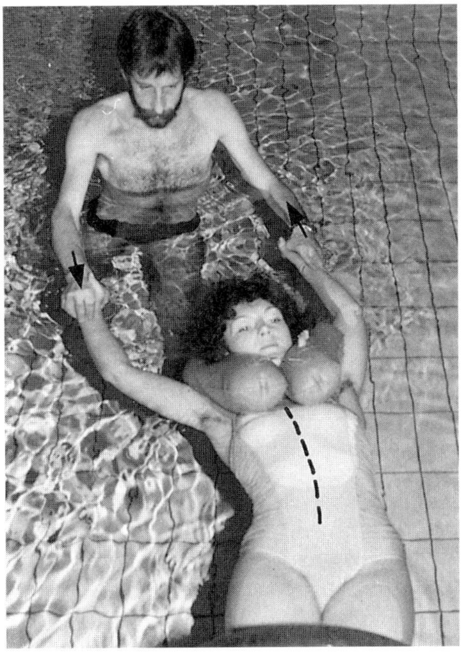

Abb. 109: Stabilisation in der Frontalebene durch Druck am einen und Zug am anderen Arm

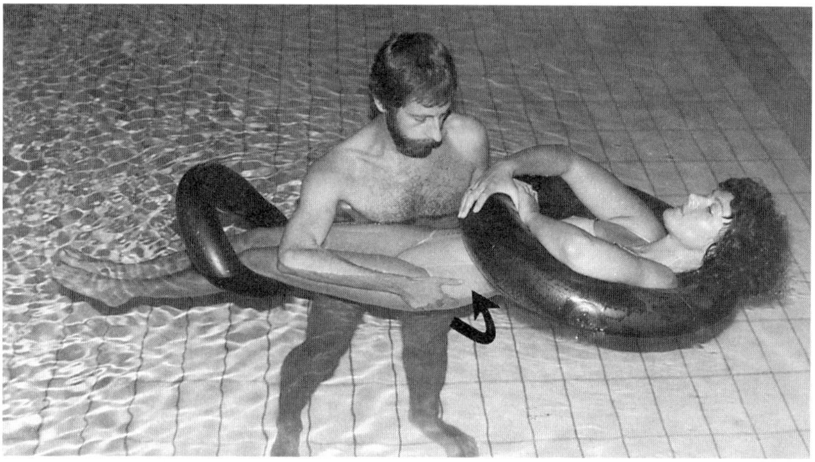

Abb. 110: Rotationsmobilisation der Wirbelsäule

b) auch wenn die Anforderung a) erfüllt ist, sollte die Kraft nur dann über die oberen Extremitäten übertragen werden, wenn der Pat. dabei alle genannten Gelenke problemlos stabilisieren kann und nicht passive Arretierungen benutzt. Dieser Anforderung können nur sehr wenige Pat. entsprechen, was den Indikationsbereich der Übung erheblich beschneidet.

13.2 Rotatorische Möglichkeiten BWS und LWS

Der LWS werden von vielen Autoren keine rotatorischen Fähigkeiten zugesprochen. Andere Autoren sprechen von ca. 1° Rotationsmöglichkeit pro Segment, also insgesamt etwa 5°. Auch über die Lage der Rotationsachse bestehen unterschiedliche Meinungen. Limitiert wird die Rotationsfähigkeit der LWS sicherlich durch die Stellung der Gelenkflächen, die annähernd in der Sagittalebene liegen und durch die Bandscheibenfaserringe, die entsprechenden Dehn- und Schwerkräften (wahrscheinlich erheblich höheren als in anderen WS-Abschnitten) unterliegen.

Als rotationsfreudigster Teil der Wirbelsäule wird der untere thorakale Bereich angegeben, da dieser gute Möglichkeiten seitens seiner Gelenkfacettenstellung hat und nicht mehr durch den relativ starren Thorax eingeschränkt wird.

Die größten Bewegungsausschläge sind also in dieser Wirbelsäulenregion zu erwarten.

Bei den meisten nachfolgenden Übungen wird global von Rotation der Wirbelsäule gesprochen. Welche Teile nun beim einzelnen Pat. wirklich rotieren, muß der Therapeut zuvor – u.U. im Trockenen – selbst eruieren.

Häufige Ausweichbewegungen bei Rotationsanforderungen sind Lateralflexionen oder Translationen. Beides ist auch von ventral gut zu beobachten. Beim Auftreten solcher Mechanismen handelt es sich entweder um Kompensationserscheinungen entsprechender Gelenksblockierungen oder um den Hinweis darauf, daß die maximale Beweglichkeit bereits ausgeschöpft wurde.

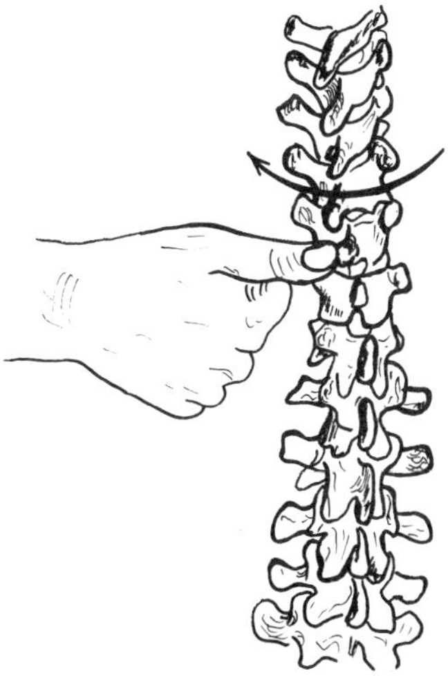

Abb. 111a: Rotationsmobilisation durch Fixation des kaudalen Wirbels (Bei diesem Beispiel wird die Rotation von kranial eingeleitet.)

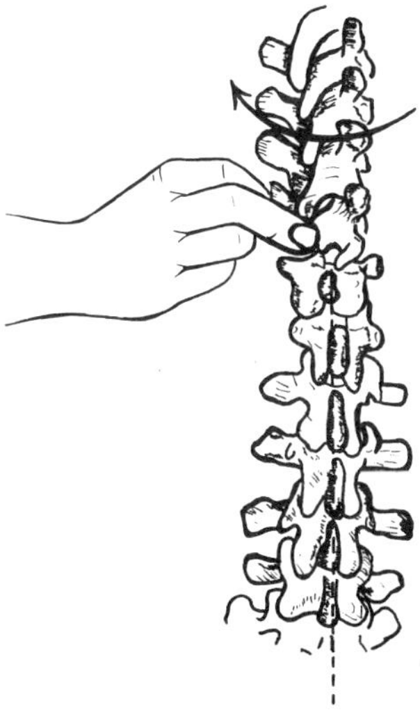

Abb. 111b: Rotationsmobilisation durch Schub am kranialen Wirbel (Bei diesem Beispiel wird die Rotation von kranial eingeleitet.)

1) Die gezielteste Methode der Rotationsmobilisation im Wasser zeigt Abbildung 110. Der Therapeut rotiert die Wirbelsäule des Pat. vom Becken aus (in der Abbildung 110 führt er mit der rechten Hand eine Rotation gegen den Uhrzeigersinn aus; er dreht also den Pat. zu sich heran). Dabei fixiert er das Becken oder die Oberschenkel des Pat. an seiner Thoraxwand, so daß die Bewegung auch wirklich in der Transversal- und nicht in der Frontalebene ausgeführt wird.
Die kranialen Teile des Rumpfes sind durch die Stellung des Pat. im Schulterreifen relativ fixiert.
Die Bewegung läuft Segment für Segment in immer weiter kranial liegende Teile der Wirbelsäule. Dabei drehen sich die Dornfortsätze nach links. Der Therapeut hält also den Dornfortsatz eines bestimmten Segmentes von links-lateral fest. Läuft die Bewegung nun in dieses Segment, so werden die kleinen Wirbelgelenke (gebildet auf den kaudalen Gelenkfortsätzen des fixierten Wirbels und den kranialen Gelenkfortsätzen des darunterliegenden Wirbels) rotatorisch mobilisiert. Die Grifftechnik verdeutlicht nochmals die Abbildung 111a. (Dabei wird die Rotation von kranial eingeleitet.)
Auch hierbei gibt es die Möglichkeit, nicht den kranialen Wirbel zu fixieren (sog. «Gegenhaltertechnik»), sondern den kaudalen durch Druck am Dornfortsatz in die Bewegung hineinzuschieben (sog. «Mitnehmertechnik»). Dabei muß der Therapeut natürlich – in unserem Beispiel – von rechts-lateral greifen (siehe Abb. 111b).
Selbstverständlich kann der Pat. die Rotation auch aktiv durchführen. Die Aufgaben des Therapeuten sind dabei entsprechend: palpatorische Kontrolle der Bewegung mit entsprechender Rückmeldung an den Pat. oder assistive Hilfe mit der «Mitnehmertechnik».

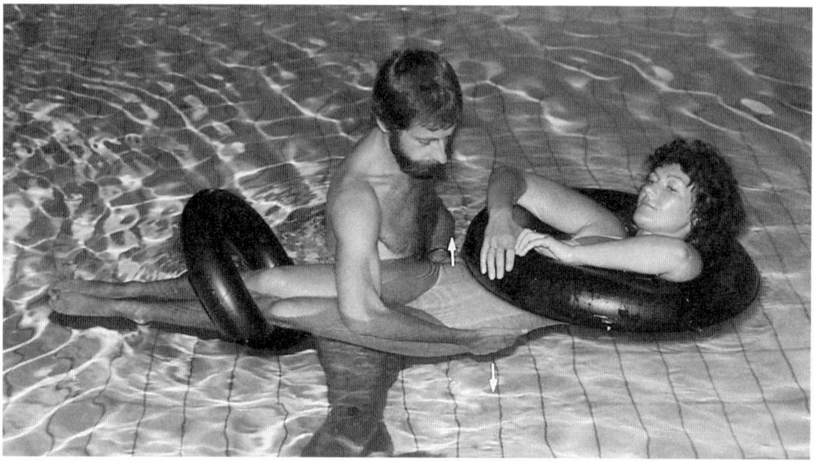

Abb. 112

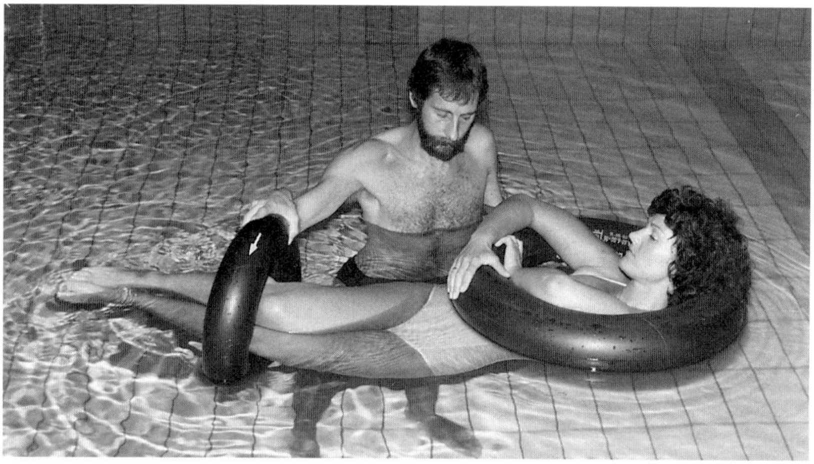

Abb. 113

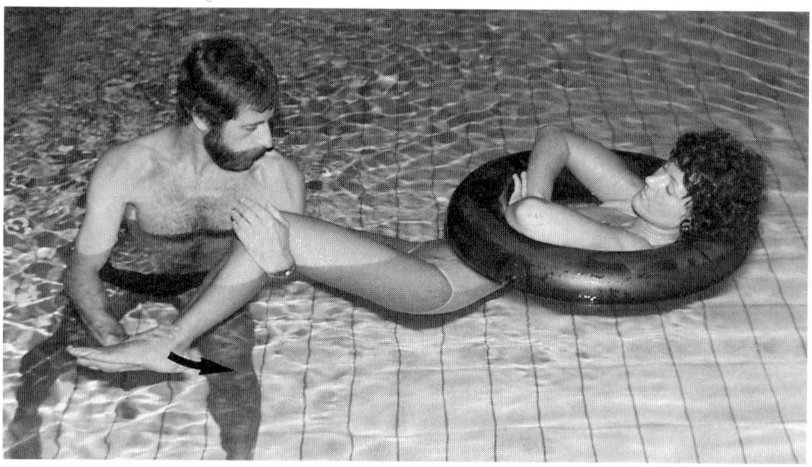

Abb. 114

2) Rotation durch Heben eines Beckenkammes und gleichzeitigem Senken des kontralateralen (Abb. 112).
3) Globale Wirbelsäulenrotation durch Drehen des «Kniereifens» um eine Achse, die durch seinen Mittelpunkt verläuft (Abb. 113). In der Abbildung dreht der Therapeut den Reifen im relativen Uhrzeigersinn und löst damit eine Rechtsrotation aus.
4) Die eben genannte Technik kann etwas verfeinert werden, wenn der Therapeut den Pat. mit seinem Unterarm in den Kniekehlen unterstützt. Dadurch kann er sicher gehen, daß er ein Ausweichen der Bewegung in unerwünschte Ebenen gut palpieren und verhindern kann. Die rechtwinkelig gebeugten Unterschenkel des Pat. benutzt er als Drehhebel. Im Fall der Abbildung 114 führt der Therapeut die Unterschenkel des Pat. von sich weg und induziert somit eine relative Rechtsrotation.
5) Einleitung der Rotation vom kranialen Hebel:
Die Abbildung 115 verdeutlicht schematisch die Technik: Durch «einseitiges» Heben des Schulterreifens aus dem Wasser, bei gleichzeitigem Drücken der anderen «Seite» des Reifens kommt es zu einer WS-Rotation. Bei Einnahme der Stellung a zu einer Linksrotation, bei Einnahme der Stellung b zur Rechtsrotation.
Sehr hypomobile Pat. weichen dabei jedoch durch eine Gesamtkörperdrehung en-bloc aus.

Abb. 112: Rotation durch Heben eines Beckenkammes

Abb. 113: Globale Wirbelsäulenrotation

Abb. 114: Rotationseinleitung vom kaudalen Hebel

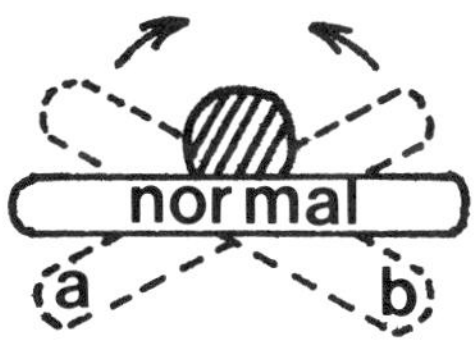

Abb. 115: Rotation durch Heben des Schulterreifens

13.2.1 Stabilisationsmöglichkeiten in der Transversalebene (Rotation)

Der Therapeut stellt seinen Pat. wieder – je nach Notwendigkeit – in der Sagittalebene ein, wie es bei den Stabilisationen in der Frontalebene beschrieben ist.

6) Der Therapeut führt mit einer Hand ein Ilium des Pat. von dorsal nach ventral. Mit der anderen führt er gleichzeitig das kontralaterale Ilium von ventral nach dorsal. Der Pat. soll sich dabei «nicht drehen» lassen. In der Abbildung 116 provoziert der Therapeut eine Rechtsrotation (im Uhrzeigersinn). Der Pat. muß also «linksrotatorisch» spannen.
7) Die nötige Ausgangsstellung ist in Abbildung 117 gezeigt. Der Pat. spannt zunächst in die (Hüft-)Abduktion, wogegen der Therapeut soviel Widerstand entgegenbringt, daß keine Bewegung entsteht (Isometrie). Nun «versucht» der Therapeut, ein Bein des Pat. aus dem Wasser zu heben, wobei er gleichzeitig das andere (im Fall der Abbildung 117 das linke) unter das Wasser drückt. Die daraus resultierende Rotation wird vom Pat. aktiv widerlagert.
Auch diese Übung kann wieder mit unterschiedlichen Abduktionswinkeln durchgeführt werden. Es wird davon ausgegangen, daß der Pat. mit zunehmender Adduktion immer mehr an Stabilität ver-

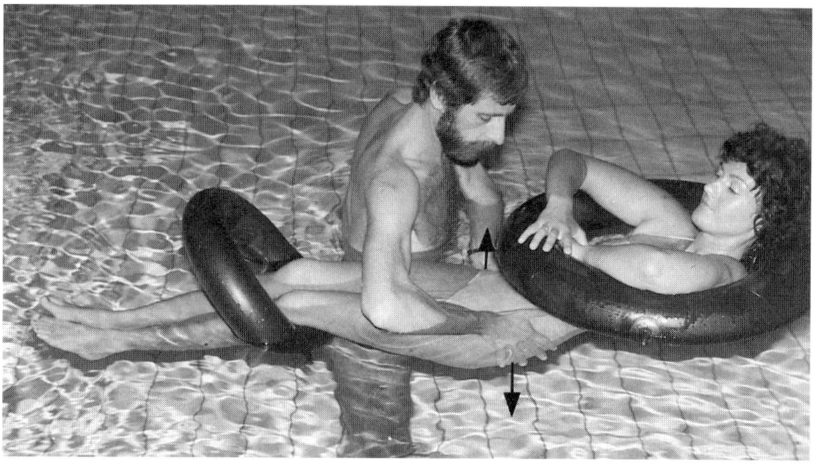

Abb. 116: Stabilisation in der Transversalebene

liert. Des weiteren wird vermutet, daß der Punkt der maximalen Scherkraft an dem Punkt liegt, an dem eine gedachte kraniale Verlängerung der Oberschenkellängsachsen die Wirbelsäule schneidet.

8) Ebenso wie bei der Lateralflexion kann auch die rotatorische Belastung über die oberen Extremitäten erfolgen. Die Ausgangsstellung ist identisch mit der in Abbildung 105 gezeigten. Der Therapeut hebt nun einen Arm des Pat. aus dem Wasser, während er den anderen ins Wasser drückt. Der Pat. kompensiert die entstehende Rotationsbelastung durch entsprechende isometrische Spannung.
Kontraindikationen siehe Stabilisation der Lateralflexion vom kranialen Hebel.

Die Stabilisationen können einseitig im Wechsel, rhythmisch oder arhythmisch durchgeführt werden. Im letzteren Fall wird der Pat. – sofern keine verbale Übungsanweisung vorausgeht – zusätzlich im Reaktionsbereich geschult.

Der Pat. sollte auch lernen – selbst bei arhythmischen, wechselseitigen Übungen – nicht ruckartig zu reagieren, sondern mit einem raschen und dennoch weichen Spannungsauf- bzw. -umbau zu kompensieren (dies ist natürlich nur bis zu einer bestimmten Übungsgeschwindigkeit möglich). Dies kann dadurch erreicht werden, daß der Therapeut zwar die Richtung seiner destabilisierenden Kräfte während mehrerer Sekunden beibehält, während dieser Zeit aber seinen Widerstand unterschiedlich stark steigert bzw. verringert. Diese Widerstandsveränderungen muß der Pat. mit adäquaten Spannungsveränderungen kompensieren, wenn er keine Wirbelsäulenbewegung zulassen will. Diese Technik schult die Propriozeption erheblich besser als ein kontinuierlicher Widerstand.

Die Widerstandsänderungen können im Verlauf einer Übung immer schneller erfolgen, bis hin zum abrupten Einsetzen bzw. Aufhören, aber immer nur soweit, daß der Pat. noch adäquat reagieren kann. Der Übungserfolg ist nicht proportional zum gegebenen Widerstand. Steht eine Kräftigung im Vordergrund, so ist die Widerstandshöhe zwar von entscheidender Bedeutung, aber bei den meisten Pat. ist ein Krafttraining nur sekundär induziert. Sie brauchen propriozeptive Schulung mit den daraus resultierenden Möglichkeiten, die Koordination zu verbessern. Und statische Stabilisation ist nichts

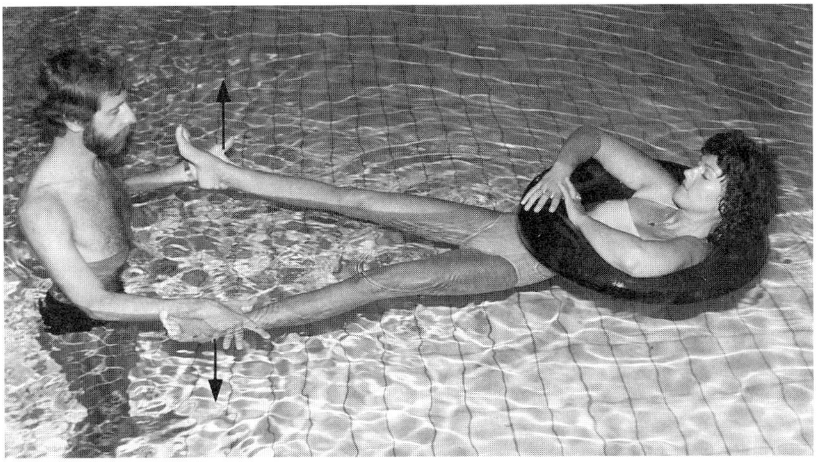

Abb. 117: Stabilisation in der Transversalebene

anderes, als «statische Koordination». Dies ist in vielen Fällen mit geringem Widerstand erheblich besser zu erreichen; der Pat. reagiert selektiver.

13.2.2 Stabilisationen in zwei Ebenen (Frontal- und Transversalebene)

Vor allem die Stabilisationsübungen, bei denen der Therapeut seinem Pat. den Widerstand (= destabilisierende Kraft) an den oberen oder unteren Extremitäten gibt, sind grifftechnisch bez. der Lateralflexion oder der Rotation von nur geringem Unterschied. Somit ist es leicht möglich, die Destabilisation in zwei Ebenen gleichzeitig wirken zu lassen. Dabei wird z. B. ein Bein eben nicht nur nach unten (also nach dorsal), sondern nach dorsal und medial gleichzeitig gedrückt. Am anderen Bein arbeitet der Therapeut nach kranial-medial. Das Resultat ist eine gleichzeitige Stabilisationsanforderung gegen eine Rotation und eine Lateralflexion. Die gleiche Technik kann auch von den Armen her eingesetzt werden.

Stabilisationen in mehreren Ebenen entsprechen den Alltagsanforderungen besser als «reinachsige», sind somit physiologischer und sollten daher auch benutzt werden. Voraussetzung dafür ist, daß der Pat. die Stabilisationen der unterschiedlichen Ebenen isoliert beherrscht.

13.3 Inklinatorische und reklinatorische Möglichkeiten BWS und LWS

Inklination = Flexion = Ventralflexion = Beugung.
Rekliation = Extension = Dorsalflexion = Retroflexion = Streckung.
In Rückenlage weicht der Pat. im Wasser immer mit Hüftgelenksbewegungen aus, wenn flektorische oder extensorische Anforderungen an die Wirbelsäule gestellt werden. Theoretisch kann man nun diese Hüftbewegungen bis zur jeweiligen Endstellung des Hüftgelenkes (max. Flexion oder Extension) zulassen. Alle weiteren Bewegungen müssen nun von der Wirbelsäule übernommen werden. In vielen Fällen ist dies jedoch aus tech-

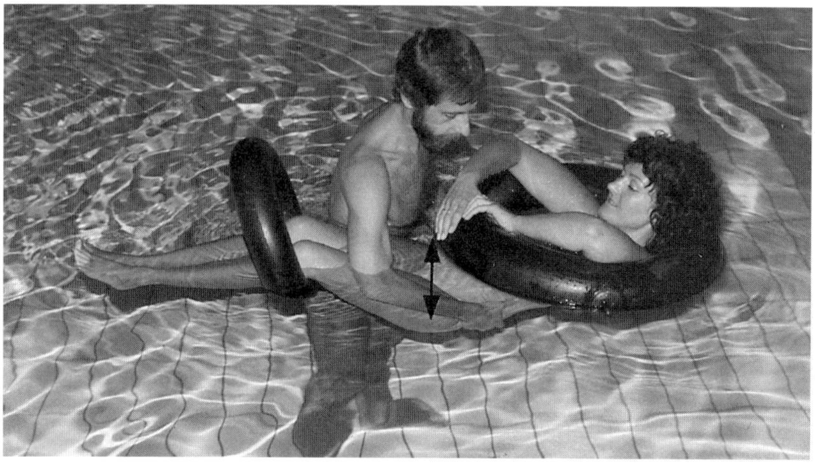

Abb. 118: Flexion-Extension

nischen Gründen nicht möglich. Dann muß der Therapeut über Sicht- oder Palpationsbefund entscheiden, ob er mit seiner Übung auch wirklich die gewünschte Wirbelsäulenregion erreicht oder nicht. Sollte es trotz exakter Technik nicht möglich sein, die Wirbelsäule entsprechend zu bewegen, muß das Problem entweder in einer anderen Ausgangsstellung oder im Trockenen gelöst werden.

1) Eine einfache Möglichkeit, Flexion und Extension zu erreichen, zeigt die Abbildung 118. Der Therapeut drückt das Bekken des Pat. bilateral unter das Wasser und hebt es wieder etwas an. (Das Abheben kann sich der Therapeut dadurch etwas erleichtern, daß er die Bewegung von dorsal mit seinem Knie unterstützt. Dies ist natürlich nur bei geeigneter Wassertiefe möglich. Der Therapeut steht also im Einbeinstand und drückt das Becken – Kontakt am Kreuzbein – mit dem anderen Knie oder Oberschenkel nach oben = ventral. Dabei muß der Oberschenkel waagerecht gehalten werden; ansonsten rutscht der Pat. auf einer schiefen Ebene in Rotation und Lateralflexion.) Blokkierte Wirbelsäulenabschnitte reagieren auf diese Übung allerdings nicht.

Nun könnte man sich vorstellen, daß die Wirbelsäule, während das Becken nach unten gedrückt wird, flektiert, während das Becken gehoben wird, extendiert. Wir haben versucht, dies zu objektivieren, indem wir mehrere Behandlungen unter Wasser gefilmt haben und die Bewegungsabläufe dann in Zeitlupe untersuchten.

Die meisten Pat. reagieren genau umgekehrt: Wird das Becken weiter unter die Wasseroberfläche gedrückt, so kommt es zu einer Hüftflexion mit LWS-Extension. Die Gegenbewegung des Beckens löst entsprechend antagonistische Hüft- und LWS-Bewegungen aus.

Entscheidend dabei ist die Grifftechnik. Setzen die Hände des Therapeuten etwa in Höhe der Hüftgelenke an, so resultiert die eben beschriebene Bewegung. Führt der Therapeut das Becken kranial der oberen ventralen Spinae, so kommt es – während das Becken weiter unter das Wasser gedrückt wird – zur Flexion der LWS.

Einige Pat. (mit entsprechend hypomobilen Wirbelsäulen) reagierten überhaupt nicht mit Wirbelsäulenbewegungen, sondern arbeiteten ausschließlich über die Hüftgelenke.

2) Entsprechende Wirbelsäulenbewegungen können natürlich auch über Beckenflexion und -extension über den Hüftgelenken provoziert werden. Die Abbildung 119a zeigt das Führen in die Beckenextension (= Beckenaufrichtung). Daraus resultiert eine Wirbelsäulenflexion. Die Abbildung 119b zeigt das Führen in die Beckenflexion (= Beckenkippung), was eine Wirbelsäulenextension zufolge hat. Die Bewegungen sollten weich und langsam bis zum Ausschöpfen der Hüftgelenksbeweglichkeit durchgeführt werden. Wird die Übung an diesem Punkt nicht unterbrochen, sondern gleichsinnig weitergeführt, kann auch die Wirbelsäule in entsprechende Endstellung gebracht werden. Diese Übung eignet sich gut für aktive oder assistive Bewegungen.

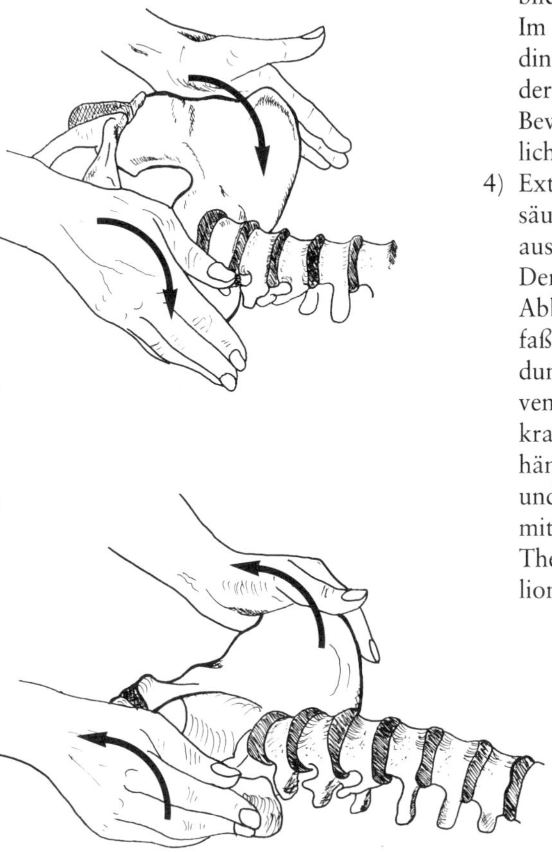

a

b

Abb. 119a–b: Beckenextension und -flexion

3) Die Abbildung 120a zeigt die gleiche Technik wie die Abbildung 119, allerdings führt der Therapeut das Becken nur mit einer Hand (dabei muß er darauf achten, daß er nicht unbewußt Rotationen und Lateralflexionen mitinduziert). Mit der anderen Hand palpiert er den Übungserfolg, indem er mit seinen Fingern Konvergenzen und Divergenzen in den Interspinalräumen palpiert. Die Abbildung 120b verdeutlicht diese Technik. Im BWS-Bereich ist dies allerdings – bedingt durch den dorso-kaudalen Verlauf der Dornfortsätze – etwas schwieriger. Bewegungen sind jedoch auch hier deutlich zu spüren.

4) Extensionen in unterschiedlichen Wirbelsäulenabschnitten können auch wie folgt ausgelöst werden:
Der Pat. liegt wie auf den vorhergehenden Abbildungen im Wasser. Der Theraupeut faßt nun einen Dornfortsatz wie in Abbildung 121 dargestellt und führt ihn nach ventral (je nach Segment auch ventral-kranial oder ventral kaudal; dies ist abhängig von dem Wirbelsäulenabschnitt und von der Überlegung, ob fixiert oder mitgeführt werden soll). Der Griff des Therapeuten wirkt also als Hypomochlion.

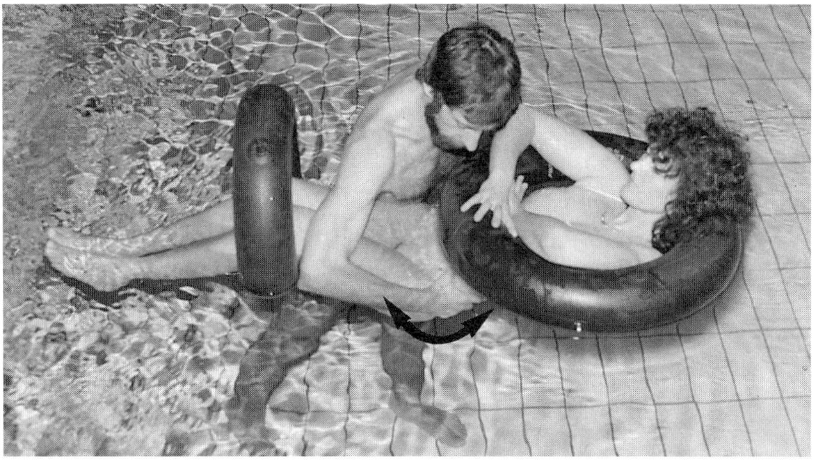

Abb. 120a: Einhändige Führung des Pat. in die Beckenflexion und -extension

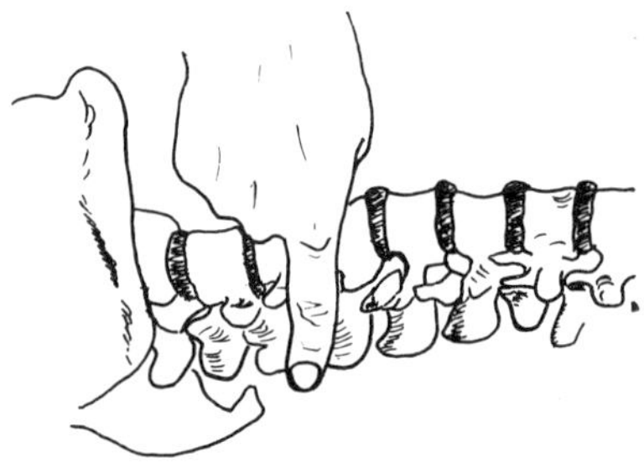

Abb. 120b: Interspinale Erfolgskontrolle durch Palpation

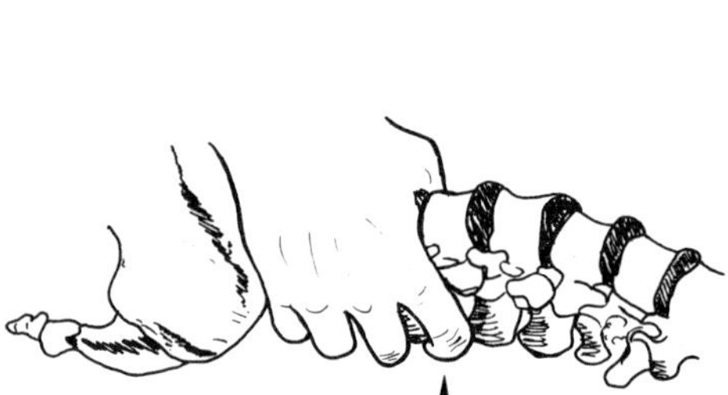

Abb. 121: Fingerkontakt als Hypomochlion am Dornfortsatz

5) Die Abbildung 122 zeigt die gleiche Technik wie eben beschrieben. Zusätzlich drückt der Therapeut den Pat. an den unteren Extremitäten in die Extension, was weiterlaufend eine LWS-Extension bewirkt. Das Gleiche kann auch im kranialen Bereich durchgeführt werden. Der Therapeut drückt den Pat. (z.B. am Sternum) in die Extension. Dazu ist es allerdings sinnvoll, den Schulterreifen gegen eine Halskrause auszutauschen, da diese weniger Auftrieb bietet.
Diese Technik ist bei ängstlichen Pat. nicht durchführbar, da sie mit ventraler Muskelspannung dagegenarbeiten. Selbstverständlich muß darauf geachtet werden, daß das Gesicht des Pat. nicht unter Wasser kommt.
6) Flexion-Extension wie bei 1) beschrieben zeigt Abbildung 123. Der Therapeut bewegt dazu den Kniereifen im Wechsel nach kranial und kaudal. Die freie Hand fixiert den Pat. über den Schulterreifen. Bei dieser Übung besteht die Gefahr, daß der Therapeut den Kniereifen zu sich her zieht und somit ungewollt zusätzliche Lateralflexionen und Rotationen auslöst. Dies ist etwas zu reduzieren, wenn er den Kniereifen nicht seitlich, sondern exakt

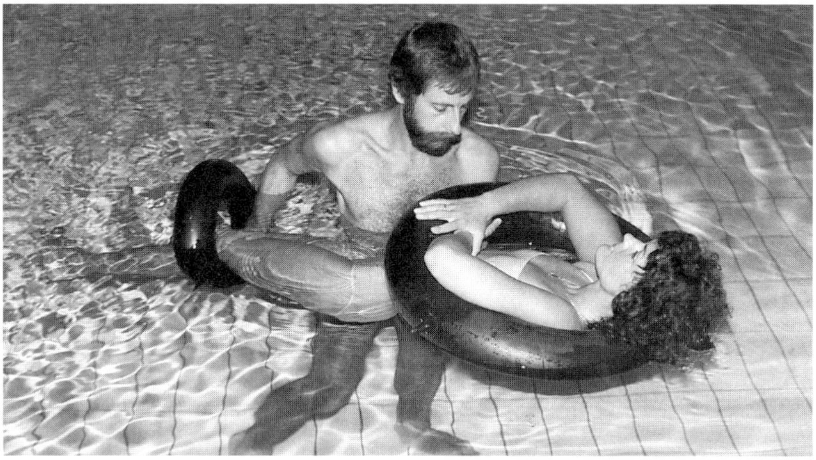

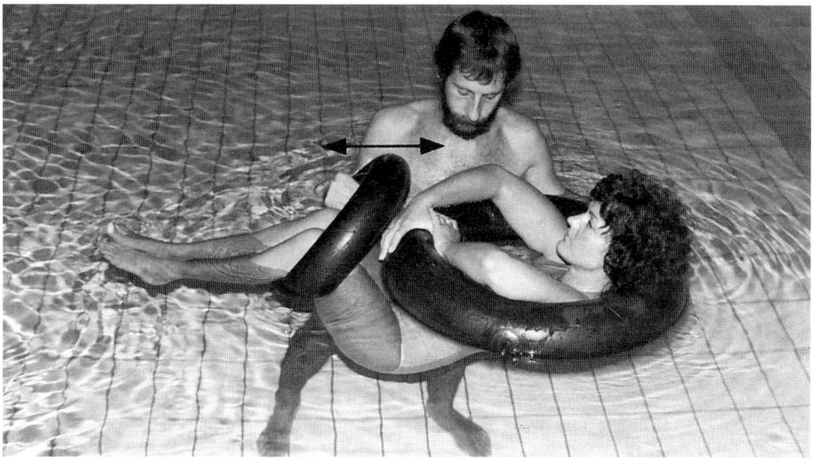

Abb. 122: Wirbelsäulenextension

Abb. 123: Flexion-Extension

von oben (also über den Kniegelenken des Pat.) greift und ihn in der Medianebene Richtung Nase des Pat. führt. Dies ist allerdings etwas anstrengender als das laterale Führen des Reifens.

7) Eine milde, rhythmische Form für unspezifische Flexionen und Extensionen kann wie folgt erreicht werden:
Der Pat. liegt – mit Knie- und Schulterreif versorgt – im Wasser. Der Therapeut steht am Kopfende des Pat., greift den Schulterreifen links und rechts von lateral und schiebt ihn im Wechsel von sich weg und zieht ihn wieder zu sich heran.

8) Bei der Übung 7 kann die Flexion noch dadurch forciert werden, daß der Therapeut den Schulterreifen, während er ihn zu sich heranzieht auch noch etwas aus dem Wasser hebt. Die Abbildung 124 zeigt dies etwas überzeichnet. Auch dabei entstehen oftmals unbeabsichtigte Rota-

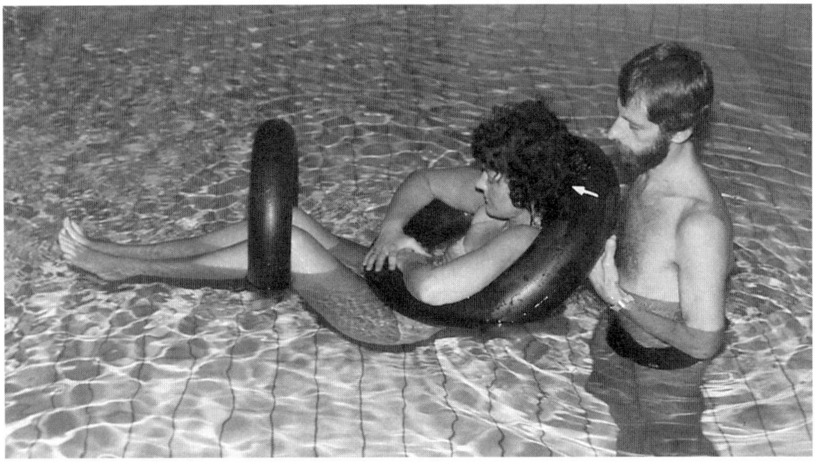

Abb. 124: Flexion

tionen und Lateralflexionen. Um dies zu vermeiden, ist es nötig, den Reifen wirklich beidseits auf gleicher Höhe zu halten und ihn exakt in einer Ebene zu bewegen.

13.3.1 Stabilisationen in der Sagittalebene (Flexion – Extension)

9) Eine gute Möglichkeit der Stabilisation ist das Drücken des Beckens in das Wasser oder das Heben des Beckens aus dem Wasser (wie Übung 1). Der Therapeut gibt dabei aber nur soviel Widerstand, daß der Pat. die Stellung halten kann («nicht hochheben, nicht nach unten drücken lassen»).
10) Der Pat. liegt im Wasser. Er ist mit einem Schulterreifen versorgt. Der Therapeut hebt die (gestreckten) Beine des Pat. etwas an (Übungsaufforderung: «Beine nicht hochheben lassen») oder drückt die Beine nach unten («nicht nach unten drücken lassen») cave: nur sehr wenig Kraft aufwenden, da für den Pat. im LWS-Bereich sehr belastend.
11) Anstelle des Widerstandes des Therapeuten kann auch ein Fersenreif treten. Der Pat. soll versuchen, den Reifen unter das Wasser zu drücken.
12) Ist der Pat. anstelle des Schulterreifens mit einer Halskrause versorgt, so können die entsprechenden Widerstände auch über die elevierten Arme gegeben werden. Dabei treten jedoch sehr hohe Belastungen des Pat. auf, und bei der Übungsaufforderung «Arme nicht unter das Wasser drücken lassen» kommt es häufig zum Überspülen des Gesichtes mit Wasser, so daß die Technik von den oberen Extremitäten nur mit Vorbehalt zu empfehlen ist.

13.4 Lockerung und Detonisierung der Rumpfmuskulatur

Als Ausgangsstellung dient die für die vorhergehenden Übungen benutzte Grundstellung (Pat. in Rückenlage, mit Schulter- und Kniereifen versorgt).
Für Lockerungen gibt es mehrere Indikationen: So ist eine detonisierte (exakter: hypo-

tonisierte) Muskulatur Voraussetzung für alle Mobilisationsbehandlungen.
Aber auch die Schulung von «sinnvoller» Propriozeption benötigt als Grundlage die Fähigkeit Muskeln zu entspannen und mit unterschiedlichem Kraftniveau spannen zu lassen. Ein deutlich gehobener Grundtonus reduziert die Spielbreite antagonistischer Bewegungsmöglichkeiten und führt somit – über den Umweg falscher propriozeptiver Schulung – zu unökonomischen Bewegungsmustern.
Regional begrenzte Entspannungen div. Muskeln sind für die Möglichkeit selektiver Bewegungen ebenso wichtig wie regional hohe Muskelaktivitäten.
Nur ein – zumindest zeitweise – entspannter Muskel kann von seinen zuführenden Gefäßen optimal versorgt werden. Somit ist Entspannung sowohl als Grundlage für eine physiologische Trophik als auch für die Effizienz div. Trainingsmethoden unentbehrlich.
Entspannung hypertoner Muskeln kann eine wesentliche Bedingung zur Schmerzreduzierung sein. Seit langem ist bekannt, daß nicht jede «Muskelverspannung» «physiologisch» ist und Schutzfunktionen ausführt. Wir finden genügend hypertone Muskulatur, deren Spannung entweder überhaupt keiner (physischen) Schutzfunktion dient (z. B. bei «gestörten» dynamischen motorischen Stereotypen) und u. U. sogar pathogentisch wirken kann, oder deren Spannung in Relation zur Schutzaufgabe einfach inadäquat hoch ist; manchmal auch Spannung nur deshalb, weil sich der Schutzmechanismus im Laufe der Zeit durch den bekannten circulus vitiosus Verspannung-Schmerz- größere Verspannung etc. als eigenständiges «Krankheitsbild» von der eigentlichen Ursache emanzipiert hat.
Zunächst ist also zu versuchen, den Pat. muskulär zu entspannen. Dazu sind im verbalen Aufforderungsbereich Formulierungen wie «treiben lassen», «vom Wasser tragen lassen» etc. deutlich günstiger als die Aufforderung locker zu lassen. Sie entsprechen dem Umgebungsmilieu weitaus besser und sind somit verständlicher.
Oftmals zeigen die Pat. in der beschriebenen Ausgangsstellung einen Extensorentonus in den Bereichen untere Extremität und Rükken. Der sollte zunächst abgebaut werden. Dabei ist bereits eine Tendenz festzustellen, auf welche Lockerungstechnik der Pat. am besten reagiert (verbales Führen, manuelles Führen, postisometrische Relaxation, Antagonistentspannung etc.).
In der beschriebenen Ausgangsstellung sind auch manuelle Massagen sinnvoll einsetzbar. Man sollte ihren Wert nicht unterschätzen. Die ganze Palette der Grifftechniken aus den Bereichen klassiche Massage und BGM sind hier möglich. Somit kann die Massage natürlich auch noch andere Indikationen als eine Muskellockerung abdecken (obgleich uns in diesem Zusammenhang eben nur der eine Aspekt interessiert).
Unspezifische Lockerungen durch Schüttelungen der Muskelbäuche (sowohl der dorsalen, als auch der ventralen Muskulatur) sind direkt und indirekt möglich.
Der Therapeut kann auch kleine Reize über ein Wasserpolster an den Pat. bringen. Dazu hält er die Hände mehr oder weniger stark hohl und führt sie wie bei der entsprechenden Klopftechnik im Trockenen schnell an den Muskel heran. Dies kann auch völlig ohne manuellen Schlagreiz erfolgen, so daß der Pat. nicht berührt wird. Die Kraftübertragung kommt dabei ausschließlich über die örtliche Druckwelle des Wassers. Wird die Hohlhand dann wieder schnell vom Pat. wegezogen, entsteht ein Sogreiz.
Mit solch einfachen Mitteln können manchmal erstaunlich gute Ergebnisse im Bereich der Muskellockerung und Schmerzreduzierung erzielt werden.
Selbstverständlich können auch alle vibrierenden Techniken direkt oder indirekt (über das Wasser) an den Pat. gebracht werden.

Rhythmische passive Bewegungen wirken zumeist ebenfalls muskulär detonisierend. Der Therapeut kann dazu nahezu alle eben beschriebenen Wirbelsäulenübungen verwenden. Ein Gegenspannen des Pat. ist – namentlich im Wasser – problemlos zu fühlen. Geringfügige «Mithilfen» des Pat. sind ebenfalls leicht zu fühlen. Bei Unsicherheiten braucht der Therapeut nur entweder das Übungstempo oder den Übungsrhythmus ohne vorhergehende Ansage zu verändern. Dabei spürt er sofort ein evtl. unerwünschtes Mithelfen des Pat. Aber auch der Wechsel zwischen Spannung und Entspannung kann zur letztendlichen Detonisierung (Dekontraktion) eines Muskels benutzt werden. Dazu kann man entweder die postisometrische Relaxation oder die Antagonisteninhibition wählen. Für beide Möglichkeiten gibt es eine große Palette von Techniken.

Das langsame, kontinuierliche Dehnen eines Muskels (oder einer Muskelgruppe) kann diese(n) ebenfalls zur Dekontraktion bringen. Im Rumpfbereich sind für diese Technik vor allem die autochtonen Rückenmuskeln und die lateralen Anteile der Bauchmuskeln geeignet.

13.5 Komplexe Rumpfmuster

Wie bereits bei den Stabilisationen erwähnt, kommen Bewegungen, die in mehreren Ebenen gleichzeitig ablaufen, im Alltag wesentlich häufiger vor als «reinachsige».

Das Wasser ist nun ein ideales Milieu um solche komplexen Bewegungsmuster durchzuführen, da die Schwerkraft nicht limitierend und belastend wirken kann. Ein frei schwimmender oder gar tauchender Mensch kann sehr schöne, harmonische Komplexbewegungen weich und im Zeitlupentempo durchführen. Dies ist einer der Hauptgründe, weshalb der Aufenthalt im Wasser vielen Menschen so angenehm ist.

Die gesamte Palette vom gezielten therapeutischen Üben bis hin zum freien Treiben ad libidum und ohne «Therapieverpflichtung» sollte im Wasser dazu genutzt werden, den Pat. entsprechend zu mobilisieren und/oder dynamisch zu stabilisieren.

Dabei muß der Therapeut entscheiden, mit welchem Muster er welches Ziel erreichen will. So können z.B. die Rumpfmuster aus dem PNF zur Koordinierung gut benutzt werden. Ein Muster, das mobilisieren soll, wird natürlich so zusammengestellt, daß das zu erreichende Segment auch tatsächlich in den Ebenen belastet wird, in die es mobilisiert werden soll. Muster, die Gleichgewichtsreaktionen immitieren oder provozieren sollen, werden am besten (falls der Pat. dazu bereits in der Lage ist) reaktiv ausgelöst. Muster, mit denen über weiterlaufende Bewegungen primär Extremitätengelenke erreicht werden sollen (reaktiv), müssen natürlich so provoziert werden, daß diese entsprechende Auslösung im Vordergrund steht. Mit vielen Pat. müssen wir auch Muster ausführen, die in kein System passen, die ihnen aber am Arbeitsplatz aufgedrängt werden.

1) Rumpfmuster, die durch den Therapeuten ausgelöst werden: In Abbildung 125 führt der Therapeut den Kniereifen (Pat. als Bezugspunkt) nach kranial und linkslateral. Dabei dreht er den Reifen um seinen gedachten Mittelpunkt. Daraus resultieren Flexion, Lateralflexion und Rotation als komplexes Bewegungsmuster in der Wirbelsäule.
2) Die Abbildung 126 zeigt das antagonistische Muster mit Extension, Lateralflexion und Rotation.

Abb. 125: Komplexes Rumpfmuster

Abb. 126: Komplexes Rumpfmuster

Abb. 127: Komplexes Rumpfmuster, alternative Grifftechnik

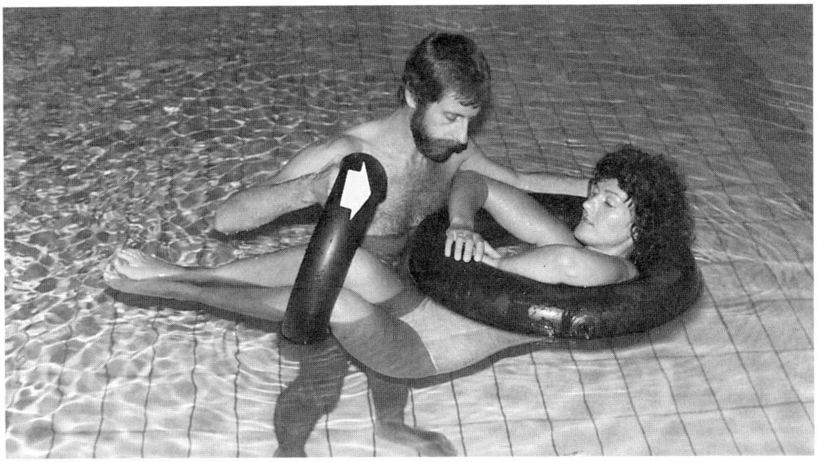

Abb. 125

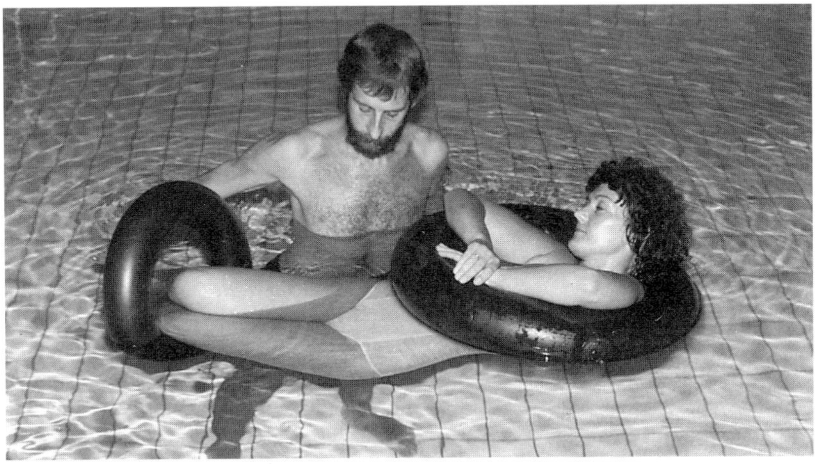

Abb. 126

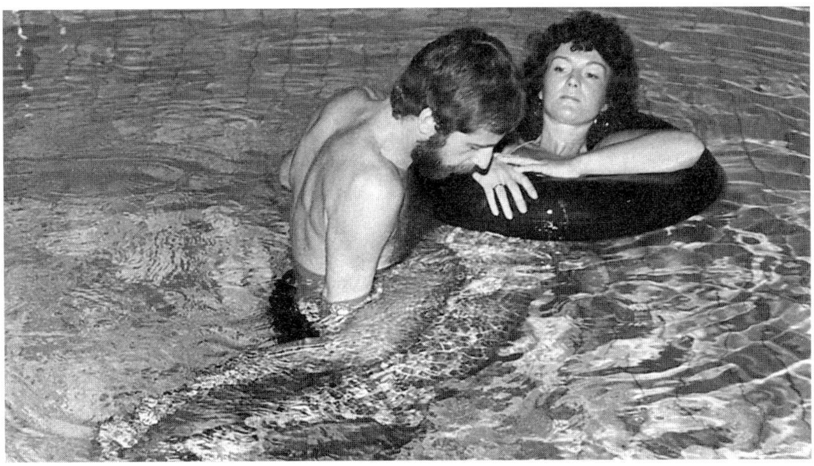

Abb. 127

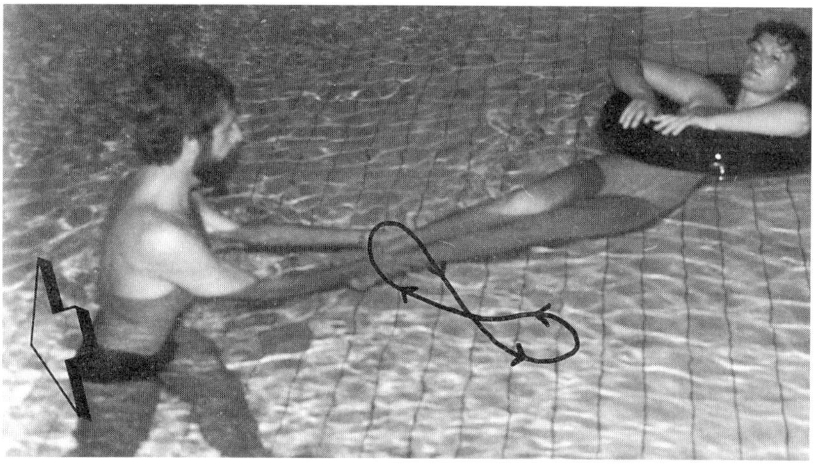

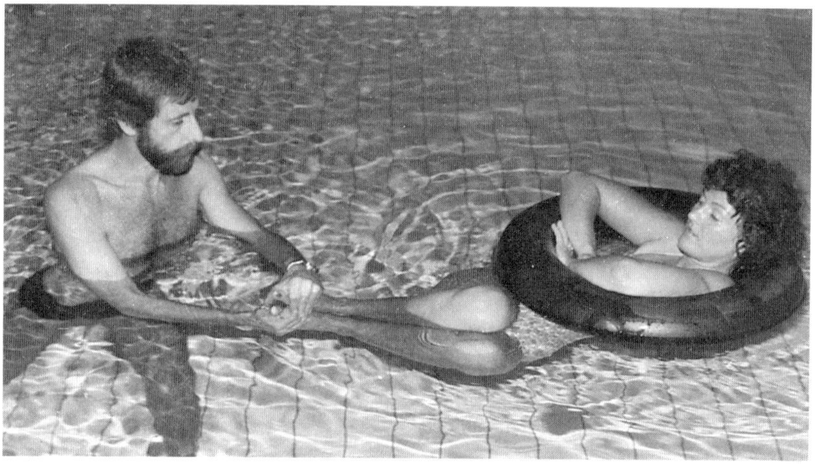

Abb. 128: Komplexes Rumpfmuster, von distal eingeleitet

Abb. 129: Aktives Rumpfmuster

Mit dieser Technik kann jede beliebige Kombination von Rumpfbewegungen eingestellt werden. Daß dabei Hüft- und Kniegelenke mitbewegt werden, ist selbstverständlich. Bezüglich der zu wählenden Pattern ist es z.B. üblich, Flexion, linkskonvexe Lateralflexion und Rechtsrotation oder Extension, rechtskonvexe Lateralflexion und Linksrotation miteinander zu kombinieren. Dies kann allerdings je nach Notwendigkeit (z.B. aufgrund manualtherapeutischer Überlegungen) jederzeit geändert werden.

Noch exakter lassen sich diese Muster erreichen, wenn der Therapeut nicht mit einem Kniereifen arbeitet, sondern die Beine des Pat. direkt mit seinem Arm führt. Die zweite Hand kann verschiedene Aufgaben übernehmen: So kann sie z.B. den Bewegungserfolg dorsal palpieren, die Bewegung zusätzlich assistieren oder segmental mobilisiserend helfen.

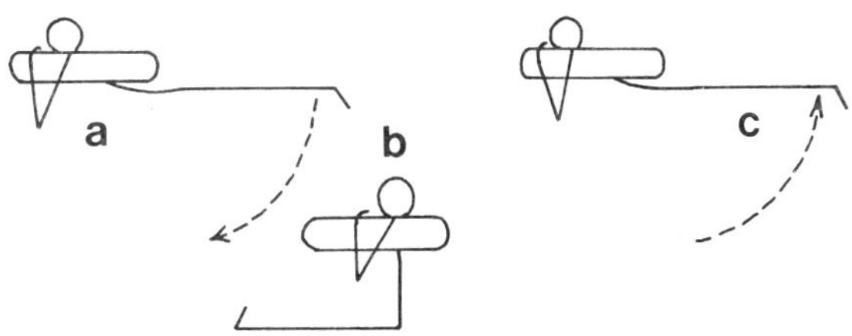

Abb. 130: Bewegungen, die zu komplexen Mustern zu kombinieren sind

Die Technik des Führens ohne Kniereifen ist in Abbildung 127 dargestellt.

3) Die in Abbildung 102b gezeigte Technik für die Lateralflexion ist auch für kombinierte Bewegungen gut geeignet. Der Therapeut geht rückwärts und bewegt dabei den Schulterreifen etwa achterförmig, womit er Wirbelsäulenbewegungen in allen drei Ebenen provoziert. So ist es auch problemlos möglich, eine Komponente des Bewegungsmusters besonders zu betonen oder abzuschwächen.
4) Die gleiche Möglichkeit an den unteren Extremitäten veranschaulicht die Abbildung 128. Der Therapeut zieht den Pat. an den Füßen durch das Wasser, wobei er ebenfalls achterförmige Bewegungen durchführt und rückwärts geht.
5) Häufig ist auch folgende Übung zu sehen: Der Pat. ist mit einem Schulter- und einem Kniereifen versorgt. Der Therapeut hält oder führt den Schulterreifen mit einer Hand, den Kniereifen mit der anderen (wie in Abb. 102a dargestellt). Nun bewegt er den Kniereifen im Kreis (in einer Frontalebene des Pat.). Auch dadurch entstehen kombinierte Wirbelsäulenbewegungen.

Die Übungen 3 bis 5 sind oftmals in Therapiebecken zu beobachten. Sie haben einen guten Einsatzbereich bei Lockerungen, sofern diese nicht aus irgendeinem Grund kontraindiziert sind. Auf den ersten Blick wirken sie sehr unspezifisch und scheinen primär dazu geeignet zu sein, daß sich Pat. und Therapeut einmal ausruhen können und keine Konzentration aufzubringen haben. Dies muß aber nicht so sein. Mit etwas Erfahrung bekommt man schnell ein Gefühl dafür, wie man die Bewegungsinduktionen verändern muß, um Teile des entstehenden Patterns zu betonen oder abzuschwächen. Ist dies erreicht, so sind die Übungen gute Hilfsmittel, um sehr sanft, weich und rhythmisch genau dorthin zu mobilisieren, wo man es benötigt. Der Pat. spürt davon kaum etwas. Er kann dabei ruhig entspannen und «abschalten». Manchmal verlangen wir von den Pat. sehr komplizierte, anstrengende Übungen mit hoher Konzentration, die zwar nicht schaden, aber – bezüglich des individuellen Krankheitsbildes – keinen Sinn haben. Danach – in der «Pause» – benutzen wir eine der genannten Übungen, um nun bei einem wirklich entspannten Pat. unser Behandlungsziel zu erreichen.

6) Die Abbildung 129 zeigt eine ähnliche Technik aktiver Natur. Der Pat. flektiert und extendiert die Hüft- und Kniegelenke. Dabei benutzt er gleichzeitig die Wirbelsäule rotatorisch, lateralflektorisch und flektorisch bzw. extensorisch. Der Therapeut bleibt stehen – der Pat. drückt sich vom Therapeuten weg und zieht sich wieder zu ihm heran.
7) In einigen Fällen kann es auch manchmal sinnvoll sein, den Pat. mit folgenden Übungen zu behandeln. Wir beschreiben sie in «reinachsiger» Form. Ihre Kombination bringt dann die komplexen Bewegungsmuster. Als Voraussetzung muß eine geeignete Wassertiefe vorliegen.

Die Abbildung 130 zeigt – grob schematisch – einen im Schulterreifen frei trei-

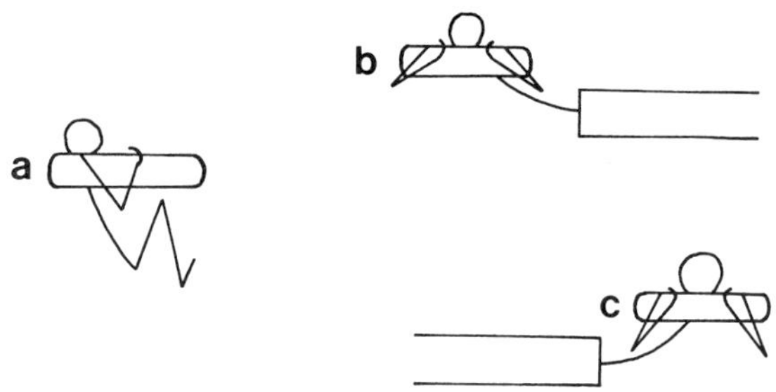

Abb. 131: Bewegungen, die zu komplexen Mustern zu kombinieren sind

benden Pat. Aus dieser Ausgangsstellung treibt der Pat. in die Stellung der Abbildung 130b, von dort in die Stellung 130c etc. Die Abbildungen 131a, b und c zeigen den gleichen Übungsverlauf; diesmal jedoch in der Frontalebene.

Beide Übungen werden nun so kombiniert, daß der Pat. z.B. von rechts hinten nach links vorn schwingt etc.

8) Eine weitere Möglichkeit ist mit der Abbildung 132 verdeutlicht. Der Pat. hängt frei im Reifen in einer Wassertiefe, die ihm nicht mehr – oder eben noch – erlaubt zu stehen. In dieser Ausgangsstellung kann er jetzt seine Wirbelsäule absolut unbelastet frei bewegen. Jede Ebene kann isoliert beübt werden, aber auch komplexe Pattern sind möglich; z.B. dadurch, daß der Pat. beide Knie nach links oben zieht etc.

   Die Bewegungsmöglichkeit im «freien Hang» ist oftmals der erste Zugang zu Selektion und Koordination im Wirbelsäulenbereich. Anstelle des Reifens kann (HWS-Zustand berücksichtigt) auch eine Halskrause verwendet werden.

In dieser Ausgangsstellung kann der Pat. aktiv üben. Es ist aber ebenso möglich, daß der Therapeut die Bewegungen passiv führt. Durch den freien Zugang zu Wirbelsäule (weder Schwerkraft noch Unterstützungsfläche hindern) können sämtliche Bewegungsmöglichkeiten selektiv benutzt werden.

Diese Ausgangsstellung wird von vielen Therapeuten für Wirbelsäulentraktionen benutzt. Sollen diese nur kurzzeitig durchgeführt werden, so setzt der Behandler seinen Zug manuell an dem Wirbelsäulenabschnitt, von dem aus er traktionieren will.

Zur Langzeitanwendung werden die Pat. mit entsprechenden Bleigürteln um die Hüften versorgt. In die Taschen dieser Gürtel werden dann die notwendigen Gewichte gehängt.

Je nach Zielsetzung bleiben die Pat. während der Traktionszeit entweder einfach ruhig im

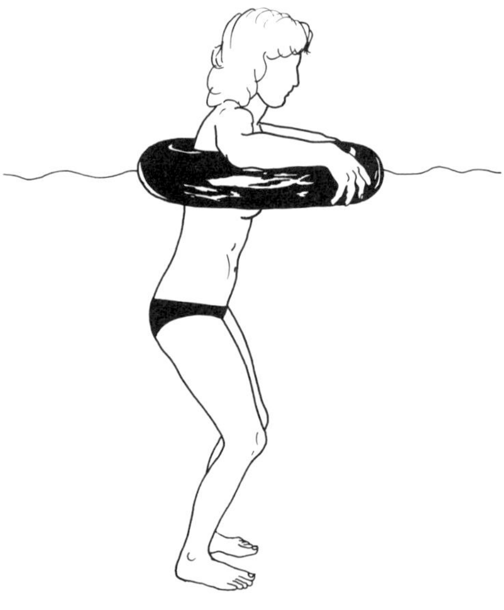

Abb. 132: Ausgangsstellung für ungehinderte Wirbelsäulenbehandlung

Wasser «hängen», oder sie bewegen sich nach entsprechender Anleitung.
Mit dieser Form von Traktionen werden – Berücksichtigung der Kontraindikationen vorausgesetzt – gute Ergebnisse erzielt. Der nötige Aufwand ist gering.

13.6 Unspezifische Wirbelsäulenbewegungen, Anbahnung von Gleichgewichtsreaktionen und Fazilitation von Bewegungsübergängen auf der Matte

Die nachfolgende Abbildungsserie von «Übungen auf der Matte» stellen einen groben Überblick über die entsprechenden Behandlungsmöglichkeiten dar. Sie zeigen keine speziellen Übungen. Dies ist bei der Komplexität der ablaufenden Bewegungen und der mannigfaltigen Indikationen auch gar nicht möglich. Dem Therapeuten kann in dieser Hinsicht kein Behandlungs- oder Indikationsprogramm angeboten werden. Sinnvoll anwendbar ist diese Technik für jeden, der es gewohnt ist, im Trockenen ähnliche Reaktionen bei seinem Pat. zu provozieren und einem therapeutischen Ziel unterzuordnen.
Dabei ist in erster Linie an das Gebiet der Neurologie gedacht, in dem entsprechende Gleichgewichts-, Schutz- und Bewegungsübergangsreaktionen häufig verloren gegangen oder nur noch ungenügend fazilitierbar sind. Hier bietet diese Technik hervorragende aktive und reaktive Behandlungsmöglichkeiten.
Wir möchten allerdings deutlich darauf hinweisen, daß diese Technik nur von Therapeuten anzuwenden ist, die in der Lage sind, ihren Pat. in jeder Stellung absolut zu sichern. Der Pat. muß zuvor eine ausreichend lange Phase der Wassergewöhnung (z.B. nach dem Halliwick-Prinzip) durchlaufen haben. Günstig ist es, wenn der Pat. sowohl schwimmen als auch kurzzeitig tauchen kann, um Komplikationen vorzubeugen. Selbst wenn ähnliche Übungen mit gänzlich «wassertauglichen» Kindern durchgeführt werden, sollten sie nicht zum bloßen Spiel degradiert, sondern mit klaren Vorstellungen und Therapieerwartungen seitens des Therapeuten durchgeführt werden.
Neben einer neurologischen Indikation können mit diesen und ähnlichen Übungen natürlich auch Wirbelsäulenstabilisationen statischer und vor allem dynamischer Natur bestens provoziert werden. Dabei genügen kleinste Bewegungen (die im Foto nicht darstellbar sind) oder geringe Wasserturbulenzen (ausgelöst z.B. durch den Therapeuten) um den Pat. stark zu belasten.
Die meisten Übungen geschehen reaktiv, was entsprechend exaktes Auslösen durch den Therapeuten verlangt. Die Muskelspannungen und die – als Gegengewichte spontan eingesetzten – Extremitätenbewegungen verlaufen komplex und zwingen zur ganzkörperlichen Reaktion. Über diesen Weg können natürlich auch Extremitätenbewegungen provoziert werden, was den Indikationsbereich entsprechend vergrößert.
Als Übungsgerät benutzen wir handelsübliche Gymnastikmatten. Sie sind wasserresistent und leicht zu desifizieren. Diese Matten werden z.Z. in zwei unterschiedlichen Größen angeboten (was die Verwendbarkeit für die Bewegungstherapie im Wasser betrifft). Die kleinere Ausführung haben wir für die Übungen auf den nachfolgenden Abbildungen benutzt. Auf einer doppelt so breiten und dickeren Matte können komplette Drehbewegungen (von der Bauchlage in die Rückenlage oder umgekehrt etc.) durchgeführt werden. Sie gibt dem Pat. wesentlich bessere Stabilität und somit Sicherheit.
Den Auftrieb verändern wir dadurch, daß wir – je nach Bedarf – zwei oder mehrere Matten übereinanderlegen. Sollte es vorkommen, daß sich zwei Mattenschichten ge-

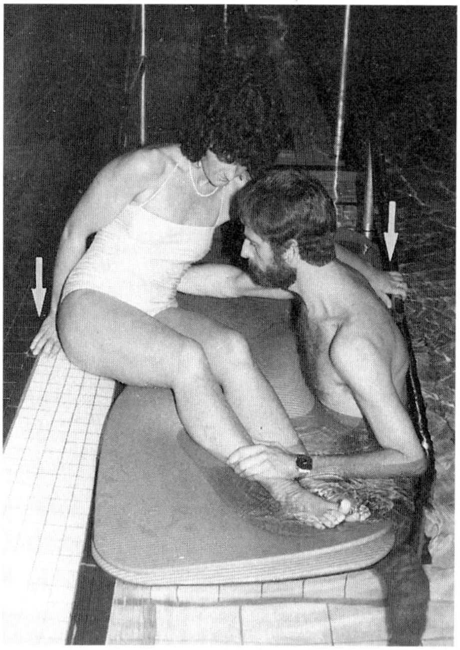

Abb. 133: «Aufstieg» des Pat. auf die Matte

geneinander verschieben und so die Therapie technisch stören, kann man die Matten mit wenigen Nähten zusammennähen. Für den Normfall ist dies jedoch nicht nötig.
Die Abbildung 133 zeigt eine Möglichkeit des «Aufstiegs» auf die Matte. Der Pat. rutscht vom Beckenrand auf die Matte. Dabei hält er sich am Einstiegsgeländer fest. Das Körpergewicht stützt er mit der anderen Hand hoch (siehe Pfeile). Der Therapeut hilft dem Pat. beim Übersetzen.
Andere Möglichkeiten sind der Transfer in Bauchlage vom Beckenrand, oder man legt auf die Liege des Liftes zuerst die Matte(n) und dann den Pat. in Rückenlage. Nun läßt man die Liege des Liftes ins Wasser – Matte(n) und Pat. schwimmen. Pat. mit sehr gutem Bewegungsvermögen können auch mit dem Thorax auf eine frei schwimmende Matte liegen und so die Bauchlage erreichen.

Alle Transfers sollten vor dem ersten Einsatz am Pat. unbedingt an Kollegen geübt werden!
Die Abbildung 134 zeigt den Übergang vom Sitz zur Rückenlage. Passiv ist dies möglich, indem der Therapeut die Matte in Pfeilrichtung zieht. Der Pat. muß dabei die Beine soweit abduzieren, daß die Matte zwischen den Oberschenkeln Platz hat. Natürlich muß darauf geachtet werden, daß am Rükken des Pat. noch genügend Mattenlänge vorhanden ist, damit der Kopf Unterstützung finden kann. Diese Technik sollte jedoch nicht rein passiv durchgeführt werden. Der Pat. darf nicht überrascht werden. Vielmehr ist sie dazu gedacht, dem Pat. seinen aktiven Transfer zu erleichtern. Arbeitet der Pat. dagegen, so kommt es natürlich zu entsprechenden Gleichgewichtsreaktionen (dominant Bauchmuskeleinsatz). Der Pat. sollte dabei die Arme nach vorn und nicht über den Kopf nach hinten nehmen.
Die Abbildung 135 zeigt nun relativ einfache Stabilisationsmöglichkeiten der Rückenlage, indem die durch die Pfeile angegebenen Richtungen (oder auch Zwischenebenen) isometrisch oder auxoton (konzentrisch oder exzentrisch) benutzt werden. Die sagittale Stabilisation ist dabei die einfachste (Flexion-Extension der Arme). Etwas schwieriger ist die frontale Stabilisation (Rotation der Arme). Am schwierigsten ist in dieser Ausgangsstellung die Stabilisation in der Sagittalebene (horizontale Ab- und Adduktion der Arme). Mit ihr kann auch das Drehen in die Seiten- oder Bauchlage angebahnt werden (dabei weniger Flexion in den Glenohumeralgelenken).
Alle beschriebenen Reaktionen kann der Therapeut auch – deutlich differenzierter – am Becken des Pat. auslösen.
In Abbildung 135 ist auch zu sehen, daß die Matte am Kopfende etwas eingerollt ist, um dem Pat. – über diese Nackenstütze – den Sichtkontakt zu den Händen etwas zu erleichtern.

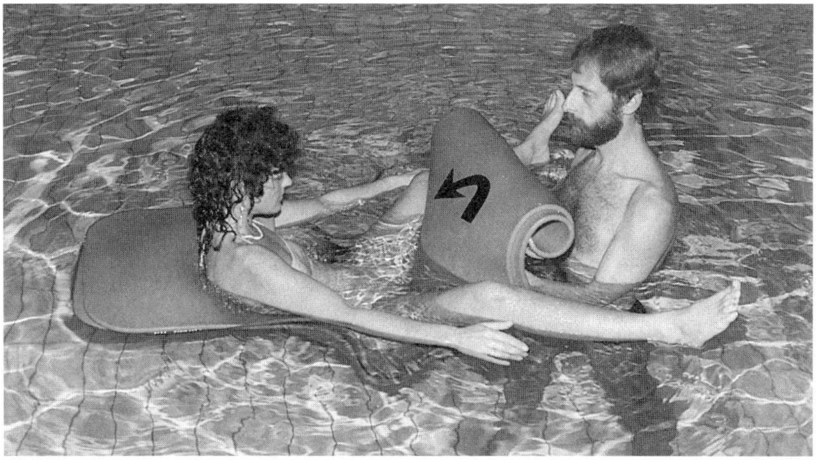

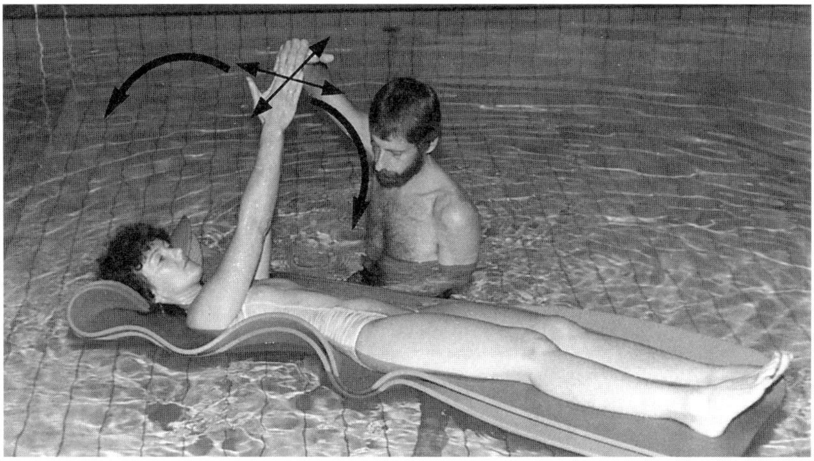

Abb. 134: Übergang vom Sitz in die Rückenlage

Abb. 135: Stabilisationen in Rückenlage

Natürlich kann der Pat. diverse Aktivitäten auch selbst provozieren, indem er seine Arme entweder rotiert oder nach kranial, kaudal oder lateral verlagert. Alle Zwischenebenen sind ebenfalls möglich.

Die Abbildung 136a zeigt einen Ausschnitt der gleichen Möglichkeiten von den unteren Extremitäten aus. Hiermit kann ebenfalls das Drehen in Seit- oder Bauchlage angebahnt werden. Als Vorbereitung kann der Pat. z. B. ein Bein abheben und es dabei etwas adduzieren (Abb. 136b).

Die Abbildung 137 zeigt eine Möglichkeit, reaktiv eine rechtskonvexe Lateralflexion im Verbund mit einer Rotation im Gegenuhrzeigersinn durch vorsichtiges Kippen der Matte auszulösen.

Eine aktive Möglichkeit zur Provokation von Rotationen ist in der Rückenlage mit aufgestellten Beinen gut gegeben. Der Pat. kippt

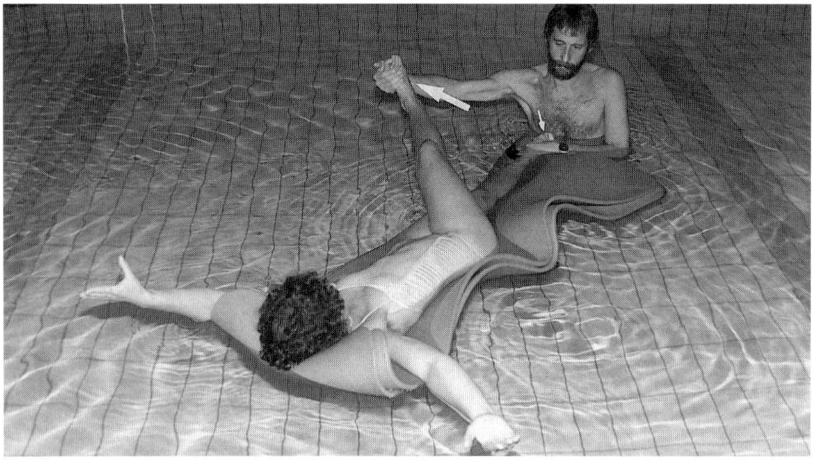

Abb. 136a

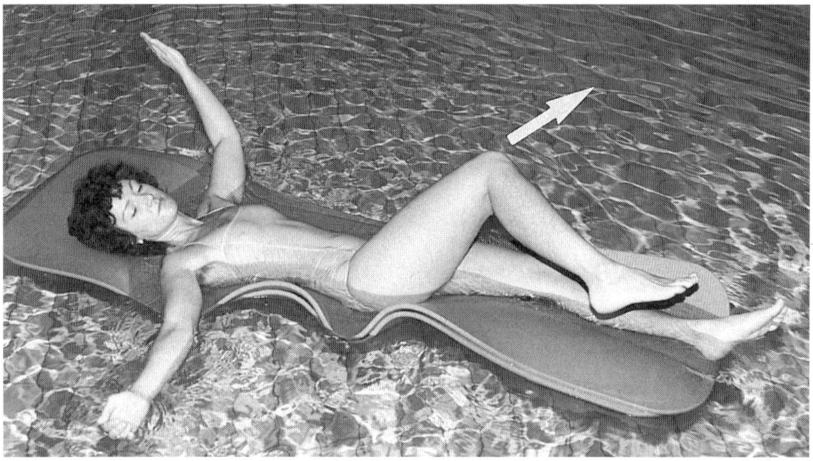

Abb. 136b

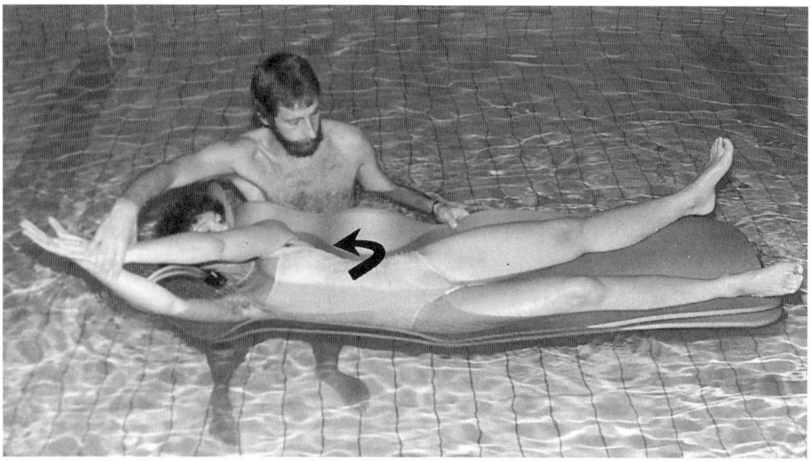

Abb. 137

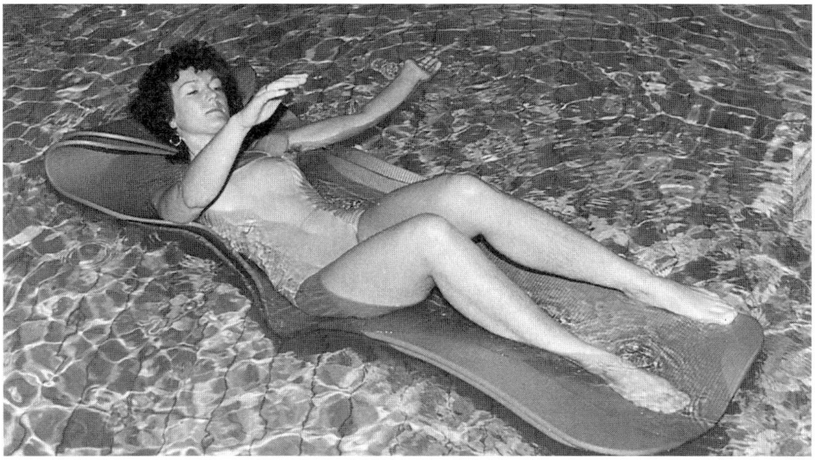

Abb. 138

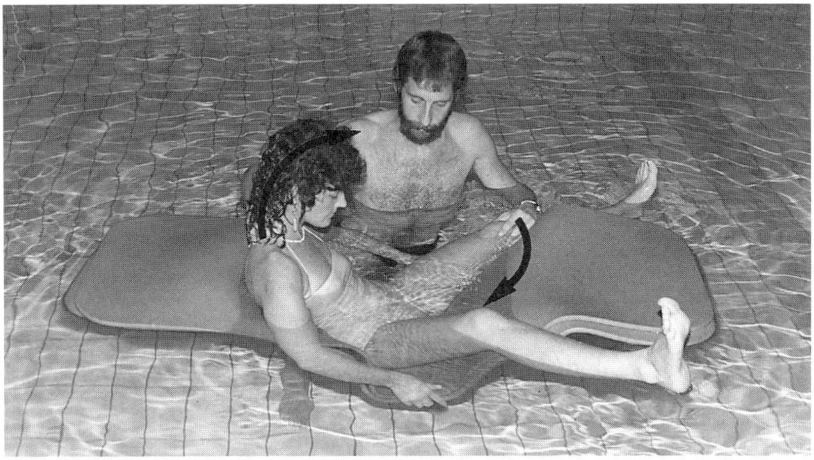

Abb. 139

seine Beine nach rechts- bzw. linkslateral ab (Abb. 138).

Das Drehen auf den Bauch kann bei doppelter Mattenbreite wie im Trockenen ausgeführt werden. Bei normalbreiten Matten (wie in diesen Abbildungen dargestellt) ist es sinnvoll, die Bauchlage über den Sitz zu erreichen.

Die Abbildung 139 zeigt die letzte Phase des Transfers von der Rückenlage in den Sitz. Der Therapeut hilft dem Pat. dadurch, daß er ihn an einem Knie nach kaudal-dorsal und am Nacken nach kranial-ventral schiebt (siehe Pfeile). Der Pat. kann sich entweder an den Mattenrändern festhalten (siehe Abb. 139) oder beide Hände zwischen den Beinen nach ventral-kranial führen. Selbstverständ-

Abb. 136a–b: Stabilisation und Anbahnen des Drehens

Abb. 137: Einleiten eines Rumpfpatterns

Abb. 138: Aktives Provozieren von Rotationen

Abb. 139: Transfer von der Rückenlage zum Sitz

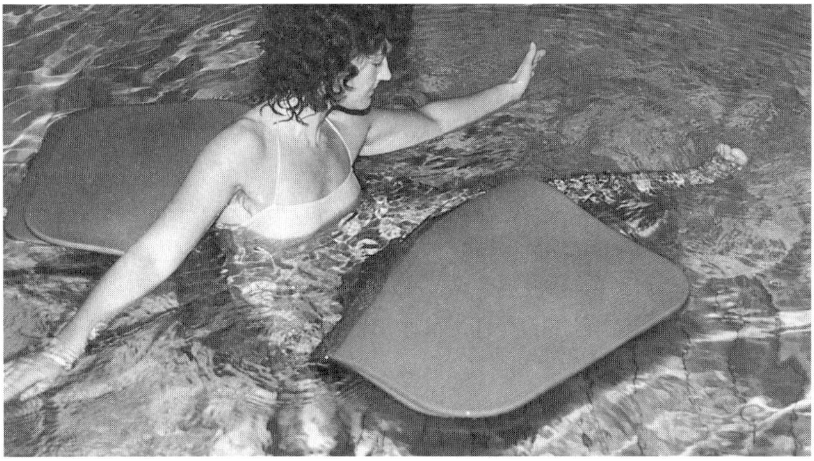

Abb. 140

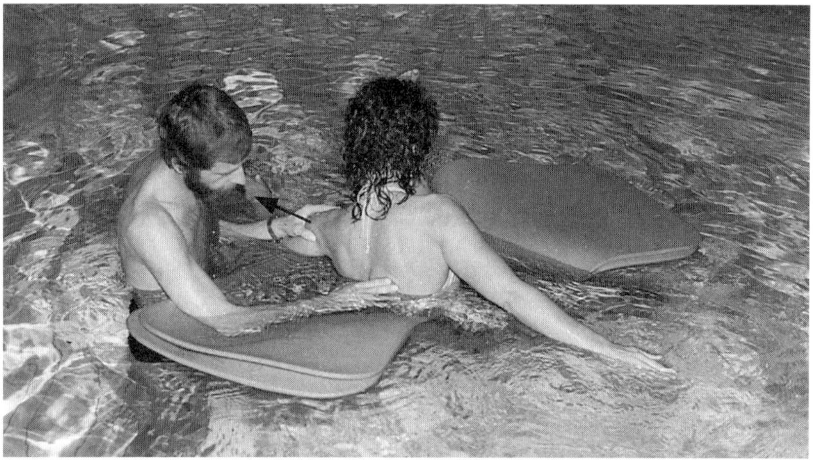

Abb. 141

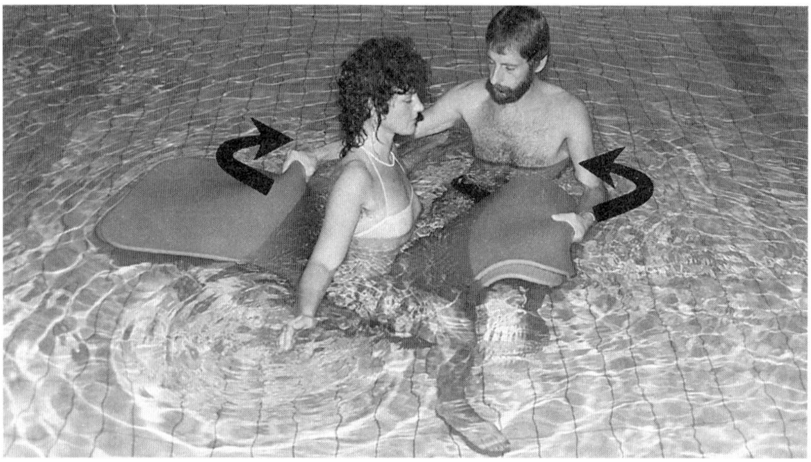

Abb. 142

lich kann es immer ein Therapieziel sein, den Pat. diese Transfers aktiv und ohne jegliche Hilfe durchführen zu lassen.
Ein Hochkommen über den Seitstütz ist wegen der Labilität der Unterlage bei normalbreiten Matten nicht möglich.
Eine andere Möglichkeit ist der selbständige Transfer von Rückenlage zum Sitz wie gezeigt, jedoch ohne Hilfe des Therapeuten. Er kann die Bewegung des Pat. aber dadurch fördern, daß er die Matte am Fußende des Pat. nach oben (richtung Decke des Bades) zieht.
Die Abbildung 140 zeigt Aktivitäten im Sitz. Der Therapeut verlagert den Schwerpunkt des Pat. nach (links) lateral durch Zug am Arm oder aktiv, indem er den Pat. auffordert, den Arm nach lateral zu schieben. Diese Übung ist gut für Gleichgewichtsreaktionen oder zum Erreichen einer Lateralflexion (Seitverkürzung) geeignet. Daß dabei auch die Halswirbelsäule im Sinne der Kopfstellreaktionen fazilitiert werden kann, sei noch erwähnt.
Mit dieser Technik können aber auch lateralflektorische Mobilisationen erreicht werden. In Abbildung 141 hat der Therapeut seinen rechten Daumen an einem Dornfortsatz im Bereich der unteren BWS. Damit kann er entweder die Bewegungsserie der Lateralflexion durch die einzelnen Wirbelsegmente palpieren (und dem Pat. entsprechende Rückmeldung geben), einen Dornfortsatz fixieren um im Nachbargelenk zu mobilisieren (Gegenhaltertechnik) oder einen Dornfortsatz in die Bewegungsrichtung mithelfen (Mitnehmer-, in dem Fall genauer Schiebertechnik).

Abb. 140: Aktivitäten im Sitz

Abb. 141: Lateralflektorische Mobilisation

Abb. 142: Stabilisationen oder Gleichgewichtsreaktionen in der Sagittalebene

Das Auslösen lateralflektorischer Aktivitäten ist ebenso durch Abduktion eines Beines möglich.
Die Abbildung 142 veranschaulicht eine der vielen Möglichkeiten, um in der Sagittalebene zu arbeiten. Der Therapeut zieht die Matte im Wechsel nach vorn oben und hinten oben (siehe Pfeile). Der Pat. wird dadurch zu extensorischen und flektorischen Aktivitäten im Wirbelsäulen- und Hüftbereich gezwungen (die Muskelaktivität im Hüftgelenksbereich verlauft synergistisch zur jeweiligen Bewegung). Da der Therapeut mit dieser Technik sehr genau dosieren und ein «Umfallen» des Pat. durch sofortigen Gegenzug an der Matte verhindern kann, ist sie gut für den Beginn entsprechender Schulung geeignet.
Die Abbildung 143 zeigt die gleiche Technik von hinten geführt. Diese Alternative ist für den Therapeuten etwas kraftsparender. Natürlich ist die gleiche Übung auch von vorn durchzuführen. Dies hat zwar den Vorteil des Blickkontaktes zum Pat. aber auch den Nachteil, daß der Pat. sich weniger gesichert fühlt.
Selbstverständlich kann durch entsprechenden Rotationswiderstand oder durch entsprechende Gewichtsverlagerungen auch in der Transversalebene gearbeitet werden. Ebenso können die unterschiedlichen Ebenen zu komplexen Rumpfpattern kombiniert werden.
Wie bereits erwähnt, soll diese Beschreibung nur auf Möglichkeiten aufmerksam machen; den Ausbau dieser Technik müssen wir dem jeweiligen Behandler überlassen.
Der Transfer zur Bauchlage erfolgt mit der Technik von Abbildung 142. Der Therapeut zieht die Matte am Fußende des Pat. nach kranial – der Pat. kommt in Bauchlage. Auch diese Möglichkeit sollte nicht rein passiv benutzt werden. Der Pat. muß vorinformiert werden. Stützfunktionen nach ventral auf die labile Unterstützungsfläche werden vorgeübt etc.

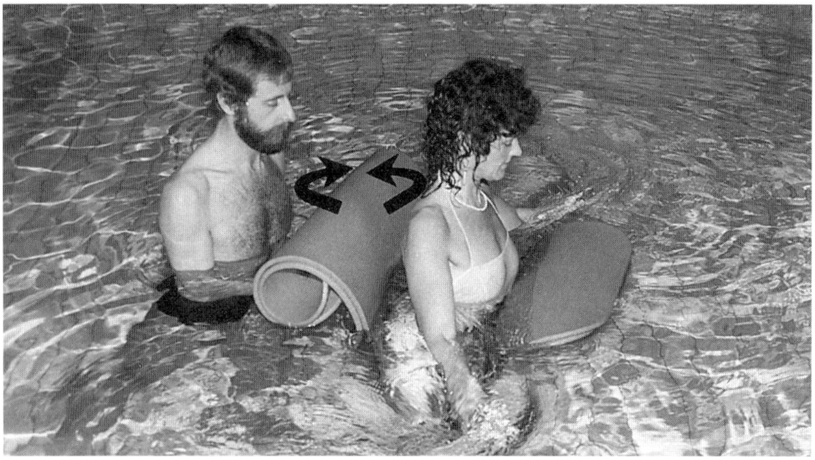

Abb. 143

In Abbildung 144 wird eine Möglichkeit der Übung in Bauchlage gezeigt. Der Pat. hebt den linken Arm. Anhand dieser Abbildung möchten wir einmal auf die Komplexität einer solchen Übung hinweisen. Durch diese simple Aktivität kommt der gesamte Rücken in Extensionstonus. Für die nötige Kopfstellung heben HWS und obere BWS ab. Der rechte Arm drückt auf die Unterlage, wobei er in alle Richtungen stabilisieren muß (aufgrund der Labilität). Das rechte Bein bekommt Extensoren-, das linke Flexorenaktivitäten (siehe Pfeile).

In Abbildung 145 liegt der Pat. in einem – instabilen – Unterarmstütz. Durch «Approximation» des rechten Oberarmes und Stimulation am Becken (Pfeile) kommt es zur linkskonvexen Lateralflexion, zur Rechtsrotation und zur Flexion des rechten Beines. Im Trockenen könnte diese Stimulation zum Vierfüßlerstand führen.

Die Abbildung 146 zeigt das Einleiten einer komplexen Muskelreaktion (und somit -spannung) über die unteren Extremitäten. Die Pat. flektiert das rechte Bein, während sie am linken einen Extensorentonus mit Hüftflexorentonus aufbaut. Es kommt zu den gleichen Rumpfmuskelaktivitäten wie in Abbildung 144, die auf die oberen Extremitäten weiterlaufen.

Die eben beschriebenen Übungen fordern hohe muskuläre und koordinative (intra- und intermuskulär) Ansprüche an den Pat. Wie jeder aus der Praxis im Trockenen weiß, sind sie nicht leicht auszuführen (zumal an Kranken) und oftmals reichen taktile Stimuli allein einfach nicht aus, um die gewünschten Reaktionen zu provozieren. Im Wasser ist die Unterstützungsfläche des Pat. äußerst labil, was eine erhebliche Zusatzbelastung bedeutet.

Aus diesen Gründen raten wir, den Pat. – zumindest bei den ersten dynamischen Versuchen – zu erklären, was man von ihm will. Die Bewegungsausschläge sollten zunächst so klein gehalten werden, daß der Pat. die gestellte Anforderung so leicht bewältigen kann, daß er noch genug Konzentration für

Abb. 143: Aktivitäten in der Sagittalebene, von dorsal induziert

Abb. 144: Reaktionsauslösungen in Bauchlage

Abb. 145: Auslösen diverser Rumpfmuster in Bauchlage

Abb. 146: Einleitung diverser Rumpf- und Extremitätenmuster von distal

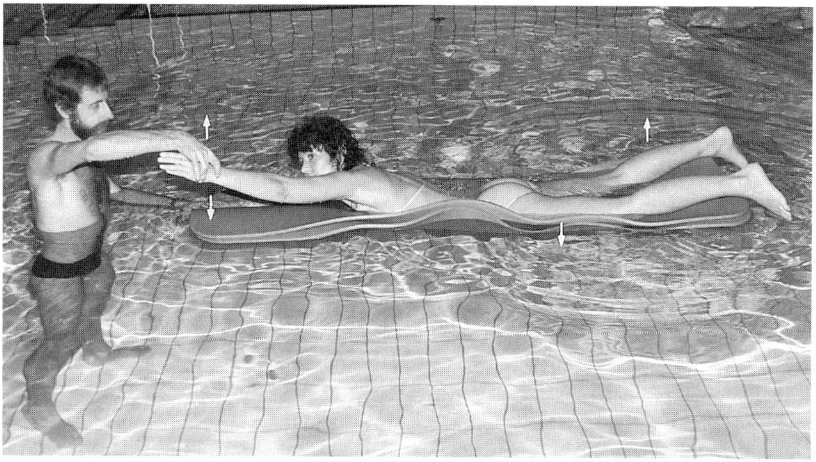

Abb. 144

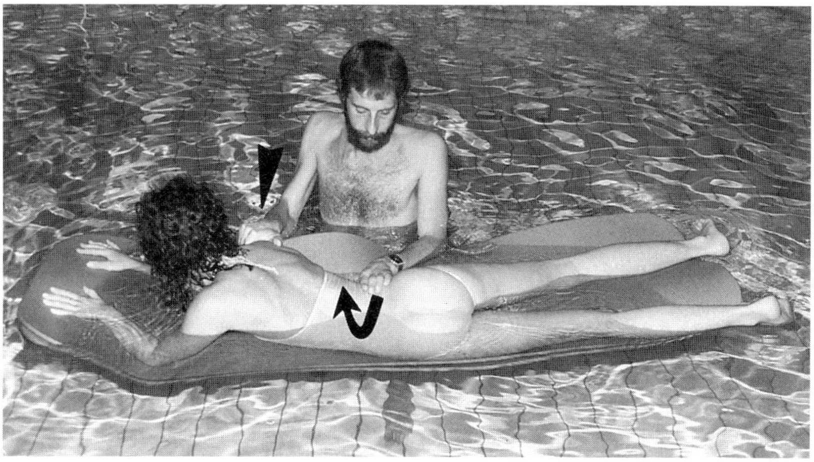

Abb. 145

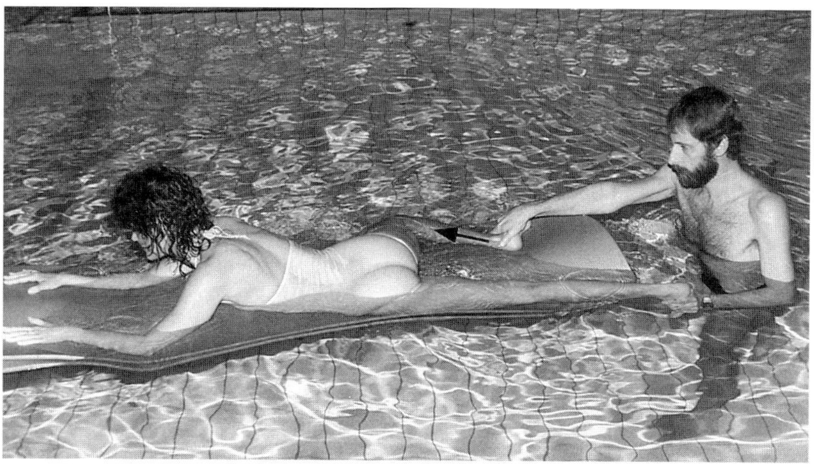

Abb. 146

das propriozeptive Ergebnis aufbringen kann. Grobe Massenbewegungen (mit dem oftmals damit verbundenen Fall ins Wasser) sind problemlos auszulösen. Dies ist es jedoch nicht, was die meisten Pat. benötigen. Sie brauchen zumeist Selektion, abgestufte dynamische Stabilisationen, Schulung der Proporiozeption und die Möglichkeit zu feinen, wohl dosierten Bewegungen. Diese sind oftmals kaum zu sehen, manchmal auch nur zu palpieren und in vielen Fällen nur dadurch zu objektivieren, daß der Therapeut aus Erfahrung einfach weiß, daß er beim Erreichen einer bestimmten Endstellung seinen Pat. zu Reaktionen fazilitiert hat, die dieser braucht. Ein feines, wohldosiertes Arbeiten bringt in den meisten Fällen wesentlich mehr Erfolg, als ein spektakuläres Drehen um 180°. In diesem Zusammenhang sei darauf hingewiesen, daß wir ganz spezielle Bewegungs- und Reaktionsmuster am Pat. provozieren wollen. Wir wollen dies zumeist deshalb, weil der Pat. dazu nicht oder nur ungenügend in der Lage ist. Eine Überforderung des Pat. wird ihn aber nicht in die Lage versetzen, das von ihm Gewünschte korrekt auszuführen; er wird dazu gezwungen, wieder mit seinen «alten, unphysiologischen oder gar pathogenen Mustern» zu reagieren.
Beim reaktiven Auslösen irgendwelcher Reaktionen gilt im großen Rahmen das gleiche. Es muß nicht immer angesagt werden, welchen Übungserfolg man erwartet. In vielen Fällen, in denen reaktiv gearbeitet wird, ist dies sogar unmöglich. Eine Überdosierung ist aber auch auf diesem Gebiet der Auslöser für falsche Bewegungsmuster. Daneben reduziert eine solche Arbeitsweise das Vertrauen des Pat. zu seinem Therapeuten und macht ihn ängstlich.

14 Therapievorschläge zur Einzelbehandlung mit Auftriebskörpern im Bereich der Halswirbelsäule

Vor die HWS-Behandlung im Wasser sei eine Warnung gestellt. Dieses Gebiet ist – namentlich was die Kopfgelenke betrifft – erheblich komplikationsreicher als allgemein behauptet. Bei HWS-Behandlungen im Trockenen (namentlich bei «Traktionen» und Manipulationen) sind bereits erhebliche neurologische Komplikationen aufgetreten, ganz zu schweigen von den zahlreichen Fällen, bei denen sich das existente Beschwerdebild «nur» verschlechtert hat.
Die anatomischen Verhältnisse in diesem Bereich sind zum einen durch relativ zarte Strukturen, zum anderen durch extreme Raumknappheit gekennzeichnet. Daß im HWS-Bereich äußerst sensible und vitale Regionen zu finden sind, braucht nicht besonders betont zu werden.
Zwar sind die Gefahren durch Traktion und Approximation (zumindest was axialen Druck betrifft) bei Behandlungen im Wasser reduziert, dafür besteht aber eine wesentlich höhere Mobilisationsgefahr als im Trockenen.
Von vielen Autoren wird der De-Kleyn'sche Hängeversuch als Grundvoraussetzung für HWS-Behandlungen empfohlen. Dies ist sicher richtig und eine wertvolle Hilfe. Des öfteren haben wir aber erlebt, daß das Resultat falsch interpretiert wurde oder daß der Versuch viel zu kurz durchgeführt wurde (10 sek. und weniger). Auch ein negativer Hän-

geversuch ist sicherlich kein Freibrief für Manipulationen im Wasser.

Da HWS-Behandlungen im Wasser in aller Regel in Rückenlage durchgeführt werden, sollten folgende Punkte beachtet werden:

a) Eine Kontraindikation seitens der Gehörsysteme muß ausgeschlossen sein (es wird immer etwas Wasser eindringen).
b) Ein Pat., der die Ohren unter Wasser hat, hört schlecht. Dies ist natürlich bei Übungsaufforderungen von Nachteil, aber kein großes Problem, da der Therapeut dies sofort merkt. Man sollte aber auch daran denken, daß Fragen bezüglich des Wohlbefindens den Pat. u.U. akustisch nicht erreichen. Somit kann er natürlich auch nicht antworten.
c) Fragen, die mit ja oder nein zu beantworten sind, sind ungünstig. Viele Pat. reagieren beim Antworten mit entsprechender Kopfmotorik (Kopfnicken oder -schütteln). Dies ist besonders im Wasser ungünstig, wenn der Therapeut den Kopf des Pat. – übungsbedingt – fixiert hält.
d) Der «Kampf um die Frisur» muß vor der Behandlung wirklich geklärt sein. Eine HWS-Behandlung im Wasser, bei welcher der Pat. (die Pat.) versucht, seine (ihre) Haare vor dem Wasser zu schützen, wird im wahrsten Sinne des Wortes ein Kampf!

Prinzipiell sind alle Untersuchungs- und Behandlungstechniken, die im Trockenen in Rückenlage mit überhängendem Kopf durchgeführt werden, auch im Wasser zu gebrauchen. Bei bilateralen Techniken ist allerdings eine traktionierende Wirkung erheblich reduziert bis aufgehoben.

Die Erstuntersuchung wird natürlich auch bei HWS-Behandlungen im Trockenen durchgeführt. Viele Untersuchungsgriffe eignen sich jedoch hervorragend, um während der Behandlung einen Bewegungserfolg zu objektivieren, und müssen somit permanent eingesetzt werden.

Badekappen stören bei der Therapie immer. Außerdem bilden sie eine zusätzliche Unfallgefahr, da sie der Behandler unbeabsichtigt abziehen kann und dabei natürlich den Kopf nicht mehr stützt.

Das Tragen von Badekappen ist nur sekundär aus hygienischen Gründen angeordnet. Primär sollen dadurch Filter- und Ventilverstopfungen durch ausgefallene Haare verhindert werden. Da dies bei Einzelpersonen keine Rolle spielt, ist es durchaus vertretbar, die Pat. während der Therapie an der HWS vom Tragen der Bademützen zu befreien.

Auch – und vor allem – für den HWS-Bereich gilt die Notwendigkeit, muskuläre Entspannung zu erzielen. In dieser Region treten unphysiologische Stellungen, Haltungen und Bewegungsmuster so häufig auf, daß unökonomische Muskelverspannungen bei nahezu allen Pat. zu finden sind. In den meisten Fällen sind Lockerungen auch hier keine kausale Therapie, aber zum einen hält der Erfolg im HWS-Bereich oftmals relativ lange an (z.B. unspezifische Behandlung von Begleitkopfschmerzen), zum anderen ist eine im Tonus reduzierte Muskulatur die Voraussetzung zu Mobilisationen. Das Erreichen des «Lockerlassens» des Pat. ist in der Region Hals-Schulter-Arm nicht einfach, aber mit geeigneten Techniken nahezu immer zu erzielen.

Eine Grundvoraussetzung ist das freie Treiben der Arme im Wasser. Da viele Muskeln den Schultergürtel mit der HWS verbinden, ist es nicht verwunderlich, daß die Pat. in dem Moment, in dem sie Schultergürtel- oder Armaktivitäten zeigen, auch im HWS-Bereich Spannung aufbauen. Das lockere Treiben der Arme kann z.B. eingeübt werden, indem der Pat. mit einer Halskrause versorgt ist. Dadurch bekommt der Therapeut beide Hände frei und kann das Nachlassen der Spannungen im Schulter-Armgebiet fördern. So kann er z.B. massieren, schütteln, Widerstände für eine postisometrische Relaxation geben oder passiv durchbewegen.

In diesem Zusammenhang möchten wir auch auf das proximal-crossed-syndrom hinweisen, das weiter unten beschrieben ist (Übungen für den Schulterbereich). Oftmals sind HWS-Probleme mit dieser Symptomatik gekoppelt. Ist dies der Fall, so müssen natürlich die entsprechenden Behandlungsgesichtspunkte mitberücksichtigt werden.

Besonders die Nacken-Schulter-Region reagiert auf manuelle Massagen in der Regel (richtige Technik und Dosierung vorausgesetzt) positiv. Dazu kann der Therapeut den Kopf des Pat. bilateral von dorsal halten. Er bildet mit Thenar und Daumen und mit den ulnaren Handkanten eine Schale, in der der Kopf des Pat. liegt. Die Finger bleiben dabei beweglich und können z. B. Massagegriffe im Bereich des Hinterhauptes ausführen (Os occipitale, Ossa temporalia, Proc. mastoidei, Querfortsätze C1, Muskelansätze wie M. sternocleidomastoideus, M. trapezius, M. splenius capitis, M. levator scapulae etc.).

Es ist aber auch möglich, den Kopf mit nur einer Hand stabil zu halten, während die andere nun die Nackenmuskulatur durcharbeitet. Dies hat den Vorteil, daß die zu behandelnde Muskulatur jederzeit – durch entsprechende Änderungen der Kopfstellung mit der anderen Hand – passiv in den nötigen Dehnungs- oder Verkürzungszustand gebracht werden kann. Durch besondere Techniken – die hier aus Platzmangel nicht beschrieben werden – ist es möglich, die Weichteiltechniken auf sinnvolle Weise in Kombination mit passiven Bewegungen zu applizieren.

Besonders bei leichten Verspannungen und Restspannungen des Pat. eignet sich das passive Durchbewegen zur Detonisierung. Dies kann gut mit isometrischen Spannungen – und den daraus zu erzielenden Entspannungen – kombiniert werden.

Der Pat. kann unterschiedliche Ausgangsstellungen gegen den Druck des Therapeuten verteidigen. Die dazu nötigen Übungsanweisungen sind mit denen im Trockenen nahezu identisch:

«Kopf nicht nach unten (anstelle von hinten) drücken lassen», «Kopf nicht nach oben (anstelle von nach vorn) drücken lassen», «Kopf nicht zur Seite neigen lassen», «Kopf nicht drehen lassen».

Die Kraft, die auf den Pat. einwirkt kann so gering gewählt werden, daß der ganze Körper ruhig im Wasser liegen bleibt. Diese milde Form isometrischer Anspannung wirkt besonders gut im permanenten Wechsel mit passiven Bewegungen. Der Pat. spürt während der ganzen Behandlung eine schützende Hülle (die Hohlhände des Behandlers) um seinen Kopf, was ihn meistens dazu veranlaßt, besser als üblich locker zu lassen.

Diese Hülle führt den Kopf – und manchmal auch die HWS des Pat. – bewegend und lokkernd durch das Wasser. Immer wieder spürt der Pat. an irgendeiner Stelle langsam wachsenden Druck, dem er ebenfalls wachsenden Widerstand entgegengesetzt. Beim Abschwellen des Druckes läßt auch der muskuläre Widerstand des Pat. langsam wieder nach.

Bei dieser milden Form der Isometrie ist es – nach einigen Behandlungen – oftmals gar nicht mehr nötig, irgendwelche Übungsanweisungen zu geben, da die Pat. sofort die an sie gestellte Aufgabe erfühlen, der Kraft des Therapeuten Widerstand entgegensetzen und auch wieder locker lassen, wenn keine Spannung mehr vonnöten ist.

Die eben beschriebene Form der Therapie an der Halswirbelsäule wurde von den meisten unserer Pat. als optimal detonisiserend und auch als psychisch entspannend angegeben.

Selbstverständlich darf der (vom Pat. Widerstand erzeugende) Druck nicht ruckartig ansteigen. Vielmehr muß er langsam und gleichmäßig sein (vom Behandler gewünschtes) Maximum erreichen, dieses halten und dann wieder abschwellen.

Der Pat. soll dabei – aber auch bei den passiven Bewegungen – möglichst große optische und akustische Ruhe haben.

Die HWS ist gut vom Kopf her für Bewegungen erreichbar. Am Kopf sitzen jedoch die Sinnesorgane, die zur Aufnahme optischer und akustischer Reize dienen (Telerezeptoren). Augen und Ohren sind aber Reizempfänger, die stets in Richtung der Reizquelle ausgerichtet werden. Dazu müssen permanent (geringfügige) Bewegungen ausgeführt und somit Muskeln angespannt werden.

Deshalb ist es bei der Therapie an der HWS doppelt störend, wenn exogene Reize ablenkend wirken.

Die optischen Ablenkungen (div. Zeichen, Linien, Schatten oder auch Flecken an der Decke) können durch das Schließen der Augen ausgeschaltet werden. Diese Reaktion haben viele Pat. bereits selbständig, ohne daß sie darauf hingewiesen werden müssen. Wird ein Pat. aufgefordert, die Augen (aktiv) zu schließen, so müssen selbstverständlich alle daraus resultierenden, negativen Einflüsse (u. U. Flattern der Augenlider, Angst vor dem «Nicht-Sehen-Können» im Wasser etc.) berücksichtigt und einkalkuliert werden. Aber auch dann, wenn der Pat. die Augen problemlos geschlossen halten kann und somit optische Ablenkungen reduziert, sollte der Therapeut darauf achten, daß er evtl. Sonnen-Schattengrenzen im Schwimmbad nicht häufig «überfährt».

Die akustischen Belästigungen werden dadurch etwas gemildert, daß die Ohren des Patienten oftmals von den Händen des Behandlers bedeckt, oder unter der Wasseroberfläche sind.

In jedem Fall sollten die Behandlungen der Halswirbelsäule (vor allem, wenn passiv gearbeitet werden muß) in die «ruhigsten» Stunden des Therapiebetriebes gelegt werden.

Die nachfolgenden Übungen können passiv, assistiv oder auch aktiv ausgeführt werden. Bei aktiven Ausführungen ist daran zu denken, daß viele Pat. Angst vor dem freien Treiben des Kopfes im Wasser haben. In diesem Fall muß immer eine Hand des Therapeuten schützend unter dem Kopf zur Verfügung stehen. Oftmals genügt es, wenn der Pat. den Handkontakt nur noch über seine Haare leicht spürt. Von dieser Situation zum freien Arbeiten des Pat. ist es dann nur noch ein kleiner Schritt.

Prinzipiell sollte bei HWS-Behandlungen darauf geachtet werden, daß möglichst keine anderen Behandlungen gleichzeitig in dem Becken laufen, die mit starker Verwellung des Wassers einhergehen. Das Überspülen des Gesichts mit Wasser ist nicht nur unangenehm, sondern u. U. sogar gefährlich (siehe «Badewannenmörder»), wenn es ohne Vorwarnung geschieht. Häufiges Spritzen wird den Pat. immer dazu bringen, die Umgebungssituation im Becken beobachten zu wollen, damit er rechtzeitig reagieren kann. Daß dies die Therapie stört, ist offensichtlich. Das Arbeiten in «Nullstellung» der HWS oder Rotationsübungen können nur bei ganz ruhiger Wasseroberfläche effizient durchgeführt werden, da diese Bewegungen Teile des Gesichts des Pat. unter das Wasser bringen können. Jede Welle läuft dann in die Nasenöffnungen.

Routinierte Therapeuten erzählen mir immer wieder, daß dies alles kein Problem darstellen würde und Behandlungen in unruhigen Wasserbecken die gleichen Möglichkeiten böten. Bei der Beobachtung der Behandlungen ist dann aber immer wieder festzustellen, daß fast ausschließlich in Flexionsstellung der Halswirbelsäule gearbeitet werden kann, was die Behandlungsebenen aber deutlich reduziert.

Ein weiteres Problem ist ebenfalls nicht auszuschalten: Bei Behandlungen, für die es nötig ist, beide Hände am Kopf des Pat. zu halten, kann der Therapeut den – frei treibenden(!) – Rumpf des Pat. nicht kontrollieren. Dieser Rumpf ist aber allen Strömungen ausgesetzt und wird ihnen folgen. Der – durch den Behandler fixierte – Kopf jedoch bleibt stehen. Das bedeutet, daß die Verwellung und die Strömungen im Wasser die Behandlungsrichtungen diktieren. Jeder, der

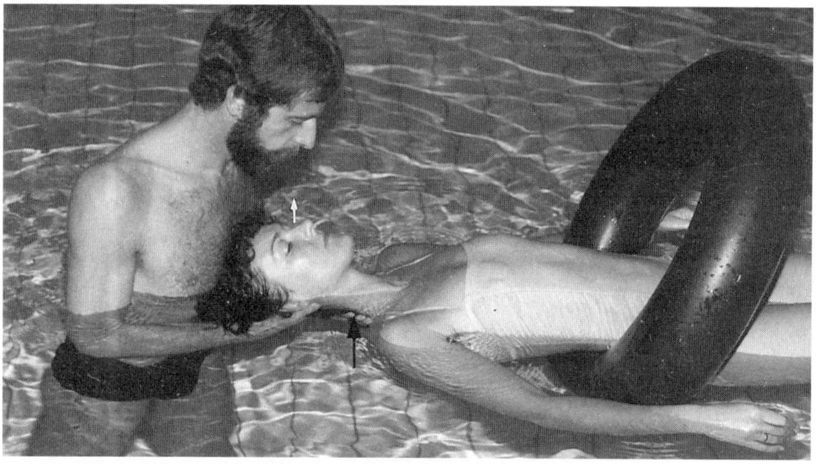

Abb. 147a: Ventraltranslation der HWS mit entsprechender Extension im oberen Kopfgelenk

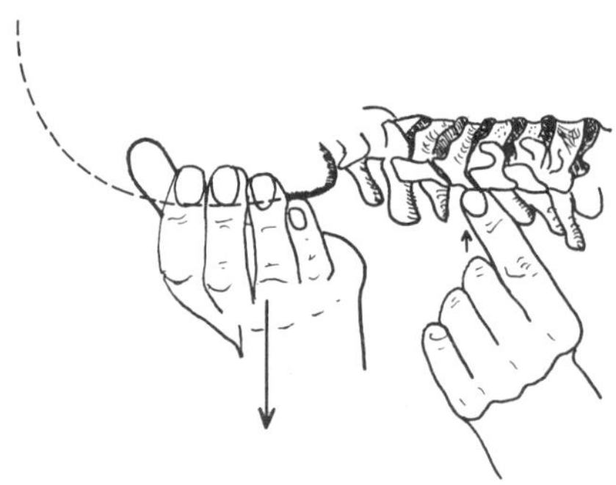

Abb. 147b: Alternative Grifftechnik für Translationen

schon einmal versucht hat, in dieser Situation die Bewegungen der Kopfgelenke zu palpieren und den entsprechenden Rumpfbewegungen dabei «nachzulaufen» wird diese Problematik verstehen.

HWS-Bewegungen können entweder vom Kopf aus, vom Rumpf oder an der Wirbelsäule direkt induziert werden. Die Möglichkeiten werden durch die jeweilige Platzierung der Hände festgelegt.

Der Griff mit beiden Händen am Kopf und der HWS des Pat. sollte zum einen ein Höchstmaß an Sicherheit geben, zum anderen die Möglichkeit bieten, auch kleine Bewegungen mit einer der Hände palpieren zu können. Darüber hinaus muß natürlich auch fixiert und bewegt werden können.

Die meisten Pat. tragen ihren Kopf zu weit vorn, so daß sein Schwerpunkt nach ventral auswandert und die Muskulatur vom Nakken bis hinunter zur LWS zur pathologischen Dauerspannung zwingt. Im Trockenen ist dies in Rückenlage zumeist ausgeglichen, denn entweder liegt der Pat. richtig, oder er zeigt eine Hyperlordose, die dem Therapeuten sogleich auffällt. Im Wasser ist dies etwas anders. Dadurch daß der Therapeut die Ebene des Rückens nicht sieht, hat er – wenn er sich nicht besonders orientiert – auch keinen Bezugspunkt für die sagittale Stellung der HWS. Dazu kommt, daß der Pat. seine Ventraltranslation im Wasser besonders gern aufrecht erhält, denn dadurch verhindert er ein Eintauchen des Gesichtsschädels (manchmal sogar der Ohren) in das Wasser. Aus diesem Grund raten wir, bei jeder HWS-Behandlung zuerst einmal die NN-Stellung der HWS herauszufinden und sie einzustellen. Daran können sich dann Therapeut und Pat. orientieren. Nun werden z.B. Flexionen

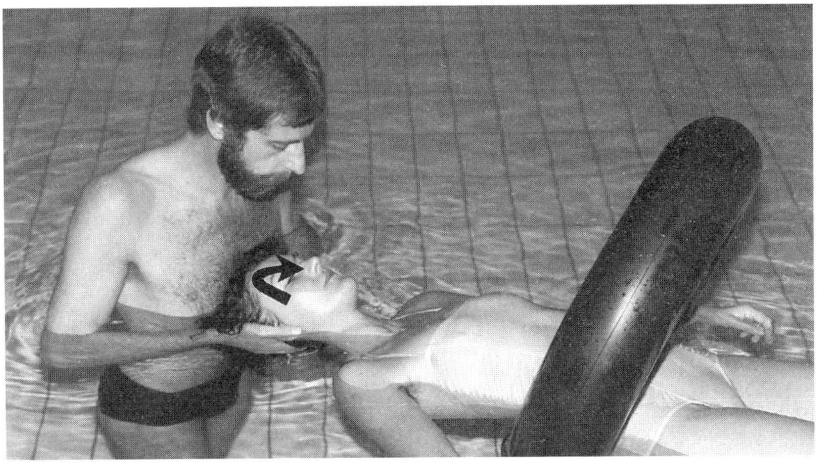

Abb. 148: Kleine Flexion-Extensionsbewegung im cranio-cervicalen Übergang

auch wirklich zu Flexionen und nicht zur Vergrößerung der Ventraltranslationen.
Wenn an der HWS bei einigen Wirbeln die Dornfortsätze nicht gut oder gar nicht zu palpieren sind, orientiert man sich an den Quer- bzw. Gelenkfortsätzen.

14.1 Flektorische und extensorische Möglichkeiten

Ausgangsstellung: «Normalstellung» der HWS ohne Translationen.
Die Abbildung 147 zeigt eine Möglichkeit die HWS nach ventral und dorsal zu translatieren (was sowohl als Therapie, als auch zum Einstellen der Ausgangsstellung benutzt werden kann). Der Therapeut schiebt mit der rechten Hand den Kopf des Pat. nach ventral (Richtung Decke) ohne die HWS dabei zu flektieren (dabei kommt es zur Hyperextension C0–C1). Die rechte Hand palpiert entweder den Übungserfolg oder hilft bei der Ventralbewegung. Diese Hilfe kann auch tendenziell segmental erfolgen, indem die entsprechenden Quer-(Gelenk-)fortsätze nach ventral geschoben werden (Abb. 147b). Ein Nachlassen des Ventralschubs (u.U. kombiniert mit passivem Schieben der Querfortsätze von ventral nach dorsal) bewirkt eine Dorsaltranslation mit entsprechender Flexion C0–C1.
In der Abbildung 148 ist die relativ kleine Flexion-Extension im craniocervicalen Übergang dargestellt. Der Therapeut flektiert das Kopfgelenk durch Dorsalextension seiner Hände. Thenar und Antithenar liegen jeweils am Occiput und führen die Bewegung aus. Die Finger (2 und 3) palpieren den Bewegungserfolg zwischen Hinterhaupt und Atlas.
Dabei kann zusätzlich Traktion gegeben werden, die den Pat. näher zum Therapeuten heranzieht. Um eine HWS-Kompression zu vermeiden, muß der Therapeut einen Schritt rückwärts machen.
Durch Reduzierung der Dorsalextension in den Handgelenken des Therapeuten kommt die Extension zustande (allerdings nur aufgrund der Schwere des Kopfes). Forciert werden kann die Bewegung dadurch, daß der Therapeut mit seinen Fingerkuppen zwischen Occiput und Atlasquerfortsätze greift

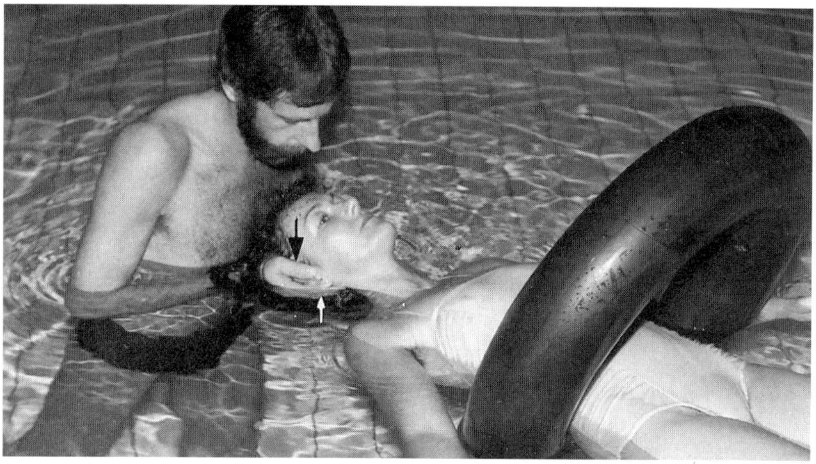

Abb. 149

und den Kopf über dieses Hypomochlion nach dorsal führt (Abb. 149).

Die Abbildung 150 zeigt eine Möglichkeit für die Extension der HWS. Der Therapeut fixiert einen Wirbel an dessen Querfortsätzen und läßt die stützende Funktion seiner Hände am Occiput nach, wodurch der Kopf nach dorsal sinkt. Dom. die Facetten des kranial des fixierten Wirbels gelegenen Segmentes gleiten nach kaudal-dorsal.

In Abbildung 151 ist die gleiche Technik gezeigt. Diesmal führt der Therapeut den Kopf mit einer Hand und drückt mit der anderen im Bereich der unteren HWS einen Wirbel (an dessen Querfortsätzen) nach ventral-kranial.

Eine Flexionsmöglichkeit bietet die Abbildung 152. Der Therapeut hält den Hinterkopf fest in der aus Daumen und zweitem Finger gebildeten Gabel und führt den Kopf damit nach ventral-kranial.

Eine andere Technik zeigt die Abbildung 153. Der Therapeut führt das Occiput mit einer Daumen-Zeigefinger-Gabel. Die Gabel der anderen (in unserem Beispiel linken) Hand sitzt am cervico-thoracalen Übergang und schiebt nach kaudal. Somit ist eine Traktion möglich. Diese Traktion kann natürlich auch weiter kranial angesetzt werden, um andere Segmente bevorzugt zu erreichen. Die «kraniale Gabel», die in unserer Beschreibung am Occiput angriff, kann auch weiter kaudal eingesetzt werden. Somit ist ein Ausschalten der Kopfgelenke aus der Traktion möglich. Grundvoraussetzung ist immer, daß eine Hand nach kranial zieht, während die andere etwas weiter kaudal entweder nur fixiert (und somit verhindert, daß der Pat. durch das Wasser gezogen wird), oder nach kaudal schiebt (und somit die traktionierende Wirkung verstärkt).

Nahezu alle beschriebenen Übungen für die HWS können vom Pat. auch aktiv ausgeführt werden. Der Therapeut sollte dabei nur darauf achten, daß keine Ausweichbewegungen entstehen. Sie sind im Wasser häufiger und schneller zu beobachten als im Trockenen.

Die Möglichkeiten der Isometrie wurden etwas weiter oben bereits angesprochen. Be-

Abb. 149: Alternative Grifftechnik zu Abb. 148

Abb. 150: Extensorische Bewegung der HWS

Abb. 151: Extensorische Bewegung der HWS, alternative Grifftechnik

Abb. 152: Flektorische Bewegung der HWS

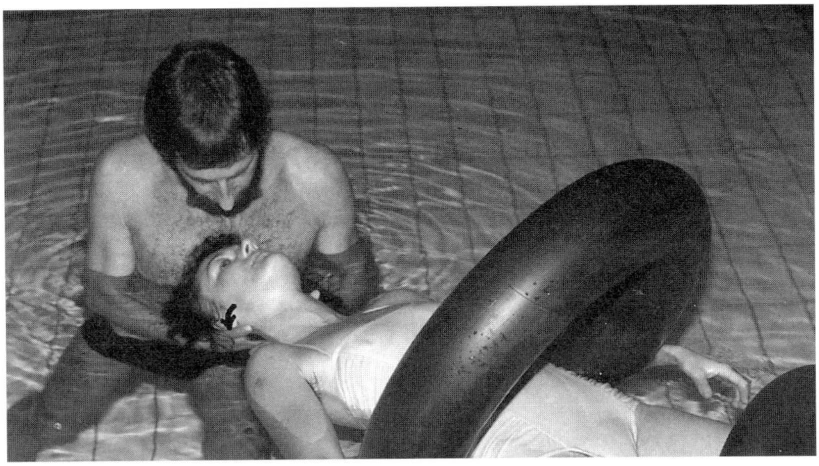

Abb. 150

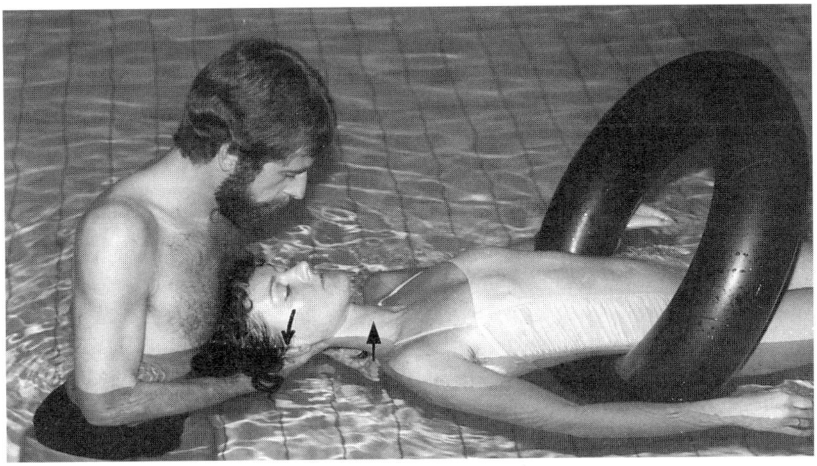

Abb. 151

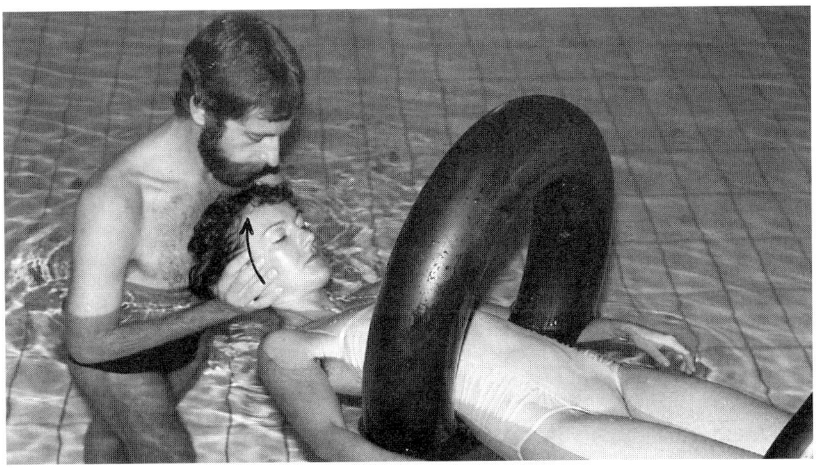

Abb. 152

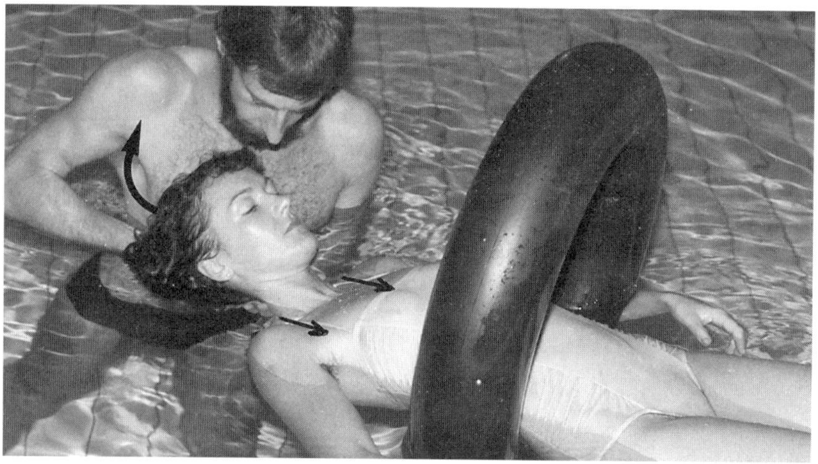

Abb. 153

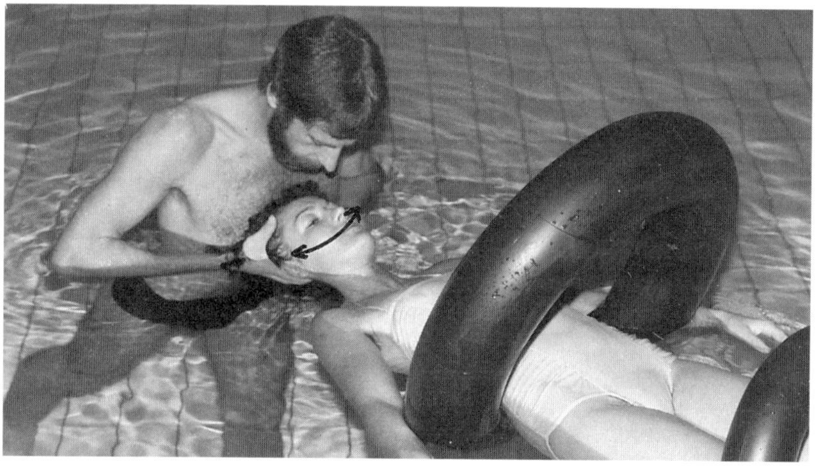

Abb. 154

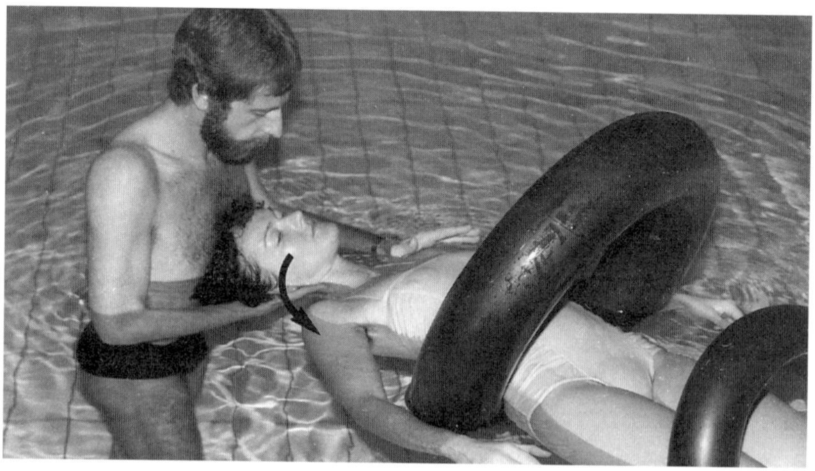

Abb. 155

züglich der Flexion und Extension kann man dem Pat. von ventral (Stirn, Jochbeine) oder von dorsal (Occiput oder kranial) Widerstände geben.
Aktive Bewegungen gegen Widerstand sind mit den genannten Grifftechniken ebenfalls möglich. So wird z. B. eine Technik, die den Pat. in HWS-Flexion bringt angewandt, wenn der Pat. extensorisch arbeiten soll. Prinzipiell sind diese Übungen auch «umkehrbar», also vom Pat. exzentrisch auszuführen. Dazu muß er einfach eine vom Therapeuten durchgeführte Bewegung «bremsen». Allerdings sollten solche Anforderungen im Wasser nur mit geringem Widerstand durchgeführt werden, da die weiterlaufenden Bewegungen in die kaudalen Wirbelsäulenanteile von den Pat. nur schwer zu kontrollieren sind.
Allgemein möchten wir auch an dieser Stelle darauf hinweisen, daß isometrische oder auxotone Spannungen und Bewegungen nur dann in HWS-Bereich sinnvoll sind, wenn die praevertebrale Muskulatur sowohl von der Kraft als auch von der Koordination her in der Lage ist, Bewegungen geführt zuzulassen. Bei Insuffizienz dieser Muskulatur kommt es – auch bei der Isometrie – zu erheblichen Translationen (namentlich in der Sagittalebene).

14.2 Lateralflektorische Möglichkeiten

Die Lateralflexionen sind im HWS-Bereich häufig die Bewegungen, die am meisten eingeschränkt sind. Die Pat. holen ihr Bewegungsausmaß in vielen Fällen aus der oberen BWS, Übungen, die die Lateralflexion in der HWS verbessern sollen, sollten somit unter relativer Fixation der oberen BWS durchgeführt werden. Dies ist bei Alltagsaktivitäten zwar unphysiologisch (da HWS-Bewegungen eben nun mal bis in diesen Bereich laufen); bei Mobilisationsversuchen können jedoch hypermobile BWS-Abschnitte einen Erfolg vortäuschen, der nicht existiert. Das Ausschalten und Fixieren der oberen BWS ist im Wasser nahezu unmöglich. Deshalb sollte bei den entsprechenden Bewegungen immer wieder palpiert werden, wo sie sich wirklich abspielen. Des weiteren müssen die lateralflektorischen Bewegungen in kleinen Ausmaßen vom Pat. verlangt werden. Große Bewegungsausschläge sind ohne BWS-Beteiligung ohnehin nicht möglich.
Nachdem die Lateralflexionen zumeist von kranial (über den Kopf) induziert werden, muß zunächst das volle Bewegungsausmaß der Kopfgelenke ausgeschöpft werden. Ist dies der Fall, so läuft jede weitere Bewegung Segment für Segment nach kaudal bis zur BWS. Dabei handelt es sich nur um fünf Segmente. Allein daraus ist der mögliche Bewegungsspielraum schon zu ermessen.
In der Abbildung 154 bewegt der Therapeut den Kopf des Pat. lateralflektorisch von links nach rechts. Mit den Gabeln seiner Hände (gebildet aus Daumen und radialer Seite der Zeigefinger) führt er diese Bewegung, die – entsprechend der Konvexität der kranialen Gelenkflächen – einen Ausschnitt eines Kreisbogens beschreibt (siehe Pfeile). Die Bewegung läuft fast ausschließlich zwischen Occiput und C 1. Mit den Kuppen der Zeige- oder Mittelfinger palpiert der Therapeut dabei die Zwischenräume zwischen mastoid und Atlas (der Querfortsatz wird auf der Konkavseite besser tastbar).
Diese relativ kleinen Bewegungen können – soll nicht mobilisiert werden – durchaus ohne Fixation des Pat. durchgeführt werden. Bei größeren Bewegungsausschlägen ist eine

Abb. 153: Flexion unter Traktion

Abb. 154: Lateralflexion in den Kopfgelenken

Abb. 155: Polysegmentale Lateralflexion

Fixation des Pat. nötig, da ansonsten der ganze Körper durchs Wasser treibt, was zwar therapeutisch genutzt werden kann, aber nicht zufällig auftreten sollte, denn hierbei kann es zu Kompressionen auf die konkavseitigen Gelenkfacetten kommen (über das «normale» Maß bei Bewegungen hinaus).
Eine größere Lateralflexion (mit entsprechend mehr Segmenten) zeigt die Abbildung 155. Der Therapeut führt den Kopf des Pat, zur Seite, wobei er ihn mit seiner ganzen Handfläche dorsal unterstützt. Die andere Hand fixiert die Schulter der Konvexseite.
Mit dieser Technik kann besonders gut dosiert werden, denn die Bewegung kann sowohl vom Kopf aus, als auch vom Rumpf (über die «fixierende» Hand) aus forciert werden. Wenn das Verhältnis zwischen HWS-Länge des Pat. und Fingerlänge des Therapeuten es zuläßt, kann der Therapeut dabei mit dem Grundgelenk seines Zeigefingers (Radialseite) von lateral gegen einen Querfortsatz drücken und somit ein Hypomochlion setzen.
Die Abbildung 156 zeigt die Möglichkeit einer Traktion wie bereits beschrieben (der Therapeut fixiert oder schiebt mit der rechten Hand nach kaudal). Zusätzlich «fixiert» er die untere HWS um die lateralflektorischen Möglichkeiten der kranialen Abschnitte voll ausschöpfen zu können.

14.3 Rotatorische Möglichkeiten

Die Rotation zwischen den oberen Segmenten kann mit der Grifftechnik von Abbildung 154 während der Durchführung getastet werden. Dazu legt der Therapeut seine Fingerkuppen von beiden Seiten an die entsprechenden Querfortsätze und palpiert den Beginn ihrer Drehung. Dies ist insofern etwas schwierig, da er ja mit denselben Händen die Drehung des Kopfes einleitet. Tiefer liegende Segmente sind aus diesem Grund nicht zu tasten (die palpierenden Finger laufen mit der Bewegung mit). Für das Segment C1–C2 kann auch – sofern möglich – der Dornfortsatz des Axis mit den Zeige- oder Mittelfingerkuppen von beiden Seiten gleichzeitig getastet werden. Sobald er sich bei der Rotation mitbewegt, ist die Bewegung bereits bei C3 angekommen.
Die Abbildung 157 zeigt eine Rotation, die mit der rechten Hand am Kopf ausgeführt wird. Die linke Hand unterstützt die gesamte HWS von dorsal und kann die Rotation forcieren.
Die Abbildung 158 verdeutlicht eine Rotation, die mit beiden Händen geführt ist. Der Therapeut kann dabei den Kopf des Pat. zusätzlich an seinem Körper abstützen. Dies bietet unerfahrenen Behandlern und den Pat. etwas mehr Sicherheit. Allerdings wird dieses Abstützen oftmals zur Approximation der Wirbelsäule. Dies kann zwar verhindert werden (es sind sogar Traktionen trotz des Aufstützens möglich), erfordert jedoch einige Übung. Die Gefahr des Approximierens ist besonders groß, weil sie immer wieder übersehen wird.

14.4 Kombinationsbewegungen HWS

Mit den angegebenen Griffen können problemlos komplexe Muster ausgeführt werden.
Eine häufig benutzte Möglichkeit zeigen die Abbildungen 159 a und b. Der Therapeut führt seinen Pat. von der Flexion, rechtskonvexen Lateralflexion und Linksrotation in

Abb. 156: Traktion HWS

Abb. 157: Polysegmentale Rotation HWS

Abb. 158: Bilateral geführte Rotation an der HWS

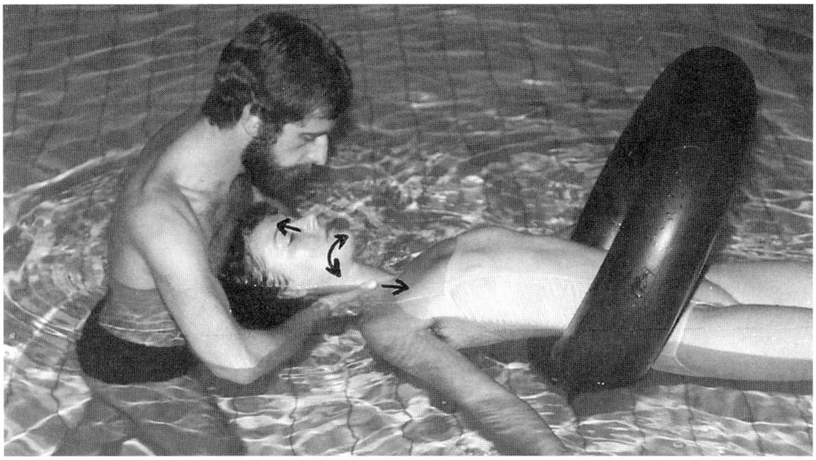
Abb. 156

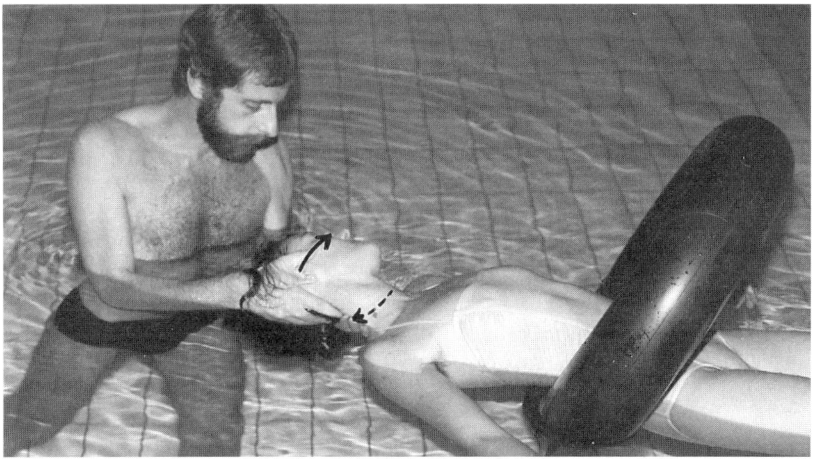
Abb. 157

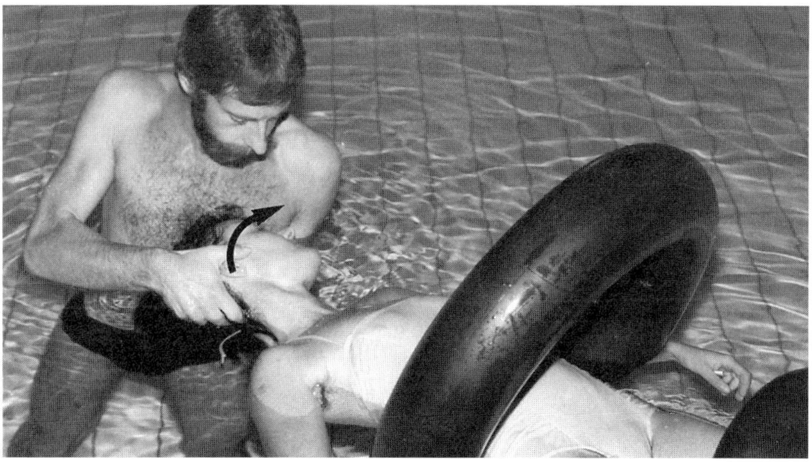
Abb. 158

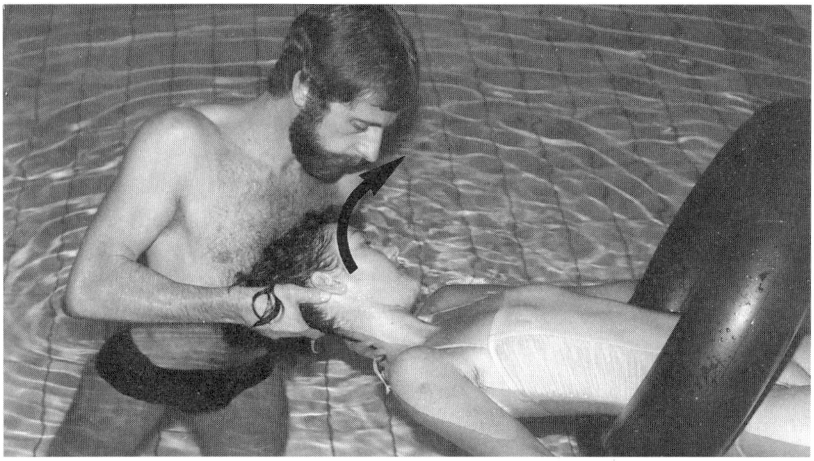

Abb. 159a

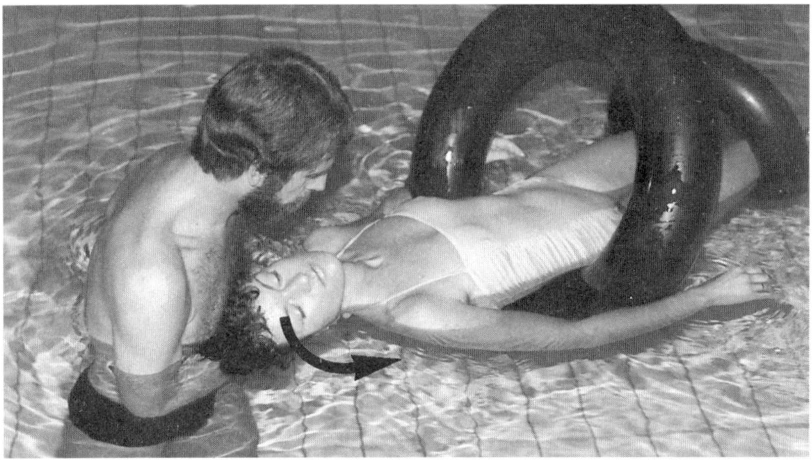

Abb. 159b

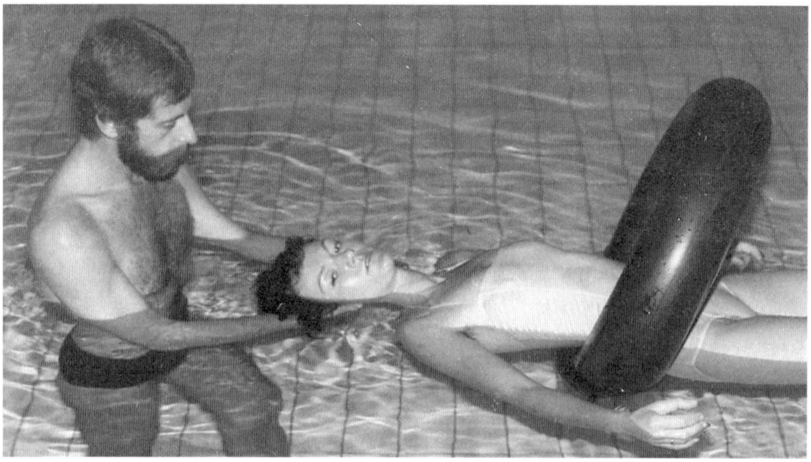

Abb. 160

die Extension, linkskonvexe Lateralflexion und Rechtsrotation. Der Therapeut führt den Kopf des Pat. mit einer Hand, mit der anderen unterstützt, führt oder mobilisiert er die HWS. Er kann aber auch fixieren und somit die gesamte Bewegung unter Traktion ausführen.

Die Abbildung 160 zeigt einen Ausschnitt aus einer Bewegungsserie. Der Therapeut geht rückwärts und bringt dabei den Kopf in Rotation, Lateralflexion, Flexion und Extension. Der Körper des Pat. wirkt als Gegengewicht, wodurch es zur milden Traktion kommt.

Daß bei solchen Übungen das Ausschwingen des in Bewegung geratenen Körpers unbedingt berücksichtigt werden muß, ist selbstverständlich. Lateralflexionen und Rotationen werden einseitig verstärkt, wenn der Therapeut dabei im Kreis durch das Becken geht (siehe BWS und LWS-Beschreibungen).

15 Sinn und Unsinn der Verwendung von Auftriebskörpern

Die eben aufgeführten Übungen benutzten – zum Teil relativ viele – Auftriebskörper als Hilfsmittel. Diese sollten von Therapeuten gezielt eingesetzt und so sparsam wie möglich verwendet werden. Mit Hilfe von Auftriebskörpern kann leichter und in einigen Fällen auch effizienter behandelt werden. Die Sorge um den Pat. ist erheblich reduziert, da keine Unfallgefahr besteht und die Behandlung kann sich auf kleinere Körperregionen konzentrieren, da weiterlaufende Reaktionen von geringerem Ausmaß erwartet werden müssen. Der Pat. kann sich ebenfalls auf den Ort des Geschehens konzentrieren und braucht nicht Arbeit darauf zu verwenden, sich über Wasser zu halten.

Sollten weitere Reaktionen aus therapeutischen Gründen erwünscht sein, so können die Auftriebskörper jederzeit geringer dimensioniert, teilweise oder ganz abgesetzt werden.

Ein großer Nachteil von Auftriebskörpern ist, daß sich der Pat. dadurch nicht verselbständigen wird. Es ist zwar möglich, den Pat. zum selbständigen Üben zu bestellen, ihm die entsprechenden Hilfsmittel zur Verfügung zu stellen und ihn dann allein arbeiten zu lassen. Diese Methode ist jedoch nicht in öffentliche Bäder oder Seen zu übernehmen.

In einigen Fällen ist mit Auftriebskörpern aber auch ein gegensätzlicher Effekt zu erreichen: Pat., deren Mut einfach nicht ausreicht, selbständig im Wasser zu üben (z.B. während der Therapeut daneben einen anderen Pat. behandelt), bewegen sich oftmals frei und ohne Angst, wenn man ihnen z.B. eine Halskrause gibt. Wenn sie dann – dergestalt versorgt – zusätzlich zu den Einzelbehandlungen (unter geringer Kontrolle) täglich noch ein- oder zweimal für ca. 15 min. selbständig z.B. ihre Hüfte beüben, so ist damit für die Therapie schon wieder etwas gewonnen.

Abb. 159a–b: Komplexe Bewegungsmuster an der HWS

Abb. 160 Ausschnitt aus einer Bewegungsserie

Für die Bewegungstherapie im Wasser steht immer nur relativ wenig Zeit zur Verfügung. Aus diesem Grund muß der Therapeut entscheiden, wie er diese Zeit optimal nutzen kann. Oftmals ist dies nur dann möglich, wenn mit Auftriebskörpern gearbeitet wird. Selbst die Phase der Wassergewöhnung bei Nichtschwimmern muß in einigen Fällen zugunsten effizienterer Übungen gekürzt werden. Dabei muß es keineswegs zu psychischen Problemen mit den entsprechenden negativen Folgen für die Therapie kommen. Der Therapeut muß seinem Pat. dessen mangelnde Sicherheit durch Eigenleistungen (und Auftriebskörper) ersetzen können. Es kann bei mangelnder Zeit nicht das Ziel der Therapie sein, z. B. einem knieverletzten Nichtschwimmer, das Schwimmen beizubringen. Selbst bei Schwimmern, die sich trotz einer momentanen Behinderung im Wasser absolut sicher fühlen, ist das Arbeiten mit auftriebskörpern zumeist indiziert.

Wir haben auch viele Pat., die vor Eintritt einer Behinderung oder eines Traumas niemals Schwimmen gingen und auch für die Zukunft keine Lust oder Möglichkeit zum selbständigen Aufenthalt im Wasser haben. In diesen Fällen sehen wir keine Notwendigkeit, auf Auftriebskörper zugunsten einer größeren Selbständigkeit zu verzichten, wenn nur eine begrenzte Zahl an Wasserterminen zur Verfügung steht.

Völlig anders sieht es jedoch in den Fällen aus, in denen das freie Treiben eines Pat. als primäres Behandlungsinstrumentarium gewählt wird, oder in denen der Pat. – aus physischen oder psychischen Gründen – zur absoluten Selbständigkeit im Wasser gebracht werden soll. Existieren Indikationen hierfür, so ist jedes Hilfsmittel (und somit auch ein Auftriebskörper) der Therapie entgegengesetzt und damit in den allermeisten Fällen als Nachteil anzusehen und somit abzulehnen. Für diese Fälle ist die *Halliwick-Methode* nach James McMillan das Mittel der Wahl.

Bezüglich dieser Methode möchte ich es bei einer kleinen Erwähnung belassen, denn eine komplexe Beschreibung ist sicherlich nur von McMillan selbst zu bewerkstelligen und auch zu erwarten. Die entsprechenden Behandlungstechniken sollten in den angebotenen Fortbildungskursen erlernt werden.

McMillan begann seine Arbeit in der Halliwick-Schule in Southgate. Er arbeitete mit körperbehinderten Kindern und betrachtete – als Ingenieur,der viel mit Hydrodynamik gearbeitet hatte – deren Probleme weniger aus medizinischer, denn aus physikalischer Sicht. Sein Ziel war es, den Kindern – mit Hilfe der Wirkungsfaktoren des Wassers – in diesem Milieu annähernd die gleiche Freiheit wie Normalentwickelten zu bieten. Sie sollten im Wasser endlich einmal die Möglichkeit haben, sich frei von all den Hilfsmitteln, die sie im Trockenen so belasteten, zu bewegen. Somit eröffnet sich ihnen ein – wenn auch deutlich begrenzter – Lebensraum, in dem sie den Nicht-Behinderten weitgehend gleich sind.

Daß ein solches Unterfangen – sofern es zum Ziel führt – nicht nur motorische, sondern auch gewaltige psychische Vorteile bringt, steht außer Zweifel. Vor diesem Hintergrund ist es wohl verständlich, warum McMillan jegliche Art von Auftriebskörpern oder Hilfsmitteln ablehnt; ja er muß dies zwingend, denn nur so kann er seine Pat. zum Ziel führen: Relative körperliche Freiheit und Unabhängigkeit von Hilfsmitteln oder Dritten.

Um mit dieser Methode arbeiten zu können, sind weiterreichende theoretische Grundkenntnisse erfoderlich. Sie werden in diesem Buch nicht ausreichend besprochen.

McMillan arbeitet nach einem 10-Punkte-Programm, das den Weg zur Selbständigkeit der Pat. bestimmt. Er beginnt mit der Gewöhnung an das neue Umgebungsmilieu. Der Weg dorthin wird mit sechs Punkten beschrieben. Diese Wassergewöhnung ist natürlich unabdingbare Voraussetzung für die Selbständigkeit und für die Sicherheit. Nur so können unkontrollierte Körperreaktionen – ausgelöst durch Angst oder Schrecken – verhindert werden. Somit ist auch verständlich, warum an diesen Punkten relativ lange gearbeitet werden muß. Bei der Wassergewöhnung werden zwei Aspekte dominant berücksichtigt:

a) die psychische Anpassung im weiten Rahmen dieses Wortes,
b) die physische Anpassung.

Zur physischen Anpassung ist es u. a. nötig, dem Pat. entsprechende Sicherheit für alle im Wasser eintretenden Fälle zu vermitteln. Zu diesem Zweck lernen die Pat. sowohl die Rotationskontrolle um die Körperlängsachse als auch die Kontrolle um die entsprechenden frontalen Achsen. Dadurch ist es ihnen möglich, sich aus jeder Position heraus so zu drehen, daß die Atemöffnungen wieder an die Wasseroberfläche gelangen.

Ist ein entsprechender Stand der Wassergewöhnung erreicht, so kommen die nächsten beiden Ziele: Erreichen des Gleichgewichts ohne Bewegung und Gleiten auf dem Wasser. Sie stellen zum einen eine Basis für das Einsetzen der Schwimmbewegungen dar, zum anderen ermöglichen sie ein relatives «Ausruhen» des Schwimmers auch im tiefen Wasser. Dies ist für das ökonomische Einsetzen der zur Verfügung stehenden Kraft nötig.

Die letzten beiden Punkte führen dann über elementare Schwimmbewegungen zum individuellen Schwimmstil; der Pat. ist verselbständigt.

Die Probleme, die McMillan bei seinem Schwimmunterricht fand, sind in weiten Teilen identisch mit den Problemen, die bei vielen neurologischen Erkrankungen auftreten. Die Lösungen für diese Probleme oder der Umgang mit ihnen, die McMillan erarbeitet hat, sind folgerichtig natürlich auch in der Therapie relevant. Nun kann – je nach Indikation – entweder das komplette Programm McMillans oder Teile daraus, für die Therapie im Wasser genutzt werden.

Dieses Konzept ist auch dann sinnvoll, wenn das ursprüngliche Ziel – freies Schwimmen – nicht erreicht werden kann oder soll. Der Weg allein hat bereits eine solche Fülle an Möglichkeiten, daß mit seiner Anwendung – namentlich auf neurologischem Sektor – vielen Pat. geholfen werden kann (einfache Beispiele: Symmetrie- oder Selektionsschulung).

Einzelne Beispiele aus der Methode möchten wir nicht bringen, da sie aus dem Gesamtzusammenhang gerissen wären und somit sicherlich nicht dem Verständnis dienen würden.

Die Halliwick-Methode ist kein starres System. Sie wird permanent weiterentwickelt, so daß wir mit einem weiten Einsatzbereich rechnen können.

TEIL 3
Gruppengymnastik

1 Überblick

Teil 3 des Buches beschäftigt sich mit der Gruppenbehandlung im Wasser. Generell sei hier erwähnt, daß die Übungen zwar in einer Gruppe angewandt werden können, daß sie aber für die Einzeltherapie ebenso tauglich sind.
Zunächst werden Probleme bezüglich des Stellenwertes und der technischen Durchführung von Gruppenbehandlungen im Wasser besprochen; anschließend stehen einige Ratschläge bezüglich der Indikation von Gruppen.
Der praktische Teil bringt Übungsvorschläge, die jeweils in Gelenkgruppen unterteilt sind: Im Verbund mit dem Schultergelenk sind auch Ellenbogen-, Hand- und Fingergelenke angesprochen. Anschließend sind Übungen für die Hüftgelenke aufgezeichnet. Aus diesen Übungen entwickeln sich Möglichkeiten für das Gehen. Auch die Beschreibungen für den Fuß gliedern sich in eine «stationäre» und eine zweite Gruppe, die im Gehen übt. Übungen mit stark reaktivem Charakter für die unteren Extremitäten werden danach in Form einer Gymnastik mit dem Schwimmbrett angesprochen.
Der letzte Teil der Gruppenaufzeichnungen beschäftigt sich ausschließlich mit der Wirbelsäule, wobei nach einer allgemein mobilisierenden Gruppe weitere Möglichkeiten in Progression dargestellt werden: Autostabilisation, Vorbereitungen von ADL und – als größte Steigerung – die Sprunggymnastik. Abschließend sind noch einige Bemerkungen zur «Gymnastik am Beckenrand» aufgeführt.

2 Die Gruppengymnastik im Wasser

Die folgenden Möglichkeiten für die Gruppengymnastik sind in einzelne Gelenke oder Gelenkgruppen unterteilt. Dies geschah nur, um einen besseren Überblick über die Übungsangebote zu erzielen.
Natürlich können Teile der «einzelnen Gruppen» beliebig untereinander vermischt werden.
Die Gruppengymnastik verfolgt – im Rahmen unserer Therapie – zwei Ziele:
1) Behandlung der unterschiedlichen Krankheitsbilder,
2) Erlernen von Möglichkeiten der «Selbstbehandlung».

Punkt 1 ist jedem Therapeuten einleuchtend und braucht nicht näher erklärt zu werden.
Zu Punkt 2 möchten wir jedoch weitere Erläuterungen geben:
Wir benutzen die Gruppengymnastik gezielt (auch) dazu, dem Pat. Informationen zum eigenen Üben («Hausaufgaben») zu vermitteln. Wird der Rehabilitationsgedanke ernst genommen, so muß der Pat. im Anschluß an eine Behandlungsserie verselbständigt sein (soweit es sein Krankheitsbild zuläßt). Kann er bis zu diesem Zeitpunkt nicht völlig rehabilitiert werden, so muß er zumindest über seinen weiteren Heilungsverlauf exakt informiert sein, Fehler vermeiden und selbständig weiterbehandeln können (außer er kann an einen Kollegen zur weiteren Behandlung überwiesen werden).
Aus diesem Grund ist es nötig, den Pat. selbständig in einer Gruppe üben zu lassen, ihn die Übungen in Eigenverantwortung wiederholen zu lassen und ihm die Möglichkeit zu geben, Fragen, die sich evtl. ergeben, an den Therapeuten zu stellen.
Prinzipiell ist jeder Pat., der eine Gruppe mitmachen kann, auch in der Lage selbständig zu üben (außer den Nichtschwimmern, bei denen von Fall zu Fall entschieden werden muß).
Dazu ist es notwendig, den Sinn und die exakte Ausführung der einzelnen Übungen visuell und verbal zu erklären. Dies erfolgt während der Gymnastik. Der dabei auftretende Zeitverlust ist unerheblich und weit weniger wichtig als der Gewinn durch die Information.
Eine Selektion für den einzelnen Pat. ist dabei ebenfalls problemlos, da man ihm nach der Gymnastik nur noch aufzählen muß, welche Einzelübungen für ihn besonders geeignet sind.
Die eben vorgeschlagenen Erklärungen müssen klar und gezielt sein, damit sie der Pat. versteht. Neben dem «Merkeffekt» erzielen sie ganz ohne Zweifel eine Motivationssteigerung. Die Übungen selbst müssen relativ einfach gehalten werden. Wenn starke Ausweichbewegungen möglich sind, muß der Therapeut so exakt erklären und so lange mit der Gruppe üben, bis die Ausweichbewegungen verschwunden sind (oder sich zumindest in Grenzen halten).
Wenn sich ein Behandler angewöhnt hat, denn Sinn und Zweck seiner Therapie darzustellen, können u. U. auch Pat., die in Einzelbehandlung sind, an der einen oder anderen Gruppe teilnehmen. Das kann Zeit sparen helfen.
Ein Beispiel:
Ein Pat. muß wegen der endoprothetischen Versorgung eines Hüftgelenkes nachbehandelt werden. Oftmals ist es dazu sinnvoll, neben der bekannten Einzelgymnastik, auch Übungen zum selbsttätigen Arbeiten zu empfehlen. Das können z.B. spezielle Bewegungsübungen für die Hüftgelenke oder Gehschule im weitesten Sinne des Wortes sein.
Um den Pat. die Übungen zu erklären, benötigt der Therapeut zumindest einen Einzeltermin (der zu anderen Übungen genutzt werden könnte). Wenn er nun den Pat. alternativ

an einer «Gehschulgruppe» teilnehmen läßt (in der die nötigen Erklärungen gegeben werden), erspart er sich und dem Pat. nicht nur den Einzeltermin, sondern er erreicht darüberhinaus für den Pat. das Erfolgserlebnis, daß er wieder «bei den anderen mitmachen» kann.

Selbstverständlich ist eine solche Kombination von (einmaliger) Gruppengymnastik und Einzelbehandlung nicht bei jedem Krankheitsbild und auch nicht bei jedem Pat. möglich, aber grundsätzlich sollte daran gedacht werden.

2.1 Stellenwert der Gruppenbehandlung

Die Gruppengymnastik wird im Bereich der Krankengymnastik häufig als Therapieform zweiter Klasse angesehen. Oftmals bekommt sie nur den Stellenwert eines Lückenbüßers oder dient dazu, daß sich die Pat. «überhaupt irgendwie bewegen oder beschäftigt sind». Dies ist bei der Qualität vieler Gruppen durchaus verständlich und es gibt Fälle, in denen die Gruppenleiter nur dahingehend korrigiert wurden, daß sie keinen allzugroßen Schaden anrichteten.

Auch das Einführen von Gruppen zu dem ausschließlichen Zweck, möglichst rationell zu arbeiten, ist aus medizinischer Sicht abzulehnen.

Das Abschieben von Gruppenbehandlungen – ob im Trockenen oder im Wasser – an unqualifiziertes Hilfspersonal ist unverantwortlich, denn gerade die Gruppentherapie erfordert gut ausgebildete kreative Therapeuten. Sie müssen in der Lage sein, zu sehen, wer wann und vor allem warum ausweicht, damit sie den entsprechenden Pat. mit exakten präzisen Tips weiterhelfen können. So wird auch vermieden, daß vom Pat. Aktivitäten verlangt werden, die er gar nicht erbringen kann.

Darüber hinaus braucht der Gruppenleiter psychologisches Geschick und Intuition für das richtige Reagieren bei den unterschiedlichen menschlichen Interaktionen. Er braucht Takt und Einfühlungsvermögen, um Einzelne korrigieren zu können ohne sie psychisch zu verletzen. Des weiteren muß er nonverbal kommunizieren können und eine natürliche Autorität für seine Pat. darstellen, damit er einzelne fördern und andere nötigenfalls dämpfen kann. Diesen Anforderungen kann nur ein Krankengymnast gerecht werden, der keine großen fachlichen Kompetenzprobleme hat. Nur mit diesen Voraussetzungen kann er entsprechend sicher die Gruppe leiten, gleichzeitig krankengymnastische Korrekturen durchführen und die entsprechende Gruppendynamik beobachten, lenken und therapierelevant nutzen.

Diese Fähigkeiten werden um so nötiger, je gezielter Gruppenbehandlungen durchgeführt werden. Sollen klar definierte Ziele erreicht werden, so ist es oftmals unmöglich, die Gruppe als unterhaltsames Spiel durchzuführen. Das bedeutet aber häufiges Korrigieren und Wiederholen einzelner Übungsabschnitte, was vielen Pat. völlig neu ist, da auch sie sich bei Gruppen auf unspezifische «Zwischendurchbehandlung» eingestellt haben.

Allgemein gesehen glaube ich, daß der Stellenwert der Gruppenbehandlungen heute mit Recht relativ niedrig angesetzt wird (und zwar sowohl bei Pat. als auch bei Behandlern). Dies liegt aber nicht daran, daß Gruppengymnastiken nur mangelnde qualitative Möglichkeiten bieten, sondern daß die mögliche Qualität nicht erarbeitet wird.

2.2 Behandlungsziele für Gruppen

Ein weiteres Problem ist das Aufstellen der Behandlungsziele und das entsprechende technische Organisieren. Dazu können wir keine speziellen Hinweise geben, da diese Probleme von Klinik zu Klinik zu unterschiedlich sind.

Allgemein können aber doch folgende Ratschläge helfen. Es bestehen mehrere Möglichkeiten, eine Wassergruppe zu indizieren:

- Das Haus verfügt über ein relativ großes Patientengut mit gleicher Problematik: In diesem Fall muß für alle Pat. der «kleinste gemeinsame Nenner» gefunden werden. Das bedeutet, daß Basisarbeit für alle Pat. gemeinsam geleistet werden kann. Ein Beispiel: Ein Haus mit einer traumatologischen Abteilung wird viele teilbelastungsfähige Pat. haben. Nun kann für diese Pat. eine Wassergruppe aufgebaut werden, die nur die «Vollbelastung» und die daraus resultierende Symmetrie zum Ziel hat.
- Mehrere Therapeuten haben Pat., die auf der gleichen Rehabilitationsstufe im Trokkenen Probleme haben, die im Wasser gelöst werden können. Nach Absprache untereinander behandelt einer der Therapeuten seinen Pat. im Wasser und nimmt noch einen oder zwei andere dazu.
- Es werden generell Wassergruppen angeboten, die bezüglich der Belastung der Pat. steigernd sind. Dies ist dann möglich, wenn viele Pat. gleichzeitig an- und abreisen (z. B. in Fach- oder Kurkliniken). Die Gruppe bleibt dann mehrere Wochen bezüglich der Zusammensetzung gleich und wird mit zunehmender Belastung beübt.

In jedem Fall sollten die Behandlungsziele ebenso wie bei Einzelbehandlungen exakt festgelegt und konsequent angesteuert werden. Dazu gehört auch das Überprüfen des Behandlungsergebnisses während und nach Durchführung der Gruppe.

2.3 Ausführung der Gruppengymnastik

Bei der Gruppengymnastik im Wasser gilt noch mehr als im Trockenen die Forderung nach einer möglichst geringen Teilnehmerzahl.

Das ist allein schon deshalb nötig, weil im Wasser mehr Ausweichbewegungen als an Land möglich sind. Daher benötigt der einzelne Pat. mehr Aufmerksamkeit.

Auf die Relation Teilnehmerzahl zur Beckengröße wurde bereits in Teil 1, Kapitel 5 hingewiesen.

Ein weiterer wichtiger Grund für kleine Gruppen ist die Unfallgefahr:

Da viele Patienten im Wasser eher zum «Spielen» neigen, als im Trockenen, wird häufig gespritzt und die Oberfläche verwellt. Bei einigen Übungen werden die Teilnehmer dazu verleitet (obgleich dies nicht nötig ist) mit dem Kopf unter Wasser zu tauchen.

Nun ist es schwer zu entscheiden, wer freiwillig und wer unfreiwillig taucht.

Die Gruppengymnastik im Wasser ist in der Regel sehr sicher. Dennoch hört man vereinzelt von Unfällen bis hin zum Ertrinkungstod. Die größte Gefahr liegt darin, daß ein unter Wasser geratener Mensch bei stark verwellter Oberfläche *nicht* gesehen wird. Bis er entdeckt wird, vergeht meistens zuviel Zeit, um noch wirkungsvolle Hilfe leisten zu können.

Deshalb muß damit gerechnet werden, und entsprechende vorbeugende Maßnahmen sind bei jeder großen Gruppe unerläßlich. *Die wichtigste Sicherheitsvorkehrung ist in meinen Augen, daß der Therapeut während der Gruppengymnastik außerhalb des Bekkens steht!* Er sollte an der Breitseite des Bekkens möglichst so stehen, daß er von oben einen Überblick über alle Pat. hat. Will er einem Pat. bei einer besonderen Übung helfen, so kann er – für kurze Zeit – ins Becken gehen.

Hat ein Pat. Hilfe nötig, so ist der Behandler – außerhalb des Beckens stehend – in nahezu allen Fällen schneller am Unfallort, da er sich nicht erst durch die Gruppe der anderen, aufgeregten Teilnehmer einen Weg bahnen muß.
Das Führen einer Gruppe von außerhalb des Bades hat eine weiteren Vorteil; nämlich daß alle Pat. den Therapeuten gleich gut sehen können, egal wo sie stehen.
Eine zusätzliche Möglichkeit, um die Sicherheit zu steigern, ist das strenge Einschreiten, wenn der Aufenthalt im Wasser die Pat. dazu verleitet, «übermütig» zu werden. Namentlich Belästigungen anderer Teilnehmer (auch wenn sie nicht böse gemeint sind), müssen strikt unterbunden werden.
Etwas problematisch ist die Frage, ob Nichtschwimmer an der Gruppengymnastik teilnehmen können.
Grundsätzlich haben wir mit Nichtschwimmern bei den Gruppen sehr gute Erfahrungen gemacht. Allerdings können sie nur unter genauer Beobachtung mitüben. Jedes Ausrutschen oder Stolpern kann ein angst- oder zumindest ein spannungsauslösendes Moment sein. Über die größtmögliche Wassertiefe für Nichtschwimmer wurde viel diskutiert. Einheitliche Zahlen kann es allein deshalb schon nicht geben, weil die Pat. von unterschiedlicher Körpergröße sind.
Ob das Becken eine sinnvolle Wassertiefe für Nichtschwimmer bietet oder nicht, muß aus den Maßen von Pat. und Becken ersehen werden. Nach unten gibt es dabei sicherlich auch eine Mindestanforderung:
Wenn die zu beübenden Körperteile nicht mehr ganz mit Wasser bedeckt sind, kann ebenso im Trockenen geübt werden.
Ein Nichtschwimmer sollte allein schon aus psychologischen Gründen, möglichst nahe dem Standort des Therapeuten üben. Er muß die Möglichkeit haben sich jederzeit – zumindest mit einer Hand – am Beckenrand, am Gehbarren oder an einem Handlauf festhalten zu können.

Sollte es der Ablauf der Gymnastik erfordern, daß Nichtschwimmer in tiefere Teile des Beckens (aber natürlich mit Standhöhe) gehen müssen (z. B. ist das bei sich bewegenden Kreisen, die aus den Teilnehmern der Gruppe gebildet werden, nicht immer auszuschließen), muß der Behandler diese besondere Situation *vor* Beginn der Gymnastik mit dem Pat. besprechen. Entweder der Pat. «kann» mitmachen, dann muß ihn der Therapeut besonders aufmerksam beobachten oder der Pat. schließt sich von diesem Teil der Gymnastik aus. Ist letzteres aus psychischen Gründen nicht sinnvoll (der Pat. will nicht allein in der Ecke stehen während die anderen üben), muß er u. U. einmal auf diese spezielle Gruppengymnastik verzichten.
Alle Übungsvorschläge der nachfolgenden Beschreibungen können – exakte Anleitung vorausgesetzt – als Gruppenbehandlung durchgeführt werden.
Dies bedeutet jedoch nicht, daß die einzelnen Sequenzen nicht im gleichen Maß für die Einzeltherapie genutzt werden können. Einige Übungen sind bezüglich der Konzentration und den propriozeptiven Fähigkeiten sehr anspruchsvoll. Ein sinnvoller Weg ist es, solche Übungen in der Einzeltherapie mit dem Pat. einzuschulen und ihn erst anschließend in die entsprechende Gruppe einzuschreiben (die Gruppengymnastik wird in diesem Fall also zur «überwachten», selbständigen Arbeit des Pat. benutzt). Dies setzt allerdings voraus, daß der «Einzeltherapeut» über die Ziele und Anforderungen der Wassergruppen genau unterrichtet ist.
Namentlich die Übungen der Gruppen für die untere Extremität, die Autostabilisation und die Vorbereitungen zu Alltagsaktivitäten sind – als deutliche Steigerung – ohne Änderungen ins Trockene zu übernehmen, sobald der Pat. die entsprechende Sicherheit und Belastungsfähigkeit erreicht hat. Dieses Ziel sollte von Anfang an im Auge behalten werden. Zur Verwirklichung des Überganges vom Wasser zur Trockenbehandlung ist es

dienlich, wenn derselbe Therapeut die entsprechende Trockengruppe übernimmt. Er kann dann bereits während der «Wasserphase» seine Pat. beobachten und somit die individuellen Probleme, die im Trockenen zu erwarten sind, erkennen und adäquat darauf reagieren.

3 Übungen für den Schultergürtel und die oberen Extremitäten

Alle fünf Gelenke, die die Funktionskette des Schultergürtels bilden, müssen bei der Gymnastik mitarbeiten. Besonderes Augenmerk richtet der Pat. allerdings nur auf das glenohumerale, in einigen Fällen noch auf das scapulathorakale Gelenk.

Die folgenden Übungen sind dazu gedacht, die Gelenke durchzubewegen, die entsprechende Muskulatur zu kräftigen und die Bewegungen sinnvoll zu koordinieren.

Liegen keine speziellen Erkrankungen im Bereich der Schultergürtelgelenke vor, so ist das bei Lewit beschriebene proximal-crossed-syndrom die übliche Fehlsteuerung, die beim Durchführen einer Übungsgruppe für die oberen Extremitäten auffällt.

Dabei handelt es sich um entsprechende Imbalancen zwischen bestimmten Muskelsynergien und deren Antagonisten. Die Ursachen sind zumeist gestörte dynamische motorische Stereotypen. Bei längerem Bestehen resultieren entsprechende Muskelverkürzungen, -abschwächungen und -hypertonien.

Diese Funktionsstörungen sind in der Tat recht häufig und sicherlich als Ausgangspunkt für manche späteren Beschwerden anzusehen. Aus diesem Grund berücksichtigen wir – und sei es nur aus prophylaktischer Sicht – die entsprechenden Korrekturen bei jeder «Schultergruppe» und möchten sie auch hier einfließen lassen.

Beim proximal-crossed-syndrom überwiegt der Tonus der oberen Schulterblattfixatoren (M. trapezius pars descendens, M. levator scapulae, Mm. scaleni; alles Muskeln mit relativ hohem Anteil an tonischen Fasern) gegenüber dem der unteren Fixatoren (M. trapezius pars descendens, M. serratus anterior). Die gleiche Dysbalance besteht zwischen Muskeln, die das Schulterblatt protrahieren (Mm. pectotalis major et minor) einerseits und den Retraktoren (Interscapularmuskulatur) andererseits. Bezüglich der HWS ist das Gleichgewicht zwischen den praevertebralen Muskeln (substituiert durch die supra- und infrahyoidale Muskulatur; namentlich bei geschlossenem Mund) und den cervicalen Erectoren (plus M. trapezius pars descendens etc.) zu erkennen.

Die aus den eben genannten muskulären Imbalancen entstehenden Fehlhaltungen und Funktionsstörungen sind in den folgenden Abbildungen (wegen des besseren Vermittlungswertes etwas übertrieben) dargestellt:

Die Abbildung 161a zeigt den Pat. im Stand. Die Schulterprotaktion induziert eine vermehrte BWS-Kyphose, die mit einer vermehrten Lordose (u. U. nur im oberen Kopfgelenk) und Ventraltranslation der HWS kompensiert wird. Die auriculo-nasal-Ebene (gestrichelte Linie) kann erheblich von der Horizontalen abweichen.

Negative Folgen sind auch die Einengung des Thorax (was besonders im Verbund mit verkürzten Mm. scaleni zu Änderungen des Atmungsstereotypes führt), die vermehrte Kompression auf die Sternoclavicular- und Acromioclaviculargelenke und – bedingt durch die Schulterprotraktion – das Verlagern der Bewegungsebene des Glenohumeralgelenkes (cavitas glenoidalis) aus einer annähernd sagittalen Ebene in Richtung Frontalebene. Dies bringt bei ADL eine funktionelle Reduzierung der Außenrotationsfähigkeit; das Glenohumeralgelenk wird überlastet.

Die korrigierte Stellung ist in Abbildung 161b zu sehen:

- Relatives Retrahieren der scapulae,
- Reduzieren der BWS-Kyphose,
- Ausgleich der HWS-Hyperlordose (dies ist identisch mit dem Einstellen der Auriculonasalebene auf ein nahezu horizontales Niveau, was die Stellung der Telerezeptoren im Raum normalisiert) plus Dorsaltranslation.

Bei vielen Pat. ist diese Korrektur erst nach Dehnung der dorsalen und Kräftigung der ventralen Muskulatur möglich.

Die Fehlstellung in kranio-kaudaler Richtung zeigt die Abbildung 162a:

Die Schulterblätter sind unnötig hochgezogen (im besonderen, wenn die Hände arbeiten, also z. B. beim Führen des Eßbestecks oder von Stricknadeln, beim Bedienen von Tastaturen etc., aber auch während eines Spazierganges).

Die antagonistische neuromuskuläre Verschaltung von Schulterblattelevatoren und -depressoren bedingt – Persistenz dieser Haltung vorausgesetzt – eine Hypertonie der Schulterblattheber und – auf inhibitorischem Weg – eine Abschwächung der Senker. Die daraus resultierenden Tendomyosen und Tendoperiostosen sind uns allen nur allzugut bekannt.

Die Abbildung 162b zeigt den Pat. nach der Korrektur der aktiven Depression und Retraktion der Schulterblätter. Die dabei resultierende Entspannung z. B. des M. trapezius pars descendens ist vom Pat. unmittelbar zu fühlen und vom Therapeuten deutlich zu palpieren, es sei denn, die entsprechende Muskulatur ist bereits stark verkürzt. In diesen

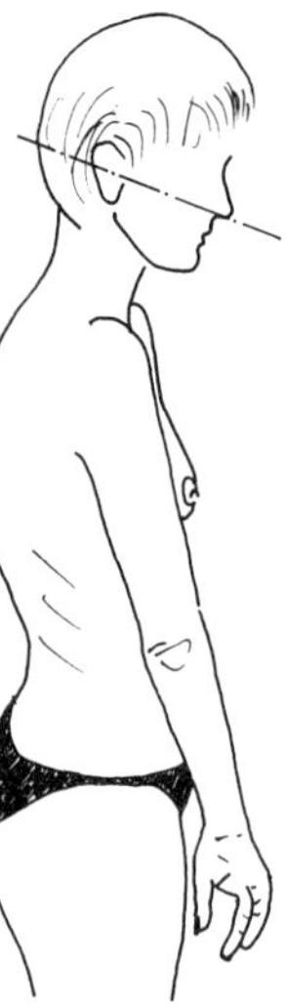

a

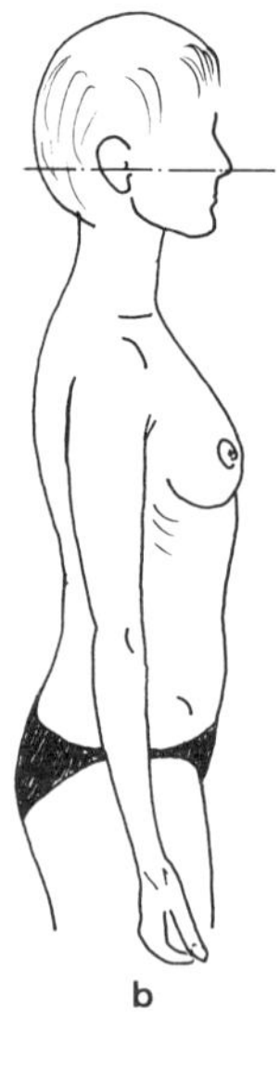

b

Abb. 161a–b: Fehlhaltungen von Schulter und HWS im Stand. Soll die Aurikulonasalebene nicht von der Horizontalen abweichen (a), so muß der Pat. in irgendeinem HWS-Abschnitt hyperlordosieren.

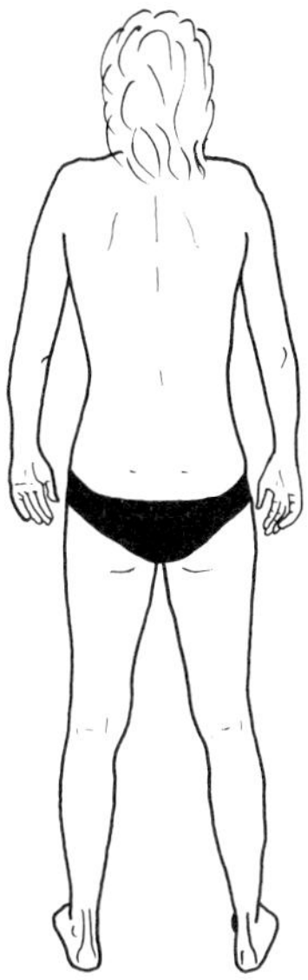

a

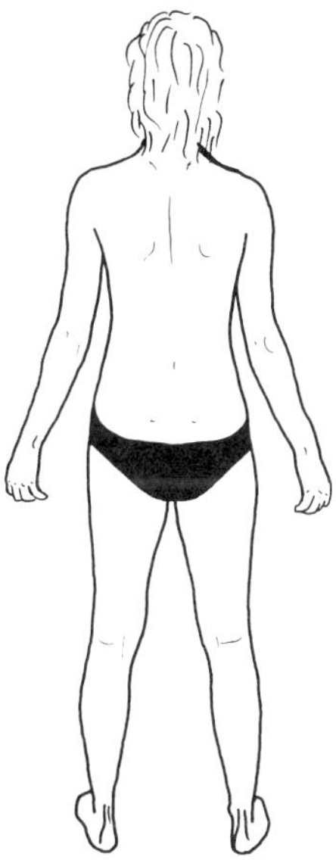

b

Abb. 162a–b: Scapulafehlhaltung in kranio-kaudaler (a) Ebene und deren Korrektur (b)

Fällen sind Dehnungen der Schulterblattheber und Kräftigungen der Schulterblattsenker indiziert.
Die eben geschilderten Probleme im Schultergürtelbereich sind statischer Natur. Man kann sie aber ebenso bei ADL beobachten, wie Abbildung 163a zeigt:
Beim Heben der Arme nach vorn kommt es zu einer Summation der Fehlhaltungen der Abbildungen 161 und 162 meist auch dann, wenn die Ausgangsstellung korrigiert war. Daraus resultieren Überlastungen von HWS, BWS, AC und SC-Gelenken. Auch die LWS kann nicht mehr in Lordose stabilisiert werden. Sämtliche angesprochenen Muskelimbalancen verstärken sich und im Gefolge auch die entsprechenden Beschwerden.
Daher sollte es unser Ziel sein, den Pat. entsprechend zu koordinieren und zu trainieren, daß er die Arme wie in Abbildung 163b heben kann; also mit stabilisierter Haltung.
Das Fernziel zeigt Abbildung 164a. Diese Pat. kann ihre Arme sogar in volle Elevation bringen (über Flex. oder Abd.) ohne daß sie in die Fehlstellung (164b) ausweicht.
Um Mißverständnissen vorzubeugen: Natürlich muß die Scapula bei den gleno-humeralen Bewegungen mitarbeiten; sie muß außenrotieren, um die Bewegungsebene in die nötige Stellung im Raum zu bringen. Die Bewegungen sollten aber geführt erfolgen und in adäquater Relation zur entsprechenden Armstellung stehen. Eben dies ist aber bei Pat. mit proximal-crossed-Symptomatik nicht mehr gegeben. Es ist sicher vermessen, allen Pat. (mit ihren unterschiedlichen Konstitutionen und Konditionen, Bewegungsstereotypen und Mobilistationszuständen) eine bestimmte Bewegungsaktionsfolge als die einzig richtige aufzuoktruieren. Aber auch unter Berücksichtigung der individuellen Unterschiede können sehrwohl extrem unzweckmäßige Bewegungen erkannt und entsprechend geändert werden.
Der Pat. soll also bei der Gymnastik die genannten Korrekturen bezüglich des proxi-

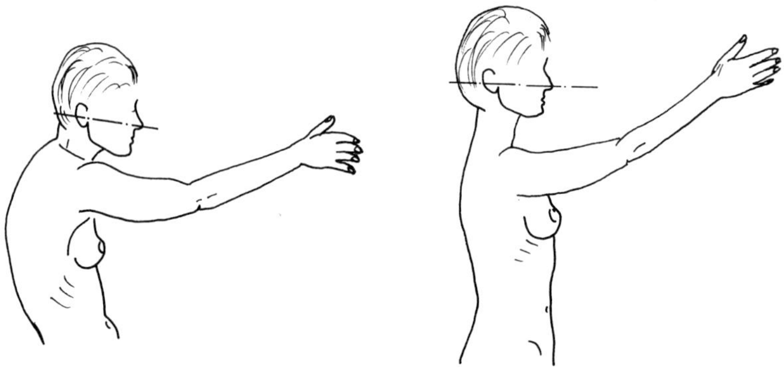

a b

Abb. 163a–b: Inkoordinierte (a) und koordinierte (b) Armflexion

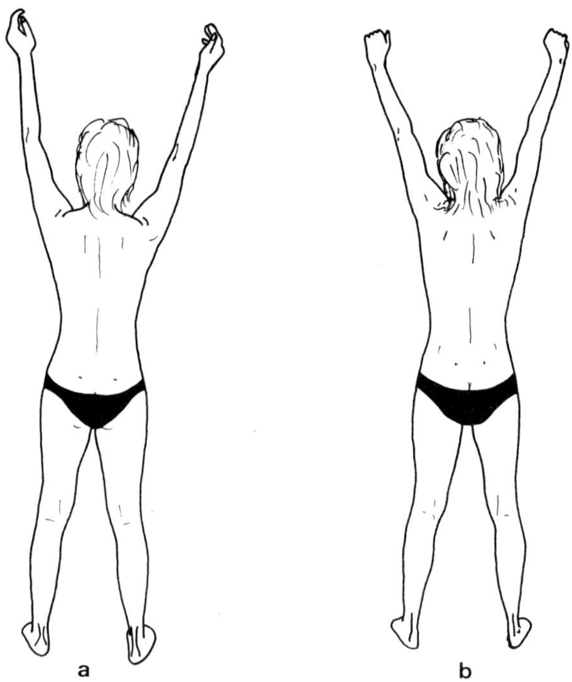

a b

Abb. 164a–b: Inkoordinierte (b) und koordinierte (a) Elevation

mal-crossed-syndroms als eine Art Grundaktivität für die Übungen durchführen. Ist er dazu nicht in der Lage, müssen zuerst die Korrekturen eingeschult werden. Gelingt auch das nicht oder nur ungenügend, müssen entsprechende Dehnungen und Kräftigungen vorausgehen.

Als weitere Grundvoraussetzung für das – korrekte – Üben mit dem Schultergürtel muß der Pat. das Korrigieren und Stabilisieren der Wirbelsäule können (siehe z. B. Beschreibungen in Kapitel 10 «Autostabilisationen der Wirbelsäule» und Kapitel 11 «Vorbereitende Übungen ADL»). Namentlich Pat. mit proximal-crossed-Symptomatik induzieren mannigfaltige Ausweichbewegungen der Wirbelsäule. Sollte ein Pat. die eben genannten Grundvoraussetzungen nicht erfüllen, so müssen sie ihm in entscheidender Einzelgymnastik beigebracht werden, ansonsten ist er eben nicht gruppenfähig.

Pat., die funktionell als gruppenfähig angesehen werden können, müssen in der Lage sein, eine «Ganzkörperkorrektur» durchzuführen und diese während einer Bewegung zu stabilisieren. Der Alltag trennt seine Anforderungen auch nicht in bestimmte Gelenke und eine Schulterbewegung ist eben erst dann korrekt, wenn alle anderen Gelenke – bis hin zur Großzehe – harmonisch, ohne Unsicherheiten oder Labilitäten und mit den adäquaten Belastungsänderungen das Bewegungsbild ergänzen und stützen!

Eine Schwierigkeit beim Beüben des Schultergürtels im Wasser stellt die Wassertiefe dar. Die Arme sollen ja unter der Wasseroberfläche bleiben, damit die spezifischen Wirkungsfaktoren ausgenutzt werden können.

Da eine Wassertiefe nie für alle Pat. geeignet sein kann, müssen sich die Pat. entsprechend anpassen:

In Abbildung 165a ist der stehende Pat. gezeichnet. Da die Wassertiefe nicht mit der Schulterhöhe identisch ist, versucht der Pat. seine Körpergröße zu reduzieren. Die Abbildung 165b zeigt einen dazu ungeeigneten Versuch durch allgemeine Wirbelsäulenflexion. Wir möchten darauf hinweisen, daß es nicht nur darum geht, daß die Ausgangsstellung in Abbildung 165b die Fehlhaltungen eines proximal-crossed-Syndromes verstärkt, sondern daß es unverantwortlich ist, z. B. während einer Schultergruppe die Wirbelsäule falsch gestellt zu lassen, auch wenn sie es «aushalten» würde. Wir induzieren dadurch auf neurophysiologischer Basis eine Fehlhaltung, die sich bei Alltagsaktivitäten wieder bemerkbar machen wird, und letztlich sogar das Gelenk, daß wir beüben wollten, nachhaltig schädigen muß. Ungünstige Ausgangsstellungen (bezüglich der allgemeinen Haltung) sollten nur in einer Einzeltherapie geduldet werden, wenn der Therapeut darin eine Notwendigkeit für das Erreichen eines Teilzieles seiner Behandlung sieht und den Fehler später wieder kompensieren läßt. Gruppenbehandlungen sind die letzten Teile auf dem Weg zur Rehabilitation und deshalb muß dabei auf Funktionalität geachtet werden. Die Möglichkeiten c und d sind probat. Natürlich können auch sowohl Hüftabduktionen als auch Hüft- und Knieflexionen entsprechend kombiniert werden.

Auch das Vorneigen des ganzen (stabilisierten) Oberkörpers – wie in Abb. 166a ist sinnvoll, weil dabei gleich Haltungen für den Alltag vorgeschult und stabilisiert werden. Dabei müssen im Wasser aber zwei zusätzliche Punkte berücksichtigt werden:

a) Der Pat. kann sich im Wasser (durch Widerstand und Auftrieb) dergestalt vorneigen, daß sein Becken über den Sprunggelenken bleibt. Dies ist im Trockenen für den Durchschnittsmenschen nicht möglich und somit sollte es gar nicht erst eingeschult werden. Um den Gesamtschwerpunkt über den Sprunggelenken zu halten (oder geringfügig ventral davon) muß das Becken dorsal der Sprunggelenke bleiben.
b) Durch diese Stellung erreichen wir ein Arbeiten über der Horizontalen und dennoch unter Wasser (cave: HWS-Hyperlordose). Die Abbildung 166b zeigt den gleichen Winkel zwischen Thorax und humerus beim aufrechten Stand. Der Therapeut muß also die Ausgangsstellungen festlegen; je nachdem, was er erreichen will, ob er über- oder unterhalb S bzw. F 90° beüben will.

Eine einmal gewählte Stellung sollte jedoch während aller Übungen in einer Ebene beibehalten werden, da ansonsten die unterschiedlichen Effekte vereinheitlicht werden könnten.

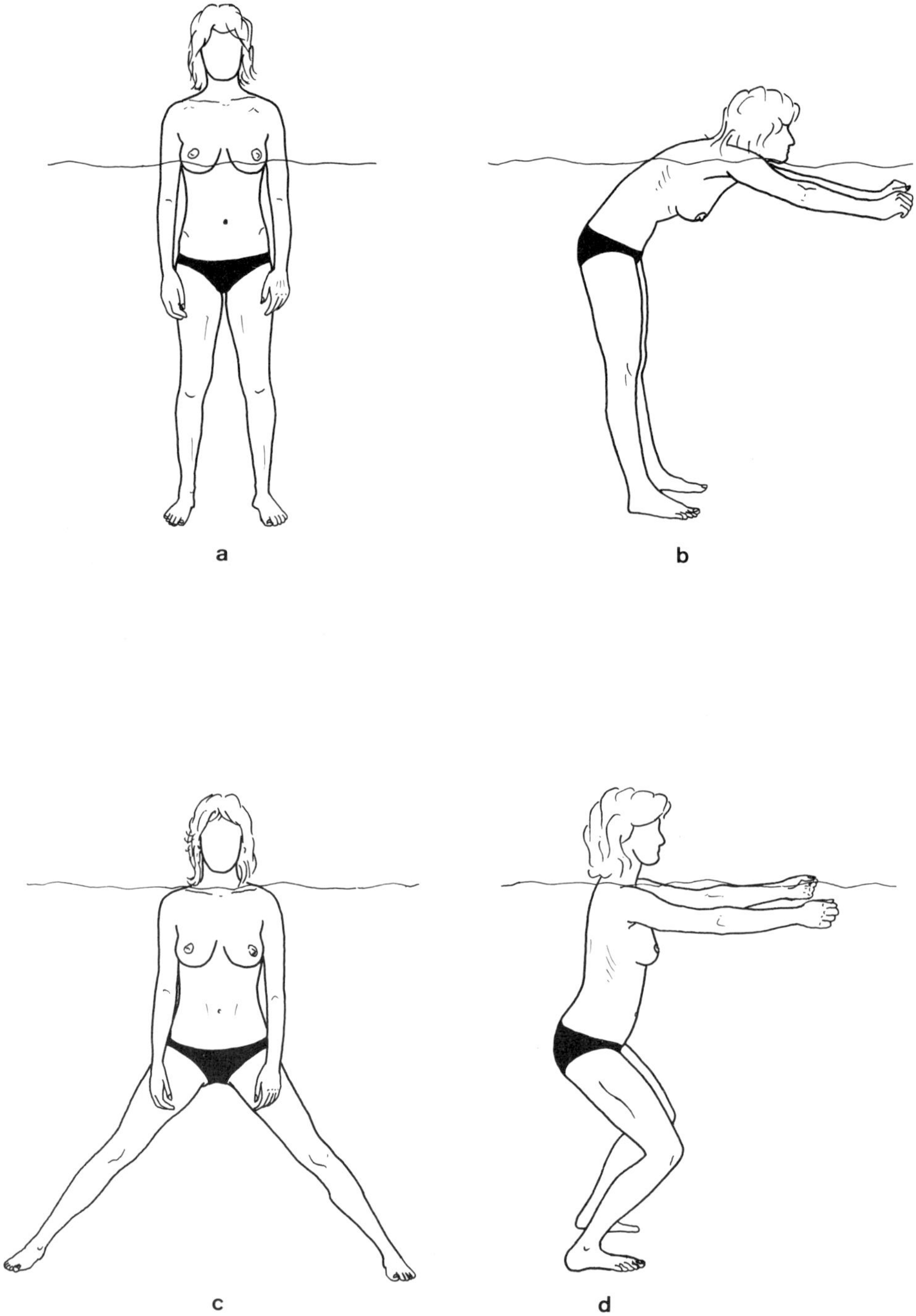

Abb. 165a–d: Geeignete und ungeeignete Versuche, die Größe des Pat. an die Wassertiefe anzupassen

Mit dieser Gymnastik können im Wasser – je nach Geschwindigkeit – zwei Ziele erreicht werden:

a) Mobilisation mit gleichzeitiger Stabilisation der Nachbargelenke; daraus resultiert gleichzeitig eine Koordinationsschulung,
b) (schnellkräftigende) Muskelkräftigung.

ad a):
Um die beschriebenen Ziele zu erreichen, muß der Pat. sehr langsam und mit hoher Konzentration arbeiten. In diesem Fall hilft ihm der Auftrieb. Er wird viele Korrekturen seitens des Therapeuten benötigen (selbstverständlich kann die Mobilisation nur bis zu dem Winkel gehen, bei dem der Arm noch unter Wasser bleibt).
ad b):
Eine Kräftigung wird durch deutliches Erhöhen des Übungstempos erreicht. Die Hilfe des Auftriebes ist dabei irrelevant in Vergleich zum starken Widerstand(= Turbulenzen). Ab einer bestimmten Geschwindigkeit treten – bedingt durch entsprechende Verwirbelungen – hydrodynamische Erscheinungen auf, die es dem Pat. nahezu unmöglich machen, eine Bewegung geradlinig auszuführen. Es kommt zu kleinen Kurven während der Bewegung, ähnlich den Labilitäten, die z. B. beim Einbeinstand eines muskulär insuffizienten Pat. am Bein zu beobachten sind (nur in unserem Fall natürlich am Arm). Der Pat. soll versuchen, diese Erscheinungen weitgehend zu kompensieren. Dadurch wird seine Muskulatur noch mehr gefordert. Eine stabilisierte und korrekte Ausführung der Bewegungen wäre wünschenswert, ist aber kaum zu fordern. Dennoch sollten Ausweichbewegungen und Substitutionen durch den Rumpf in Grenzen bleiben.
Der Trainingseffekt kann durch Handflächenvergrößerer oder durch kleine Auftriebskörper (Bälle, die in den Händen gehalten werden etc.) noch verstärkt werden. Die Handhaltung sollte immer so sein, daß dem

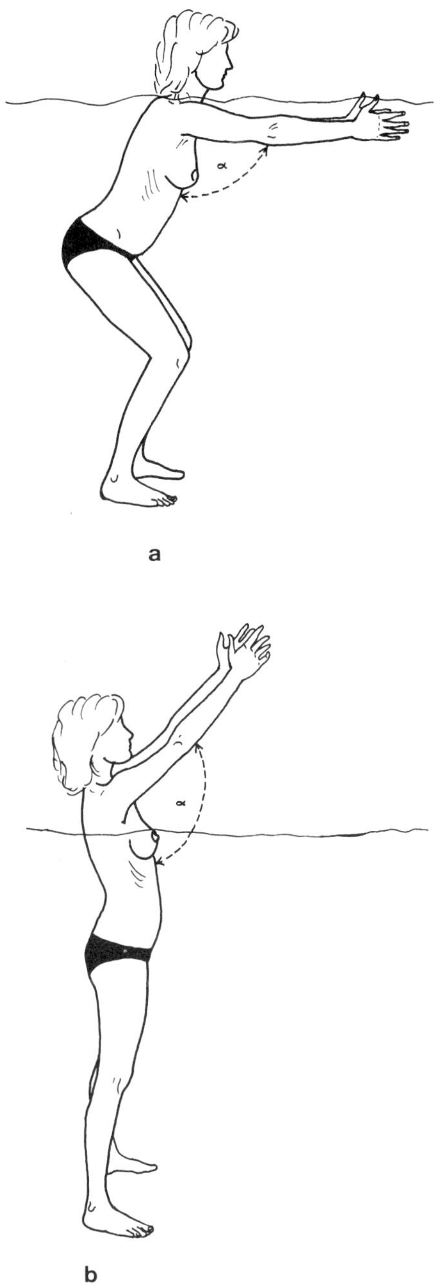

Abb. 166a–b: Möglichkeit des Übens über S 90° unter der Wasseroberfläche

Wasser eine maximale Widerstandsfläche geboten wird (also nicht mit den Handkanten durchs Wasser ziehen).

Um beide Ziele zu erreichen und gleichzeitig zu gewährleisten, daß die Muskelkräftigung auch wirklich im beabsichtigten Bewegungsmuster abläuft, sollten die Übungen wie folgt durchgeführt werden:
Zuerst jede Übung wiederholt langsam und kontrolliert ausführen lassen, bis die Propriozeption soweit geschult ist, daß das Muster angebahnt und Ausweichbewegungen verhindert werden. Dazu zählt auch das bewußte Stabilisieren der Ausgangsstellung. Danach können die Übungen beliebig oft mit (maximaler) Geschwindigkeit wiederholt werden.
Als vorbereitende Übung ist es sinnvoll, die Schulterblätter durchbewegen zu lassen. Dabei soll natürlich die entsprechende Muskelaktivität gegen die Ausweichbewegungen des proximal-crossed-syndroms erspürt werden. Das Arbeiten im scapula-thorakalen Gelenk wird somit sinnvollerweise mit unterschiedlichen Winkelstellungen im gleno-humeralen Gelenk kombiniert, da wir dadurch bereits den Gebrauchsbewegungen nahe kommen. Die Wirbelsäule soll bei allen Übungen im Bereich des Schultergürtels in «sinnvoller» Haltung stabilisiert bleiben.

1) Elevation und Depression der Scapulae in Null-Stellung des Glenohumeralgelenkes (Abb. 167a + b).
2) Elevation und Depression der Scapulae etwa in S 90°-Stellung im gleno-humeralen Gelenk (Abb. 168a + b).
3) Elevation und Depression der Scapulae etwa in F 90°-Stellung im gleno-humeralen Gelenk (Abb. 169a + b).

Die Elevation der Scapulae stellt bei diesen Übungen die «Ausweichbewegung» dar. Aus diesem Grunde sollen die Pat. die Arbeit in die Depression forcieren (sowohl muskulär als auch bezüglich der Konzentration, mit der sie die dabei auftretenden Propriozeptio-

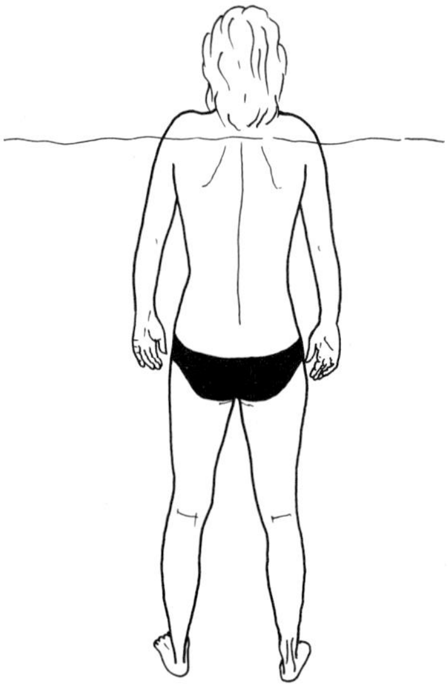

a

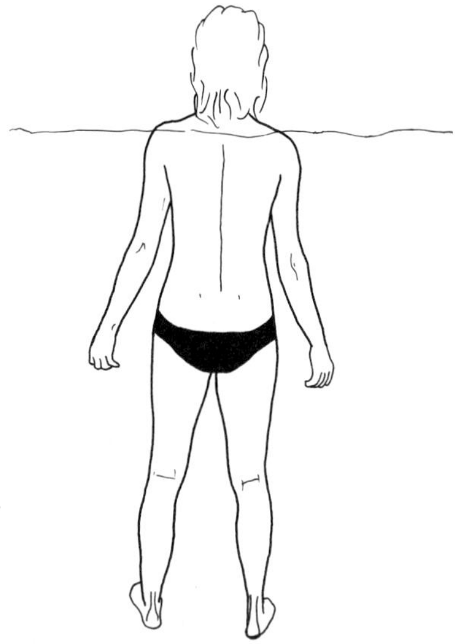

b

Abb. 167a–b: Elevation und Depression der Schulterblätter

nen verfolgen). Dies sollte auch bei den entsprechenden Übungsanweisungen des Therapeuten deutlich werden.
Beim Arbeiten in die Depression hat es sich als nützlich erwiesen, immer wieder auf die nötige Korrektur des HWS in der Sagittalebene hinzuweisen und somit die HWS aus ihrer Translation nach ventral zu nehmen.

4) Protraktion und Retraktion der Scapulae in NN-Stellung des gleno-humeralen Gelenkes (Abb. 170a + b).
5) Protraktion und Retraktion der Scapulae etwa in S 90°– Stellung der gleno-humeralen Gelenke (Abb. 171a + b).
6) Protraktion und Retraktion der Scapulae etwa in F 90°– Stellung der gleno-humeralen Gelenke (Abb. 172a + b).

Bei diesen Übungen sollte jeweils die Retraktion der Scapulae forciert werden. Auch bei der Retraktion muß auf die HWS Stellung geachtet werden, da sich bei dieser Bewegung meist Translationen nach ventral verstärken.
Die Übungen 1 bis 4 können natürlich auf die unterschiedlichsten Winkelstellungen erweitert werden. Können die Pat. die Bewegungen ohne auszuweichen, so kann auch die Symmetrie verlassen und einseitig geübt werden.
Die Außenrotation im gleno-humeralen Gelenk verstärkt und erleichtert dem Pat. die Retraktion (= Adduktion), die Innenrotation fazilitiert die Protraktion (= Abduktion). Diese Armbewegungen können also bewußt zur Hilfe für die entsprechenden Schulterblattübungen eingesetzt werden. Es stellt also eine Steigerung der koordinativen Belastung dar, wenn die Armbewegungen nicht zugelassen sind. Übt der Pat. sogar in Gegenrichtung (z.B. Innenrotation des Armes bei der Retraktion der Scapula), so ist die Bewegung erheblich erschwert, da aktiv widerlagert werden muß. Solche Übungsanforderungen sollten nur dann gestellt werden, wenn die Gruppenteilnehmer auch wirklich in der Lage sind, die Ausführung exakt und ohne große Anstrengung zu bringen. Bei in-

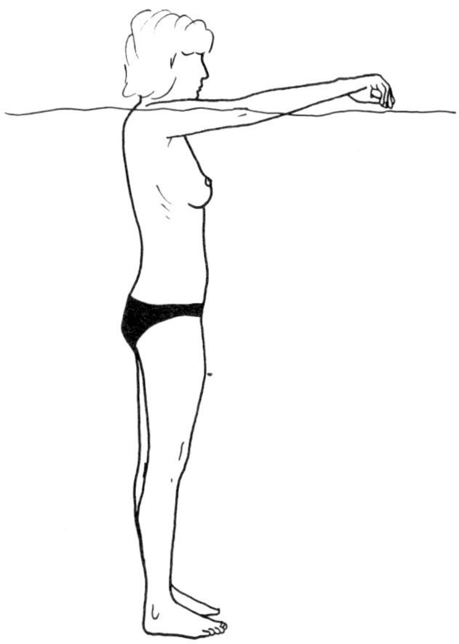

a

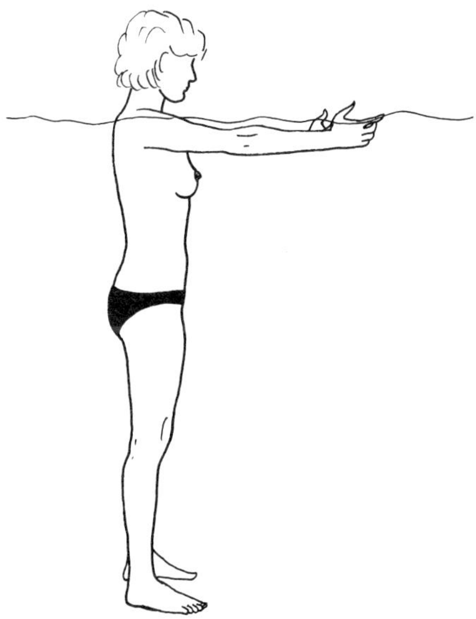

b

Abb. 168a–b

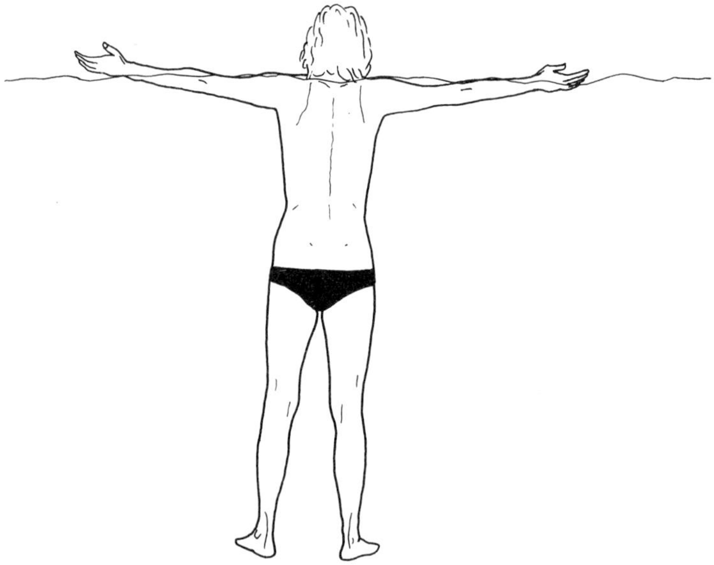

a

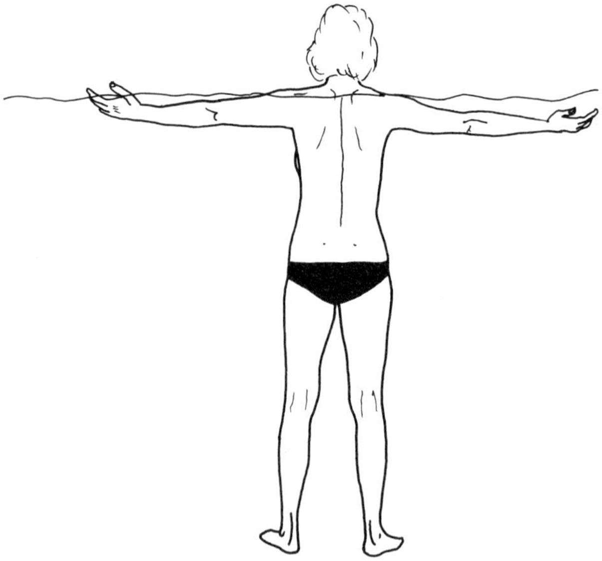

b

Abb. 169a–b

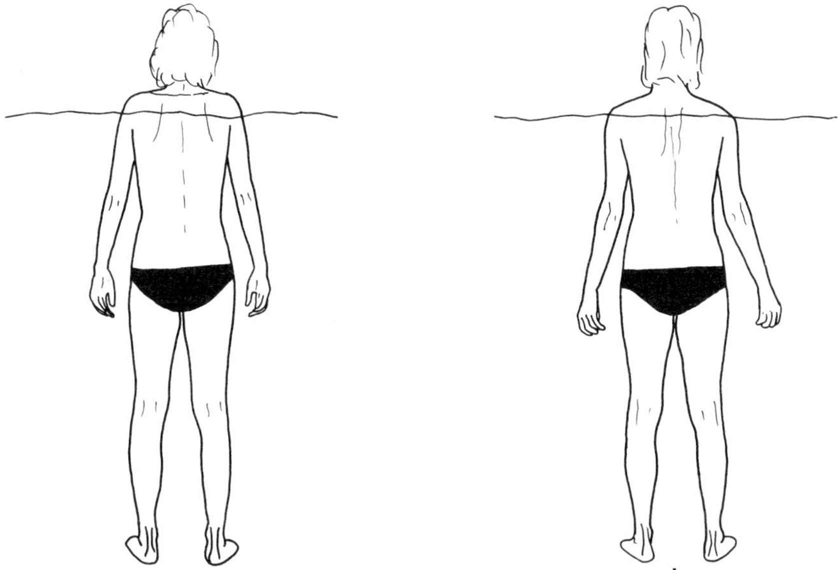

a b

Abb. 170a–b

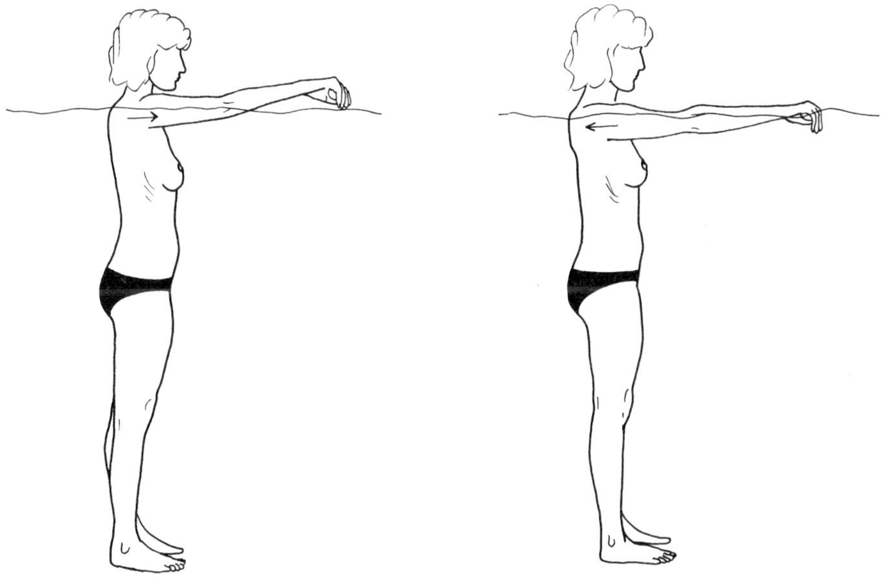

a b

Abb. 171a–b

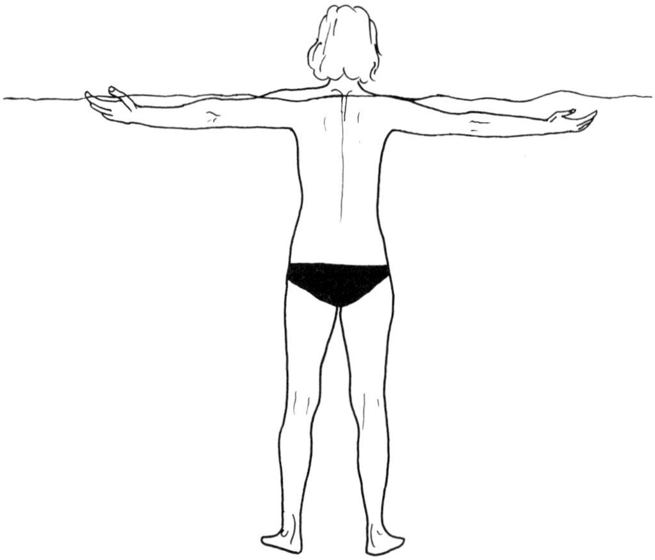

a

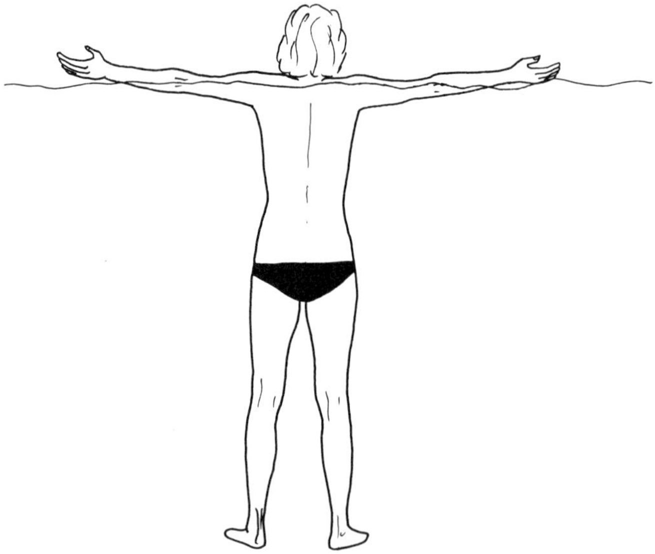

b

Abb. 172a–b

koordinierten Pat. und bei Pat., die kein Verständnis für die Funktionszusammenhänge im Schultergürtelbereich haben, verwirren solche Übungen in hohem Maße. Das Resultat ist häufig ein Verstärken von Fehlbewegungen bei Alltagsaktivitäten.

Die in den Übungen 1 bis 6 erarbeiteten Hauptrichtungen (Depression und Retraktion) sollen bei den folgenden Bewegungen das exakte Führen der Einheit Schultergürtel erleichtern («Stabilisation» der Scapula in posterior-Depression).

7) (Horizontale) Adduktion der Arme aus leichter Dehnstellung des m. pectoralis major (Abb. 173a + b). Oberarme dabei außenrotiert, Unterarme supiniert.
8) (Horizontale) Abduktion der Arme aus adduzierter Ausgangsstellung (Ausgangsstellung identisch Abb. 173b, Endstellung identisch mit Abb. 173a). Oberarme dabei innenrotiert, Unterarme proniert.
9) Die Übungen 7 und 8 zu schnellkräftigen Übungen verbinden.
10) Schnelles Zurückführen der bis zur Wasseroberfläche flektierten Arme (Abb. 174a) in die maximale Extension (Abb. 174b). Oberarme NN-Stellung, Unterarme proniert.
11) Können die Pat. dabei ihre Wirbelsäule stabilisieren, so sollte die Übung so ausgeführt werden, daß die Hüft- und Kniegelenke rhythmisch mitarbeiten, also bei vertikaler Armstellung ihre maximale Flexion und bei den Endpunkten der gleno-humeralen Bewegungen ihre mi-

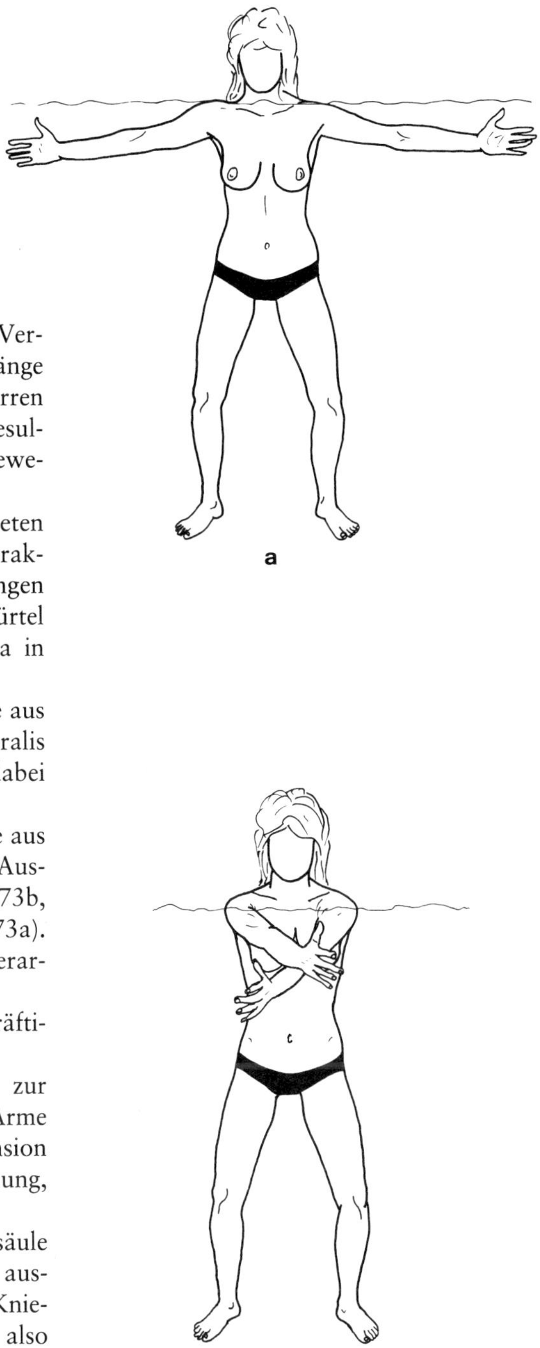

a

b

Abb. 173a–b

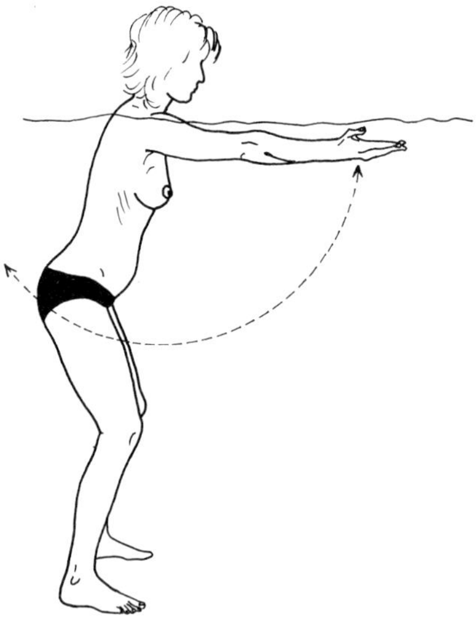

a

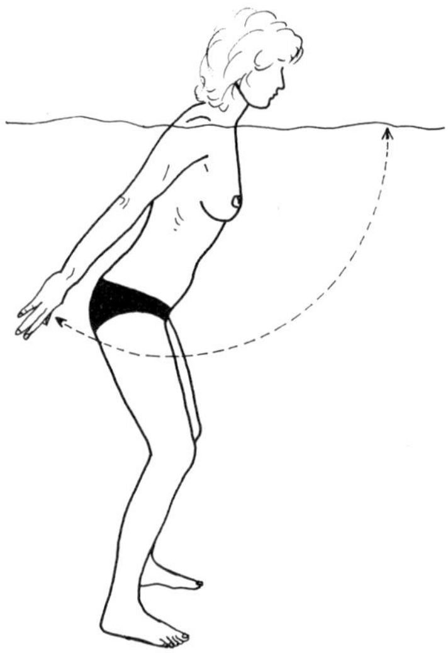

b

Abb. 174a–b

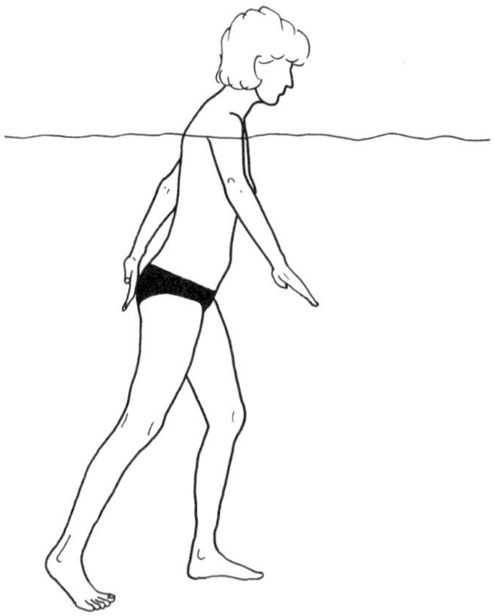

Abb. 175

nimale Flexionsstellung erreichen (natürlich unter Berücksichtigung der Wassertiefe).

12) Schnelles Vorführen der im gleno-humeralen Gelenk extendierten Arme (Abb. 174 b) in die (relativ zum Wasserspiegel) maximale Flexion (Abb. 174a). Oberarme NN-Stellung, Unterarme supiniert.
13) Wie Übung 12, diesmal aber mit rhythmischem Federn der Beine.
14) Kombinieren der Übungen 11 und 13.
15) Wie Übung 14, diesmal jedoch mit gegenläufigen Armschwüngen (Abb. 175).

Die Übungen 10 bis 15 laufen in sagittalen Ebenen ab.

16) Ausgangsstellung etwa F 90 ° in den gleno-humeralen Gelenken (Abb. 176 a). Schnelles adduzieren der Arme vor dem Körper (Abb. 176b).
17) Wie Übung 16, nun die Arme hinter dem Körper adduzieren.
18) Aus adduzierter Stellung (Abb. 176b) mit schneller Bewegung in die Abduktion kommen (Abb. 176a). Während

der Übung rotiert der Pat. seine Arme nach außen und supiniert die Unterarme.

19) Die Übungen 16 und 18 in schneller Folge kombinieren.
20) Ausgangsstellung: Glenohumeleralgelenk NN-Stellung oder leichte Abd., Ellenbogengelenk ca. 90° Flex., Pro-Sup.-Nullstellung (Abb. 177a). Endstellung max. Außenrot. in der Schulter (Abb. 177b).
21) Ausgangsstellung: wie bei 16, jedoch mehr Abd. Endstellung maximale Innenrotation durch Führen der Arme hinter den Körper (Schürzengriff) (Abb. 178).
22) Die Innenrotation kann auch in der Stellung F 90° beübt werden (Abb. 179).

Die Schultergelenke können im Wasser (bei Gruppenbehandlungen) in der Regel nur in der «üblichen» Form beübt werden, d. h. daß der konvexe Gelenkpartner (caput humeri) bewegt und der konkave Anteil (cavitas glenoidales) relativ fixiert bleibt. In vielen Fällen hat es sich jedoch als sinnvoll erwiesen, den konvexen Anteil durch Abstützen oder Festhalten des Armes zu fixieren und dann den konkaven Anteil darüber zu bewegen. Dies ist wegen den unterschiedlichen Wassertiefen kaum möglich. Ein Beispiel für die horizontale Ab- und Adduktion sei hier aber vermerkt: Die Abbildung 180a zeigt den Pat., wie er sich am Beckenrand (oder an einem Gehbarren) etc. festhält (Arm horizontal adduziert). Nun dreht der Pat. seinen Körper soweit, bis die Schulter-

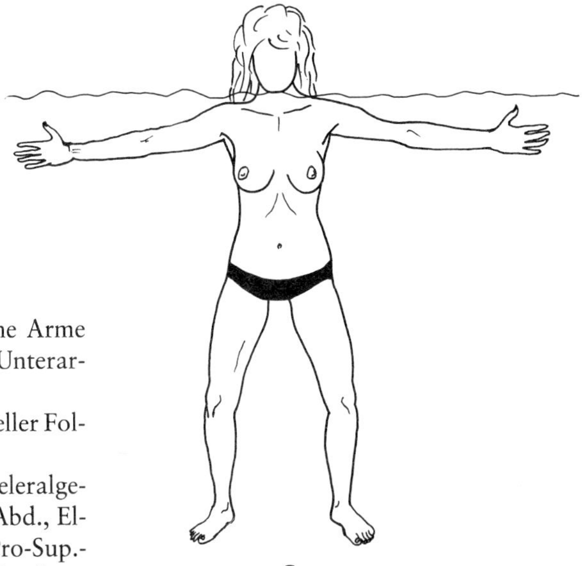

a

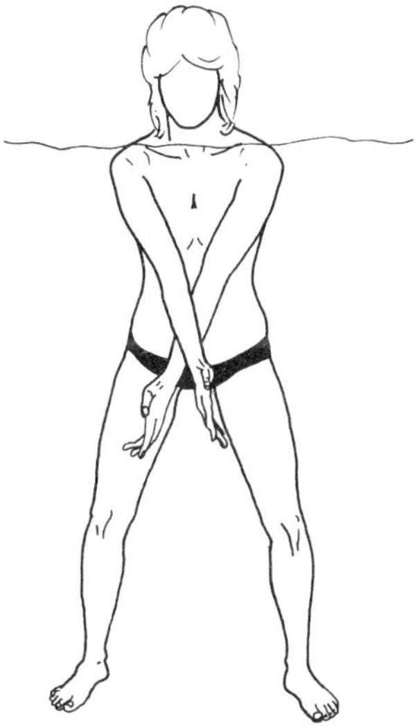

b

Abb. 176a–b

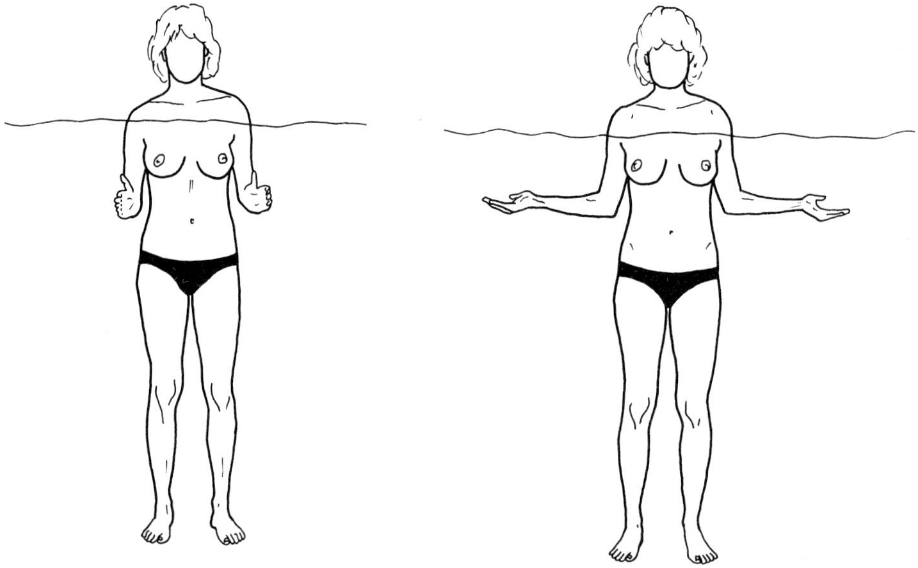

a b

Abb. 177a–b

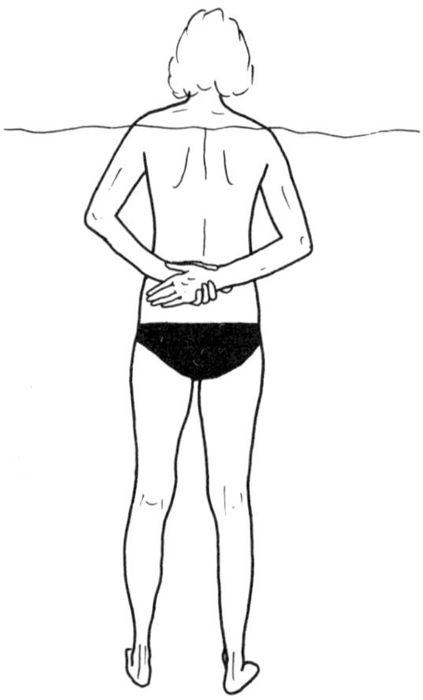

Abb. 178

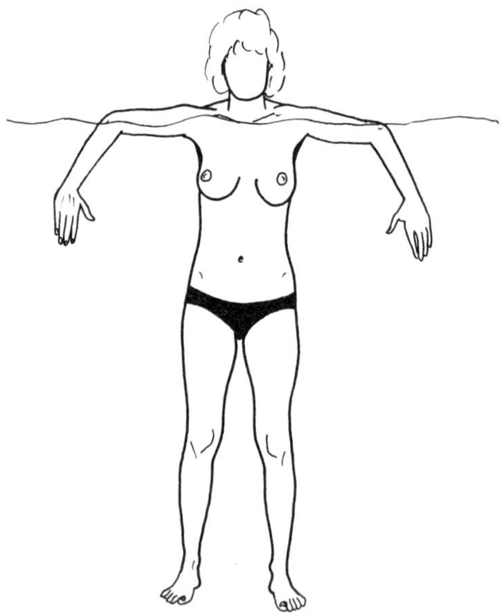

Abb. 179

blätter den Beckenrand berühren (Abb. 180b). Dabei läßt er den Arm fixiert und führt somit eine horizontale Abduktion mit dem konkaven Gelenkpartner auf dem konvexen aus.

Die zwischen der frontalen und der sagittalen liegenden Ebenen sind bislang nicht berücksichtigt.

In diesen Zwischenebenen liegen (u. a.) die bekannten, diagonalen PNF-Pattern, die heute im Bereich der Trockentherapie viel Anwendung finden.

Bei der Gruppengymnastik im Wasser können sie für den Bereich der oberen Extremität nicht in reiner Form geübt werden.

Die kaudal liegenden Anteile der Muster sind zwar zu verwenden, die Bewegungen laufen jedoch sehr bald über den Wasserspiegel und werden somit für unsere Belange uninteressant (beim Üben von der Ellenbogenextension in die Flexion tritt dieser Punkt etwas später auf).

Hier sollen weder exakte PNF-Pattern in die Gruppengymnastik übernommen, noch die verschiedenen Techniken beschrieben werden. Uns ist auch bewußt, daß viele Therapeuten Bewegungen, welche die exakt vorgeschriebenen Bahnen (und sei es nur geringfügig) verlassen, nicht mehr als PNF bezeichnet haben wollen. Dennoch werden wir die nachfolgenden Übungen mit den Richtungsbezeichnungen der PNF-Muster versehen, einfach deshalb, weil wir glauben, uns damit einige Zusatzbezeichnungen sparen zu können, denn die Pattern sind allgemein bekannt.

Der Widerstand gegen diese Bewegungen wird natürlich wieder über das Übungstempo geregelt. Handflächenvergrößerer können ebenfalls benutzt werden. Meist ist es sinnvoll, die Rotationskomponenten der Bewegungen etwas später als üblich durchzuführen, weil dann mehr Widerstand zu spüren ist.

Die entsprechenden Bewegungen von Ellenbogen-, Hand- und Fingergelenken werden

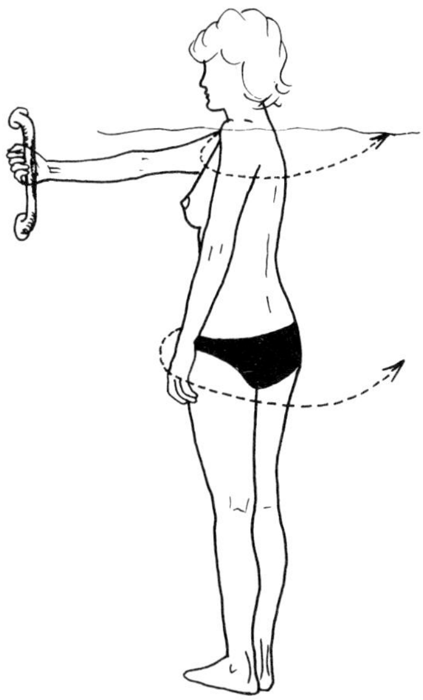

a

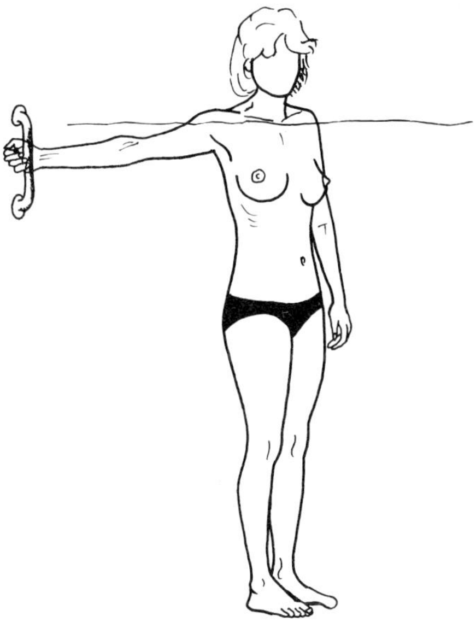

b

Abb. 180a–b

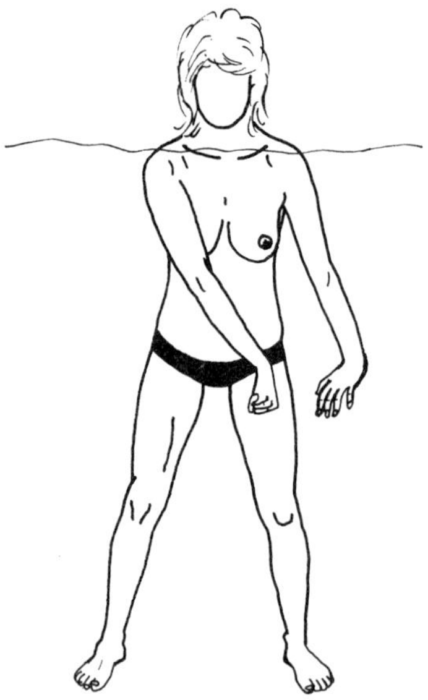

a

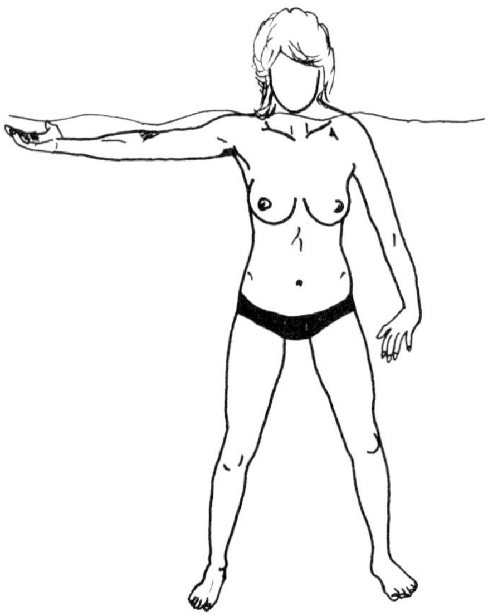

b

Abb. 181a–b

vorausgesetzt und somit nicht näher beschrieben.

23) Von der Ext. Add. IR. (Abb. 181a) in die Flex. Abd. AR., soweit es die Wassertiefe erlaubt (Abb. 181b, dabei ist die Diagonale – abgehend vom reinen PNF etwas flacher gewählt, damit ein größerer Bewegungsweg zur Verfügung steht).
24) Gleiches Muster, diesmal aber von der Ellenbogenextension in die Flexion (Abb. 182).
25) Um das Muster Ext. Add. IR. in der ges. Bewegungsbahn beüben zu können, muß eine Ausgangsstellung eingenommen werden, bei der die Arme aus dem Wasser ragen. Da wir dies nicht wollen, muß die Stellung von Abbildung 181b als Beginn des Musters genommen werden. Von dort in die Ext. Add. IR ziehen (Abb. 181a).
26) Sollen die Extensoren des Unterarmes noch zusätzlich belastet werden, kann das Muster von der Ellenbogenflexion in die -extension durchgeführt werden.
27) Beidhändiges (bzw. -armiges) Ausführen der vorigen Pattern.
28) Von der Ext. Abd. IR. (Abb. 183a) zügig in die Flex. Add. AR. (die Abbildung 183b zeigt dieses Muster mit Ellenbogenflexion und Berücksichtigung der Wassertiefe).
29) Wie 28, aber mit gestreckten Ellenbogen.
30) Die Ausgangsstellung zum Beüben der Ext. Abd. IR. ist wieder die Endstellung in Abbildung 183b. Von dieser Position schnell in die Ext. Abd. IR. arbeiten.
31) Wie 30, aber mit gestreckten Ellenbogen.

Natürlich können alle Muster mit einem oder mit zwei Armen ausgeführt werden. Ebenso stehen (dom. zur Koordinationsschulung) die Möglichkeiten offen, zwei Muster gegenseitig zu kombinieren, dasselbe Muster kontralateral gegenläufig ausführen zu lassen etc., dem Therapeuten sind bezüglich der Kombinationsmöglichkeiten viele Varianten offen.

Nachfolgend noch einige Beispiele für ungezieltere Übungen, bei denen sich die Pat. nicht exakt auf Übungsmuster konzentrieren müssen und die deshalb natürlich auch dazu geeignet sind, als «lockernde» Übungen zwischendurch eingesetzt zu werden.

32) Hände fassen – Arme mit gestreckten Ellenbogen vor dem Körper – unter der Wasseroberfläche große achterförmige Bewegungen fahren (Abb. 184) – Richtungswechsel, unterschiedliche Geschwindigkeiten.

33) Hände zusammen – Hohlhände zeigen nach unten (IR.Pron.) – Ellenbogen strecken und beugen (wie beim Bedienen einer Fahrradpumpe) (Abb. 185 a) – in unterschiedliche Richtungen arbeiten (Abb. 185b).

34) Wie 33, nur mit einem Arm (Abb. 186).

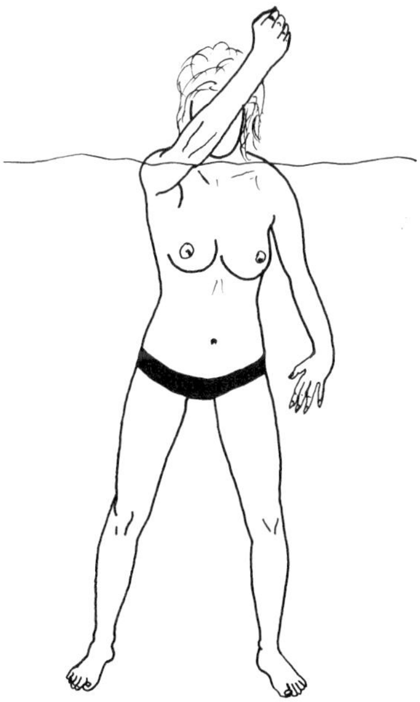

Abb. 182

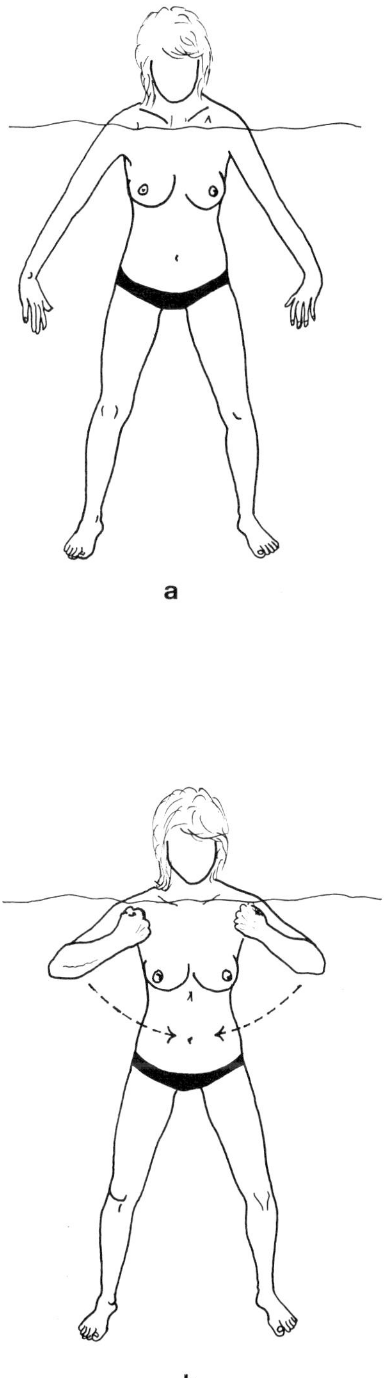

Abb. 183a–b

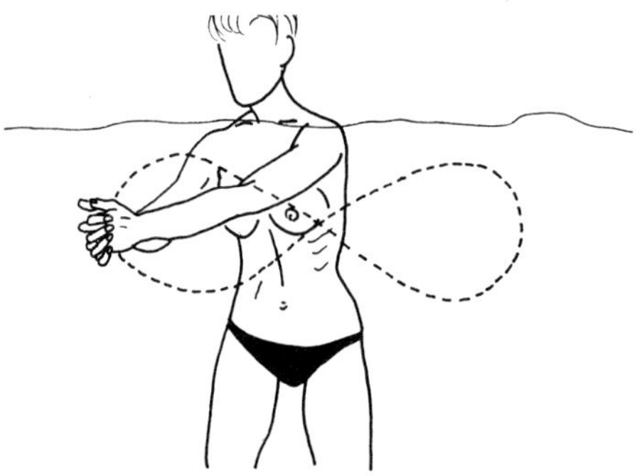

Abb. 184

35) Armstellung etwa F 90° – Ellenbogenflexion (kombiniert mit Supination) und -extension (kombiniert mit Pronation) (Abb. 187a und b).
36) «Schattenboxen» in alle Richtungen (dabei die Hände nicht zu Fäusten ballen, sondern mit gesteckten Fingern dorsalextendieren, um mehr Widerstand zu erreichen).
37) Die Arme locker auf dem Wasser treiben lassen, möglichst «alle» Muskelspannung herausnehmen.

Natürlich können solche Übungen beliebig erweitert werden (z. B. läßt man die Pat. das Spielen div. Musikinstrumente simmulieren, wie Posaune, Pauke, Geige, Gitarre, Ziehharmonika etc.). Eine solche Wassergymna-

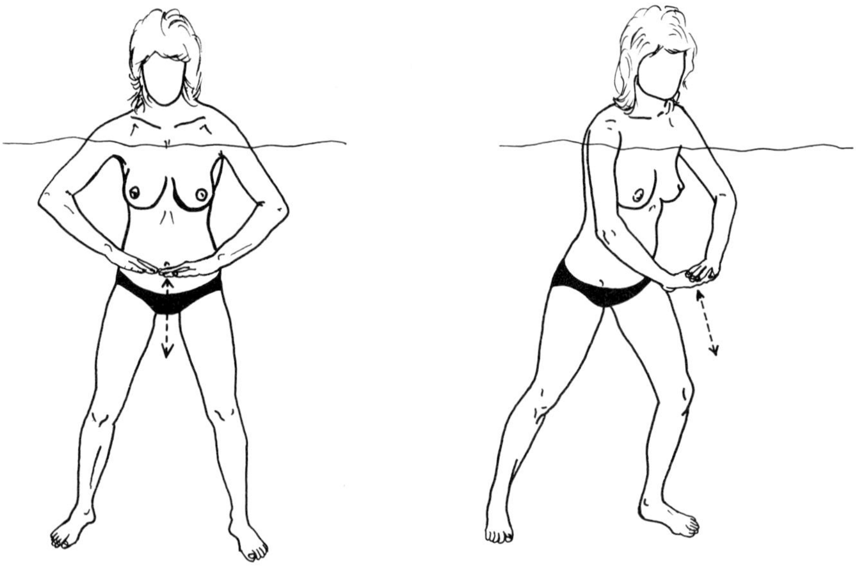

a b

Abb. 185a–b

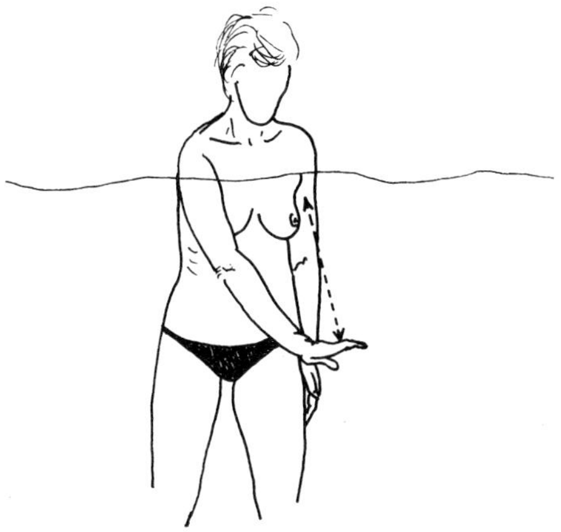

Abb. 186

stik macht den Pat. viel Spaß und sie ist zumeist sehr lustig. Deshalb sollten wir entsprechende Elemente auch in unsere Therapie einbeziehen und uns bemühen, dem Pat. seine Behandlung so angenehm wie möglich zu machen. Darüber dürfen wir aber nie vergessen, daß wir – vorausgesetzt wir arbeiten mit Kranken – auch eine Verantwortung für den Sinn der Übungen tragen und somit auch exakte und geführte Bewegungen von unseren Pat. verlangen müssen, denn nur dadurch können sie ihre Ziele (wie z. B. Funktionsverbesserungen etc.) erreichen. Bei spielerischer Gymnastik kompensieren die Pat. in nahezu allen Fällen mit leistungsstarken Muskeln und Gelenken und erreichen selten die Strukturen, die eigentlich beübt werden sollten.

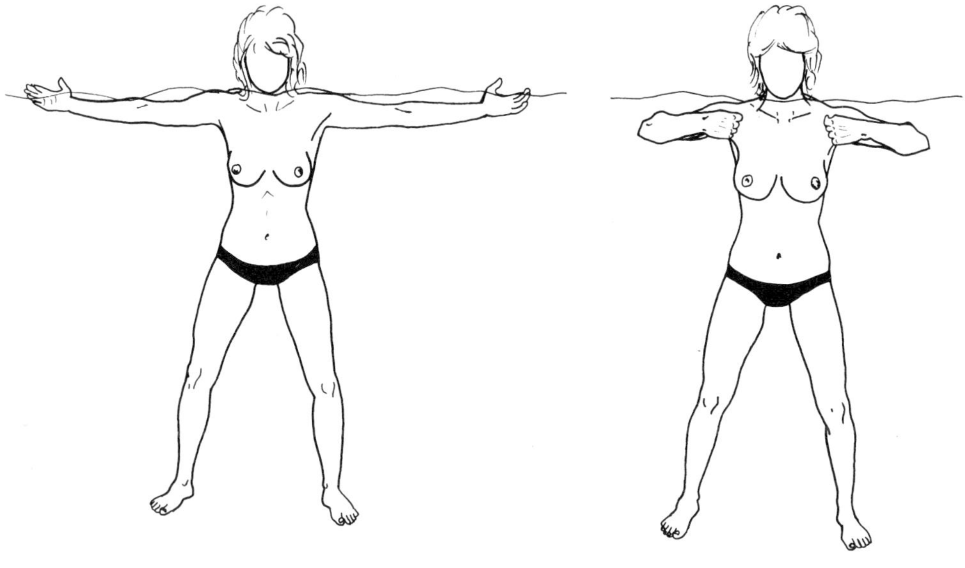

a b

Abb. 187a–b

4 Übungen für die Hüftgelenke

Obgleich wir der Meinung sind, daß im Bereich der Becken- und Hüftregion kausalpathogenetisch strukturelle Veränderungen eine größere Rolle spielen als im Schulter-Arm-Bereich, möchten wir bezüglich der Hüftgruppe doch auf das entsprechende funktionelle Pendant zum proximal-crossed-syndrom hinweisen: Das pelvic-crossed-syndrom.

Es ist ebenfalls bei Lewit beschrieben und demonstriert sich im wesentlichen mit folgenden muskulären Dysbalancen:

- Abschwächung des M. glutaeus maximus und Hypertonie (mit daraus resultierenden Verkürzungen) der Hüftgelenksbeuger,
- Abschwächung der Bauchmuskulatur und Hypertonie (mit daraus resultierender Verkürzung) der lumbalen Erectoren,
- Abschwächung der Mm. glutaeus medius (et minimus) und Verspannung der Mm. tensor fasciae latae und quadratus lumborum (ipsilateral, kontralateral).

Die daraus resultierenden Möglichkeiten eines lumbalen Hyperlordosesyndroms sind bei der «Wirbelsäulengruppe» angesprochen.

Zum Beüben der Hüftgelenke und ihrer distalen Partner sollten wir daher folgende Punkte beachten:

Bei inhibierten Mm. glut. med. et min. wird die Hüftabduktion durch den M. tensor fasciae latae (u. U: durch weitere Hüftbeuger) und durch den M. quadratus lumborum (u. U: auch noch durch laterale Anteile der Bauchmuskeln und der lumbalen Erectoren) substituiert. Somit ist die adäquate Bewegung, um die Abduktion koordinativ wieder den Muskeln zuzuordnen, deren primäre Aufgabe sie ist, eine gleichzeitige Beckenadduktion auf der Standbeinseite (genaue Technikbeschreibung siehe Teil 2, Kapitel 11).

Durch die Imbalance zwischen Hüftbeugern und -streckern substituiert der Pat. Flexions- und Extensionsbewegungen durch entsprechendes Arbeiten auf der Standbeinseite. Hier kann ebenfalls wieder passiv oder aktiv widerlagert werden.

Eine weitere Möglichkeit ist das reaktive Ausnutzen der Hilfsbewegungen. In diesem Fall wird – ob mit oder ohne Wissen des Pat. – das Standbein beübt. Solche Übungen sind jedoch – weil schwerer zu beobachten und zu korrigieren – vorwiegend in Einzelbehandlungen angezeigt.

Bei jeder Übung muß der Pat. jedoch in der Lage sein, Becken und LWS (aber auch die darüber liegenden Wirbelsäulenabschnitte und den Schultergürtel) zu stabilisieren.

An dieser Stelle sei nochmals darauf hingewiesen, daß Stabilisation nichts mit Versteifung zu tun hat, sondern im Gegenteil den Menschen in die Lage versetzt, Alltagsbewegungen (auch unter zusätzlicher Belastung, wie z. B. beim Heben) mit geschützten Gelenken und günstigen Hebeln kraftvoll durchzuführen.

Beim Koordinieren selektiver (Hüft-)bewegungen müssen zu Beginn häufig proximale und distale Gelenke durch aktive (manchmal sogar durch passive) Stabilisation ausgeschaltet werden, was in einigen Fällen einen unphysiologischen Eindruck macht. Dies ist jedoch nötig, um die entsprechende Muskulatur zu erreichen und um die entsprechende Propriozeption im Gehirn zu engrammieren, denn der Körper muß bei ADL die Möglichkeit haben, jedes Gelenk endgradig auszunutzen und in jeder Stellung bezüglich der Nachbargelenke stabilisieren zu können. Inwieweit diese Möglichkeiten voll ausgeschöpft werden, hängt von den Anforderungen des Alltags (also auch Sport etc.) ab.

Limitationen sollte ein Bewegungssystem allenfalls dadurch bekommen, daß es nicht optimal gefordert wird, nicht jedoch dadurch, daß seine Möglichkeiten durch Inkoordinationen eingeschränkt werden!

Im Wasser hilft der Auftrieb dem Pat. bei den Automobilisationen der Hüfte. Aus diesem Grund sehen wir (mit Freude) viele unserer Pat. immer wieder ihre Hüftgelenke z. B. an der abduktorischen Endstellung bewegen. Pat., die entsprechendes Nutzen der Propriozeption gelernt haben und ihr Becken stabilisieren können (einschließlich LWS), erreichen durch solche Übungen in der Tat – je nach Art der Ausführung – eine Hüftmobilisation und/oder eine Kräftigung der Abduktoren. Pat., die die angesprochenen Fähigkeiten – noch – nicht erlernt haben, mobilisieren dabei jedoch ihre LWS lateralflektorisch, kräftigenden m. quadratus lumborum, die lumbalen Erectoren und die lateralen Bauchmuskeln kontralateral, erreichen die zu beübende Muskulatur nicht und der Lohn für investierte Arbeit und Zeit sind oft genug zusätzliche Rückenschmerzen.

Um dies zu verhindern, um den Pat. ein selektives Üben zu ermöglichen und um die entsprechende Propriozeption aufzubauen ist es nötig, daß der entsprechende Gruppenleiter die Übungen exakt ansagt, vormacht und die Pat. einzeln solange korrigiert, bis sie die entsprechenden Bewegungsmuster wirklich korrekt durchführen können. Das erfordert einiges an Ausdauer und Willen seitens der Pat. und der Therapeuten. «Freie» Übungen, die entsprechende Stabilisationen der Nachbargelenke nicht berücksichtigen sind zwar leichter durchzuführen und machen mehr Spaß, reduzieren aber den Übungserfolg und verkehren ihn leider allzu oft ins Gegenteil. Mit entsprechenden Erklärungen über Sinn und Notwendigkeit des exakten Übens können die meisten Pat. zur ausdauernden Mitarbeit motiviert werden.

Die nachfolgenden Übungen sollen wieder so lange mit sehr langsamem Tempo ausgeführt werden, bis die Pat. ein Gefühl dafür entwickelt haben, wann die (pysiologischen) Mitbewegungen der Wirbelsäule beginnen. Damit sind sie in der Lage, den Auftrieb des Wassers zur Mobilisation ihrer Hüftgelenke auszunutzen.

Ist das primäre Ziel eine Muskelkräftigung, so muß mit entsprechend hoher Geschwindigkeit gearbeitet werden (Übungen mit dem Auftrieb, also z. B. Hüftflexionen benötigen natürlich noch höhere Geschwindigkeiten, wenn ein Kräftigungserfolg erzielt werden soll). Dabei können Mitbewegungen der Wirbelsäule und des Standbeines nicht verhindert werden, dennoch sollte ihre Substitution sekundär bleiben.

Kräftigende und schnellkräftigende Übungen benötigen natürlich ein gesundes Sehnen-Muskel-System, vor allem in den ersten Beschleunigungsphasen. Das Stoppen der schnellen Bewegungen, das im Trockenen oftmals (auch in vielen Sportarten) zu Schädigungen passiver Strukturen führt, ist im Wasser wegen des Widerstandes kein Problem.

Bei wirklich schnellem Arbeiten muß auf die Atmung geachtet werden. Das so häufig geforderte ruhige und rhythmische Weiteratmen während der Belastung ist – wie jeder, der Sport betreibt weiß – unmöglich durchzuführen. Das Anhalten der Atmung und das damit zumeist verbundene Pressen (mit den entsprechenden internistischen Kontraindikationen) ist kaum vermeidbar; es ist allenfalls möglich, während einer (submaximalen) Belastung auszuatmen. Dies kann den Pat., die ohnehin nicht im maximalen Kraftbereich explosiv arbeiten, empfohlen werden. Für Pat. mit entsprechenden Kontraindikationen von internistischer Seite (z. B. Hypertonie, div. Formen der Hypotonie, Ventrikelinsuffizienzen, nephrologische Störungen etc.) sind schnellkräftigende Übungen nur in exakter Kontrolle einer Einzelbehandlung zu empfehlen.

Werden die Übungen sehr schnell ausgeführt, so entstehen nennenswerte hydrodynamische Widerstände, deren Überwinden

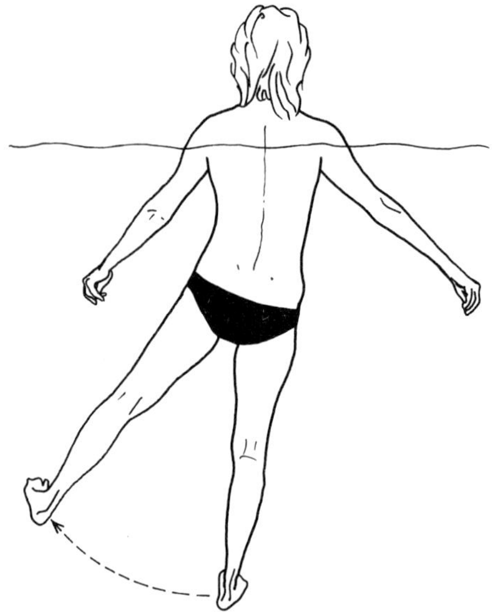

Abb. 188: Hüftabduktion mit niedrigem Tempo

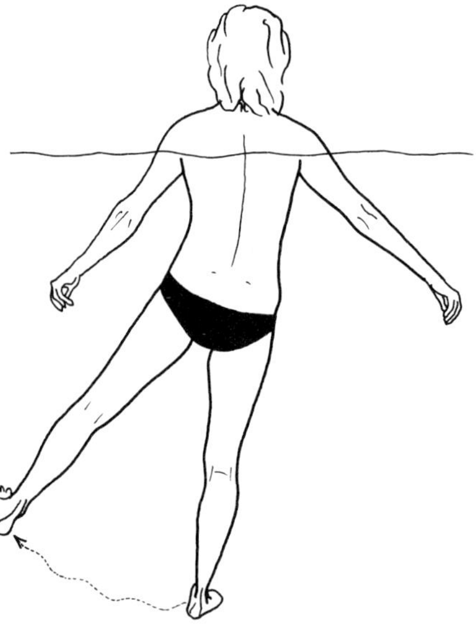

Abb. 189: Bei hohem Übungstempo kann der Pat. die Frontalebene nicht mehr einhalten.

einen zusätzlichen Trainingseffekt (sowohl im Rahmen der inter- wie intramuskulären Koordination, als auch bezüglich der Kräftigung) darstellt.

Dazu ein Beispiel:

Abbildung 188 zeigt einen Pat., der eine Hüftabduktion (im Verbund mit einer leichten Lateralflexion der Wirbelsäule) in langsamem Tempo ausführt. Diese Bewegung kann problemlos in der Frontalebene ausgeführt werden.

Die Abbildung 189 zeigt den Verlauf der gleichen Bewegung bei sehr hohem Übungstempo (Schnellkrafttraining). Die entstehenden Verwirbelungen zwingen das Bein während der Abduktion zu einer schlangenförmigen Bewegung. Es kommt zu minimalen Teilbewegungen in der Sagittalebene, bei geringeren Ablenkungen durch die Wirbel in allen Zwischenebenen.

Wenn nun der Pat. diese «aufgezwungenen» Zusatzbewegungen (ohne das Übungstempo zu reduzieren) dergestalt kompensiert, daß seine Bewegung in der Frontalebene bleibt, hat er den zusätzlichen Trainingseffekt erreicht.

Ist dies (z. B. aus muskulären Gründen) nicht möglich, so muß sich der Therapeut (je nachdem, ob er eher koordinativ, oder primär kräftigend arbeiten lassen will) entscheiden, ob er die beschriebenen Zusatzbewegungen zulassen will, oder das Übungstempo reduzieren läßt.

Um Gleichgewichtsproblemen vorzubeugen, kann sich der Pat. mit einer Hand am Beckenrand oder an einem Gehbarren festhalten. Der Arm dient dabei als Distanzstange. Der Pat. soll sich aber während der Übungen weder auf diesen Arm stützen noch an ihm «hängen».

Beübt wird jeweils nur das Bein, welches nicht am Beckenrand steht, um Platzproblemen bei der Abduktion und den Zirkumduktionen auszuweichen.

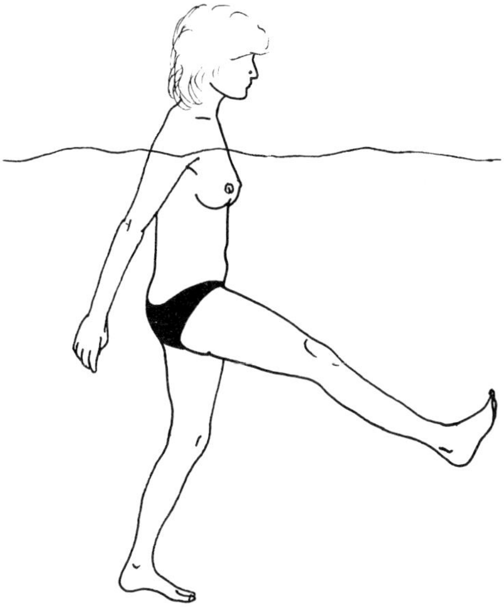

Abb. 190: Hüftflexion mit gestrecktem Bein

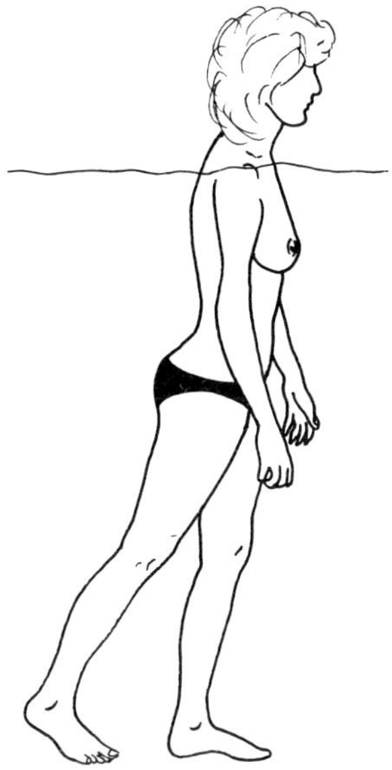

Abb. 191: Hüftextension mit gestrecktem Kniegelenk

Bei schnellkräftigenden Übungen sollte sich der Pat. – sofern irgend möglich – nicht festhalten, da dies die Dynamik erheblich einschränkt. Beim schnellen Üben muß die Muskulatur des Standbeines mindestens genauso stark arbeiten, wie die des «beübten» Beines (allerdings dom. statisch). Dies kann natürlich wieder zur Therapie ausgenutzt werden, indem der Pat. bewußt ja nur mit dem «gesunden» Bein übt, und die Stabilisationsarbeit des anderen (Standbeines) erheblich unterschätzt.
Kontraindikationen für bestimmte Bewegungen (z. B. Kombinationsbewegungen wie Add. IR. bei implantierten Totalendoprothesen) muß der Leser selbstverständlich selbständig berücksichtigen.

Wassertiefe: Mindestens bis zum Bauchnabel.

1) Hüftflexion mit gestrecktem Knie aus der NN-Stellung (bei schnellkräftigenden Übungen aus Extensionsstellung) (Abb. 190). Wenn dabei im oberen Sprunggelenk dorsalextendiert wird, kommt es zusätzlich zur Dehnung des m. trizeps surae. Durch die Dehnung der ischiocruralen Muskulatur weicht der Pat. bald in eine Beckenextension aus.
2) Hüftextension mit gestrecktem Knie (Abb. 191). Durch Verkürzung der zweigelenkigen Kniegelenksmuskulatur oder der Hüftflexoren kommt es zur Beckenflexion. Eine weitere oft zu sehende Ausweichbewegung ist das Flecktieren auf der Standbeinhüfte in Richtung Standwaage.
3) Die Bewegungen 1 und 2 fließend miteinander verbinden.
4) Hüftflexion mit gleichzeitiger Knieflexion (Abb. 192). Gegenüber der Übung 1 erreichen wir nun weniger Muskeldehnung, dafür mehr Bewegungserfolg. Die Stellung des oberen Sprunggelenks

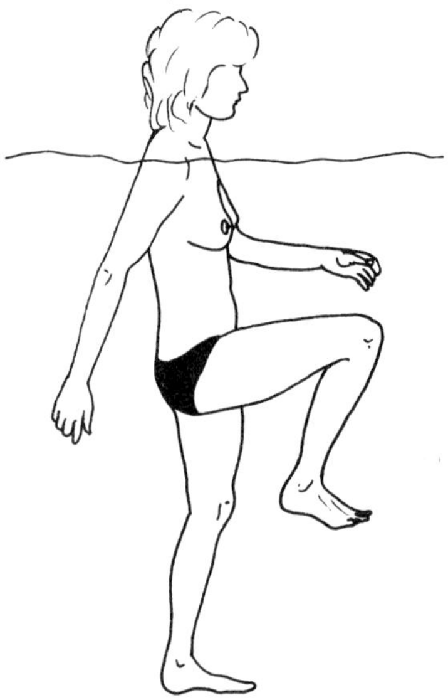

Abb. 192: Hüftflexion mit gebeugtem Kniegelenk

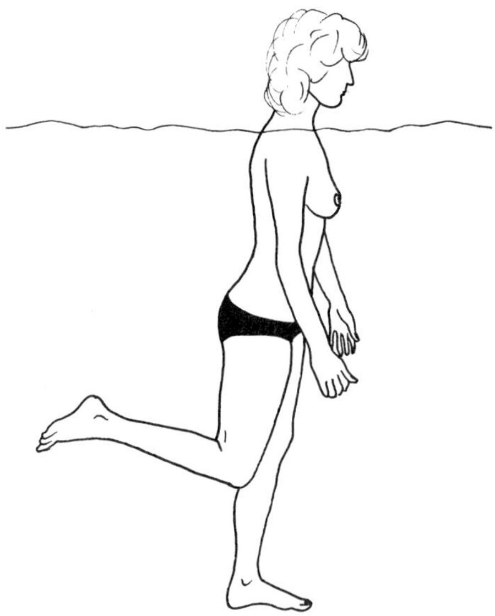

Abb. 193: Hüftextension mit flektiertem Kniegelenk

kann je nach Erfordernis gewählt werden.

5) Hüftextension mit gleichzeitiger Knieflexion (Abb. 193). Bei dieser Übung kommt es zu einer starken Dehnung des m. rectus femoris.
6) Kombination der Übungen 4 und 5. Diese Übung dient der extremen Koordinationsschulung und sollte auch nur zu diesem Zweck eingesetzt werden. Bei zu starker Knieflexion treten Krämpfe in der ischiocruralen Muskulatur auf.
7) Gleichzeitige Knie- und Hüftflexion, indem der Pat. (soweit es die Wassertiefe zuläßt) in die Hocke geht (Abb. 194).
8) Innen- und Außenrotation des Hüftgelenkes in NN-Stellung. Die Durchführung ist leichter, wenn der Fuß dorsal extendiert wird und somit als Reibungsfläche gegenüber der Unterlage nur noch die Ferse kontaktiert. Ein Mitrotieren der kontralateralen Hüfte sollte vermieden werden.
9) IR des Hüftgelenkes, indem das Becken mit dem Rumpf en bloc über dem feststehenden femur gedreht wird (Abb. 196). Dabei können starke Rotationsbelastungen im Kniegelenk auftreten, was die Übung für einige Pat. kontraindiziert.
10) AR des Hüftgelenkes über dem fixierten femur (Abb. 197).
11) Kombination beider Rotationen der Übungen 10 und 11.
12) IR des Hüftgelenkes in etwa S 90 ° (Abb. 198). Die kontralaterale Hüfte unterstützt diese Bewegung mit einer Abduktion des Beckens!
13) AR des Hüftgelenkes, etwa in S 90 ° (Abb. 199). Die zu erwartende Ausweichbewegung ist dabei eine Beckenadduktion auf der kontralateralen Hüfte.
14) Abduktion des Hüftgelenkes aus der NN-Stellung, Kniegelenk gestreckt (Abb. 200a).

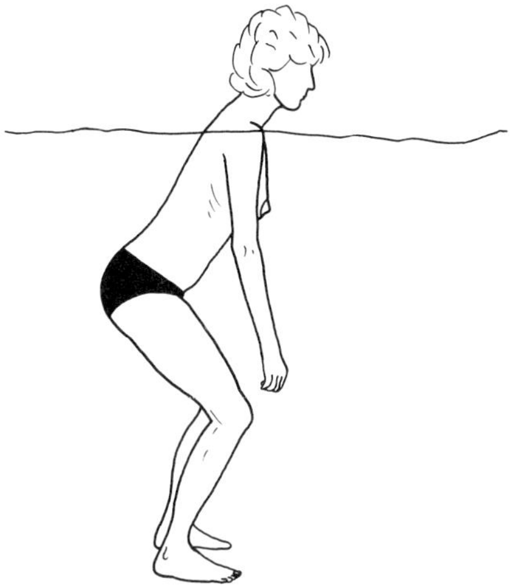

Abb. 194: Hüft- und Knieflexion durch Hockstellung

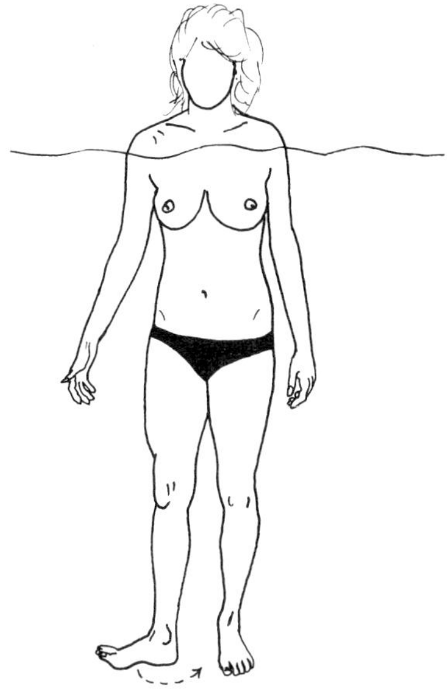

Abb. 195: Innen- und Außenrotation des Hüftgelenkes mit gestrecktem Kniegelenk

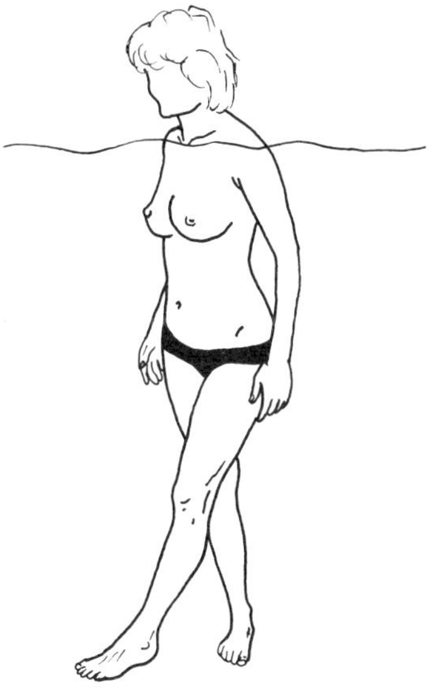

Abb. 196: Hüftinnenrotation, vom Becken ausgelöst

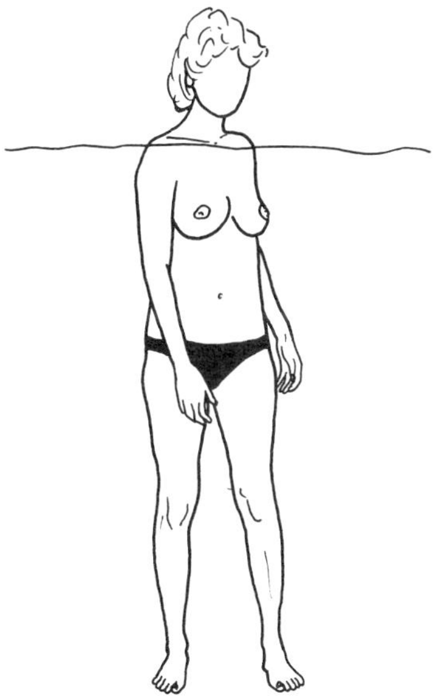

Abb. 197: Hüftaußenrotation, vom Becken ausgelöst

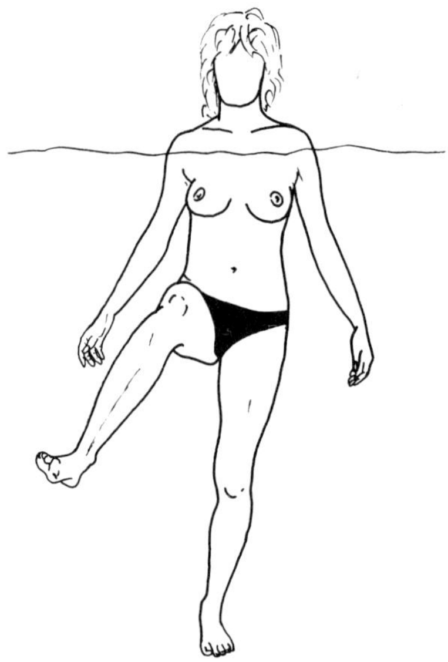

Abb. 198: Hüftinnenrotation in S 90°

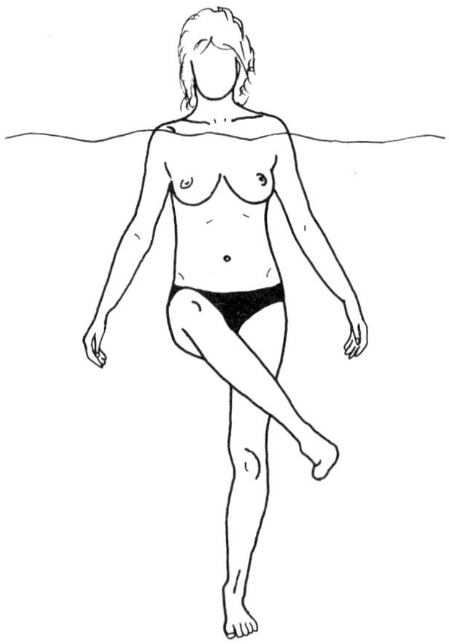

Abb. 199: Hüftaußenrotation in S 90°

Die übliche Zusatzbewegung ist die gleichzeitige Beckenabduktion auf dem Standbein (Abb. 200b). Das Ausweichen aus der Frontalebene in Richtung Sagittalebene oder entsprechende Zwischenebenen sollte verhindert werden. (Weicht ein Pat. z. B. beim Beüben der Abduktion in Richtung Sagittalebene aus und beim Beüben der Flexion in Richtung Frontalebene, so hat er beide Übungen vereinheitlicht und der gewünschte Erfolg – sowohl mobilisatorisch als auch kräftigend – bleibt aus!)
Die Abduktion wird noch etwas erschwert und in ihrem möglichen Ausmaß reduziert, wenn der Pat. die Bewegung mit einer IR kombiniert.

15) Adduktion der Hüfte aus der NN-Stellung. Diese Bewegung ist endgradig nur mit Übergrätschen erreichbar. Dies kann entweder in leichter Hüftflexion vor dem Standbein (Abb. 201a) oder in Hüftextension hinter dem Standbein (Abb. 201b) erfolgen.
16) Die Übungen 14 und 15 zu einer Bewegung verbinden. Dabei können auch die Rotationsmöglichkeiten berücksichtigt werden (z. B. Abd. verbunden mit IR und Dorsalextension im Fuß, Add. verbunden mit AR und Plantarflexion im Fuß).
17) Abduktion des Hüftgelenkes durch zunehmenden Grätschstand (Abb. 202). Im Wasser kann diese Übung mit erheblich weniger Gefahren als im Trockenen durchgeführt werden, da keine hohe Gewichtsbelastung anfällt.
Die Abduktion soll mit entlastetem Bein erfolgen; nach Erreichen der gewünschten Abd. soll der Pat. wieder symmetrisch belasten.
18) Zirkumduktion des Beines ohne Ausweichbewegungen (die Pat. müssen dabei auf die relativ gering erscheinenden Bewegungsausmaße aufmerksam gemacht werden). Gegenrichtung.

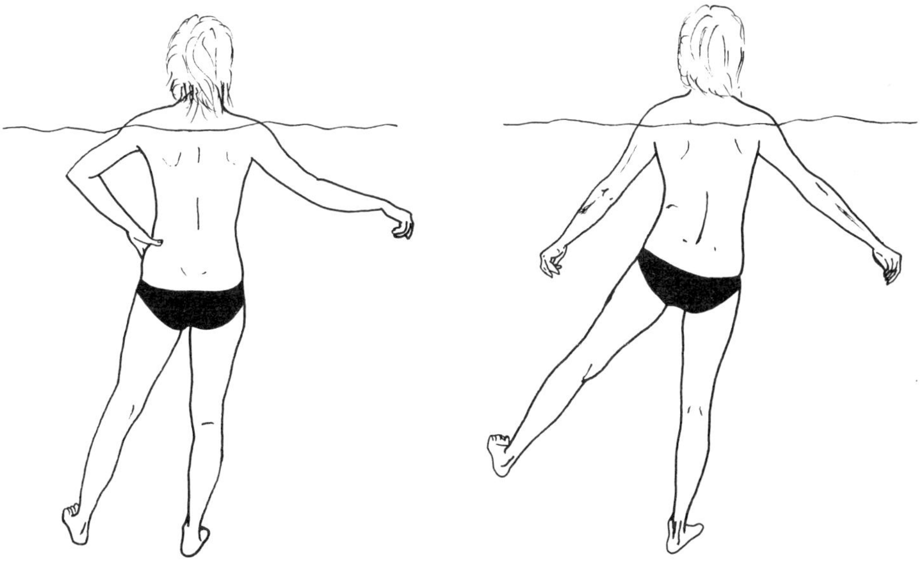

a b

Abb. 200a–b: Hüftabduktion (a), Ausweichbewegung über die weiterlaufende WS-Lateralflexion (b)

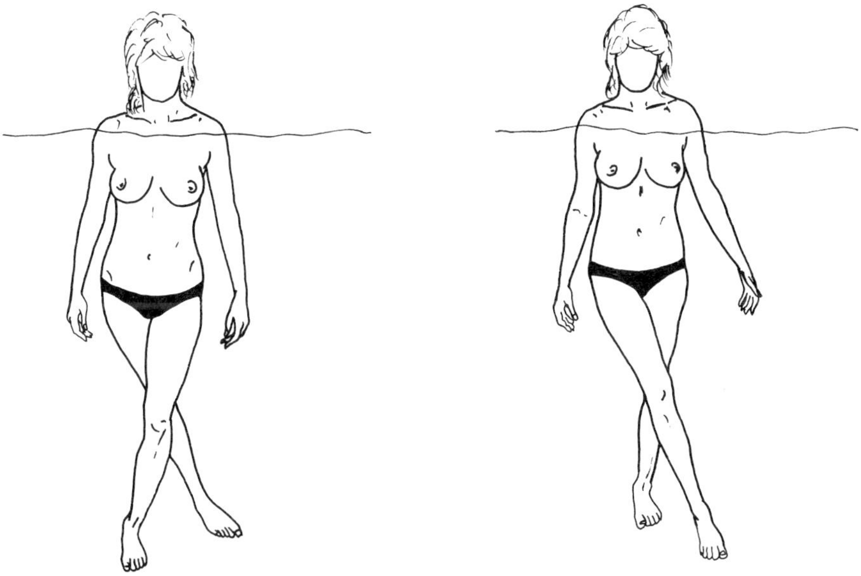

a b

Abb. 201a–b: Hüftabduktion

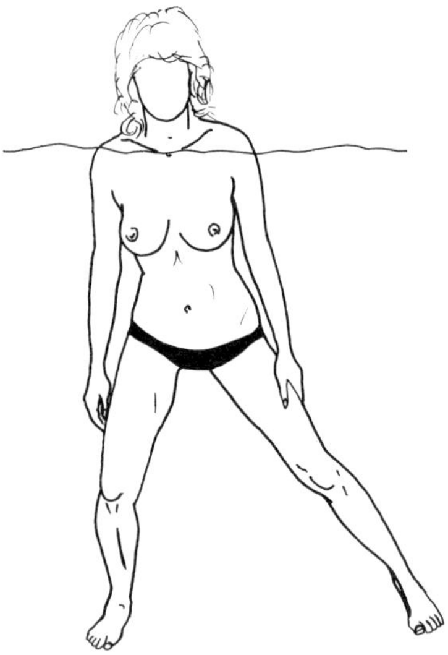

Abb. 202: Hüftabduktion

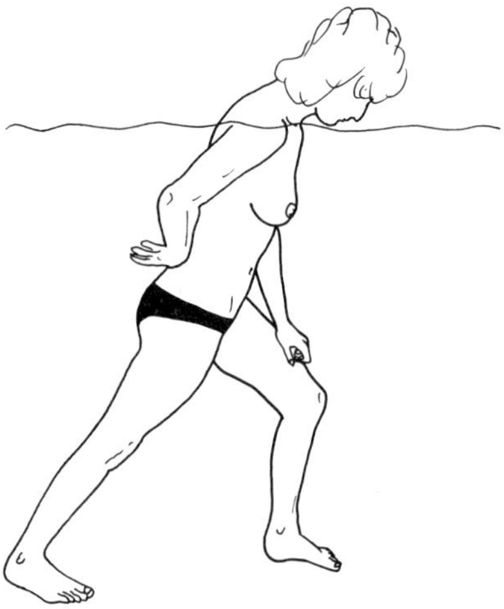

Abb. 203: Muskeldehnung im Ausfallschritt

19) Ausfallschritt in Schrittstellung – Dehnung, dom. der Mm. iliopsoas und triceps surae (Abb. 203). Abbildung 204 zeigt ein typisches Wehren des M. triceps gegen die Dehnung – es kommt zur Plantarflexion, die Ferse hebt ab. Dies kann zugelassen werden, wenn nicht die Dehnung, sondern die Hüftextension im Vordergrund der therapeutischen Überlegungen steht. Die Abbildung 205 zeigt eine Möglichkeit der rectus-Dehnung.
20) Wippen des Pat. aus der NN-Stellung in die Hocke und wieder hoch. Diese Bewegung soll zügig und vor allem rhythmisch durchgeführt werden (selbstverständlich muß dabei die Wassertiefe berücksichtigt werden). Bei der Übung soll der Pat. seine ganze Fußfläche auf dem Boden stehen lassen und nicht in den Zehenstand ausweichen (kommt dies vor, so muß das Bewegungsausmaß reduziert werden). Das Beherrschen dieser Bewegung ist Grundvoraussetzung für ein stabiles Bückverhalten im Alltag.

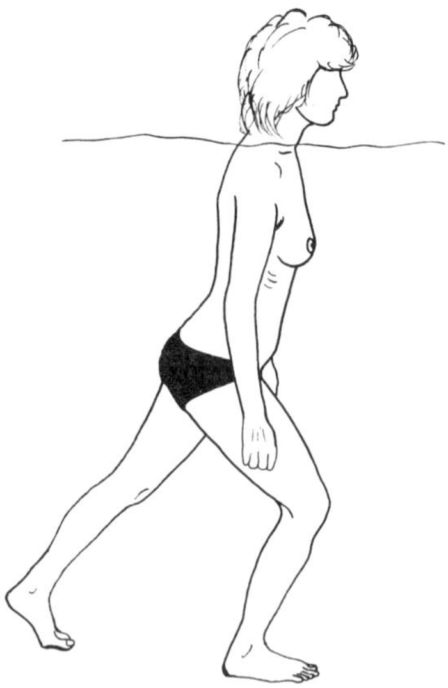

Abb. 204: Ausweichen des *M. gastrocnemius* (Plantraflexion)

21) Wie 20, jedoch im Einbeinstand (cave: Beinachsen!).
22) Wie 20, aber im Zehenstand. Der Pat. soll dabei lernen, mit reduzierter Standfläche – ohne Gleichgewichtsprobleme – auszukommen.
23) Wie 22, jedoch im Einbeinstand. Dies ist im Trockenen ein extremer Test für alle Muskeln und Bänder der unteren Extremität, für das Gleichgewicht und die Koordination, den nur die wenigsten Pat. ohne Schwierigkeiten ausführen können. Im Wasser kann gut vorgeübt werden. Alle Achsabweichungen (wie sie bei den Übungsbeschreibungen Autostabilisation der WS und Vorbereitungen für ADL beschrieben werden) sind strikt zu vermeiden.

Alle Bewegungsmuster des PNF sind im Wasser durchzuführen. Der Widerstand wird – wie immer – über die Geschwindigkeit dosiert. Alle Muster können mit oder ohne Knieflexion ausgeführt werden. Beim Erlernen der Pattern sollte sich der Pat. mit einer Hand festhalten. Später ist ein freistehendes Üben erwünscht. Dabei muß der Therapeut wieder die hohe muskuläre Anforderung an das Standbein berücksichtigen.

24) Die Abbildung 206 zeigt den Pat. in der Ausgangsstellung für das Pattern Flex. Add.AR. Die Endstellung ist in Abbildung 207 dargestellt (bei der Abb. 207 mit Knieflexion; das Muster kann natürlich auch mit gestrecktem Knie durchgeführt werden).
25) Abbildung 207 ist die Ausgangsstellung für das Pattern Ext. Abd. IR. Auch hier muß nicht von der Knieflexion in die Extension gearbeitet werden. Die gleiche Ausgangsstellung mit gestrecktem Knie, läßt allerdings keine maximale Hüftflexion zu, da in der Regel verkürzte Mm. ischiocrurales limitieren. Somit muß der Behandler entscheiden, ob bei der Übung das Hüft- oder das Kniegelenk im Vordergrund steht. Die Endstel-

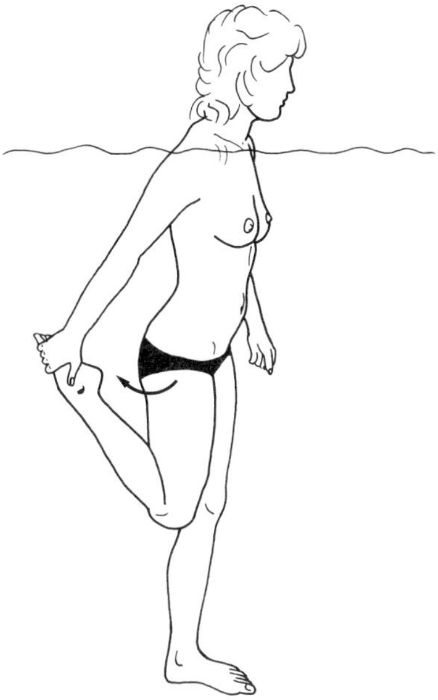

Abb. 205: Möglichkeit der Dehnung des *M. rectus femoris*

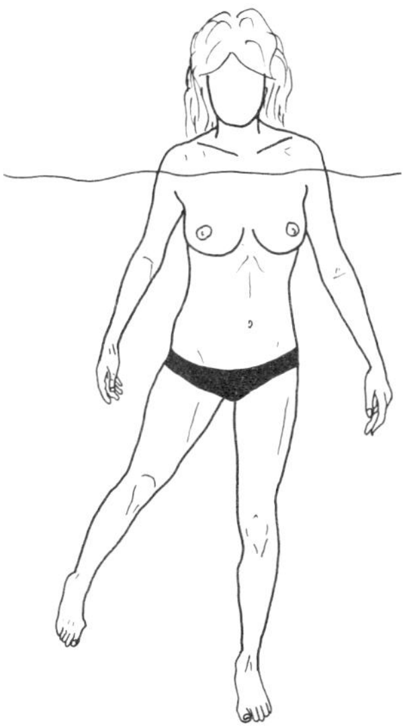

Abb. 206: Ausgangsstellung für Flex./Add./AR

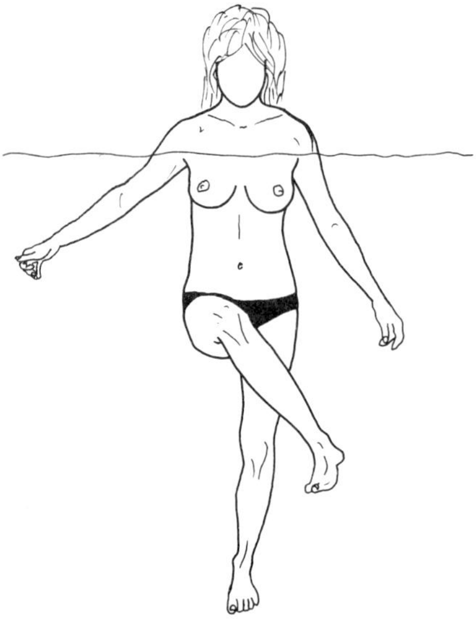

Abb. 207: Endstellung Flex./Add./AR

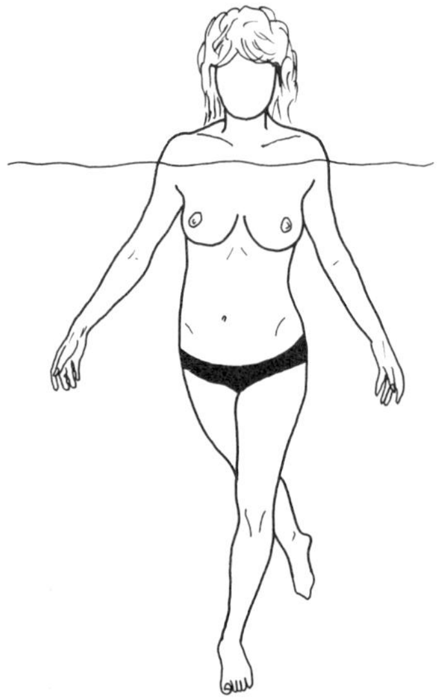

Abb. 208: Ausgangsstellung für Flex./Abd./AR

lung des Musters zeigt die Abbildung 206.

26) In der Abbildung 208 ist der Pat. in der Ausgangsstellung für die Flex.Abd.AR gezeigt (wieder mit gestrecktem Kniegelenk). Die Endstellung dokumentiert die Abbildung 209 (auch diese Bewegung kann wieder mit gestrecktem Knie durchgeführt werden).

27) Die Abbildung 209 ist Ausgangsstellung für die Ext. Add. IR, die in Abbildung 208 dargestellt ist.

Alle Übungen der «Hüftgelenksgruppe» können mit Schwimmflossen als Flächenvergrößerer ausgeführt werden. Die muskuläre Belastung steigt damit entsprechend an. Allerdings sollte daran gedacht werden, daß ein mit einer Schwimmflosse versehener Fuß als Standbein ungeeignet ist, da zu hohe Rutschtendenzen bestehen. Das häufige Wechseln der Flossen von einem Fuß auf den anderen bringt viel Unruhe in eine Gruppe und bedeutet hohen Zeitverlust, so daß wir die Möglichkeit der Fußflächenvergrößerer nur für die Einzelbehandlung empfehlen möchten.

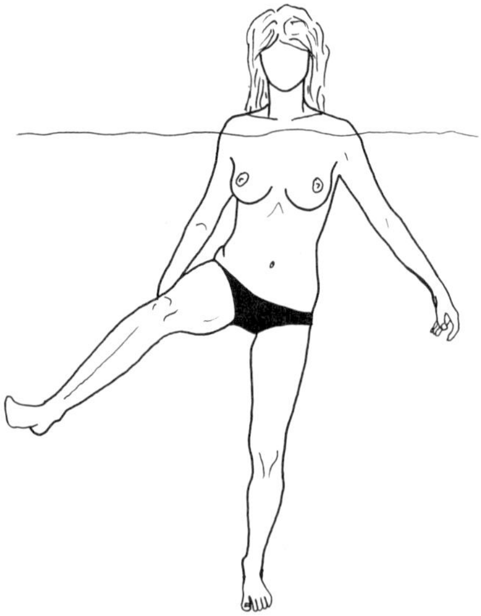

Abb. 209: Endstellung für Flex./Abd./AR

5 Gehübungen, vorwiegend aus der vorhergehenden Gymnastik

Die Übungen für die Hüftgelenke können auch etwas dynamischer gestaltet werden, wenn sie ins Gehen einbezogen werden. Allerdings dient dies primär zur «Auflockerung» der Gymnastik und kann kein Ersatz für exaktes Üben sein, da während des Gehens weder eine optimale Mobilisation noch eine nennenswerte Kräftigung erreicht wird. Auch bezüglich der reinen Gehschulziele sind diese Übungen mit Vorsicht zu genießen, da sie oftmals Bewegungsmuster indizieren, die bezüglich des normalen Ganges unphysiologisch sind.

Dennoch haben diese Übungen ihre Berechtigung und sind zweifelsfrei eine wertvolle Ergänzung zur Therapie, wenn ihre Indikation richtig gesehen wird. Auch hier gilt, wie so oft in der Krankengymnastik, daß kritikloses Kopieren irgendwelcher Übungen und deren planloser Einsatz dem Pat. oftmals mehr schaden als nutzen.

Auf den ersten Blick sind die folgenden Gangtypen absolut unphysiologisch und somit aus dem Bereich der rehabilitativen Krankengymnastik zu streichen. Wenn man allerdings überlegt, welche Bewegungsabläufe die Palette unseres Gehens an uns fordert, so finden wir tiefe Bewegungen, wie sie z. B. auftreten, wenn wir unter einem Zaun hindurchkriechen, Spitzfußgang, wenn wir zwischen Wasserpfützen einer schlechten Straße hindurchbalancieren, extreme Abrollphasen beim Schleichen, den «Storchengang», wenn wir über ein Hindernis hinwegsteigen, pro- und supinierte Fußstellungen wenn wir einen Hang queren, extreme Hüftflexionen, wenn wir auf einen Berg steigen etc.

All diese Bewegungsabläufe können im Wasser hervorragend geübt und einstudiert werden. Allerdings nur unter diesem Gesichtspunkt und nur mit dieser Indikation, nicht als «normale» Gehschule; dort wären sie nämlich fehl am Platz.

Die Pat. sollten den Sinn dieser Übungen kennen, damit keine Verwechslung mit Indikationen von Übungen für den «normalen» Gang auftreten. Aus diesem Grund finden wir es auch sinnvoll, zu solchen Übungen wiederholt Metaphern aus dem Bereich der Alltagsaktivitäten zu geben, wie z. B.: Stellen sie sich vor, sie steigen über einen niedrigen Zaun hinweg etc.

1) Gehen mit in NN-Stellung fixierten Knien durch Abduktion des Beckens auf der Standbeinseite (Abb. 210).
   Dabei sollten die Pat. nicht immer in die LWS-Hyperlordose ausweichen, da dies – in Verbindung mit der relativ starken Lateralflexion – zu Beschwerden führen kann.
2) «Normaler Gang» mit extremem, diagonalem Armeinsatz (Abb. 211). Der Pat. schiebt mit dorsalextendierter Hand das Wasser von sich weg. Dabei darf er die Schubleistung durchaus auch mit vermehrter Ventralisation des stabilisierten Oberkörpers über Hüftflexionen verstärken (wie beim Schieben).
3) «Normaler» Gang mit extrem deutlichen Abrollphasen bis zur Doppelunterstützung (Schleichen).
4) «Normaler» Gang mit extremem Betonen der letzten Abrollphasen bis zur Zehenablösung (Tendenz zum Sprung nach vorn).
5) Beim Gehen, die Hände auf dem Rücken verschränken und mit den AC-Gelenken das Wasser vor sich herschieben (Abb. 212). (Dies ist auch eine Möglichkeit, die Arme aus dem normalen Gangmuster auszuschalten, falls diese permanent – z. B. durch Schwimmbewegungen – stören.)
6) «Normaler» Gang, aber bei jedem Schritt versuchen mit der kontralateralen Hand das jeweilige Spielbein (trotz

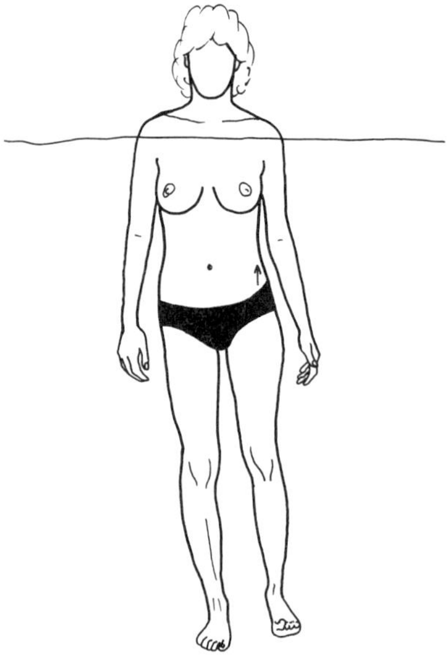

Abb. 210: Gang mit in NN-Stellung stabilisierten Kniegelenken

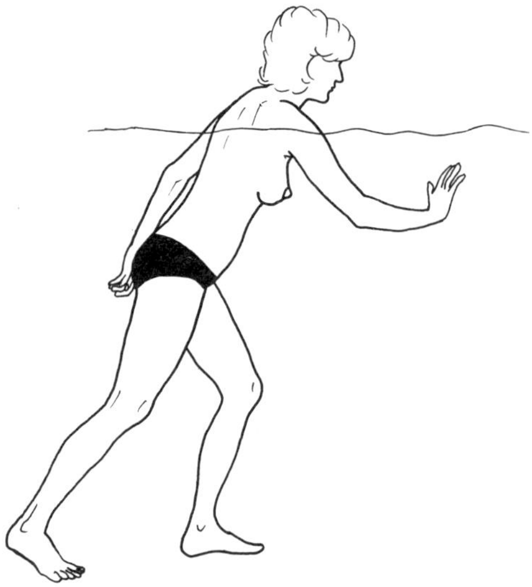

Abb. 211: Extremer Armeinsatz während des Ganges

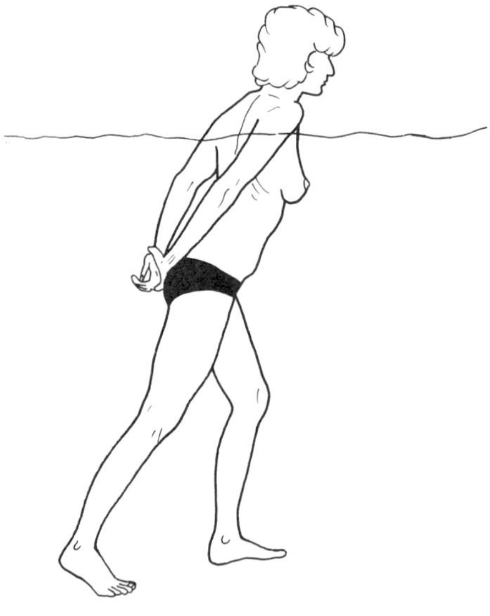

Abb. 212: Gang, Hände auf dem Rücken verschränkt

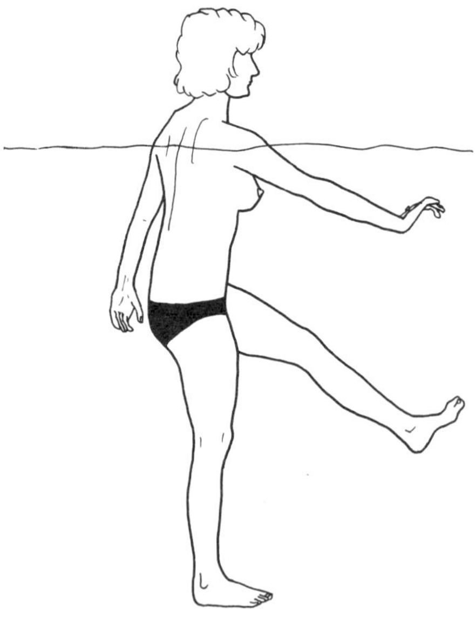

Abb. 213: Schritte mit extrem vorgestreckten Armen

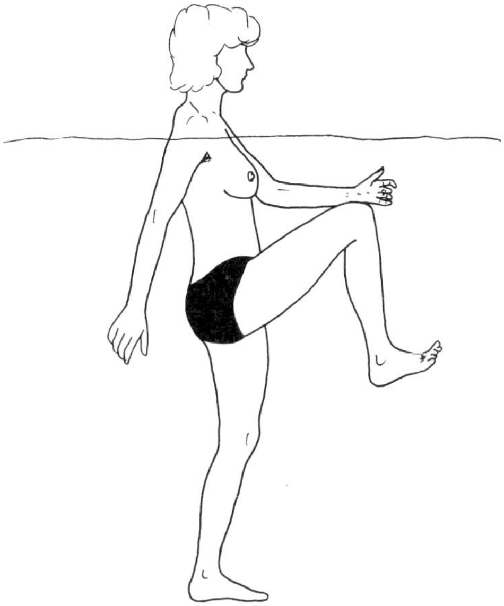

Abb. 214: «Storchengang»

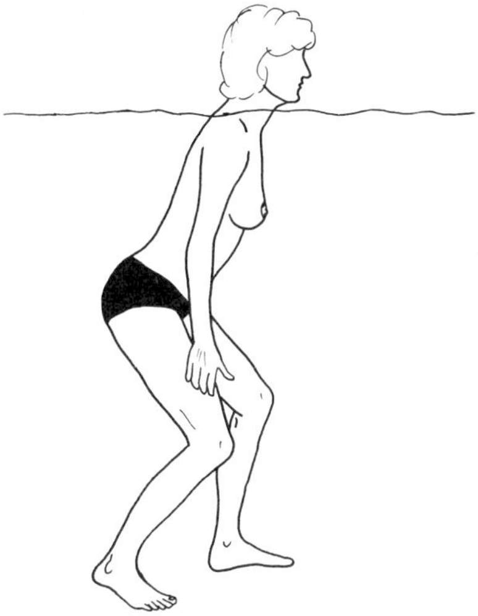

Abb. 215: Gehen in Hockstellung

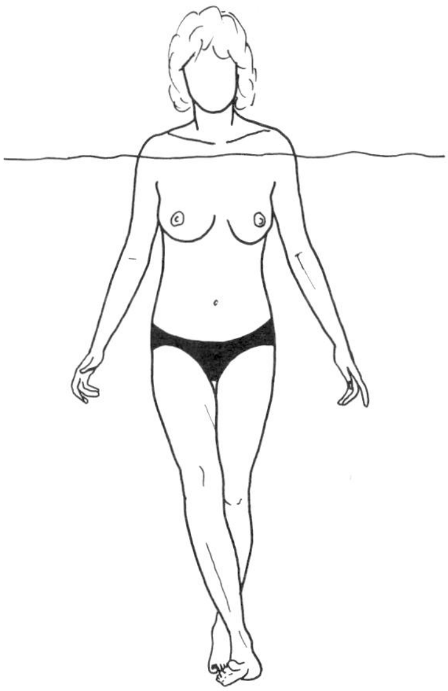

Abb. 216: Gang mit überkreuzten Beinen

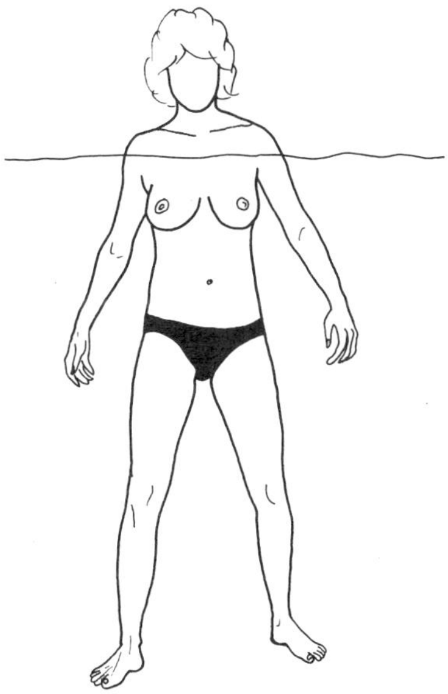

Abb. 217: «Seemannsgang»

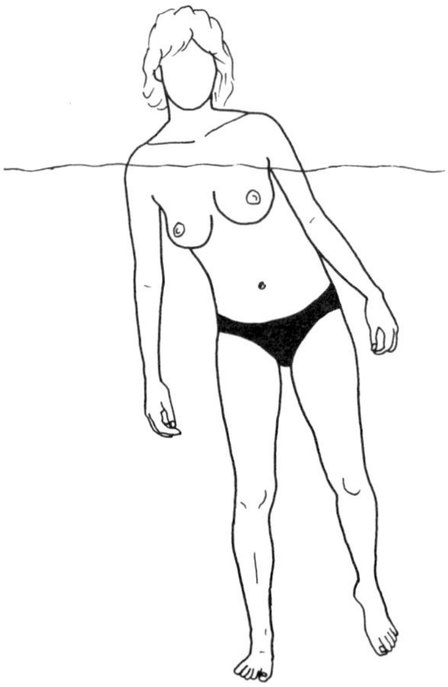

Abb. 218: Gang mit lateralisiertem Oberkörperschwerpunkt

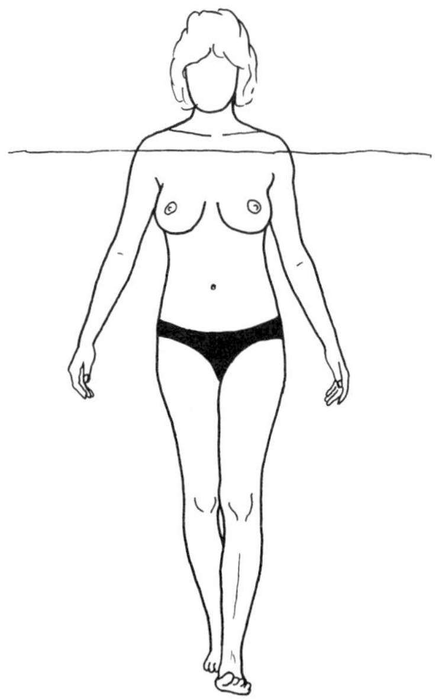

Abb. 219: «Seiltänzergang»

gestreckten Knie) zu erreichen (Abb. 213).
Dabei sollte eine Dorsalisation des Schwerpunktes vermieden werden.

7) Hüft- und Kniegelenke bei jeder Spielbeinphase maximal flektieren («Storchengang»). Die Füße können dabei dorsalextendiert oder plantarflektiert werden (Abb. 214).
8) Seitliches Gehen durch starke Hüftabduktion.
9) Seitliches Gehen durch Hyperadduktionen der Hüftgelenke. Im Wechsel vor oder hinter dem Standbein adduzieren.
10) Gehen in Hockstellung, soweit es die Wassertiefe zuläßt (Abb. 215).
11) Vorwärtsgehen mit jeweiligem Überkreuzen des Spielbeines (Abb. 216) (Vorbereitung für Schutzschritte).
12) Gehen mit starker Hüftabduktion (Seemannsgang, Abb. 217).
13) Gehen mit deutlichem Verlagern des Oberkörperschwerpunktes nach lateral über das Standbein hinaus (Abb. 218). (Auch dies ein Fehler beim «normalen» Gang, jedoch sehr wichtig, um z. B. in überfüllten Kaufhäusern einem Hindernis ausweichen zu können.)
14) Gehen auf einer (gedachten) Linie («Seiltänzer») (Abb. 219).
15) Rückwärts gehen.
16) Rückwärts gehen mit Überkreuzung des Spielbeines hinter dem Standbein (cave: erhebliche Koordinationsstörungen sind zu erwarten!).
17) Rückwärts gehen mit extrem langen Schritten (forcierte Hüftextension).

Bei der Durchführung muß der Therapeut wieder darauf achten, daß Nichtschwimmer und deutlich behinderte Pat. nicht in tiefe Beckenteile gehen und, daß jeder seine eigene Übungs- (und damit Schritt-)geschwindigkeit einhalten kann. Letzteres wird bei sehr kleinen Gruppen dadurch erreicht, daß sich die Pat. frei im Becken bewegen. Läßt dies die Teilnehmerzahl nicht zu, so muß einheitlich in einer Kreisrichtung gegangen werden. Dabei kann jeder schneller Übende die anderen auf einer kleineren oder größeren Kreisbahn überholen.

6 Gymnastik für die Zehen- und Fußgelenke

Die Gymnastik für die Zehen- und Fußgelenke unterscheidet sich weder in der Zielsetzung, noch in der Durchführung von derjenigen im Trockenen.
Dennoch ist es sinnvoll, diese Gelenke im Wasser zu beüben. Viele Pat. mit belastungsinsuffizienten Ligamenten oder Muskeln können nur gewichtsentlastet behandelt werden.
Im Trockenen löst man dieses Problem, indem die Pat. im Sitzen üben. Dadurch ist der Fuß vom Körpergewicht entlastet; dennoch steht er aber plan auf dem Boden, was der physiologischen Stellung entspricht. Die Nachteile dieser Technik sind aber mannigfaltig: So haben wir beispielsweise keine Möglichkeit, die Belastung zu dosieren um allmählich der Standposition näher zu kommen (Tubersitz auf unterschiedlichen Höhen führt – sofern er belasten soll – meist zu Plantarflexionen, ein Stehbrett mit unterschiedlicher Neigungseinstellung wird als zu hoher Aufwand angesehen und steht meist nur in neurologischen Abteilungen zur Verfügung). Des weiteren sind die Knie- und Hüftgelenke mit annähernd 90° Flexion sicher in keiner physiologischen Stellung für die Fußbelastung.
Im Wasser jedoch ist die Gewichtsdosierung durch unterschiedliche Tiefen problemlos; die Stellung von Hüft- und Kniegelenken bleibt «normal». Dies erachten wir als äußerst notwendig, denn eine Behandlung von Zehen- oder Sprunggelenkmuskeln ist nur dann sinnvoll, wenn die proximalen Gelenke ihre physiologische Stellung behalten können und somit die Fußbewegungen nicht über Achsabweichungen der Knie- und Hüftgelenke substituiert werden.
Daraus folgt zwangsläufig, daß der Behandler von seinen Pat. entsprechende Korrekturen fordern muß, falls diese nötig werden.
Die Übungen haben entweder das Ziel, gewölbeunterstützende Muskulatur zu kräftigen, die Sprunggelenke zu stabilisieren bzw. mit den proximalen Gelenken zu koordinieren, oder die physiologischen «Fußverwringungen» (Rückfuß Inversion, Vorfuß Pronation) zu provozieren und die entsprechenden Muskeln bezüglich Kraft und inter- bzw. intramuskulärer Koordination zu verbessern.

Ausgangsstellung: Stand, ca. 5° bis 10° Knieflexion, exakte Stellung der Beinlängsachsen und des Rumpfes.

1) Leichte Gewichtsverlagerung nach ventral – reaktives Auslösen von Zehenflexionen. Die Übung kann bis zur leichten Fersenablösung forciert werden; ein Schutzschritt nach ventral sollte jedoch nicht provoziert werden.
2) Aktive Zehenflexion in allen Gelenken (einschließlich der Zehengrundgelenke). Dabei sollte keine Varisierung der Kniegelenke mit vermehrter Außenrotation der Hüftgelenke entstehen.

3) Rückverlagerung des Körperschwerpunktes bis eine Dorsalextension in den Zehengelenken und den oberen Sprunggelenken entsteht. Keine Hüftflexion; bei Gleichgewichtsproblemen sollen die Pat. mit Armflexion reagieren.

Übungen, die Muskelreaktionen reaktiv auslösen (wie 1 und 3) können gut zur Motivation der Pat. benutzt werden, da sie so leichter die Notwendigkeit zu entsprechendem Muskeltraining erkennen, denn nur wenn die entsprechende Muskulatur kräftig und reaktionsfähig ist, sind sie standstabil.

4) Aktive Zehenextension in allen Gelenken, ohne dabei in den Sprunggelenken zu dorsalextendieren und ohne Valgisierung der Kniegelenke mit Innenrotation der Hüftgelenke.
5) Die Übungen 2 und 4 zu einer komplexen Bewegung verbinden.
6) Die Übungen 1 und 3 zu einer komplexen Bewegung kombinieren. Dabei sollen die Hüftgelenke stabilisiert bleiben. Gleichgewichtsreaktionen übernehmen die Arme (sofern nötig). Die Pat. sollen ein Gefühl für die Toleranzbreite ihrer Schwerpunktverlagerung bekommen.
7) Aktive Dorsalextension in den oberen Sprunggelenken ohne Überstreckung der Knie- und Beugung der Hüftgelenke. Die Hilfen der Arme bei Gleichgewichtsreaktionen sollen abgebaut werden, da der Widerstand des Wassers diese Übung ohnehin schon erleichtert und die Pat. Balancefähigkeiten aufbauen sollen.
8) Aktive Plantarflexion der oberen Sprunggelenke ohne Supination und Hyperextension in den Hüftgelenken.
9) Die Übungen 7 und 8 zu einer komplexen Bewegung verbinden; auf weiche Abrollphasen vorbereiten (Abrollen wie ein Wiegemesser).
10) Wie Übung 9. Diesmal aber immer während der Gesamtauflage des Fußes Knie- und Hüftflexionen zulassen; Vorbereitung auf weiche Sprung- und Landephasen bei Schutzschritten etc.
11) Inversion (= Adduktion) im Rückfußbereich und somit Ausgleich eines Knickfußes.
12) Supination in den unteren Sprunggelenken.
13) Pronation in den unteren Sprunggelenken.
14) Abrollen mit supiniertem Fuß.
15) Abrollen mit proniertem Fuß.
16) Pronation. Halten dieser Stellung und Spannung in die Inversion (Druck auf dem Großzehengrundgelenk bleibt gleich).
17) Inversion im Rückfußbereich. Halten dieser Stellung und versuchen, das Großzehengrundgelenk an den Boden zu bekommen (Pronation).

Die Übungen 16 und 17 provozieren die natürliche Verwringung des Fußes und stellen somit auch die Gewölbe (sofern möglich) wieder her. Diese Übungen sind im Wasser manchmal schwerer als im Trockenen auszuführen, da die Stabilisation über das Körpergewicht fehlt. Dennoch sind sie äußerst wichtig und eigentliches Ziel der Zehen- und Fußgymnastik.

Die Übungen können beliebig ausgebaut werden, wenn dabei die Grundvoraussetzungen – Rückfuß arbeitet in Inversion, Vorfuß in Pronation – berücksichtigt werden.

Spielerisches Arbeiten, mit Gegenständen, die auf dem Beckengrund liegen bieten sich an, allerdings sollte das Lösen der als Spiel gestellten Aufgabe nicht zu allzu unkorrektem Üben führen.

7 Gehübungen, vorwiegend aus der vorhergehenden Gruppe

Die Übungen für Zehen-, Fuß- und Kniegelenke können etwas dynamischer gestaltet werden, wenn sie ins Gehen einbezogen werden. Dies kann kein Ersatz für exaktes Üben sein, ist jedoch in einigen Fällen sinnvoll.

Wir bitten, bezüglich Indikationen und Kontraindikationen für die nachfolgenden Übungen bei der entsprechenden Beschreibung der Gehübungen nach den Gruppenübungen für die Hüftgelenke nachzulesen.

Bei der Durchführung muß der Therapeut darauf achten, daß Nichtschwimmer und deutlich behinderte Pat. nicht in tiefe Beckenteile gehen und daß jeder seine eigene Übungs- (und damit Schritt-)geschwindigkeit einhalten kann. Letzteres wird bei sehr kleinen Gruppen dadurch erreicht, daß sich die Pat. frei im Becken bewegen. Läßt dies die Teilnehmerzahl nicht zu, so muß einheitlich in einer Kreisrichtung gegangen werden, Dabei kann jeder schneller Übende die anderen auf einer kleineren oder größeren Kreisbahn überholen.

Bei den Beschreibungen von Gehübungen berücksichtigen wir die – wesentlichen – Bewegungsanteile der Wirbelsäule, des Schultergürtels, der Arme und die Kopfhaltung mit der entsprechenden Augenstellung meistens nicht.

Die Integration dieser wichtigen Faktoren setzen wir als selbstverständlich voraus, falls sie dem einzelnen Therapeuten zum Erreichen seiner Zielsetzung dringend erscheinen.

1) Durch ständiges Beugen und Strecken der Zehengelenke eine Vorwärtsbewegung erzielen («Raupengang») (Abb. 220).
   Die Pat. sollen dabei ihre Füße auf dem Boden lassen und nicht mit minimalen Sprüngen helfen.
2) Versuch des «Raupenganges» rückwärts (gelingt mangels Körpergewicht meist nicht).
3) Fersengang (Abb. 221). Die Knie- und Hüftgelenke sollen dabei nicht steif bleiben.
4) Zehengang (Abb. 222).
5) Forciertes Aufsetzen des Fersenbeines zu Beginn der Standbeinphase während des Gehens.
6) Forciertes Abstoßen über den «Zehenabdruck» als letzte Standbeinaktivität.
7) Die Übungen 5 und 6 kombinieren.

Die Pat. sollten auf die dabei resultierenden Bewegungen aufmerksam gemacht werden; sie sind weich rhythmisch und wellenförmige Hoch-Tiefbewegungen. Damit kann der Grundstein für das Verständnis gelegt wer-

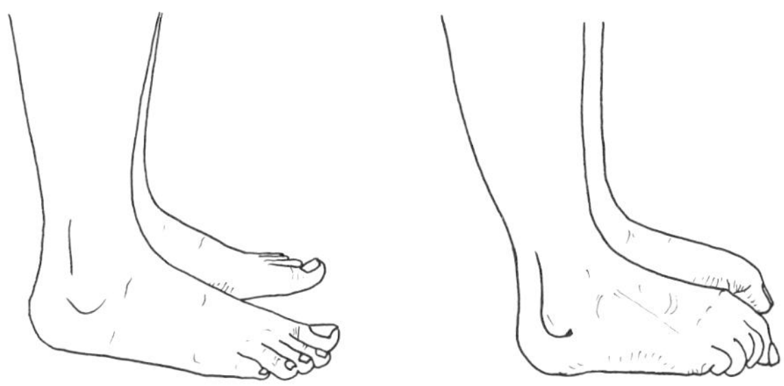

Abb. 220a–b: «Raupengang» a b

den, daß dadurch – bei jedem Schritt – den großen Gelenken und der LWS starke Stoßwirkungen (womöglich noch verstärkt durch Übergewicht oder Traglasten) erspart bleiben, was langfristig deutliche prophylaktische Wirkung erzielt (aber auch die Prognosen entsprechender bestehender Erkrankungen verbessert).

Beim «normalen» Gehen wird beim Aufsetzen des Calcaneus zu Beginn der Standbeinphase der gesamte ventral des oberen Sprunggelenkes liegende Teil des Fußes Richtung Boden gedrückt.

Gegen diese Wirkung können die Dorsalextensoren (z.B. M. tibialis anterior und M. extensor hallucis longus) durch exzentrisches Arbeiten als Feder benutzt werden; der Fuß fällt nicht herunter, sondern wird in dieser Bewegung dämpfend gebremst.

Nun haben aber polymyographische Messungen gezeigt, daß z.B. der M. tibialis anterior seine maximale Aktivität während der Spielbeinphase aufbringt und daß sein Potential mit Aufsetzen des Calcaneus rapide abfällt. Dennoch scheint es – wie Fußheberschwächen eindrucksvoll aufzeigen – nötig,

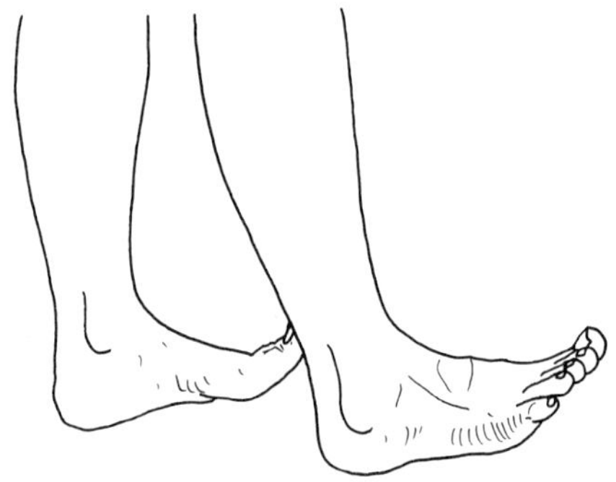

Abb. 221: Fersengang

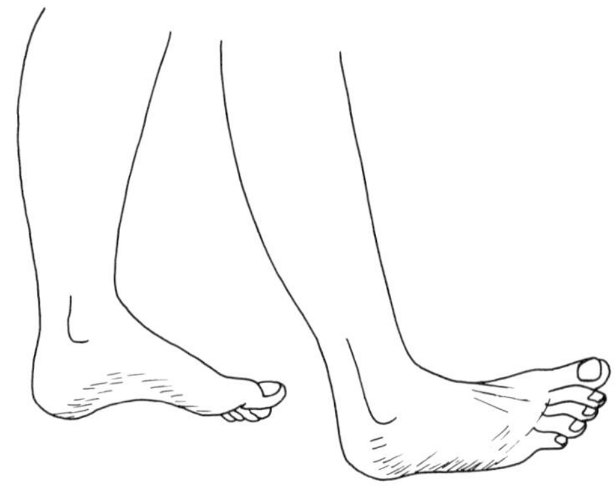

Abb. 223: Abrollen über den Fußaußenrand

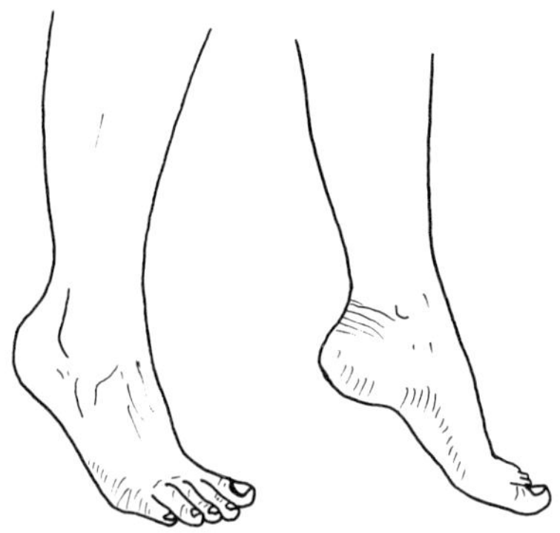

Abb. 222: Zehengang

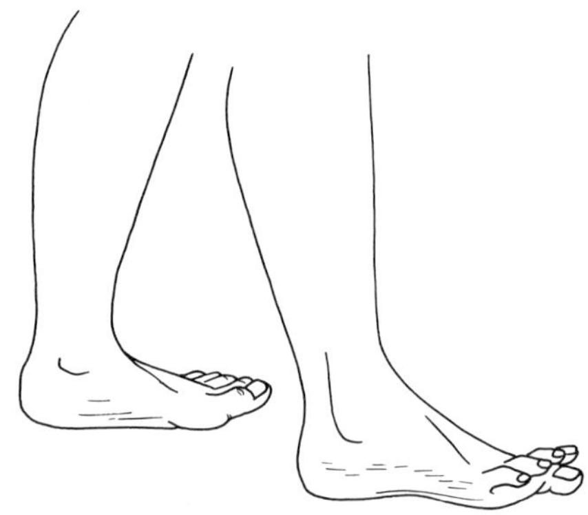

Abb. 224: Abrollen über den Fußinnenrand

diese Muskulatur kräftig zu halten. Beim Bergabgehen und beim Schleichen ist ihre Wirkung bezüglich der Stoßdämpfung ohnehin unumstritten.

Kräftigungen der Muskulatur führen jedoch in den seltensten Fällen zur Verbesserung des Gangbildes, wenn das bessere Muskelpotential nicht in die entsprechende Kette – mittels Koordinationsübungen – einbezogen wird.

Die Übungen 5 und 7 können erste Wege dazu sein.

(Außerdem wird der Fuß – wegen seiner physiologischen Valgusstellung – beim Aufsetzen auch noch in einen Knickfuß gedrückt. Sind nun die Muskeln, die die Inversion des Rückfußes machen kräftig, so können sie in der Frontalebene ebenso eine dämpfende und federnde Komponente gegen zu starke Stöße entwickeln, wie es die Dorsalextensoren in der Sagittalebene vermögen.)

Es sei darauf hingewiesen, daß durch solche Überlegungen die dämpfende Wirkung der Fußgewölbe natürlich nicht geschmälert werden soll, geschweige denn als Ersatz für entsprechende Übungen der die Gewölbe stützenden Muskulatur anzusehen sind.

8) Abrollen des Standbeinfußes über die Außenkante (Abb. 223) (oberes Bein beim Queren eines Hanges).
9) Abrollen des Standbeinfußes über die Innenkante (Abb. 224) (unteres Bein beim Queren eines Hanges).
   Dabei müssen zu starke Valgisierungen der Kniegelenke verhindert werden.
10) Seitliches Gehen mit folgendem Bewegungsablauf:
   - mit beiden Füßen in den Fersenstand
   - beide Fußspitzen nach rechts schwenken (Fersen bleiben stehen)
   - Füße wieder auf den Boden setzen und normal belasten
   - Zehenstand auf beiden Füßen
   - beide Fersen nach rechts schwenken (Zehen bleiben stehen)
   - beide Füße aufsetzen und gleichmäßig stehen
   - Richtungswechsel.

8 Übungen mit dem Schwimmbrett

Die Abbildung 225 zeigt die Ausgangsstellung: Der Pat. steht mit einem Fuß auf dem Schwimmbrett.

In dieser Ausgangsposition können nun Übungen mit unterschiedlichen Zielen durchgeführt werden:

a) Fuß:
   Der Pat. hat keinerlei Möglichkeiten, das Brett mit seinen Füßen zu fixieren (Schlaufen etc. fehlen). Er muß also die Auftriebsneigung dadurch verhindern, daß er immer genügend flächigen Druck mit seinem Fuß auf das Brett aufbringt. Dies ist nur möglich, solange das Brett etwa waagerecht unter Wasser steht. Bei stärkerem Auslenken aus der Waagerechten rutscht es unter dem Fuß heraus und steigt zur Wasseroberfläche. Der Pat. muß das Brett also sowohl in ventrodorsaler als auch in mediolateraler Richtung stabilisieren. Bewegt er nun Hüft- und Kniegelenke (Beispiele Abb. 226 und 227), so muß er mit dem Fuß entsprechend kompensieren, damit dieser parallel zum Boden des Schwimmbades bleibt. Die bei den Bewegungen entste-

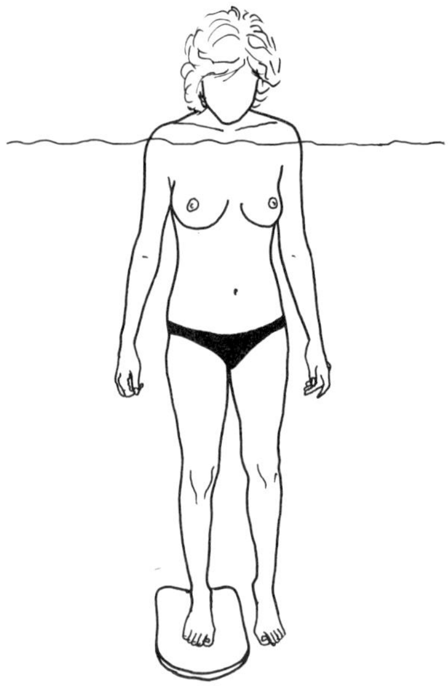

Abb. 225: Ausgangsstellung

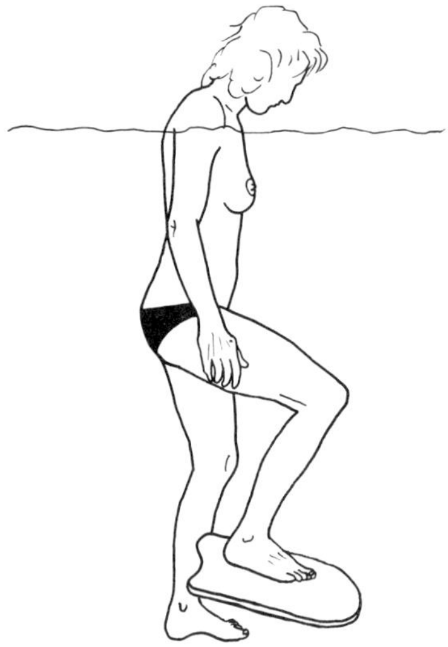

Abb. 226: Beispiel für Übungen mit dem Schwimmbrett

henden Wirbel und Turbulenzen erschweren diese Aufgabe erheblich.

Durch solche Übungen können also sowohl die Sprunggelenke mobilisatorisch, als auch die entsprechende Muskulatur leicht kräftigend beübt werden. Das Hauptindikationsgebiet sehen wir jedoch in der resultierenden Koordinationsschulung und der Resensibilisierung des komplexen Organes Fuß. Der Fuß ist als «Reflexorgan», also als Empfänger der Reize, die durch die jeweilige Bodenbeschaffenheit impliziert werden, ein wesentlicher Teil unseres Gang- und Standapparates. Ohne ihn sind Anpassungen an Bodenunebenheiten und das Aufrechterhalten des Gleichgewichtes im Stand oder Gang kaum möglich. Die Pat. erlangen mit Hilfe der Übungen mit dem Schwimmbrett erheblich bessere Koordination und Geschicklichkeit.

Natürlich wird nicht nur der Fuß mit dem Schwimmbrett beübt. Die nötigen Gleichgewichtsreaktionen im Einbeinstand müssen ja vom Standbein her stabilisiert werden.

b) Kniegelenk:

Das Kniegelenk der Seite, auf der mit dem Schwimmbrett geübt wird, zeigt zwar Bewegungen, muß aber relativ wenig arbeiten. Interessant ist allenfalls die Möglichkeit hiermit Knieselektion in Relation zum Hüftgelenk zu schulen. Starke Belastung kommt hingegen auf das Kniegelenk der Standbeinseite. Hier müssen die Kompensationsbewegungen aufgefangen und stabilisiert werden. Der Trainingseffekt für die entsprechende Koordination ist nicht zu übersehen. Besonders in Rehabilitationsphasen kurz vor Sprungübungen im Trockenen sollten Knieläsionen in dieser oder ähnlicher Weise im

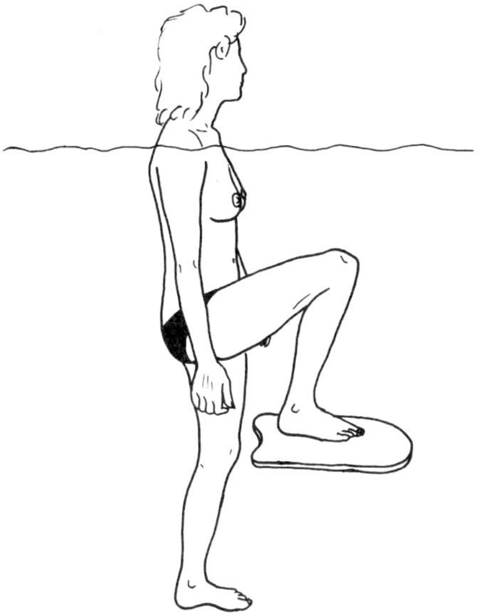

Abb. 227: Beispiel für Übungen mit dem Schwimmbrett

Wasser behandelt werden. Dabei sollte nicht vergessen werden, daß der Pat. seine Hauptkonzentration ja auf die Bewegungen des anderen Beines (das das Schwimmbrett bewegt) legt, so daß solche Kniebehandlungen reaktiv geschehen, was gute Rückschlüsse auf das Verhalten im Alltag zuläßt.

c) Hüftgelenke:
Natürlich gilt alles, was zum Kniegelenk gesagt wurde in ähnlicher Form auch für das Hüftgelenk. Kompensationen und Stabilisationen in den Bereichen Hüfte und Becken werden entsprechend geschult. Eine besondere Aufgabe fällt bei den Übungen mit dem Schwimmbrett den Hüften noch zu: Sie sind die einzigen Gelenke in dieser Kette, die drei Freiheitsgrade haben. Somit müssen auch sie (zumindest) die Grobeinstellungen aller Bewegungen vornehmen. Besonders die rotatorischen Komponenten werden bei den Übungen gefordert.

d) Wirbelsäule:
Die Wirbelsäule macht alle Bewegungen des Spielbeines in antagonistischer Form mit. So kommt es z. B. bei Flexion der Spielbeinhüfte zu extensorischen, bei Extension der Spielbeinhüfte zu flektorischen Bewegungen der Wirbelsäule.
Selbstverständlich ist dieses Phänomen des Gewichtsausgleichs gut in Behandlungen einzubauen. Allerdings muß dabei wieder an die Reaktivität der Übungen gedacht werden. Dies bedeutet, daß die entsprechenden Wirbelsäulenbewegungen weder bezüglich ihrer Richtung noch bezüglich ihrer Intensität exakt vorhersehbar sind. Somit sind diese Übungen für alle Pat. mit aus therapeutischen Gründen limitierten Bewegungsausschlägen der Wirbelsäule kontraindiziert.

e) Gehschule:
Bezüglich der Gehschule können mit solchen Übungen besonders die Standbeinphase und die Sensibilisierung der Füße geschult werden. Zu diesem Zweck kann auch einmal mit zwei Schwimmbrettern (unter jedem Fuß eines) geübt werden. Auch Sprünge (beide Füße auf einem Schwimmbrett) in unterschiedliche Richtungen können einmal indiziert sein.

Die gezeigten Übungen sollen nur die Grundüberlegung verdeutlichen. Sie sind auf eine fast unbegrenzte Zahl ausweitbar. Wesentlich ist aber immer zum einen die klare Vorstellung des Behandlers darüber, was er erreichen will und zum anderen die Kontrolle der Effizienz der ausgeführten Übung.
Vor allem während der ersten Übungen mit dem Schwimmbrett «verlieren» die Pat. ihr Brett häufig. Die Auftauchgeschwindigkeit dieser Bretter kann relativ hoch sein. Der Aufstiegswinkel ist keinesfalls vorauszusehen und kann sehr flach sein, so daß das Brett einige Meter weiter entfernt auftaucht. Das stellt ein Problem dar, wenn mehrere Thera-

peuten gleichzeitig mit ihren Pat. im Bewegungsbad üben. Es ist wiederholt vorgekommen, daß auftauchende Bretter anderen Pat. (die gerade in Rückenlage übten) in den Rükken stießen. Ernsthafte Verletzungen kommen dabei nicht vor, da die Bretter relativ weich sind. Der Schreck für den ja völlig unvorbereiteten Pat. ist jedoch äußerst unangenehm und unkontrollierte, schnelle Spontanbewegungen können durchaus negative Folgen haben. Deshalb sollte beim Üben mit Schwimmbrettern unter den Füßen dringend darauf geachtet werden, daß entsprechend großer Sicherheitsabstand zu den anderen Pat. gewahrt ist.

9 Übungen für die Wirbelsäule

Die Mobilisation der Wirbelsäule ist – als Gruppenbehandlung – sicherlich keine spezielle Indikation der Bewegungstherapie im Wasser. Dennoch möchten wir einige allgemeine Übungsmöglichkeiten dazu beschreiben, denn sie erfreuen sich großer Beliebtheit. Indiziert sind sie bestimmt dann, wenn – mit anderen Therapieformen – erzielte Mobilisationsergebnisse gehalten werden sollen oder als Prophylaxe für intakte Wirbelsäulen.
Aus den Überlegungen zum pelvic-crossed-syndrom resultieren zwei mögliche Formen des Syndroms der lumbalen Hyperlordose, deren Behandlungen nicht immer in einer Gruppe koordiniert werden können:
a) der straffe Hyperlordosetyp,
b) der schlaffe Hyperlordosetyp.

ad a):
Dabei handelt es sich dominant um einen Hypertonus der Muskeln, die das Becken über den Hüftgelenken flektieren (M. iliopsoas, lumbale Erectoren). Das Erscheinungsbild ist meist eine relativ kurzbogige, lumbosacrale Hyperlordose.
ad b):
Hier dominieren die Abschwächungen der Beckenextensoren (M. glutaeus maximus, Bauchmuskulatur). Das Erscheinungsbild tendiert eher zur hochbogigen, lumbalen Lordose.

In beiden Fällen kommt es häufig zur Verkürzung der ischiocruralen Muskulatur. Diese wirkt zwar als Beckenextensor und somit der Fehlhaltung entgegen; dennoch sind wir der Meinung, daß die Muskelverkürzung behandelt werden soll, sobald der Pat. in der Lage ist, das Becken auch ohne diese passive Hilfe in «normaler» Stellung zu stabilisieren.
Die Korrekturrichtungen für Typ a und b sind identisch, der Behandlungsweg jedoch ist unterschiedlich:
Typ a bedarf dominant Muskelinhibitionen und Muskeldehnungen; beim Typ b sind Kräftigungen indiziert (selbstverständlich kommen auch Mischbilder vor).
Diese Vorbehandlungen sollten (in Einzelgymnastik) weitgehend abgeschlossen sein, wenn der Pat. in die Gruppenbehandlung überwiesen wird (dies gilt auch für die Gruppen Autostabilisation der Wirbelsäule und Vorbereitungen zu ADL).
Die Koordinierung von Hüftflexoren und -extensoren, von Bauch- und Rückenmuskeln ist in beiden Fällen unerläßlich. Es resultieren die gleichen Stellungen und Bewegun-

gen, denn das Ziel ist ja identisch: Das, was wir als «normale» Haltung bezeichnen.
Eine gute, funktionell nutzbare Haltung bedeutet allerdings nicht, daß die LWS geradegestellt oder gar kyphosiert werden soll. Spätestens seit Brügger sein sterno-symphysales Belastungssyndrom so eindrucksvoll beschrieben hat, ist die Notwendigkeit der Lordose für die Funktionalität unserer Wirbelsäule allgemein anerkannt.
Die Ausführungen der Rotationen und Lateralflexionen der Wirbelsäule bieten bezüglich der Wassertiefe in der Regel kein Problem. Sollten die Pat. zuweit mit den unteren Extremitäten ausweichen, so werden diese zuerst in ihre Endstellung gebracht (siehe nachfolgende Abb.). Die Wirbelsäulenflexion (Inklination) wird jedoch vom Pat. in erheblichem Maße mit Hüftflexionen substituiert, was dazu führen kann, daß der Pat. mit dem Kopf unter Wasser taucht. Bei allgemeinen Wirbelsäulengruppen ist dies nicht sinnvoll und sollte somit unterbunden werden.

Günstige Wasserhöhen: entweder bis zum kranialen Drittel der BWS oder bis zu den Schulterhöhen.
Die Körperlänge kann – falls nötig – wieder über die Stellung der unteren Extremitäten verkürzt werden.

1) Ausgangsstellung: Stand. Der Pat. führt Beckenextensionen (Abb. 228a) und Beckenflexionen (Abb. 228b) durch. Für Übungen in der Frontal- und Transversalebene braucht er die für ihn günstige Wirbelsäulenstellung (LWS), die er bei dieser Übung bereits herausfinden kann.
2) Flexion der gesamten Wirbelsäule (Abb. 229). Da der Pat. wegen der Wassertiefe die Flexion nicht voll ausschöpfen kann, muß er vom proximalen (WS) und vom distalen Hebel (Hüftgelenke) gleichzeitig in die Flexion arbeiten.
3) Extension (Reklination) der Wirbelsäule (Abb. 230). Leitet der Pat. diese Bewe-

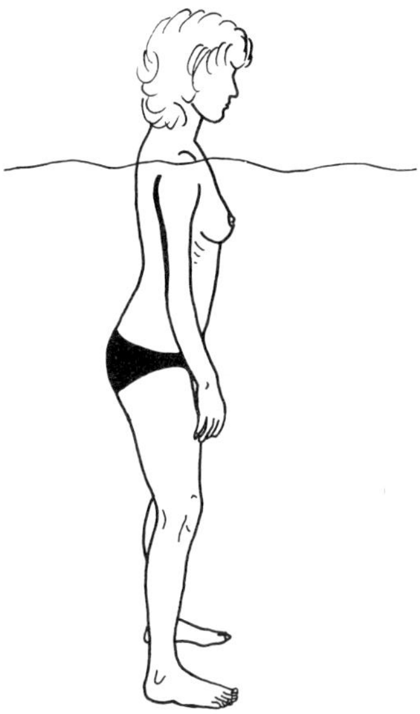

a

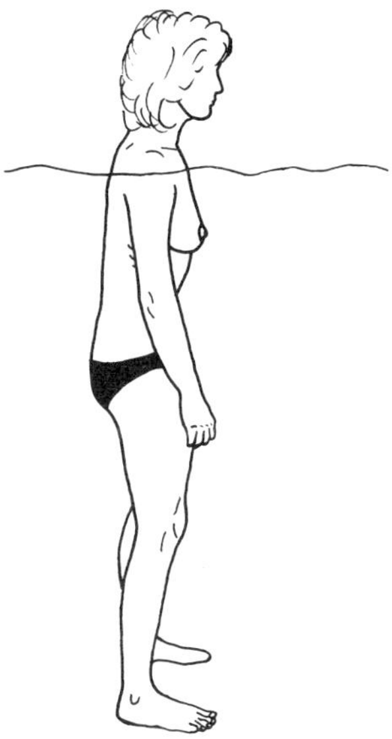

b

Abb. 228a–b: Beckenflexion und -extension im Stand

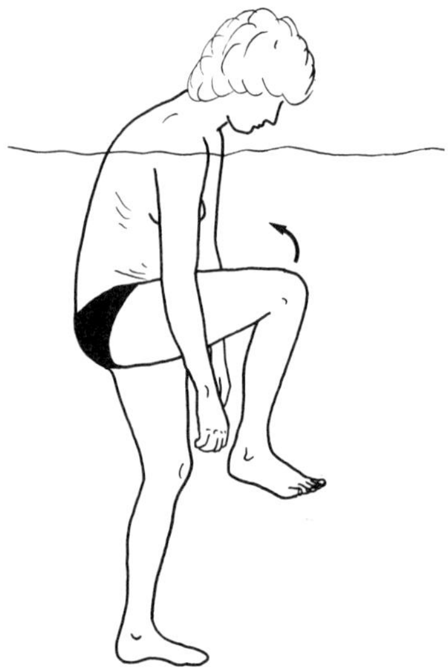

Abb. 229: Wirbelsäulenflexion

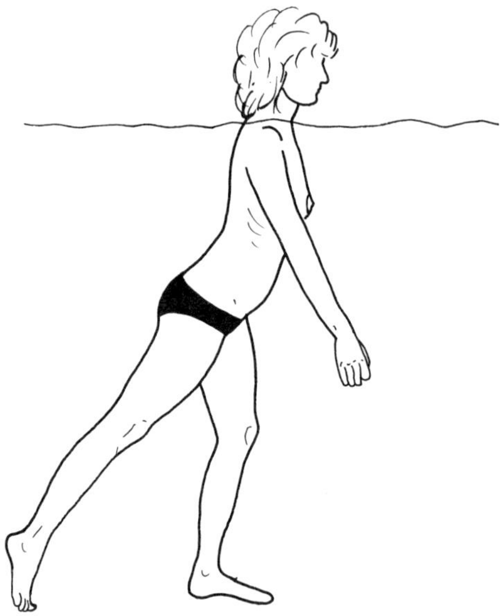

Abb. 230: Wirbelsäulenextension

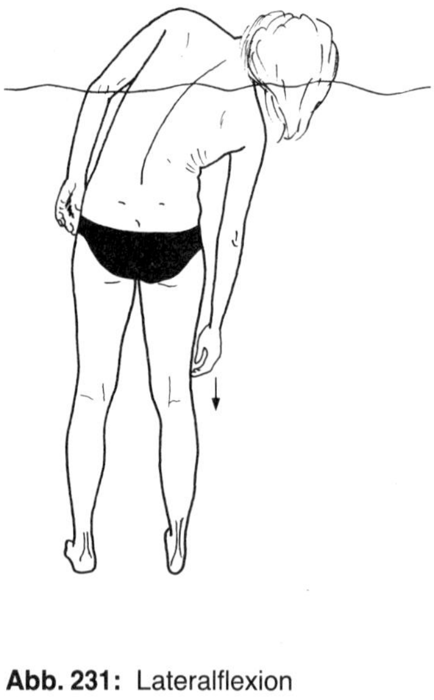

Abb. 231: Lateralflexion

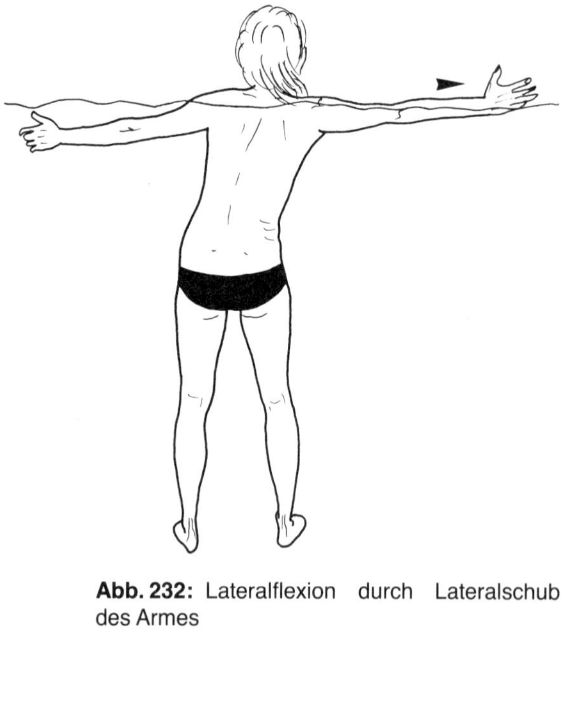

Abb. 232: Lateralflexion durch Lateralschub des Armes

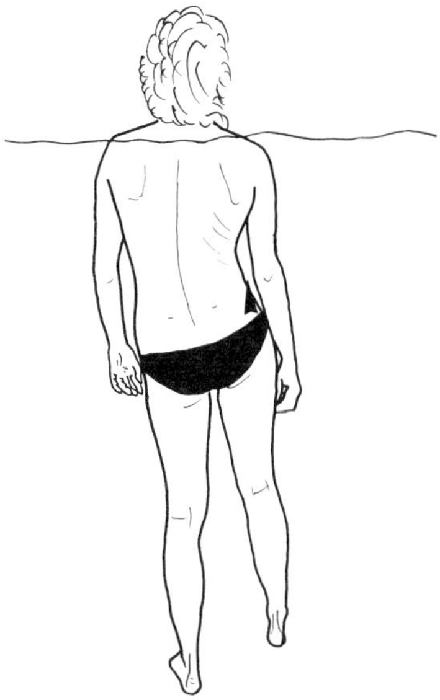

Abb. 233: Lateralflexion durch Beckenabduktion

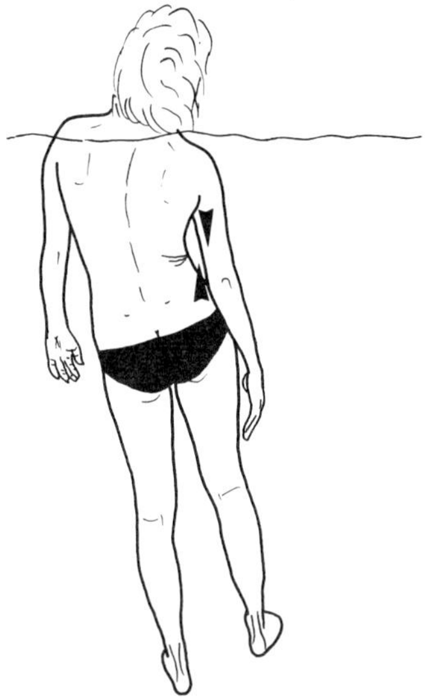

Abb. 234: Kombination der Induktionen aus den Übungen 4 und 6

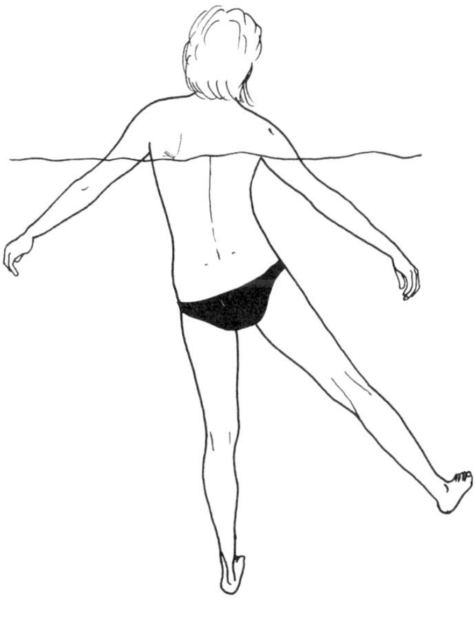

Abb. 235: Lateralflexion, induziert durch Bekkenabduktion

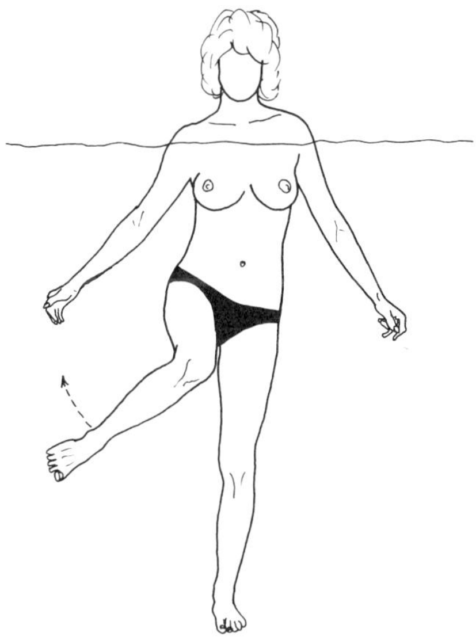

Abb. 236: Lateralflexion, induziert durch Hüftinnenrotation in etwa S 90 °

gung (wie in Abb. 230 gezeigt) über eine Hyperextension eines Hüftgelenkes ein, so bekommt er keine Probleme durch zu starke Schwerpunktverlagerungen und rekliniert meist bis in obere BWS-Abschnitte.

Übungen zum Ausschöpfen der lateralflektorischen Komponenten:

4) Induktion einer Lateralflexion von der Wirbelsäule aus, indem der Pat. mit einer Hand «an der Hosennaht» entlang Richtung Knie fährt (Abb. 231). Dabei kommt es zu einer relativ geringen Lateralisation des Körperschwerpunktes.
5) Induktion einer Lateralflexion von der Wirbelsäule aus, indem der Pat. seinen Arm (ungefähr aus S 90°) immer weiter nach lateral verschiebt (Abb. 232). Dabei kommt es zu einer relativ starken Lateralisation des Schwerpunktes.
6) Lateralflexion durch Beckenabduktion der Gegenseite auf dem Hüftkopf (Abb. 233).
7) Lateralflexion, induziert durch eine Kombination aus den Möglichkeiten der Übungen 4 und 6 (Abb. 234).
8) Lateralflexion durch Abduktion des konkavseitigen Beines (Abb. 235). Diese Übung ist eine Variante der Übung 6.
9) Reaktiv eingeleitete Lateralflexion, indem der Pat., ungefähr in S 90° im Hüftgelenk eine Innenrotation durchführt. Dabei kommt es zu einer Lateralflexion deren Konkavität zum übenden Bein liegt (Abb. 236).

Etwas exakter kann man den untersten Wirbel, der bei den Lateralflexionen noch beteiligt ist, mit entsprechenden Beinstellungen einstellen. Dabei limitieren wieder die Möglichkeiten des jeweiligen Bewegungsbades bezüglich der sinnvollen Wassertiefen.

Die Abbildung 237 zeigt einen Pat. im leichten Grätschstand von dorsal.

Die Abbildung 238 zeigt das Resultat bei Lateralflexion: Der entstehende Bogen läuft weit in die LWS hinunter.

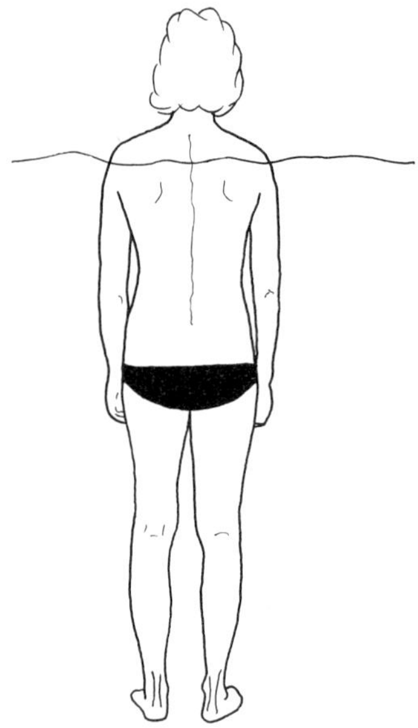

Abb. 237: Ausgangsstellung: leichter Grätschstand

In Abbildung 239 hat der Pat. eine stärkere Abduktionsstellung beider Hüftgelenke eingenommen. Die Abbildung 240 zeigt wieder das Resultat bei der Lateralflexion: Der entstehende Bogen beginnt deutlich weiter kranial. Dazu ist es allerdings nötig, das Becken zu fixieren (Kontrolle über die Hände an den Beckenkämmen) und die Beinbelastung auf die Konkavseite zu bringen.

Mit dieser Methode kann die Wirbelsäule natürlich nicht segmentweise in die Lateralflexion mobilisiert werden; allerdings ist sie gut dazu geeignet, der LWS etwas Stabilität zu verleihen und die Behandlung – in Grenzen – topographisch genauer zu gestalten.

Übungen zum Ausschöpfen der rotatorischen Komponenten:

10) Rotation der Wirbelsäule bei aktiv fixiertem Becken (Abb. 241). Der Pat. palpiert die Beckenkämme bilateral, um eventuelle Mitbewegungen zu erfühlen.

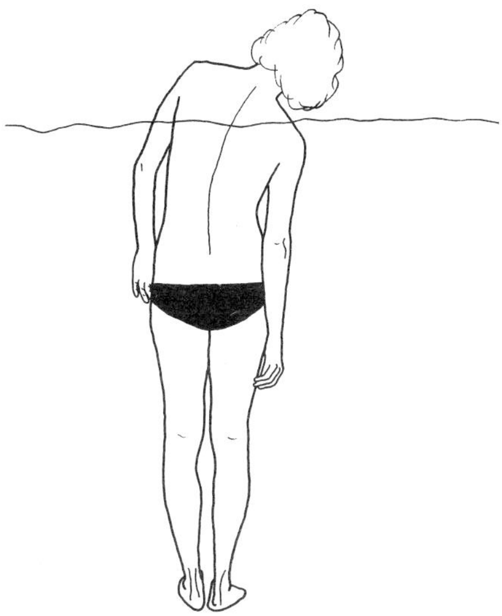

Abb. 238: Lokalisation der Lateralflexion

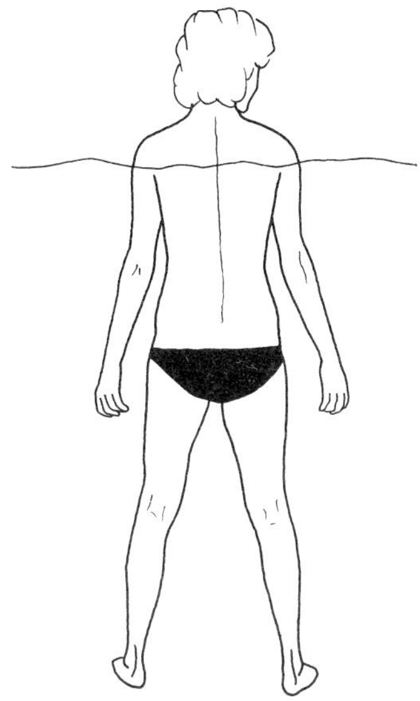

Abb. 239: Ausgangsstellung: breiter Grätschstand

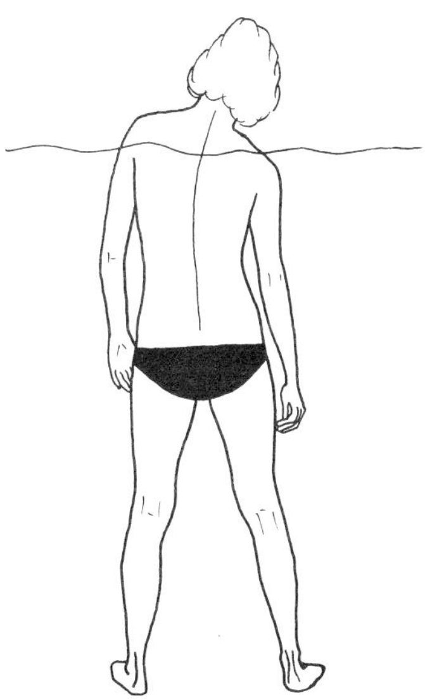

Abb. 240: Lokalisation der Lateralflexion

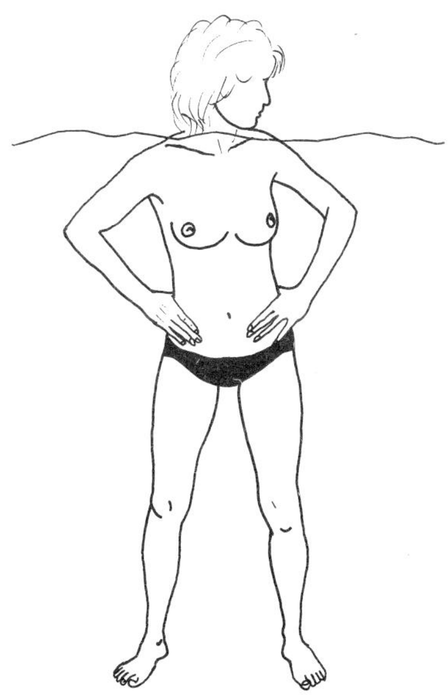

Abb. 241: Wirbelsäulenrotation bei aktiv fixiertem Becken

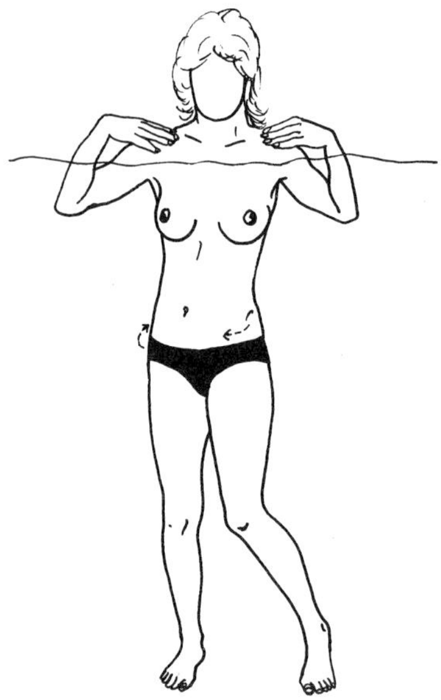

Abb. 242: Wirbelsäulenrotation bei aktiv fixiertem Schultergürtel

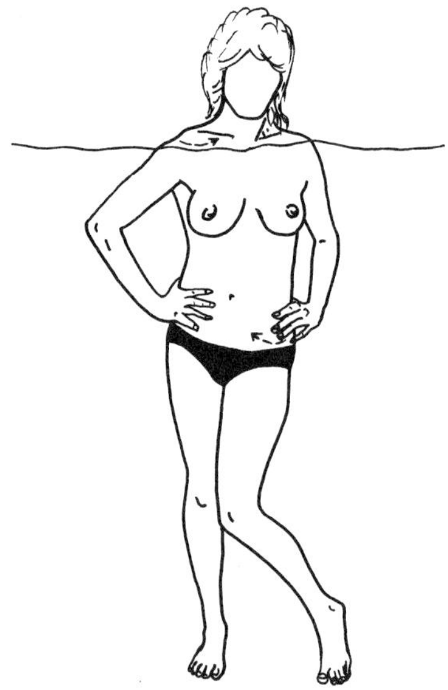

Abb. 243: Kombination der Übungen 10 und 11

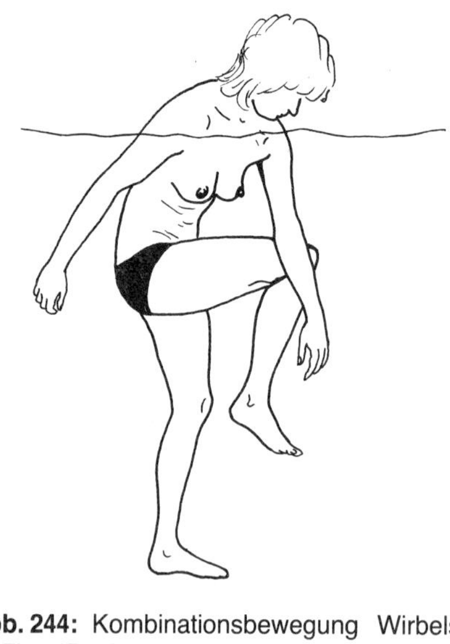

Abb. 244: Kombinationsbewegung Wirbelsäule: Flex./Rechtsrotation/Rechtslateralflexion

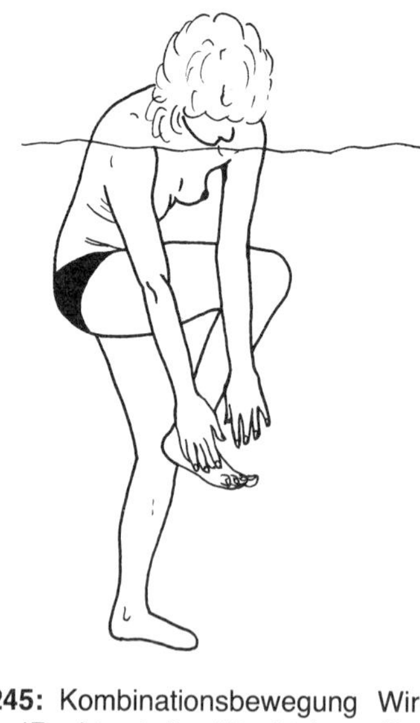

Abb. 245: Kombinationsbewegung Wirbelsäule: Flex./Rechtsrotation/Rechtslateralflexion

11) Rotation der Wirbelsäule durch Innenrotation des Beckens auf einem Femurkopf (Abb. 242). Die Handhaltung der Abbildung 242 zeigt eine Möglichkeit, dem Pat. das Erspüren einer evtl. Mitbewegung des Schultergürtels zu erleichtern. Dreht der Schultergürtel mit, so entsteht keine WS-Rotation!
12) Kombination der Rotationseinleitungen der Übungen 10 und 11 (Abb. 243), durch Gegendrehung.

Komplexe Wirbelsäulenbewegungen, die alle Freiheitsgrade auf einmal berücksichtigen sind im Wasser (zumindest im Stand) nur sehr schwer durchzuführen, da der Pat. entweder bei den Flexionen unter Wasser tauchen, oder die Extensionsbewegungen ohne die «Hilfe des Wassers» ausführen muß.

Außerdem haben solche Bewegungen als Therapie nur dann wirklich Sinn, wenn evtl. Hyper- oder Hypomobilitäten diverser Wirbelsäulenabschnitte erkannt und durch entsprechende Einstellungen gezielt behandelt werden können. Dies ist bei Gruppenbehandlungen in der Regel nicht möglich.

Die Abbildungen 244 und 245 zeigen mögliche Endstellungen solcher Bewegungsmuster: Lateralflexion nach rechts (linkskonvex), Rotation im Uhrzeigersinn, Wirbelsäulenflexion.

Die Wirbelsäulenflexion ist durch Hüftflexion verstärkt induziert.

Von dort soll der Pat. nun in die Lateralflexion nach links (= rechtskonvex) üben und dabei eine WS-Rotation im Gegenuhrzeigersinn verbunden mit einer Wirbelsäulenextension durchführen.

Da er dabei mit dem Oberkörper sehr weit aus dem Wasser kommt, ist eine solche Übung natürlich nicht mehr «wasserspezifisch». Eine leichte Hilfe für die Wirbelsäulenextension ist die gleichzeitige Hyperextension eines Hüftgelenkes.

Wenn bei solchen Übungen die Wirbelsäule allein erreicht werden soll, muß der Pat. das Becken auf den Hüftköpfen fixieren.

Über Indikationen für solche Übungen kann man sich streiten. Sie sind sicher nicht Teil einer gezielten, befundorientierten Krankengymnastik. Allerdings dienen sie zweifellos zur Erhaltung der allgemeinen Mobilität und haben auch einen mobilisierenden Charakter, den man in einigen Fällen durchaus indiziert sehen kann.

Viele der Bewegungen sind in unserer heutigen Arbeitswelt physiologisch geworden. So sind Bewegungen, wie sie z.B. die Übungen 4, 5 und 10 fordern, bei einer Schreibtischarbeit auf einem nicht rollenden Stuhl unbedingt nötig.

Bei der Durchführung der Übungen sollte aber ein weiterer positiver Aspekt keinesfalls unberücksichtigt bleiben:

Wenn die Pat. die geforderten Bewegungen exakt ausführen, lernen sie, welche Möglichkeiten ihre Wirbelsäule hat. Sie bekommen ein Gefühl dafür, wann z.B. bei Rotationen der Schultergürtel mitdreht, wann bei Lateralflexionen der Beckengürtel mitdreht, wann bei Hüftflexionen die LWS zu kyphosieren beginnt etc. Diese Erfahrungen, diese gute Schulung der Propriozeption sollte ein Therapeut nicht ungenutzt verstreichen lassen. Er muß seine Pat. dazu auffordern, die Aktionen ihres Körper zu beobachten, muß sie anleiten, während der Übungen konzentriert zu fühlen und sollte ihnen Verständnis und Freude an der eigenen Körperbeherrschung vermitteln.

Die Resultate solcher Schulung können dann jederzeit in jedweiliges Techniktraining umgesetzt werden; der Pat. wird dann viel leichter die nötigen Bewegungen, aber auch die nötigen Stabilisationen ausführen können. Dabei spielt es keine Rolle, ob er wieder in die Bewegungsabläufe eine Sportart hineinfinden muß, oder allgemeine Stabilisationstechniken für den Schutz der Wirbelsäule bei ADL erlernen soll.

Werden diese Möglichkeiten dadurch verspielt, daß die Gruppe zu allgemein gehalten wird, daß Ausweichbewegungen geduldet werden, oder daß nicht auf das entsprechende Konzentrieren auf die entstehenden Propriozeptionen hingewiesen wird, so ist die Behandlung nicht optimal, da die Möglichkeiten der Krankengymnastik nicht ausgeschöpft und dem Pat. wertvolle Ergebnisse vorenthalten werden.

10 Autostabilisationen der Wirbelsäule

Die Frage, ob Stabilisationen der Wirbelsäule überhaupt nötig sind (auch bei Pat., die nicht an – segmentalen – Hypermobilitäten leiden) kann jeder, der Menschen bei Alltagsbeschäftigungen – gleich ob im Sitzen oder im Stehen – beobachtet nahezu uneingeschränkt bejahen. Dabei handelt es sich bei den Beobachteten zumeist um gesunde Menschen (man könnte sie allenfalls als potentielle Pat. betrachten).
Um wieviel nötiger hat es dann erst ein Pat., seine Wirbelsäule durch Stabilität schützen zu können?
Das Einbeziehen der Wirbelsäulenstabilität in Gebrauchsbewegungen geht erfahrungsgemäß jedoch meist schief, wenn die Stabilisationen nicht zuvor – in statischen Ausgangsstellungen – eingeschult werden; und dies in einer Ebene nach der anderen. Dies ist um so wichtiger, als wir es im Bereich der Wirbelsäule mit einem Körperabschnitt zu tun haben, für den die meisten Pat. bis zum Behandlungsbeginn nur ungenügendes Körpergefühl entwickelt haben. Aus diesem Grunde kann es in Extremfällen sogar nötig sein, den Beginn der Stabilitätsschulung im Trockenen unter visueller Selbstkontrolle im Spiegel durchzuführen.
Stabilisationen sollten nur in korrekter Haltung vorgenommen werden, was wiederum das Erlernen einer günstigen Haltung und ihr Reproduzieren mittels Propriozeption etc. als Vorbereitung benötigt.
Sind all diese Vorbedingungen erfüllt, so kann mit Stabilisationen unter geringsten Belastungen begonnen werden. Diese Arbeit ist sowohl für den Pat. als auch für den Therapeuten anstrengend und mühsam, denn ihr Resultat führt nur dann zum adäquaten Schutz der Wirbelsäule, wenn auch Bewegungen geringsten Ausmaßes stabilisiert werden können. Ein Pat. hebt selten aus Versehen einen Bierkasten vom Boden auf. Die geringen – ohne Stabilisation und ohne Führung durch kleine Muskeln durchgeführten – Bewegungen, die unbewußt vieltausendmal am Tag wiederholt werden, sind es jedoch, die einen degenerierten Discus auf Dauer weiter zermürben. Gegen sie hat der Pat. keinen Schutz. Die entsprechenden Afferenzen aus Kapseln, Sehnen, Muskeln, Ligamenten etc. bleiben – bezüglich des Großhirns – unterschwellig und auch die Nozizeptoren melden sich nicht in der Intensität, die den Pat. daran erinnert, daß er seine Wirbelsäule unphysiologisch belastet.
Es ist also Feinarbeit nötig, die nur in Einzelbehandlungen eingeschult werden kann. Ist der Pat. zu diesen Stabilisationen in der Lage, kann er für das Training in eine Gruppe genommen werden, in der er noch zusätzliche Anregungen bekommt und in der er die letzten Korrekturen erfährt.
Welche Bewegungen der Arme und Beine als destabilisierende Kräfte eingesetzt werden, spielt eigentlich keine Rolle. Daher können

natürlich Bewegungen aus dem Alltag (einschließlich Sport und Hobby) genommen werden, womit gleich zwei Therapieziele auf einmal erreicht werden.

Es sollte nur darauf geachtet werden, daß der Pat. auch tatsächlich alle Bewegungsrichtungen stabilisieren muß. Sowohl beim selbständigen Üben, als auch in vielen Gruppen ist zu sehen, daß immer nur Flexion und Extension stabilisiert werden. Dies ist sicher wichtig; darüber dürfen aber nicht die Lateralflexion und die Rotation vergessen werden.

Um stabilisieren zu können, bedarf es natürlich einer destabilisierenden Kraft, die am Pat. ansetzt. Diese Kraft kann entweder vom Pat. selber kommen oder von außen an ihn herangeführt werden.

Prinzipiell möchten wir zwischen statischer und dynamischer Stabilisation unterscheiden:

Bei der statischen Stabilisation bleibt das Gelenk, das stabilisiert werden soll, absolut ruhig; es verändert seine Winkelstellung im Raum nicht.

Bei der dynamischen Stabilisation ändert das Gelenk seine Winkelstellung, aber nur in der gewünschten Richtung; alle anderen Bewegungsrichtungen bleiben stabilisiert.

Beispiel: Knieflexion wird zugelassen, Valgus- oder Varusstellungen sowie Rotationen werden verhindert.

Die folgenden Übungen zur Stabilisation der Wirbelsäule sind überwiegend statische Stabilisationen. Bewegungsaktivitäten kommen zwar vor (sind nötig, um destabilisierende Kräfte zu erzeugen), aber nicht im Bereich der Wirbelsäulen-, sondern in den Extremitätengelenken.

1) Pat. «sitzt» im Wasser (Abb. 246). Zuerst muß er lernen, diese Ausgangsstellung zu stabilisieren, das heißt, er muß sicher sein und nur geringe Gleichgewichtsreaktionen zeigen. Dies allein ist bereits für viele erhebliche Arbeit.
2) Der Pat. hebt einen Arm aus dem Wasser und behält seine Ausgangsstellung bei. Durch das Abheben des Arms erfährt er einen Volumenverlust – der Auftrieb wird einseitig reduziert. Gleichzeitig hat er auf der Seite des aus dem Wasser gehobenen Armes ein neues Gewicht. Dazu soll der Arm nur knapp über der Wasseroberfläche gehalten werden. Je höher die Flexion über S 90° geht, desto geringer wird der Lastarm und desto einfacher ist das Stabilisieren (Abb. 247).
   Seitenwechsel.
3) Wie Übung 2. Diesmal aber keine Flexion im Glenohumeralgelenk, sondern eine Abduktion (ebenfalls nicht viel höher als F 90°). Bei der Übung 2 hat der Pat. in der Sagittalebene (Inklination-Reklination) stabilisiert. Jetzt stabilisiert er in der Frontalebene (Lateralflexion) (Abb. 248). Die Ausgangsstellung bezüglich des Rumpfes bleibt wieder unverändert.
4) Die Wirbelsäulenstabilisation im Einbeinstand erfordert von dem Pat. bereits Aktivitäten in allen drei Ebenen. In Abbildung 249 hält der Pat. seine Arme etwa in S 90°. Diese Stellung ist im Wasser relativ leicht zu stabilisieren. Ist die Wassertiefe niedriger, so daß der Pat. bei S 90° seine Arme über dem Wasser hat, wird die Stabilisation schwieriger, da es zu einem zusätzlichen Gewicht ventral kommt (in Abb. 249 die gestrichelte Wasserlinie). Die Pat. weichen in eine Hyperlordose (LWS) aus, um den Gesamtschwerpunkt des Oberkörpers (plus Arme) wieder zu dorsalisieren. Die Übung kann auch einseitig durchgeführt werden, was die Stabilisation in der Frontalebene noch etwas stärker betont.

Bei den bisherigen Übungen sollen die Pat. mit starker Konzentration auf die Haltung arbeiten. Geringste Spannungsunterschiede sollen erfühlt, Gleichgewichtsreaktionen objektiviert werden. Solche Übungen sind hervorragend geeignet, um das Körpergefühl zu verbessern.

Bei vielen Pat. sind während der eben ge-

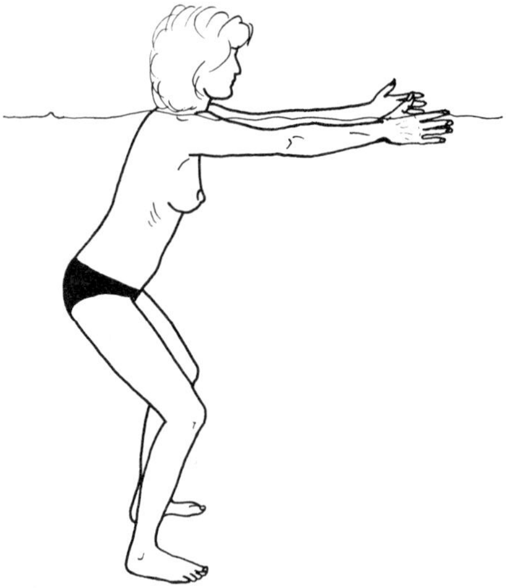

Abb. 246: Ausgangsstellung für Stabilisationen

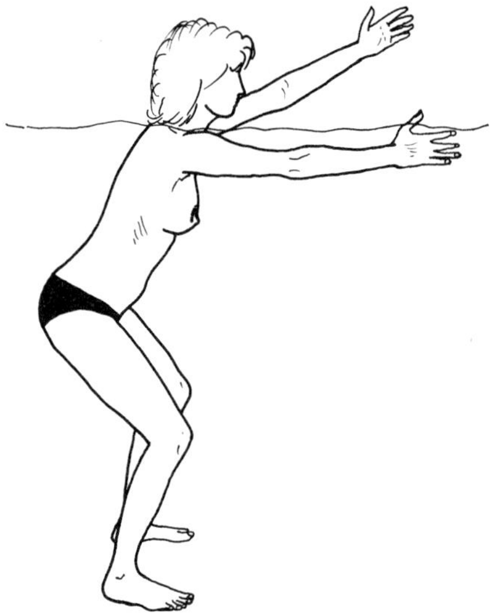

Abb. 247: Destabilisation durch Heben eines Armes aus dem Wasser

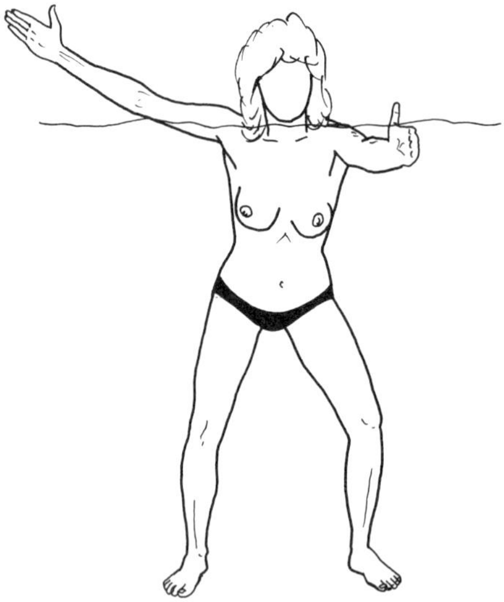

Abb. 248: Destabilisation durch Abduktion eines Armes

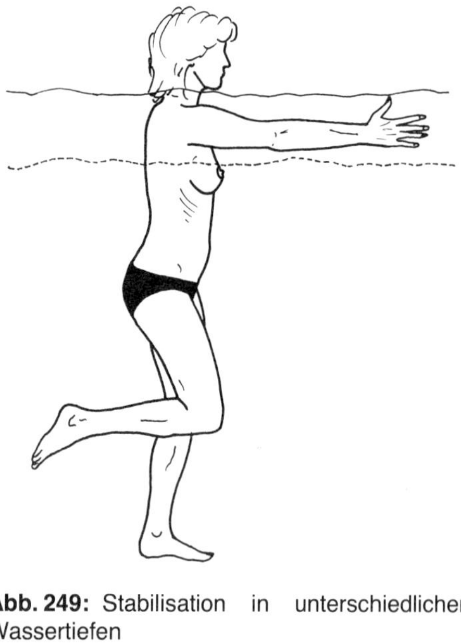

Abb. 249: Stabilisation in unterschiedlichen Wassertiefen

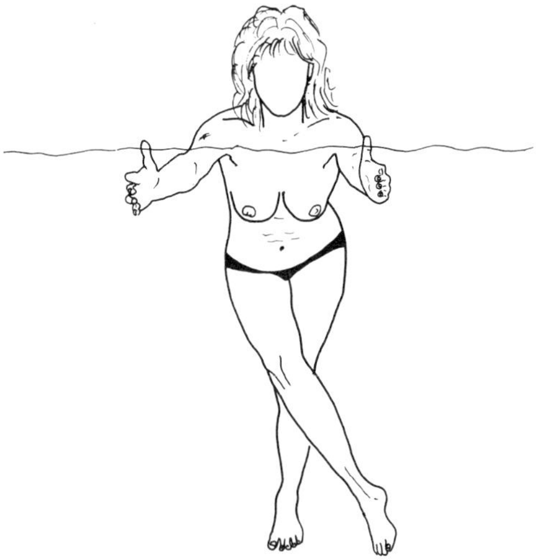

Abb. 250: Variante der Übung 1

nannten Arbeiten deutliche Seitenunterschiede bezüglich der Stabilisationsmöglichkeiten zu erkennen. Die Übungen sollten dann die «schlechtere» Seite etwas betonen, mit dem Ziel, symmetrische Möglichkeiten zu vermitteln.

Dosierungsmöglichkeiten bestehen zum einen darin, daß vom bi- zum unilateralen Arbeiten gewechselt wird, zum anderen darin, daß immer mehr Armvolumen aus dem Wasser genommen wird.

Eine erhebliche Steigerung der Übungsanforderungen bedeutet das Reduzieren der Unterstützungsfläche:

5) Übung 1 mit übereinandergeschlagenen Beinen (nur noch ein «Standbein») (Abb. 250).
6) Übung 2 mit übereinandergeschlagenen Beinen.
7) Übung 3 mit übereinandergeschlagenen Beinen.

Dabei sollen natürlich die Standbeine gewechselt werden, was ebenfalls erhebliche Asymmetrien erkennen läßt.

Bei den nachfolgenden Übungen soll der Pat. relativ kurze, schnelle Bewegungen machen. Je schneller er übt, desto ruckartiger wird der Bewegungsbeginn und desto reaktionsfähiger und intensiver muß die Stabilisation einsetzen.

Sollte das nicht möglich sein, so müssen die Bewegungen zuerst langsam vorgeübt werden; das Übungstempo wird nach und nach gesteigert.

Übungen über längere Bewegungsbahnen lassen relativ hohe Geschwindigkeiten zu; der Pat. kann sich während der Ausführung an die steigenden Stabilisationsanforderungen gewöhnen.

Die größte Belastung (und somit die intensivste Stabilisationsanforderung) resultiert beim Bewegungsübergang (z. B. die Umkehr von der Flexion in die Extension). Zusätzlich zu der üblichen Belastung eines Stoppens der Bewegung und dem Einleiten der antagonistischen Bewegung – die ja im Trockenen ebenfalls bekannt ist – kommt im Wasser noch folgendes Phänomen hinzu: Die Verwirbelungen, die der Pat. während einer Bewegung erzeugt hat, sind bis zur Gegenbewegung noch nicht wieder ausgeglichen, so daß die Gegenbewegung durch zusätzliche hydrodynamische Störfaktoren erschwert wird. Bei relativ großen Bewegungsbahnen sind diese Bewegungsumkehrungen in Relation zur Übungsdauer selten, was die Arbeit erleichtert. Je kürzer und schneller die Bewegungsbahn wird, desto schwieriger ist die Stabilisation (so ist es z. B. nicht möglich, die Wirbelsäule bei schnellem Putzen der Zähne zu stabilisieren, wenn die Zahnbürste von links nach rechts und umgekehrt geführt wird).

Daß bei Autostabilisationen der Wirbelsäule über schnelle Bewegungen der oberen Extremitäten die Beine standstabil sein müssen, braucht hier nicht näher erläutert zu werden. Wir möchten jedoch darauf hinweisen, daß Stabilisationsübungen oftmals erst dann ausreichend durchgeführt werden können, wenn die Pat. zuvor ein entsprechendes Beinmuskeltraining absolviert haben.

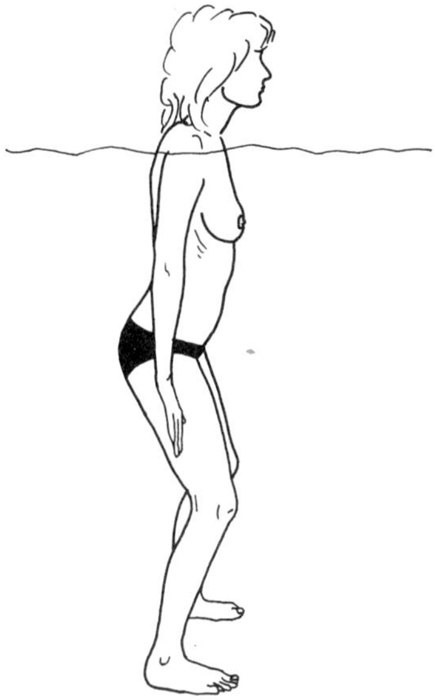

a

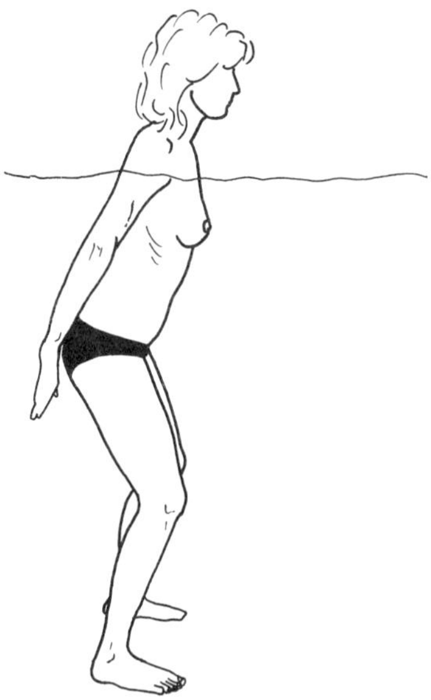

b

Abb. 251a–b: Ausgangs- und Endstellung einer Wirbelsäulenstabilisation in der Sagittalebene

Achsabweichungen der Beine (und somit das Ausnutzen passiver Arretierungen) während der Übungen sollten nicht toleriert werden.

Die Ausgangsstellung sollte den Anforderungen der Übungen zum Vorbereiten auf Alltagsaktivitäten (siehe dort) entsprechen. Stabilisationen in der Frontalebene sind im Grätschstand leichter als im Schlußstand durchzuführen (was auch den physiologischen Arbeitshaltungen entspricht). Dennoch kann – temporär begrenzt – einmal der Schlußstand (cave: Wassertiefe!) als Ausgangsstellung gewählt werden, um die Stabilisationsanforderungen zu intensivieren. Allerdings muß dabei darauf geachtet werden, daß keine unphysiologischen Bewegungsmuster eingeschult werden.

Die Stabilisationsarbeit in der Sagittalebene ist durch eine Schrittstellung (ebenfalls physiologisch) erleichtert. Dennoch sollte in der Sagittalebene die Stabilisation mit nebeneinander stehenden Füßen ebenfalls geübt werden, da viele Alltagsbewegungen in dieser Richtung (mangels Beinfreiheit an Tischen und Geräten) die Schrittstellung nicht zulassen.

8) Schnelles Rückführen der gestreckten Arme aus der NN-Stellung in die Extension (Abb. 251a und b).
   Es versteht sich von selbst, daß der Pat. dabei nicht in Pro- und Supinations-NN-Stellung arbeiten soll, da dies den Widerstand erheblich reduziert. Üblicherweise wird diese Bewegung in Pronation durchgeführt; bei entsprechender Indikation kann aber auch die Supination gewählt werden.
   Leichte Ellenbogenflexion während der Ausführung hat nicht nur den Vorteil, daß die entsprechenden Armmuskeln zusätzlich etwas gekräftigt werden; sie bietet auch Schutz vor Überlastung durch passives Arretieren.
9) Einseitiges Ausführen der Übung 8.
   Einseitiges Arbeiten ist bei Autostabili-

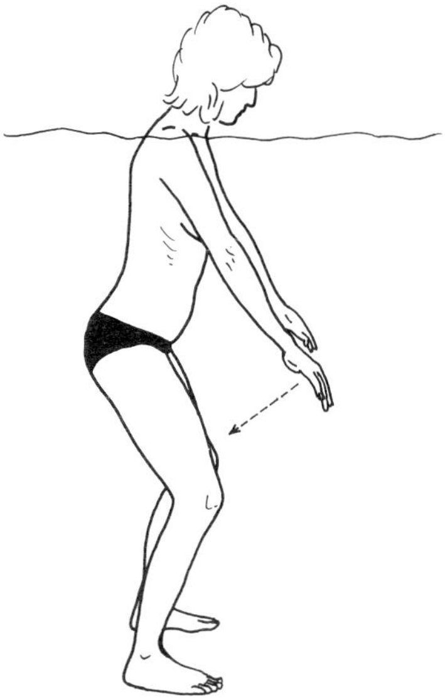

Abb. 252: Stabilisation in der Sagittalebene

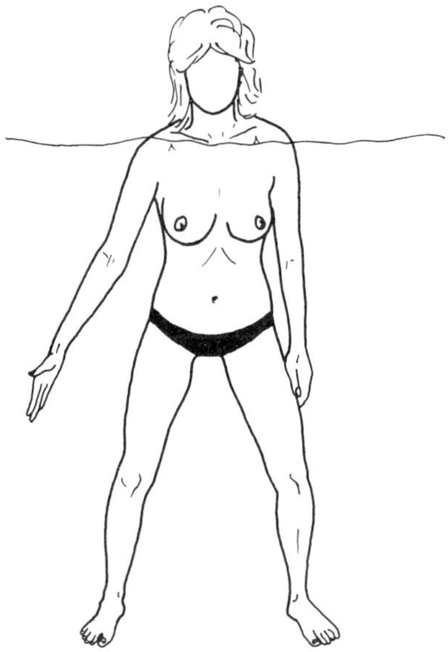

a

sationen immer schwieriger als beidseitiges. Bei der Übung 9 kommen zusätzlich zu der Übung 8 bereits Stabilisationsanforderungen in der Transversalebene hinzu. Der nicht beübte Arm soll in NN-Stellung stabilisiert bleiben.

10) Gegenläufiges Ausführen der Übung 8.
11) Schnelles Vorführen der gestreckten Arme aus der NN-Stellung in die Flexion (supinierte Unterarme).
12) Einseitiges Ausführen der Übung 11.
13) Gegenläufiges Ausführen der Übung 11. Natürlich können die Pat. auch größere Bewegungsausschläge zum Üben verwenden und z. B. aus der Extension über die NN-Stellung gleich bis in die Flexion kommen.
14) Abbildung 252 zeigt einen der vielen Wege, über die eine Stabilisation laufen kann: Hier aus einer größeren Extension in eine kleinere. Alle möglichen Abschnitte einer Bewegungsbahn können zum Üben benutzt werden.

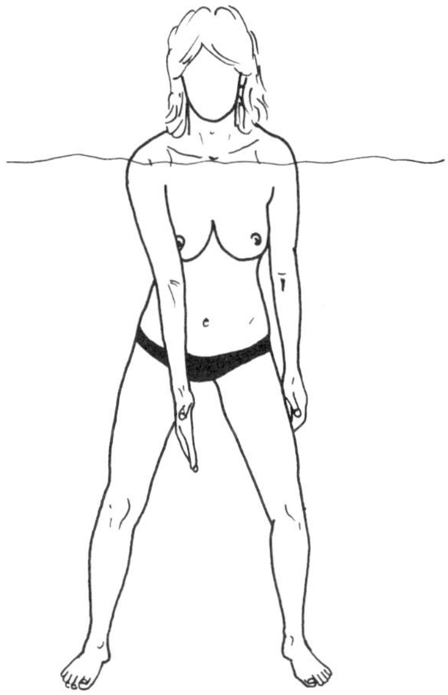

b

Abb. 253a–b: Ausgangs- und Endstellung einer Wirbelsäulenstabilisation in der Frontalebene

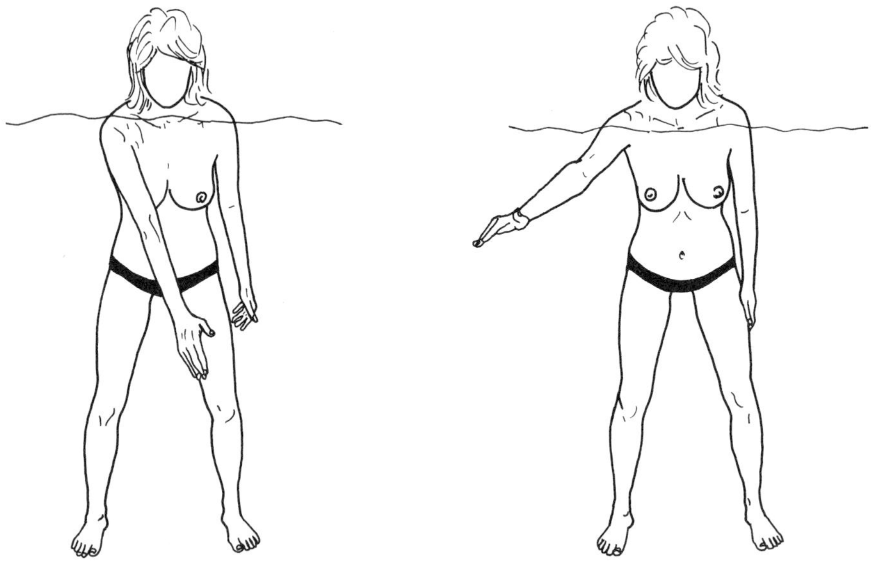

a b

Abb. 254a–b: Ausgangs- und Endstellung einer Wirbelsäulenstabilisation in der Frontalebene

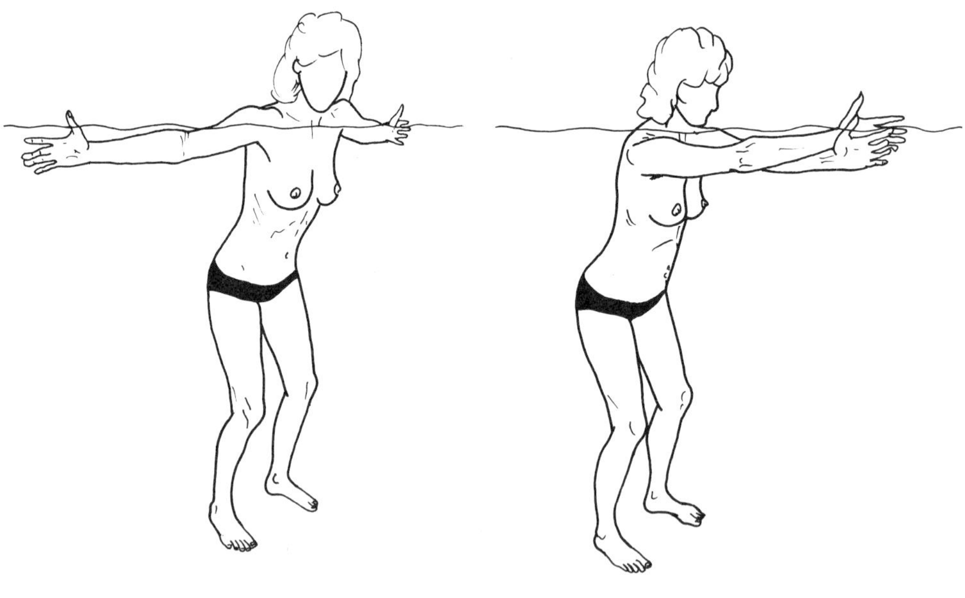

a b

Abb. 255a–b: Ausgangs- und Endstellung einer Wirbelsäulenstabilisation in der Sagittalebene

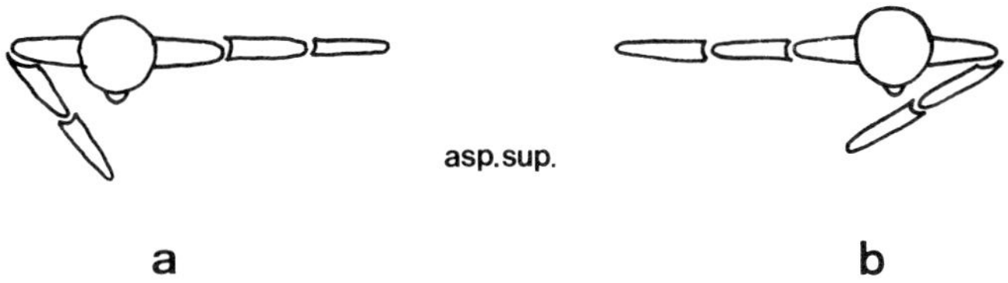

Abb. 256a–b: Stabilisationsanforderungen in der Transversalebene

15) Arbeiten von einer Abduktionsstellung in die Adduktion (Abb. 253a+b). Der Pat. stabilisiert seine Wirbelsäule dabei in der Frontalebene.
16) Wie 15, allerdings beidseitige Ausführung. Die Stabilisationsanforderung in der Frontalebene ist dabei verschwindend gering. Dafür verleitet die Entstellung zur kompletten Wirbelsäulenkyphosierung; der Pat. stabilisiert also wieder in der Sagittalebene.
17) Die Arme aus der Adduktionsstellung in die Abduktion.
18) Wie 17, diesmal einseitig (also wieder Stabilisation in der Frontalebene) (Abb. 254a + b).
19) Beide Arme ziehen aus maximaler horizontaler Abduktion in die horizontale Adduktion (Abb. 255a + b).
20) Wie 19, diesmal jedoch einseitig. Die Stabilisationsanforderung liegt nun in der Transversalebene.
21) Beidseitig aus horizontaler Adduktion zurück in die horizontale Abduktion.
22) Wie 21, diesmal jedoch einseitig Stabilisationsanforderung in der Transversalebene.
23) Ausgangsstellung wie in Abbildung 256a. Der linke Arm wird nun in die horizontale Adduktion und gleichzeitig der rechte Arm in die horizontale Abduktion geführt (Abb. 256b).
24) Aus der Stellung von Abbildung 256b in die Stellung der Abbildung 256a üben.

Die letzten beiden Übungen stellen sehr hohe Anforderungen an die Stabilisationsmöglichkeiten in der Transversalebene und sollten somit nur «Fortgeschrittenen» Pat. zugemutet werden.

Alle Übungen können zur Verstärkung der Wirkung mit Handflächenvergrößerern durchgeführt werden. Diese Möglichkeit bietet nicht nur die Chance, größere Widerstände wirken zu lassen. Durch das Verwenden von Handflächenvergrößerern kann z. B. auch der Widerstand gleichbleiben, dafür aber die Übungsgeschwindigkeit reduziert werden. Die Dosierungsmöglichkeiten sind also wesentlich vielfältiger, da ein zusätzlicher Parameter verändert werden kann (zusätzlich zur Geschwindigkeit).

Die nachfolgenden Beschreibungen zeigen Beispiele bilateraler Arbeiten mit dem Schwimmbrett. Der Widerstand wird dadurch deutlich erhöht (zum einen wegen der größeren Fläche mit hydrodynamisch ungünstiger Form, zum anderen weil das Brett Auftrieb bringt, der bei Übungsrichtung von oben nach unten zusätzlich überwunden werden muß).

25) Der Pat. hält das Schwimmbrett vertikal vor sich (Abb. 257a). Nun schiebt er es schnell von sich weg (Abb. 257b). Die Stabilisation erfolgt in der Sagittalebene.
26) Ausgangsstellung: Abbildung 257a. Endstellung Abbildung 257b.
27) Kombination der Übungen 26 und 27.
28) Die Abbildung 258a zeigt eine ähnliche Ausgangsstellung wie bei der Übung 25. Diesmal soll jedoch diagonal nach ventral kaudal gearbeitet (Abb. 258b) und somit in Zwischenebenen stabilisiert werden.

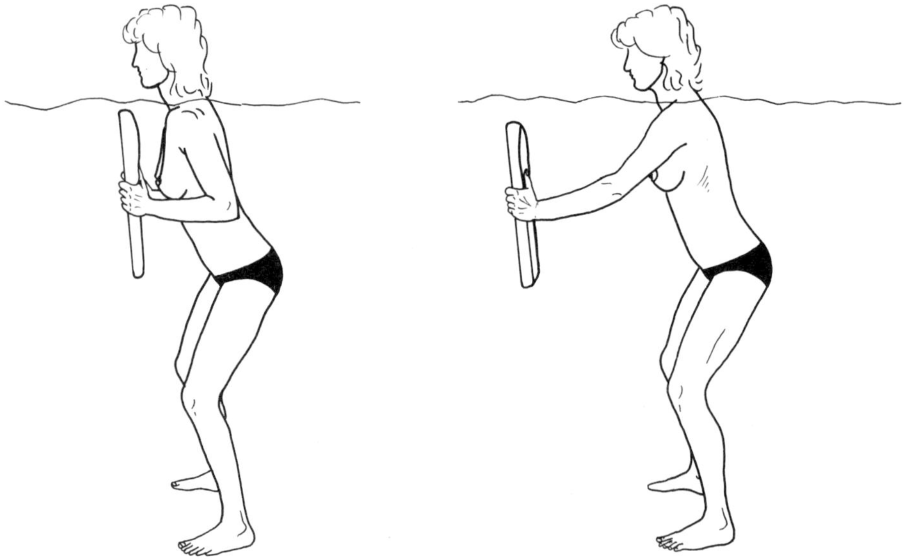

a b

Abb. 257a–b: Stabilisationsanforderung in der Sagittalebene mit Hilfe eines Schwimmbrettes

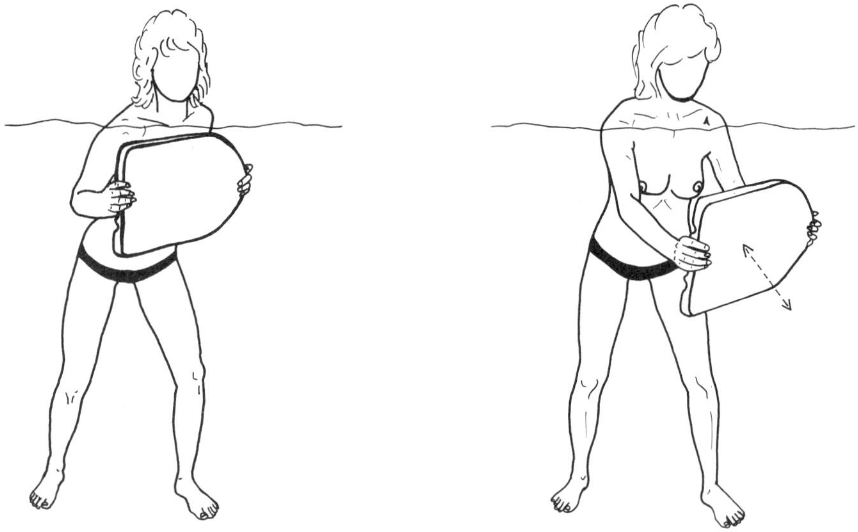

a b

Abb. 258a–b: Stabilisationsanforderungen in Zwischenebenen mit Hilfe eines Schwimmbrettes

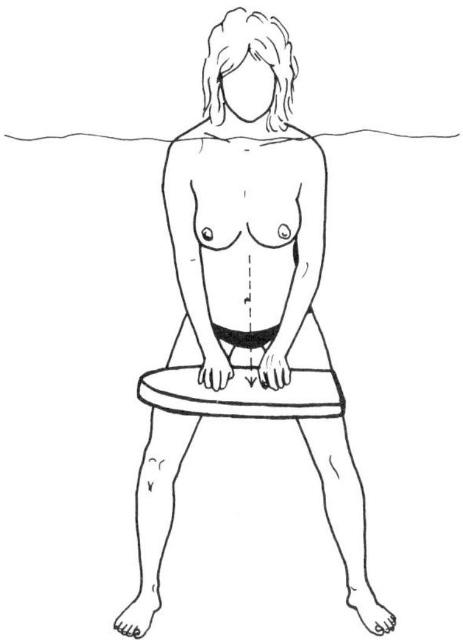

Abb. 259: Stabilisation in der Sagittalebene mit Hilfe eines Schwimmbrettes

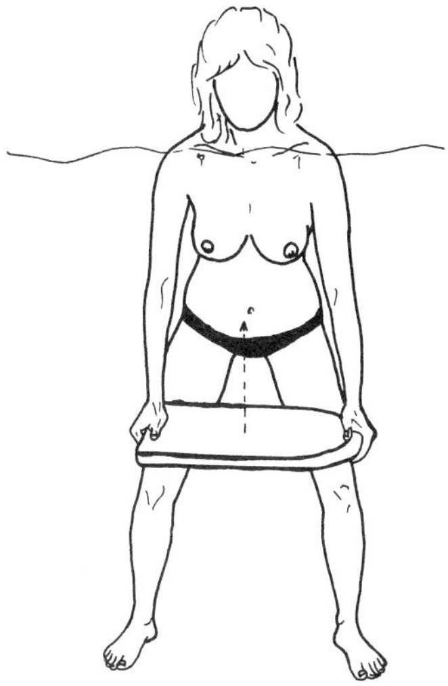

Abb. 260: Variante der Übung 30

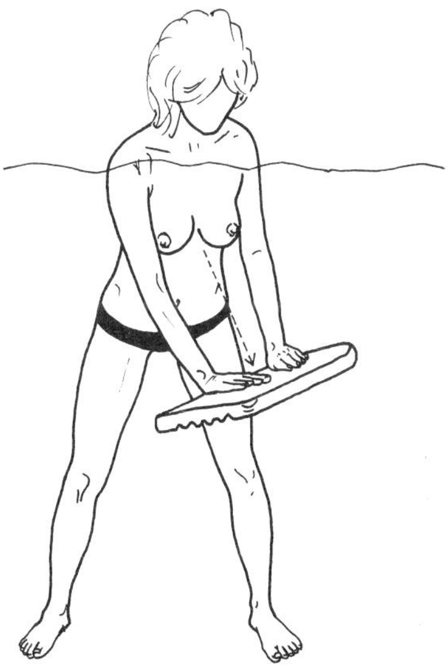

Abb. 261: Stabilisationsanforderung in Zwischenebenen

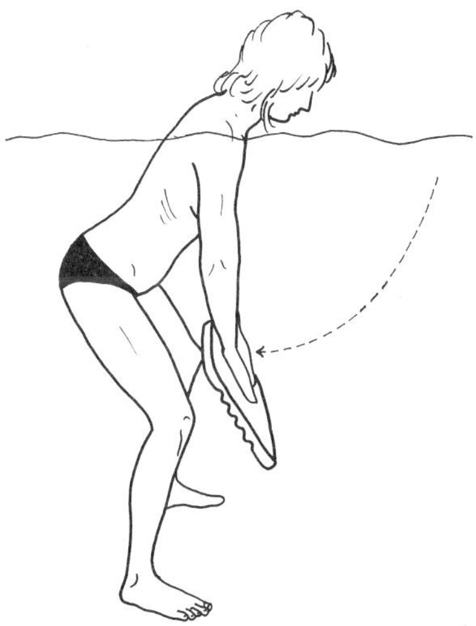

Abb. 262: Stabilisationsanforderung in der Sagittalebene mit Hilfe eines Schwimmbrettes

29) Aus der Stellung in Abbildung 258b zieht der Pat. das Schwimmbrett schnell zu sich heran.
30) Der Pat. drückt das Schwimmbrett vor seinem Körper nach kaudal (Abb. 259).
31) Der Pat. zieht das Schwimmbrett vor seinem Körper durch Schulter-Armflexion Richtung Wasseroberfläche (Abb. 260). Dabei muß der Pat. schneller arbeiten, als der Auftrieb das Brett ohnehin nach oben bringen würde, ansonsten ist die Stabilisationsanforderung zu gering.
32) Der Pat. drückt das Brett nach ventral, lateral, kaudal und stabilisiert somit wieder in Zwischenebenen (Abb. 261).
33) Der Pat. bringt seine Arme (gegen den Widerstand des Brettes) mit gestreckten Ellenbögen aus etwas S 90 ° in Richtung NN-Stellung (Abb. 262).

Wir haben bei den Übungsbeschreibungen oftmals den «Hinweg» vom «Rückweg» getrennt beschrieben und auch zwei verschiedene Übungen daraus gemacht. Dies ist erfahrungsgemäß auch sinnvoll, denn zum einen kommt die Kombination aus Hin- und Rückweg (beides im belasteten Zustand) in praxi sehr selten vor und ist somit unphysiologisch, zum anderen bedarf es der Konzentration auf die entstehenden Propriozeptionen und das ist wesentlich besser möglich, wenn nur ein Weg geübt wird. Oftmals können die Pat. beim Vergleichen von Hin- und Rückweg deutlich einmal mehr die Rückenmuskulatur das andere mal mehr die Bauchmuskulatur spüren.

Ist beides einzeln vorgeübt, können die Bewegungen auch einmal kombiniert ausgeführt werden. Dies ist sicherlich sinnvoll, um entsprechende Belastungswechsel einzuschulen und kann auch in Grenzen der Muskellockerung (Antagonistenhemmung, sofern sie zum Tragen kommt) dienen.

Es ist jedoch wichtiger, daß die Einzelwege – zeitlich dominierend – geübt werden. Dabei muß der Pat. natürlich auch den Rückweg machen, um die Ausgangsstellung zu einer erneuten Übung wieder einnehmen zu können. Dieser Rückweg erfolgt aber in der Regel langsam (auch bezüglich der Konzentration) und dient somit der Vorbereitung zur neuerlichen Arbeit an der entsprechenden Stabilisation.

Die beschriebenen Übungen können natürlich auch ohne Schwimmbretter ausgeführt werden. In diesem Fall soll der Pat. versuchen, durch Dorsalextension der Handgelenke dem Wasser immer eine möglichst große Widerstandsfläche entgegenzuhalten.

11 Vorbereitende Übungen für Alltagsaktivitäten (ADL)

Die folgenden Übungen dienen dazu, die Wirbelsäule aktiv zu stabilisieren und die daraus resultierende Reduktion der Bewegungsfreiheit über vermehrte Mobilität der Hüftgelenke zu kompensieren.

Dies ist für alle Pat. wichtig, die ihre Wirbelsäule nicht – oder zumindest nicht ungezielt – bewegen dürfen (z. B. Bandscheibenpatienten in der ersten postoperativen Phase).

Darüber hinaus legen diese Übungen den Grundstein für eine sinnvolle Wirbelsäulenstabilität bei Alltagsaktivitäten. Das reduzierte Einsetzen der Wirbelsäulenmobilität ist bestimmt kein unphysiologisches Bewegungsmuster. Die Angst einiger Pat., daß sie

dadurch – auf Dauer – ihre Wirbelsäulenbeweglichkeit verlieren, ist unbegründet, da der Alltag – auch bei aktiv durchgeführter Stabilisation – immer noch genügend Wirbelsäulenbewegungen induziert.
Durch unsere allgemeine Bewegungsarmut und durch das viele Arbeiten im Sitz, haben wir die Hüft- und Kniegelenke einfach «vergessen»; wir benutzen sie kaum noch. Die Mobilität der Wirbelsäule allein reicht aber nicht aus, um die Bewegungsanforderungen des Alltags auszuführen. Wird dies dennoch versucht, so kommt es zu Überlastungserscheinungen im aktiven und/oder passiven Bewegungsapparat der Wirbelsäule.
Hubleistungen, translatorische Beschleunigungen oder Winkelbeschleunigungen des Rumpfes können weder von den autochthonen, noch von den oberflächlichen Rückenmuskeln auf Dauer suffizient übernommen werden, da sie dazu entweder bezüglich ihrer Faserzusammensetzung, ihrer Hebelwirkungen oder ihrer Querschnitte nicht geeignet sind. Diese Muskeln sollten für ihre Hauptaufgaben benutzt werden, nämlich dem Bewegen der scapula-thoracalen und gleno-humeralen Gelenke bzw. dem Stabilisieren und der Feineinstellung einzelner Wirbelsäulensegmente.
Das Stabilisieren der Wirbelsäule und das «Haltung bewahren» auch während die oberen oder unteren Extremitäten bewegt werden, kann z. B. mit den vorausgegangenen Übungen eingeschult werden. Nun soll der Pat. die Stellung seines Rumpfes im Raum verändern, ohne dabei die Haltungskriterien, die bei den Übungen zur Autostabilisation der Wirbelsäule gefordert wurden, aufzugeben.
Ein wesentliches Kriterium ist dabei der Belastungswechsel auf den unteren Extremitäten. Kommen diese Gewichtsverlagerungen nicht zur rechten Zeit und/oder nicht in der richtigen Intensität, so ist es unmöglich, die Wirbelsäule stabil zu halten, da – um ein Umkippen zu verhindern – Rumpfbewegungen zur Schwerpunktverlagerung nötig werden. Aus diesem Grund sollen Gewichtsverlagerungen in der frontalen, sagittalen und in der transversalen Ebene lange und exakt vorgeübt werden. Erst wenn sie wirklich «sitzen» und sich zu automatisieren beginnen, können komplexere Bewegungsmuster (als Summation von zwei oder drei Ebenen) geübt werden.
Da es bei Bewegungen in der Frontal- und Transversalebene zumeist ungünstig ist, die Wirbelsäulenstellung zu ändern (außer bei Gleichgewichtsreaktionen), muß das Sacrum – als Basis für die Wirbelsäule – parallel zum Boden bleiben. Da das Sacrum an die Ilii gebunden ist, gilt zwangsläufig auch, daß beide Beckenkämme auf gleicher Höhe bleiben. Dies wird durch entsprechende (einseitig betonte) Hüft- und Knieflexionen erreicht.
Das Einschulen der entsprechenden Bewegungsmuster ist im Wasser etwas leichter als im Trockenen, da Auftrieb und Widerstand die Bewegungen bremsen und somit die Propriozeption intensivieren. Fehler können im Wasser besser und langsamer kontrolliert werden, da größere Schwerpunktverlagerungen möglich sind, ohne sofort schnelle Gleichgewichtsreaktionen auszulösen. Falsche Pattern sind nicht so folgenschwer wie im Trockenen, da die Wirbelsäule kaum Gewichtsbelastungen tragen muß. Dadurch können aber auch Fehler, die sich im Trockenen durch entsprechende Schmerzen anzeigen, leicht übersehen werden. Der Pat. wiederholt die entsprechende Übung des öfteren, schult ein falsches Bewegungsmuster ein und überlastet seine Wirbelsäule. Die Beschwerden kommen dann meist einige Stunden nach Verlassen des Bewegungsbades. Auch um so etwas zu vermeiden, ist eine exakte Kontrolle der Übungen durch den Therapeuten so lange unerläßlich, bis der Pat. wirklich fehlerfrei üben und evtl. einschleichende falsche Bewegungen selbst erkennen- und korrigieren kann.

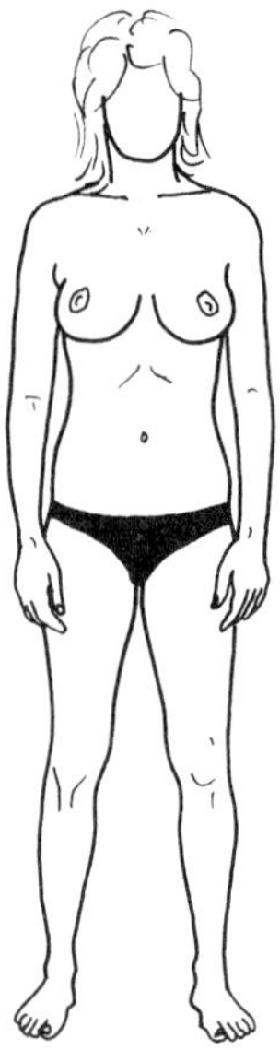

Abb. 263: Stand mit gleichmäßiger Beinbelastung

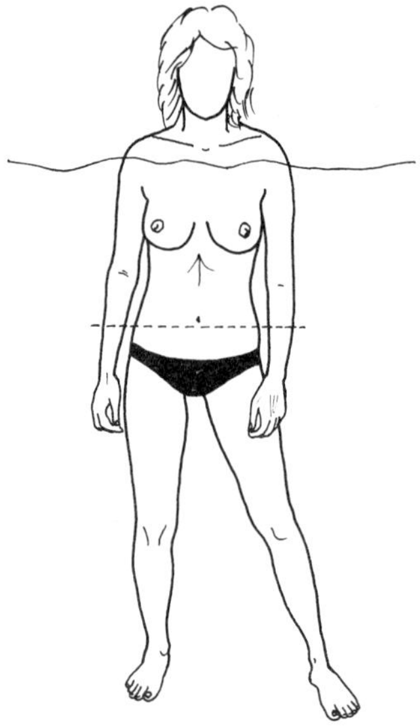

Abb. 264: Gewichtsverlagerung auf ein Bein, ohne kompensatorische Lateralflexion der Wirbelsäule

Das Übernehmen der Bewegungsmuster ins Trockene ist – entsprechend starke Muskulatur vorausgesetzt – kein Problem, da die Pattern im Trockenen und im Wasser die gleiche Muskelaktionsfolgen und die gleiche Propriozeption erfordern bzw. provozieren.

Die Abbildung 263 zeigt den Pat. im Stand, wobei er beide Beine gleichmäßig belastet.

1) Leichte Gewichtsverlagerung auf ein (re.) Bein. Dabei soll die Verbindungslinie beider ventralen Spinae (iliacae ant. sup.) waagerecht bleiben (Abb. 264). Die Verbindungslinie der beiden Schultergelenke bleibt ebenfalls horizontal. Werden beide Kriterien erfüllt, so bleibt die Wirbelsäule (zumindest in der Frontalebene) stabilisiert.
2) Völlige Übernahme des Gewichts auf ein Bein (Abb. 265). Beobachtungskriterien wie bei 1.

Folgende Fehler können dabei auftreten und müssen entsprechend korrigiert werden:

a) Seitverschiebung des Beckens ohne Schwerpunktverlagerung und Gewichtsübernahme auf ein Bein (Abb. 266). Die Abbildung 267 zeigt den gleichen Fehler so extrem, daß der Schwerpunkt zum gegenüberliegenden Bein wandert. Diese Gewichtsverlagerung kompensiert der Pat., indem er durch Abduktion des Armes ein Gegengewicht schafft.
b) Schwerpunktverlagerung zur richtigen Seite, allerdings ausschließlich vom Oberkörper her (Abb. 268). Dies ist genau die Bewegung, die verhindert werden sollte.
c) Schwerpunktverlagerung und Beckenstellung sind nahezu richtig, allerdings wandern die Achsen des Standbeines aus. Im Fall der Abbildung 269 kommt es wegen der Adduktions-Innenrotationsstellung im Hüftgelenk zum Valgisieren des Kniegelenkes und zur Knickfußstellung.

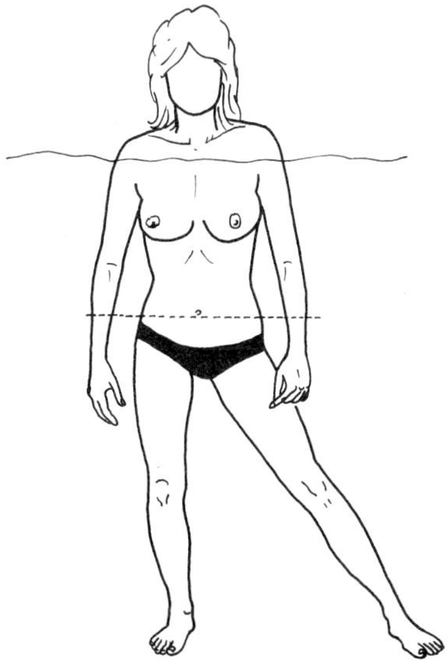

Abb. 265: Unilaterale Gewichtsverteilung ohne kompensatorische Lateralflexion

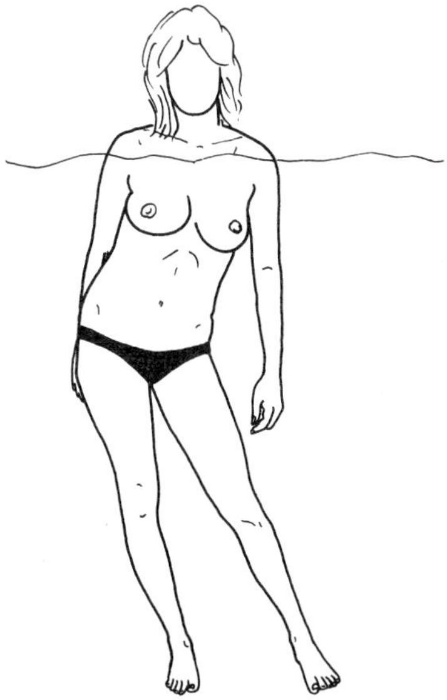

Abb. 266: Fehler bei der Gewichtsverlagerung

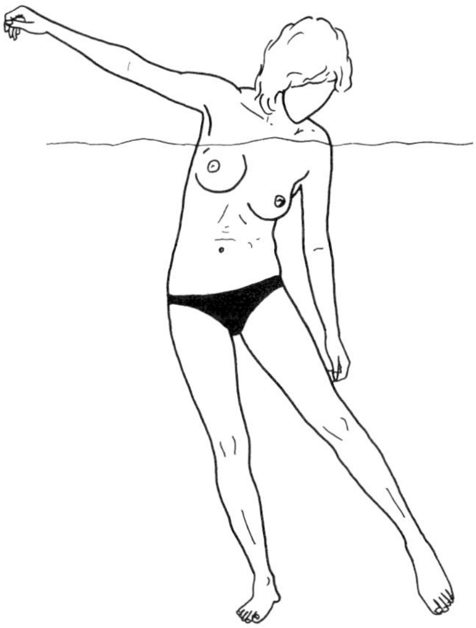

Abb. 267: Fehler bei der Gewichtsverlagerung

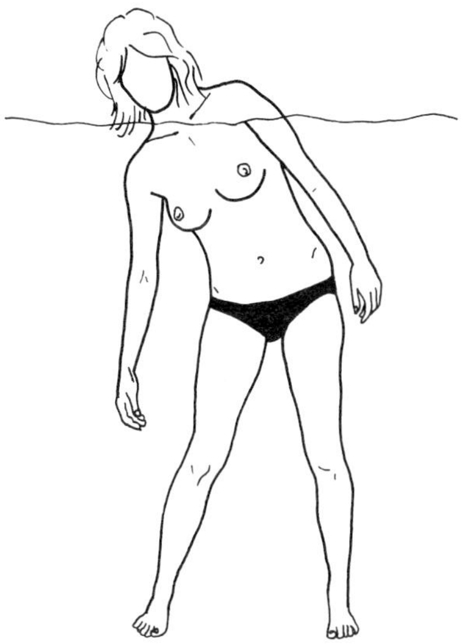

Abb. 268: Fehler bei der Gewichtsverlagerung

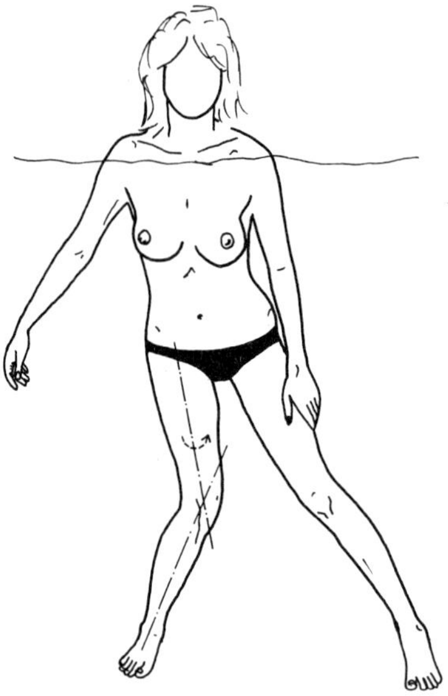

Abb. 269: Fehler bei der Gewichtsverlagerung

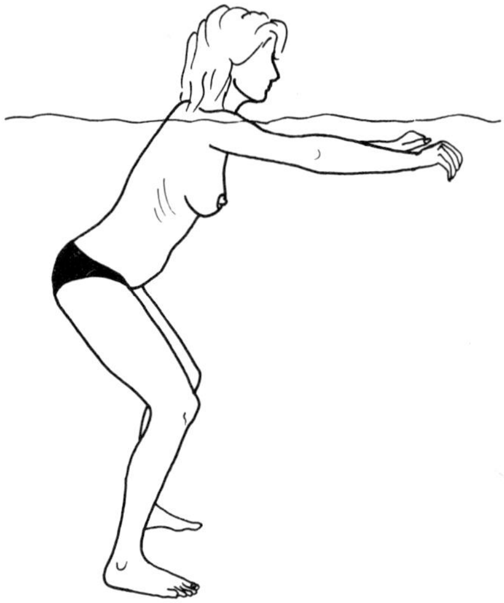

Abb. 270: Vorverlagerung des Oberkörpers ohne LWS-Flexion

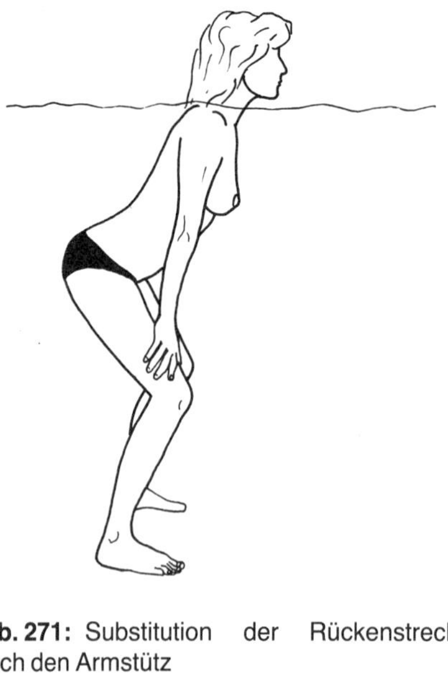

Abb. 271: Substitution der Rückenstrecker durch den Armstütz

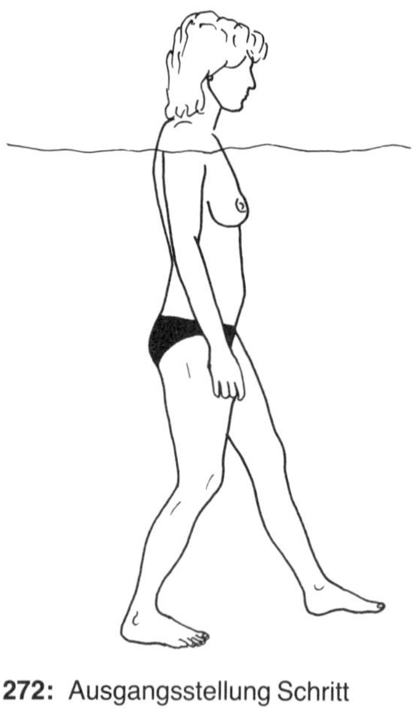

Abb. 272: Ausgangsstellung Schritt

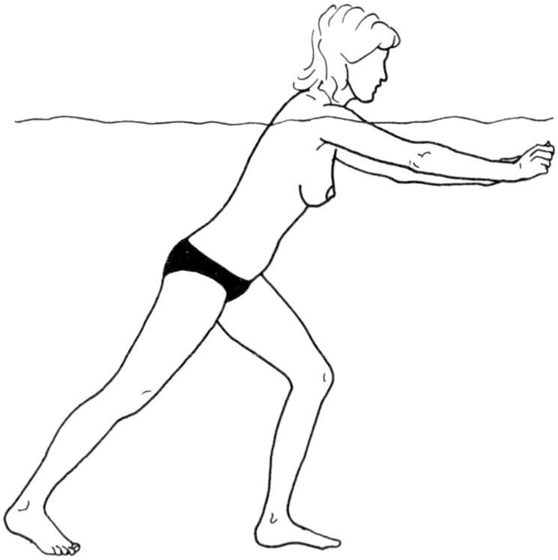

Abb. 273: Verlagerung des Oberkörperschwerpunktes auf das ventrale Bein ohne Wirbelsäulenflexion

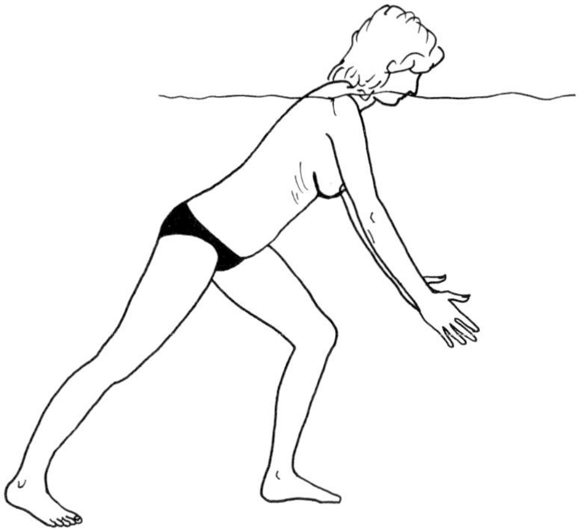

Abb. 274: Weitere Ventralisation des Oberkörpers durch Hüftflexion

3) Abbildung 270 zeigt den Pat. beim Vorbringen seines Oberkörpers mit Hilfe von Hüftflexionen bei stabilisierter Wirbelsäule. Die Stabilisation erfolgt also in der Sagittalebene.
4) Wie Übung 3. Die Endstellung wird jedoch assistiv durch den Armstütz gehalten (Abb. 271) (cave: proximal-crossed-syndrom!).
5) Ausgangsstellung Schritt. Belastung auf dem dorsalen Bein. Es soll die Stabilisation in der Sagittalebene geschult werden (Abb. 272).

Der Pat. soll bei den Autostabilisationen in der Sagittalebene nicht die Stabilität in der Frontalebene (eben geübt) wieder verlieren. Dazu ist eine gewisse Mindestspurbreite des Standes nötig. Es ist also darauf zu achten, daß die Pat. bei der Schrittstellung die Füße nicht voreinanderstellen (damit hätte er die gleiche Problematik wie ein Seiltänzer).

6) Die Abbildung 273 zeigt das Verlagern des Schwerpunktes auf das ventral stehende Bein, ohne daß es dabei zur Wirbelsäulenflexion (Inklination) kommt. Bei relativ leichtem Vorneigen bleibt der Oberkörper in Verlängerung des dorsalen Beines.
7) Weiteres Vorverlagern des Oberkörpers über Hüftflexion. Diese Haltung ist geeignet, einen Gegenstand etwa von Kniehöhe aus zu heben (Abb. 274).

Durch die Schrittstellung bedingt, bleibt bei diesen Übungen der Körperschwerpunkt innerhalb der Unterstützungsfläche. Die Wirbelsäule bleibt in physiologischer Haltung, was dazu führt, daß die Erektoren ihre Stabilisationsarbeit voll übernehmen können. Diese Stellung kann von den meisten Pat. ohne Überlastungssymptome gehalten werden (richtige Ausführung vorausgesetzt). Die intradiskale Belastung ist deutlich geringer als beim Bücken mit kyphotischer LWS, bei dem die autochthone Muskulatur größtenteils durch Dehnungsinsuffizienz (die Sarkomere werden auseinandergezogen, was die Zahl der einsetzbaren Myosinköpfe erheblich reduziert) ausgeschaltet ist.

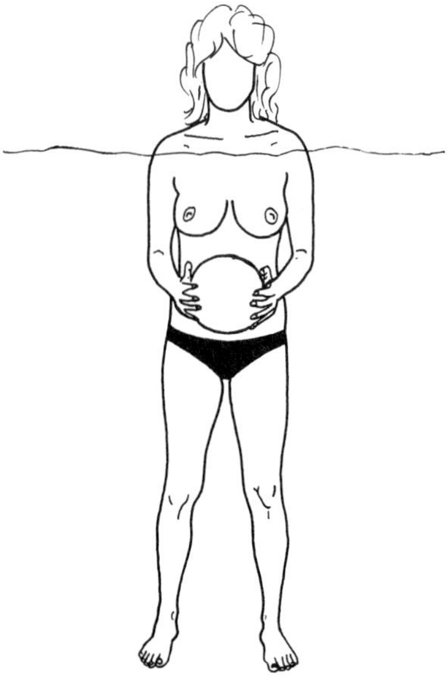

Abb. 275: Ausgangsstellung für die weiteren Übungen. Der Ball stellt einen Gegenstand des täglichen Lebens dar.

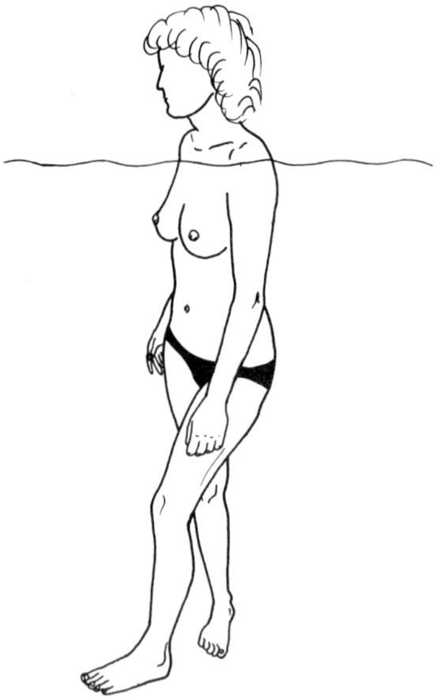

Abb. 276: Rechtsdrehung des Oberkörpers en bloc über den feststehenden Oberschenkel

Die Abbildung 275 zeigt den Pat. in der Ausgangsstellung für die nächsten Übungen. Er soll die Wirbelsäulenrotationen durch Hüftrotationen und somit Drehen des Oberkörpers en bloc kompensieren.
Dabei ist es bereits sinnvoll, dem Pat. einen Gegenstand (im Fall der Abbildung dieses Buches einen Ball) in die Hände zu geben, um ihn somit gleich auf die praktische Verwertbarkeit der Übungen hinzuweisen.

8) Rechtsdrehung des Oberkörpers durch Gewichtsverlagerung auf das rechte Bein und Innenrotation des Beckens auf demselben Bein (Abb. 276). Der Oberkörper dreht en bloc mit.
   Dabei kommt es zu relativ starken Innenrotationsbelastungen der Tibia in Relation zu den Femurkondylen.
   Somit ist diese Form des Drehens nur dann sinnvoll, wenn:
   - nur geringe Bewegungsausmaße benötigt werden,
   - die Bewegung nicht schnell erfolgen muß,
   - keine zusätzliche Gewichtsbelastung auf den Pat. einwirkt,
   - keine Pathologie im Bereich des Knies vorliegt.
9) Um größere Bewegungsausmaße zu erreichen, und um das Kniegelenk physiologisch belasten zu können, muß die Drehbewegung wie folgt ablaufen (als Beispiel die Drehbewegung nach rechts):
   a) (Abb. 277)
      - Belastung auf das linke Bein,
      - Außenrotation der rechten (unbelasteten) Hüfte, bis die Zehen in die Richtung zeigen, zu der rotiert werden soll (in unserem Beispiel etwa 90° gegenüber der Ausgangsstellung versetzt),
   b) (Abb. 278)
      - Belastung auf das rechte Bein übernehmen. Während dieser Phase rotiert das Becken auf dem

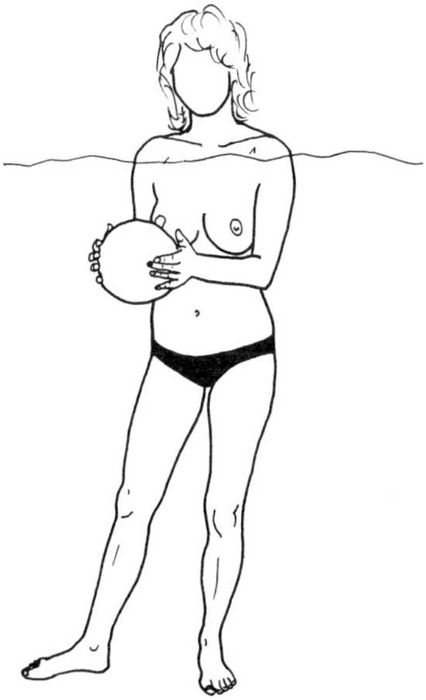

Abb. 277

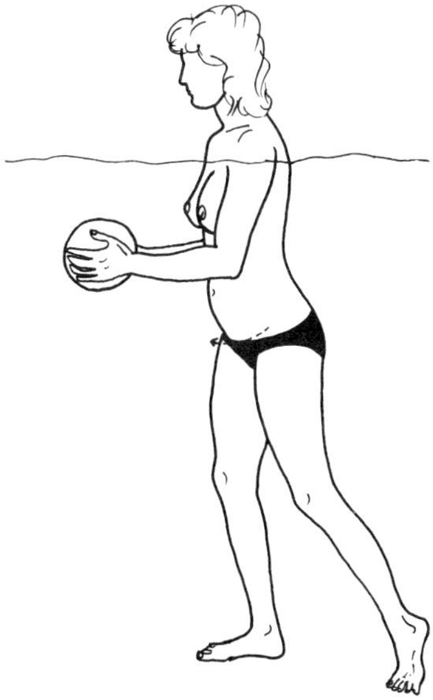

Abb. 278

feststehenden rechten Femur aus der Außenrotationsstellung wieder in die NN-Stellung zurück,
- der Oberkörper bleibt stabilisiert und dreht somit en bloc mit,
- das linke (unbelastete) Bein bleibt dabei locker (der Therapeut kann dies daran objektivieren, daß das Knie in Flexion fällt und der Fuß dadurch nur noch mit dem Zehenbereich Bodenkontakt behält).

Diese Endstellung ist identisch mit der Stellung in Abbildung 273, also dem Üben in der Sagittalebene.

10) Durch weiteres Vorlagern des Oberkörpers über Hüftflexion (Abb. 279) kann ein «Gegenstand» etwa auf Kniehöhe abgelagert werden (cave: Wassertiefe!).

Die Abbildungen 276, 277, 278 und 279 demonstrieren also den Verlauf folgender Tätigkeit:
Der Pat. transferiert einen Gegenstand, den er etwa in Bauchhöhe von einer Fläche ab-

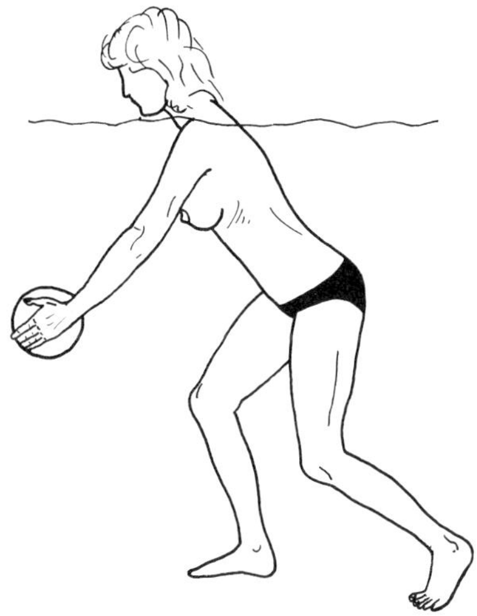

Abb. 279

Abb. 277, 278, 279: Bewegungsserie

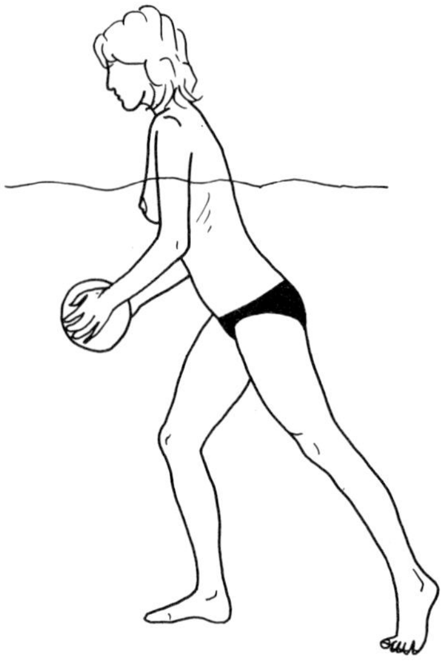

Abb. 280

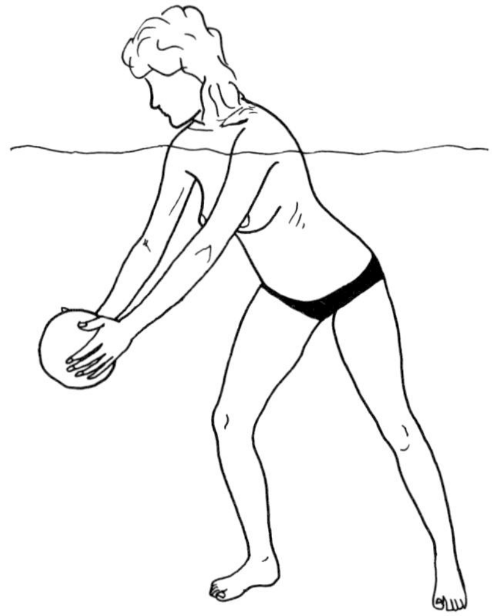

Abb. 281

hebt, auf einen niedrigen Tisch (z. B. Kniehöhe), der um 90 ° zur Ausgangsebene versetzt steht. Dabei belastet er seine Wirbelsäule nur sehr gering. Diese Arbeit kann auch gänzlich ohne Wirbelsäulenbewegung ausgeführt werden und somit auch Pat., die ihre Wirbelsäule stabilisieren müssen, eine große Gesamtmobilität verleihen.

Durch die Höhendifferenz der beiden (angenommenen) Flächen, muß der Pat. die Wirbelsäulenstabilisation sowohl in der transversalen, als auch in der sagittalen Ebene einsetzen.

Etwas leichter ist die Übungsanforderung, wenn der Gegenstand auf gleichbleibender Höhe transportiert werden soll, wie es z. B. bei den Anforderungen des Haushaltes häufig vorkommt.

Die Abbildungsserie 280 bis 284 zeigt einen Transfer (z. B. eines Buches) von einem Tisch bis zu einer Fläche, die etwa in Kopfhöhe des Pat. liegt (z. B. Bücherregal). Dabei wird eine Drehung um etwa 180 ° ausgeführt; die Wirbelsäule bleibt wieder stabilisiert.

11) – Heben des «Gegenstandes» – Beinbelastung rechts (Abb. 280),
- während der Entlastungsphase des linken Beines wird dieses bereits etwas in Außenrotationsstellung gebracht (Abb. 281),
- der Pat. hat eine Drehung von etwa 90 ° erreicht, Beginn der Beinbelastung links, nach erneuter Außenrotationsvergrößerung der linken Hüfte (Abb. 282),
- volle Beinbelastung links, Rückdrehen des außenrotierten Beckens links in NN-Stellung (Abb. 283); die Drehung um 180 ° ist erreicht,
- Ventralverlagerung des Oberkörpers, Armflexion, volle Ellenbogenextension (Abb. 284), der «Gegenstand» kann abgelegt werden.

Bei solchen Übungen kann der Pat. durchaus einmal seine Arme über die Wasseroberfläche heben (und somit auch Ebenen erreichen, die über seinem Kopf liegen).

Zu Beginn der Schulung entsprechender Be-

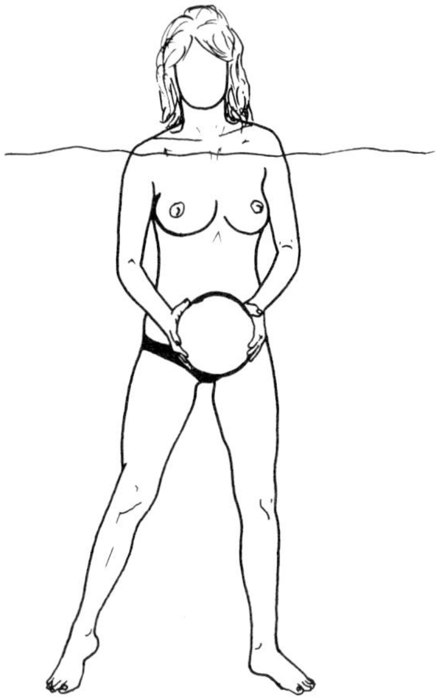

Abb. 282

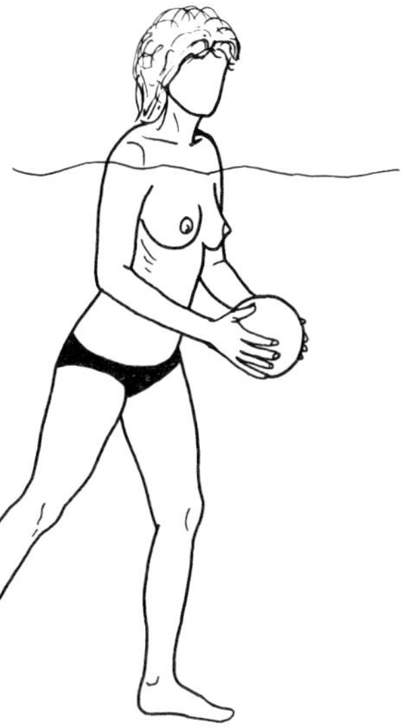

Abb. 283

wegungsabläufe, sind die Bewegungen der Pat. steif, ruckartig, hart und – vor allem zeitlich – inkoordiniert. Entsprechend fühlen sich die Pat. auch und zeigen relativ rasch Ermüdungserscheinungen. Mit zunehmender Übung verlieren sich diese Negativa jedoch. Die Bewegungen kommen flüssiger, die intra- und intermuskuläre Koordination verbessert sich und beginnt sich zu automatisieren.

Bis zu diesem Zeitpunkt muß der Therapeut viel korrigieren, muß Ebene für Ebene immer wieder durchführen lassen, bis die Bewegungen – u. U. zwar steif aber exakt – ausgeführt werden.

Die bis dahin erreichten Stabilisationen sind für Pat., die nicht nachhaltig vertebragen oder diskogen geschädigt sind, in der Tat etwas zu steif, aber nur mit dieser «Überkorrektheit» kann ein sinnvolles Bewegungsmuster eingeschliffen werden.

Ist die Verbesserung der Koordination zu merken, so muß der Pat. langsam seine «Rigidität» verlieren. Dazu ist es sinnvoll, zuerst

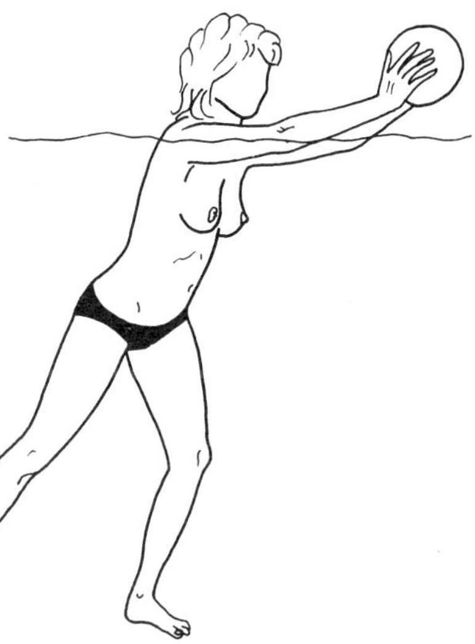

Abb. 284

Abb. 280, 281, 282, 283, 284: Bewegungsserie

die oberen Extremitäten frei und völlig unabhängig bewegen zu lassen. Die Art der Übungsbewegungen ist dabei unwichtig. So lernen die Pat., ihre Wirbelsäulenstabilisation auch während Arbeiten der Arme zu behalten, erhöhen aber gleichzeitig ihre Gesamtmobilität.

Dann muß die HWS, als Träger des Kopfes (und somit der Telerezeptoren) unabhängig von einer weiter kaudal angelegten Wirbelsäulenstabilisation bewegt werden können (allerdings unter Berücksichtigung anderer Probleme, wie z.B. eines proximal-crossed-syndroms).

Ist auch das Ziel erreicht, so wird das letzte Ziel angegangen: Bewegungsinduktion über den Kopf und die HWS.

Nahezu jeder Bewegung (Rumpf oder obere Extremitäten) geht ein entsprechendes Einstellen der Telerezeptoren voraus (der Mensch sieht, hört, riecht etwas etc. und bringt seinen Kopf – und somit die entsprechenden Rezeptoren – zur Quelle des Stimulus). Kopfstellungsänderungen sind aber nur mit HWS-Aktivitäten möglich.

In unserem Übungsbeispiel (Buch vom Tisch aufheben und in ein Regal legen) wird der Pat. zuerst seine Augen, dann erst den Körper, die Arme etc. Richtung Buch bewegen. Nach dem Greifen des Gegenstandes werden zuerst die Augen (somit der Kopf und damit die HWS) das Regal suchen, die verschiedenen Ebenen absuchen und einen freien Platz für das Buch finden. Somit induziert die HWS die Bewegung, läuft ihr voraus und die anderen Wirbelsäulenabschnitte samt oberen Extremitäten folgen.

Die Bewegungsinduktion über die Augen ist so groß, daß z.B. Lewit Blickrichtungsänderungen als wesentliche Fazilitationen für Mobilisationen empfielt.

Die Augen sollten also der Bewegung immer etwas voraus sein (was ja auch aus Sicherheitsgründen unentbehrlich ist).

Solche Abläufe sind auch bei Pat. zumeist automatisiert und müssen somit – glücklicherweise – zumeist nicht geübt, sondern nur zugelassen werden. Der Pat. soll entsprechende Bewegungen wie gewohnt ausführen, dabei «nur» die Wirbelsäule stabilisieren und die Hüft- und Kniegelenke benutzen.

Unser Rat geht nun dahin, die HWS- und Kopfbewegungen unkorrigiert zu lassen und nur im Bereich der Wirbelsäulenstabilisation oder der Hüft- und Kniemobilität und der Schwerpunktverlagerungen entsprechend zu fazilitieren.

Eine Fazilitation der Kopfbewegungen adäquat zur Gesamtbewegung scheint mir (mit richtiger zeitlicher und räumlicher Koordination) nahezu unmöglich, da in diesem Bereich erhebliche individuelle Prägungen bestehen, die der Therapeut in aller Regel nicht objektivieren kann. Somit empfehlen wir diese Möglichkeit nur dann, wenn ein Pat. dies unbedingt braucht (in der Regel nur im neuropathologischen Bereich; ab und zu ist es aber auch bei Pat. nötig, deren HWS über längere Zeit immobilisiert war). Dabei werden jedoch immer Einzelbehandlungen nötig sein und nicht nur Korrekturen oder Fazilitationen, die während einer Gruppenbehandlung am einzelnen Pat. eingesetzt werden können.

Das «Führen von Bewegungen über die HWS» kann aber letztendlich nur in praxisbezogenen Übungen seinen letzten «Schliff» bekommen. Wenn der Pat. einen Gegenstand nicht tatsächlich abstellt, ablegt und u.U. auch einmal in eine enge Lücke stellt, sondern ihn in der Hand behält und nur so «tut als ob», werden seine Blickrichtungen immer sekundär bleiben und somit auch nicht massiv auf seine Bewegungsabläufe einwirken.

Zur vollen Rehabilitation gehört also das realitätsbezogene Arbeiten im Trockenen.

Ist dieses Ziel erreicht, so werden Pat. und Therapeut feststellen, daß nun kräftige, stabilisierte Bewegungsabläufe leicht, gut koordiniert, ästhetisch wertvoll und keineswegs steif ablaufen.

12 Sprunggymnastik

Bei diesen Übungen werden der Auftrieb und der Widerstand des Wassers genutzt.

«Sprungübungen» in alle Richtungen können in Alltagssituationen von jedem Menschen plötzlich abverlangt werden. So z.B. beim erschreckten Ausweichen vor einem Auto oder beim Kompensieren eines Sturzes durch einen Stolperschritt. Auch verschiedene ungünstige Bodenflächen (gewachstes Parkett, Glatteis, Schnee, Split etc.) können zu sprungähnlichen Bewegungen zwingen.

Im – unerwarteten – Bedarfsfalle laufen all diese Bewegungen schnell und vom Bewußtsein unkontrolliert ab. Die Folgeerscheinungen sind täglich auf den Unfallambulanzen zu sehen.

Ein gezieltes Training (bis hin zum Einschulen bedingter Reflexe) ist selbstverständlich kein Garant dafür, daß die eben geschilderten Situationen unfallfrei überstanden werden. Die Chance, Verletzungen zu verhindern oder zumindest ihren Schweregrad zu reduzieren wächst aber zweifelsohne mit zunehmendem Training.

Nun können Sprung- und Stolperübungen beim Durchschnittspatienten nicht sofort im Trockenen geübt werden, weil dabei die Unfall- und Verletzungsgefahr zu groß ist. Schädigungen resultieren meist (wenn nicht bereits beim «Absprung») beim Aufkommen auf den Boden.

Dieses Aufkommen mit all seinen Stößen wird im Wasser zweifach in seiner Intensität dezimiert:

1) durch den Wasserwiderstand, da durch Verwirbelungen, die hinter den durch das Wasser bewegten Körperteilen erhebliche Bremseffekte entstehen;
2) durch den Auftrieb, der das Gewicht des Pat. «vermindert».

Selbstverständlich laufen die Bewegungen im Wasser erheblich langsamer als an Land ab.

Der eben beschriebene Effekt kann auch bei der Betreuung «gesunder» Menschen gut ausgenutzt werden. So können z.B. die komplexen Bewegungsabläufe nahezu aller Sportarten im Wasser gefahrlos eingeübt werden.

Ein ganz einfaches Beispiel mag dies verdeutlichen:

Bei dem – gerade in unseren Tagen wieder weit verbreiteten – ausdauernden Lauftraining (Jogging) treten immer wieder Schädigungen im Gelenkbereich der Füße, der Knie und der Hüften auf. Auch LWS-Beschwerden sind nicht selten. Oftmals führen diese Beschwerden zu chronischen Krankheitsbildern.

Eine Überlastung im muskulären, tendinösen, ligamentären oder articulären Bereichen resultiert häufig aus einer falschen Lauftechnik. Namentlich die Gelenke der unteren Extremitäten und der Lendenwirbelsäule haben unter – manchmal erheblichen – Stoßbelastungen zu leiden.

Ein gezieltes Lauftraining über einige Wochen im Wasser, kann oftmals zu einer besseren Lauftechnik führen. Während der Übungszeit im Wasser sind keine Beschwerden zu erwarten und das erlernte, schonende Laufen kann dann ins Trockene übernommen werden.

Die Wassertiefe muß so gewählt werden, daß der Pat. deutlichen Auftrieb erfährt. Dennoch sollte noch Spielraum bestehen, um Hoch-Tief-Bewegungen durchführen zu können.

Das Wesentliche bei diesen Übungen ist das Erlernen des Abfederns auftretender Stoßbelastungen durch entsprechende Sprunggelenks-, Knie- und Hüftgelenksaktivitäten. Durch die dazu nötigen Flexionen verliert der Pat. an Körpergröße. Diese Differenz muß von der maximal möglichen Wassertiefe abgezogen werden; ansonsten ist der Pat. in seinen Übungsfähigkeiten so stark redu-

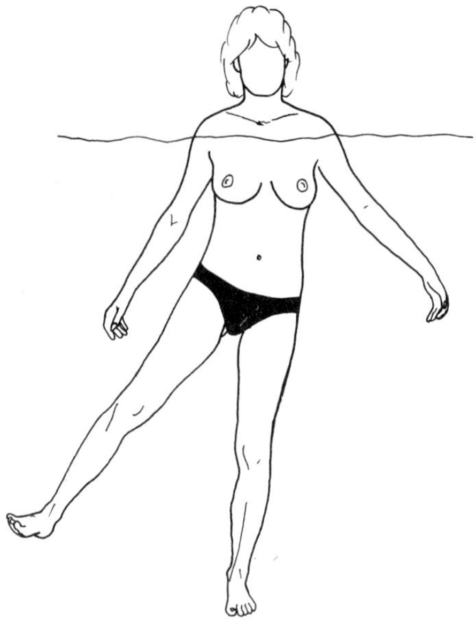

a

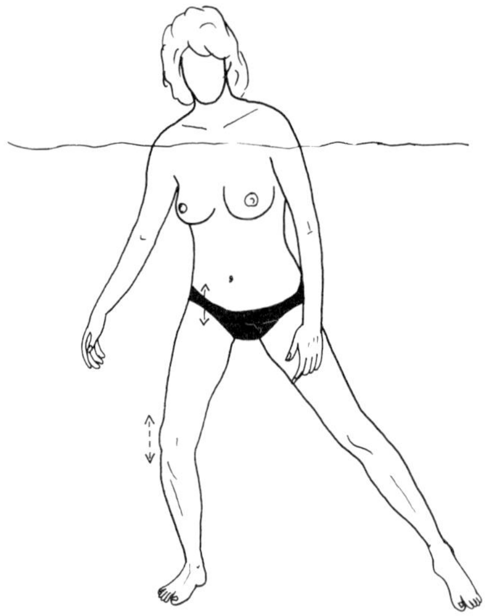

Abb. 286: Federndes Abfangen einer Fallbewegung

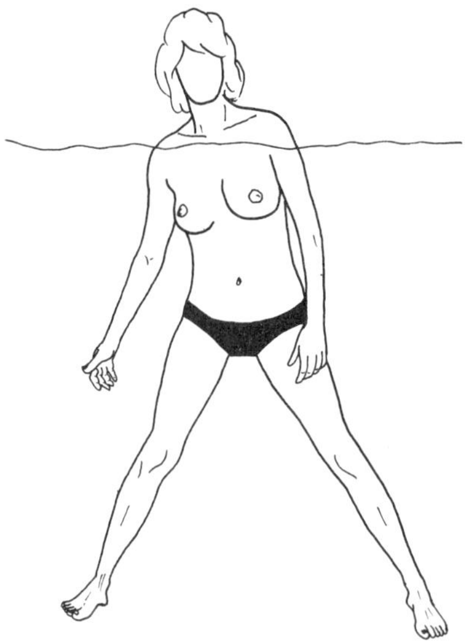

b

Abb. 285a–b: Abduktion eines Beines – Fall auf das abduzierte Bein

ziert, daß keine nennenswerten Erfolge mehr möglich sind.

Weitere Abfederungsmechanismen bestehen durch Wirbelsäulenflexionen. Diese werden bei den Übungen in der Regel nicht berücksichtigt. Die Einstellung der Wirbelsäule sollte der «Norm» entsprechen, also alle physiologischen Krümmungen sollten ausgeprägt sein. Nur dann kann die Wirbelsäule Stoßbelastungen abfangen, ohne durch zu große Biegespannungen belastet zu werden.

Bei allen Arten von Schutzschritten und Sprungbewegungen sollte der Kopf (also die Augen) die Bewegung führen, was bedeutet, daß Bewegungsrichtung und Blickrichtung identisch sind.

Nur in extremen Ausnahmefällen (z.B. bei Schutzschritten, ausgelöst durch «Verlieren des Bodens», wie z.B. auf einer völlig unerwartet auftretenden Glatteisfläche) ist der Kopf in seinen Bewegungen deutlich langsamer als der übrige Körper.

Die Pat. beobachten während des Übens aber

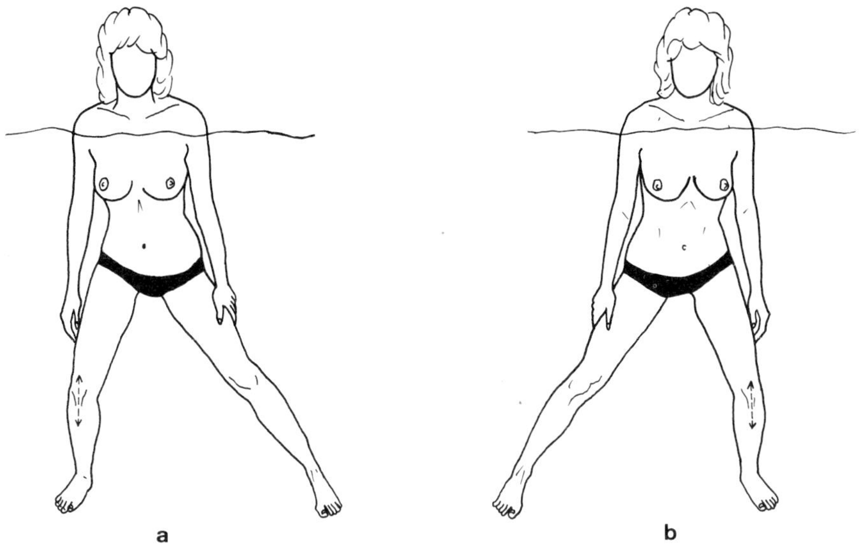

Abb. 287a–b: Federndes Gewichtverlagern von einem Bein zum anderen

den Gruppenleiter, der – außerhalb des Beckens – hoch über ihren Köpfen steht und die entsprechende Bewegung vormacht. Der Blickkontakt zum Therapeuten läßt erfahrungsgemäß auch während eines Sprunges nicht nach.

Die Pat. sollten darauf aufmerksam gemacht werden, daß sie ihren Kopf entsprechend einsetzen müssen. Gelingt es bei einer Gruppe nicht, so muß der Behandler zumindest entsprechende Standpunkte wählen (z. B. steht er in der rechten Ecke des Bades, wenn die Pat. einen Sprung nach rechts ausführen sollen).

(Zumindest in Einzelbehandlungen ist dies kein Problem. Es besteht auch die Möglichkeit, die Pat. zu entsprechenden Körperreaktionen zu zwingen, indem sie sich gegenseitig Bälle zuwerfen, die sie dann – wie ein Torwart – fangen müssen. Allerdings müssen dabei viele Limitationen gesetzt werden (z. B. Nicht umfallen! Keinen Schritt auf den Ball zumachen! etc.). Eine Verletzungsgefahr ist ausgeschlossen, wenn die Pat. mit Luftballons üben. Die Problematik solcher Gruppen besteht darin, daß sich die Pat. die Ballons «zu schön» zuwerfen, also immer in Augenhöhe in die Mitte des Körpers, was natürlich keine Sprünge nötig macht.)

1) Stand – ein Bein weit abgrätschen – auf dieses Bein fallen lassen. Die Pat. werden dabei keine Abfederungsmechanismen zeigen, sondern auf das gestreckte Bein fallen (Abb. 285a und b). Kurz vor der Gewichtsbelastung auf das abduzierte Bein werden die Pat. das Bein wieder adduzieren, um so die «Fallstrecke» zu reduzieren. Dies ist im Wasser nicht nötig. Der restliche «Stoß» (Auftrieb und Widerstand arbeiten ja stoßdämpfend) soll bewußt erfahren werden; er soll bei den nächsten Übungen nicht mehr auftreten.
2) Wie Übung 1, diesmal aber das «Körpergewicht» mit dem abduzierten Bein federnd abfangen (Abb. 286).

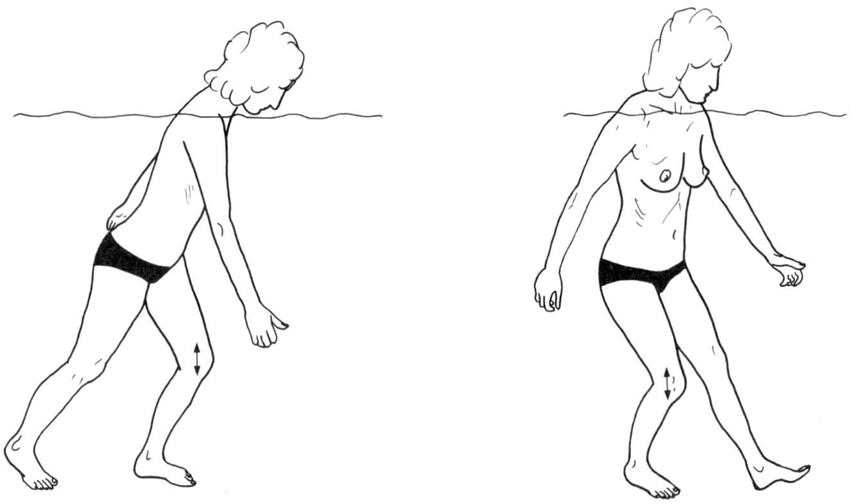

a b

Abb. 288a–b: Federnde Gewichtsverlagerung in der Sagittalebene

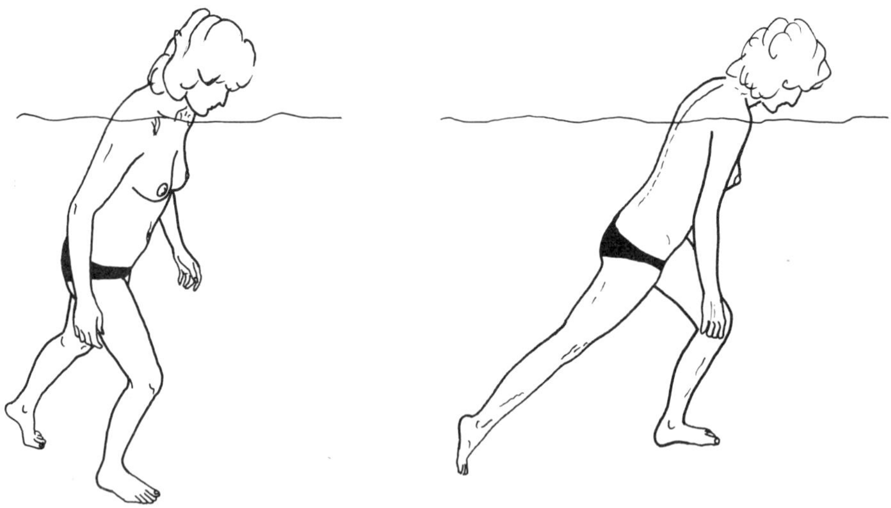

a b

Abb. 289a–b: Sprung nach vorn

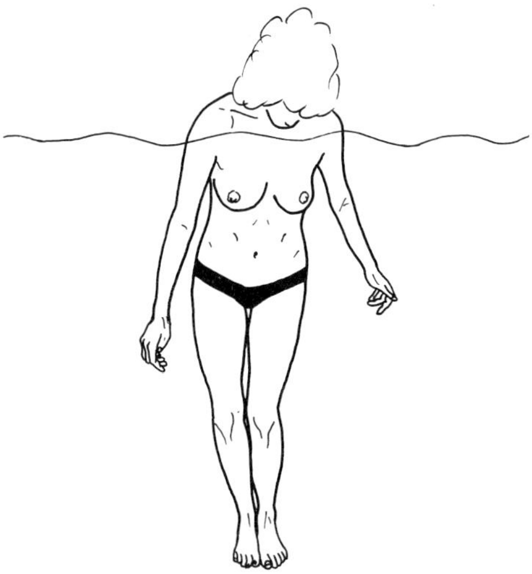

Abb. 290: Sprünge nach links und rechts

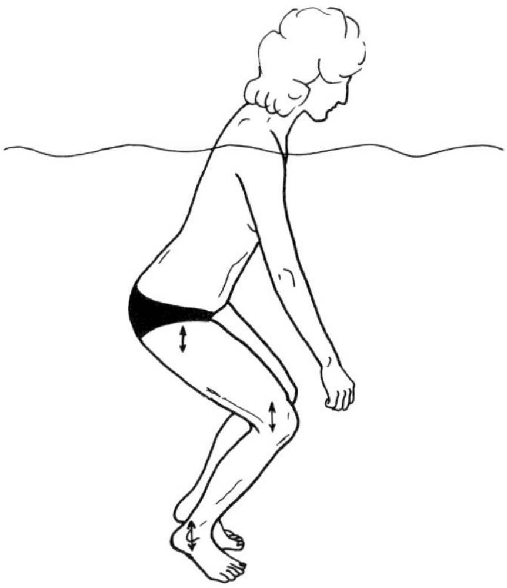

Abb. 291: Abfedern mit Sprung-, Hüft- und Kniegelenken

Dabei kann das neue Standbein durchaus in Außenrotation kommen. Das Kniegelenk bewegt sich über den ersten Mittelfußstrahl nach vorn. Innenrotationen und Valgisierungen sollten auf keinen Fall zugelassen werden.

3) Stand mit abduzierten Beinen – federndes Gewichtsverlagern von einem Bein auf das andere (Abb. 287a und b).
4) Wie Übung 3, diesmal jedoch mit leichten Sprüngen das Gewicht von einer Seite zur anderen verlagern. (An den Blickrichtungswechsel denken!)
5) Schrittstellung – federnde Gewichtsverlagerung auf das ventrale (Abb. 288a) und das dorsale Bein (Abb. 288b).
6) Wie Übung 5, die Gewichtsverlagerungen aber durch kleine Sprünge.
7) Schrittstellung – mit einem Bein soweit wie möglich nach vorn springen (Abb. 289a und b).
Die Auftrittsphase ist dabei – im Gegensatz zu den meisten obigen Übungen – nicht mit der Zehenspitze, sondern mit dem Calcaneus.
8) Mit beiden Beinen geschlossen nach vorn springen.
9) Mit beiden Beinen geschlossen nach links bzw. rechts hüpfen («wedeln») (Abb. 290).
10) Wie Übung 9, diesmal jedoch zwischen den Sprüngen keine Pause mehr einlegen, sondern rhythmisch hin- und herspringen («wedeln»). Dabei kann der Pat. das abfedernde Beugen der Gelenke gleich zum nächsten Sprung (Streckung) nutzen.
11) Zehenstand – Wippen durch Plantarflexion und Dorsalextension der oberen Sprunggelenke (dabei sollen die Fersen den Boden nicht mehr berühren).
12) Zusätzlich zur Übung 11 noch mit den Knie- und Hüftgelenken abfedern (Abb. 291).
13) Die Übung 12 zu immer höheren Sprüngen ausweiten.

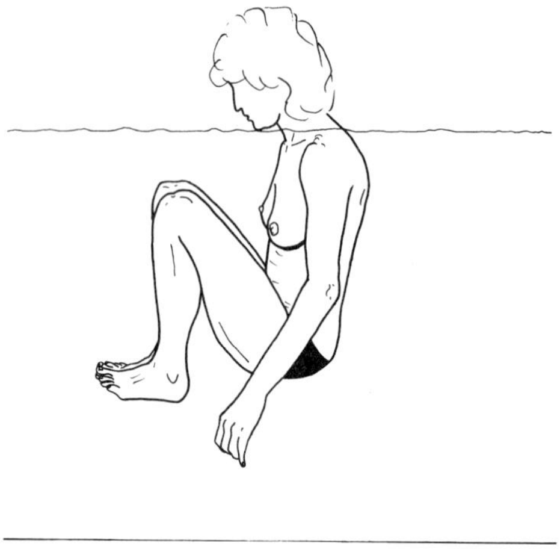

Abb. 292: «Schweben» im Wasser mit flektierten Knie- und Hüftgelenken

14) Wie Übung 13, diesmal während der Sprünge zusätzlich Drehungen um die Körperlängsachse versuchen.
14) Mit beiden Beinen gleichzeitig rückwärts springen.
15) Beide Knie Richtung Nase hochbringen – möglichst lange halten (Abb. 292).
16) Soweit es die Wassertiefe zuläßt, in die Hocke gehen. Mit verschiedenen Tempi nach vorn oder nach hinten hüpfen, ohne dabei die Beinstellung zu verändern.
17) Laufen auf der Stelle.
18) Vorwärts laufen.
19) Rückwärts laufen.
20) Stand – ventrale Verlagerung des ganzen Körpergewichtes (Abb. 293a). Kurz vor dem Umfallen mit einem Schritt vorwärts kompensieren (Abb. 293b).

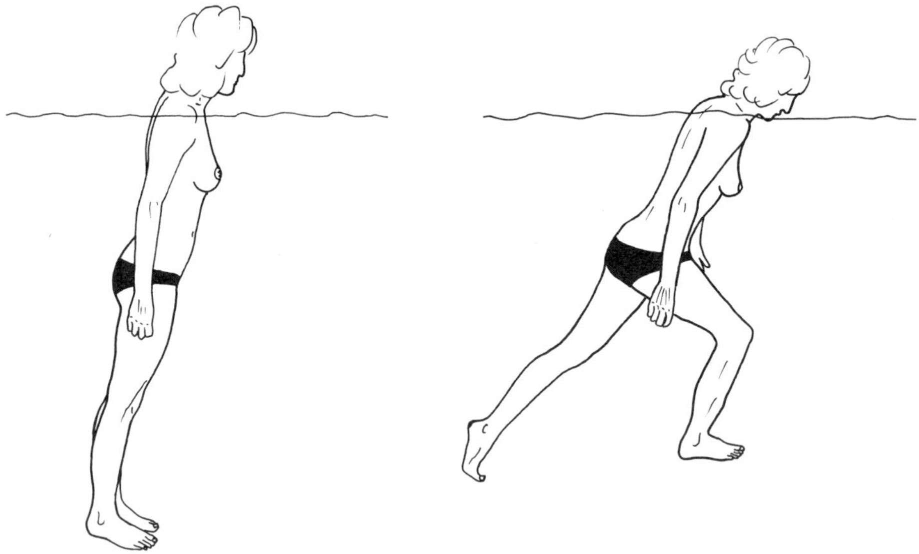

a b

Abb. 293a–b: Schutzschritt nach vorn (bedingt durch Ventralisation des Oberkörperschwerpunktes)

21) Wie 20, diesmal rückwärts.
22) Stand – Lateralisation des Körperschwerpunktes (Abb. 294a) – kurz vor dem Umfallen mit einem Grätschschritt kompensieren (Abb. 294b).

Da die eben beschriebenen Übungen das Herz-Kreislauf-System erheblich mehr belasten als die anderen Gruppen, müssen die Pat. diesbezüglich genauer selektiert und beobachtet werden (auch an Pausen denken). (Stark) kreislaufbelastende Gruppen können (und sollten) theoretisch (falls technisch durchführbar; so z.B. an «Kaltbadetagen») bei deutlich niedrigeren Wassertemperaturen durchgeführt werden.

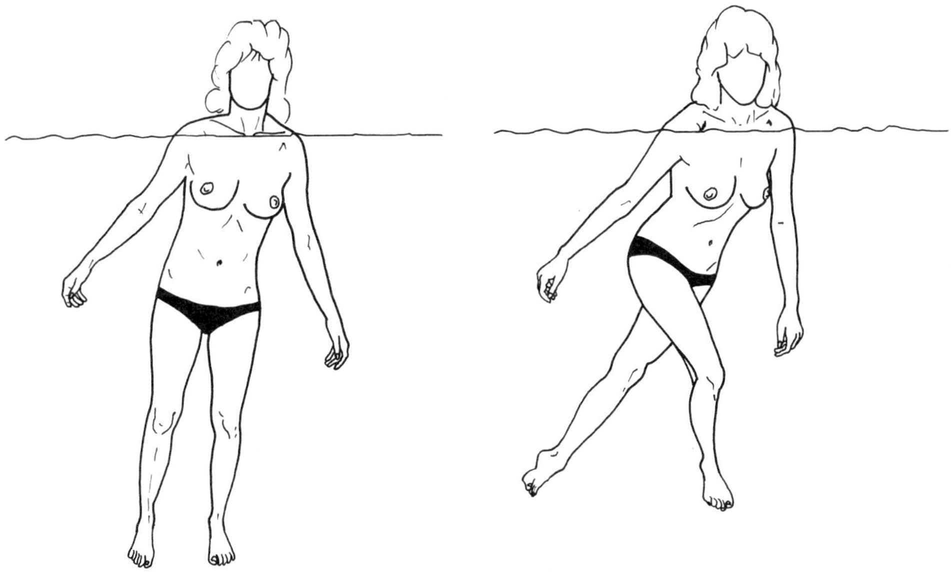

a b

Abb. 294a–b: Schutzschritt zur Seite (bedingt durch Lateralisation des Oberkörperschwerpunktes)

13 Übungen am Beckenrand

Übungen am Beckenrand durchzuführen ist bei Pat. wie bei Therapeuten gleichermaßen beliebt. Die senkrechten Wände des Therapiebeckens und der Beckenrand bieten viele Einsatzmöglichkeiten, so daß mit ihrer Hilfe eigentlich fast jede Körperregion zu behandeln ist. Allerdings setzt dies genaueste Kontrolle der Pat. voraus.

Nachstehend sind einige der üblichen Übungen aufgelistet, die meist am Beckenrand durchgeführt werden. Jede dieser Übungen ist sinnvoll und kann die Therapie unterstützen, wenn sie entsprechend indiziert ist. Für einen Einsatz dieser Übungen bei Gruppenbehandlungen sehen wir jedoch keine Möglichkeit, sofern es sich um die Wirbelsäule handelt. Es treten entweder erhebliche (intradiskale) Belastungen oder großwinkelige, unkontrollierbare Ausweichbewegungen auf, die nur in der Einzelbehandlung sinnvoll korrigiert werden können.

Eine häufig angewandte Ausgangsstellung ist das Einhängen der Arme am Beckenrand, wobei der Rücken des Pat. an der Wand lehnt («Radfahren» etc.). Zu dieser Ausgangsstellung kann keine allgemeine Aussage getroffen werden, denn die Beckenränder sind in den Bädern unterschiedlich konstruiert und bieten somit mehr oder weniger gute Möglichkeiten. Dennoch sei davor gewarnt, diese Ausgangsstellung bei Pat. mit Affektionen in den Bereichen HWS und Schulter- bzw. Ellenbogengelenken zu benutzen. Bei diesem Patientengut sind oftmals Verschlechterungen allein durch Halten der Stellung zu beobachten. Des weiteren muß darauf geachtet werden, daß durch die harten Beckenränder keine Druckstellen entstehen.

Bei Gruppenbehandlungen sehen wir Einsatzmöglichkeiten folgender Art:

- Der Beckenrand kann – ähnlich wie beim Ballett – als Halt benutzt werden. Dabei ist es nicht das Ziel, Gewicht abzunehmen, sondern nur die Balance etwas zu unterstützen.
- Durch Greifen am Beckenrand entsteht über den gestreckten Arm eine «Distanzstange», die zur Überprüfung der Ausweichbewegungen benutzt werden kann. Ein Beispiel: Ein Pat. steht rechtwinkelig zum Beckenrand und hält sich mit einer Hand fest. Das Ellenbogengelenk ist gestreckt. Solange er nun das Hüftgelenk (das nicht am Beckenrand steht) beübt (Adduktion, Abduktion, Rotation etc.) sollte sich an der «Distanzstange» nichts ändern (also weder mehr Zug, noch Druck, noch Ellenbogenflexion etc.).

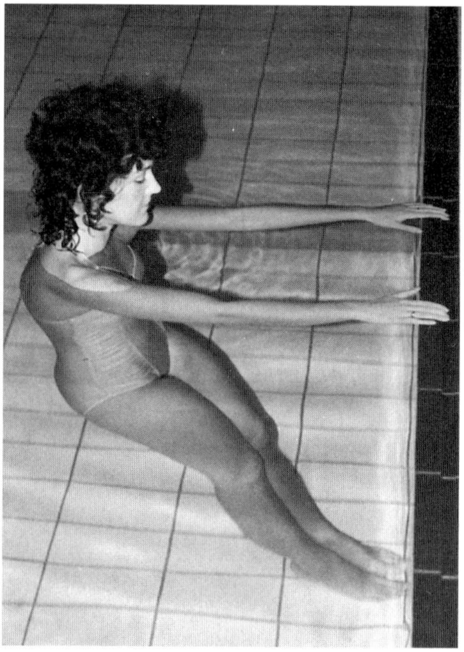

Abb. 295: Ausgangsstellung für Übungen am Beckenrand

- Durch Fixation des Armes am Beckenrand (über das Festhalten mit der Hand) können die oberen Extremitäten so beübt werden, daß der konkave Gelenkpartner (also die cavitas glenoid.) über dem konvexen bewegt und nicht wie üblich genau umgekehrt.
- Der konzentrischen Arbeit von Ellenbogenbeuger und -strecker kann starker Widerstand gegeben werden, ohne daß die ganze Gruppe mit Hilfsmitteln wie z.B. Schwimmbrettern oder Handflächenvergrößerern ausgerüstet werden muß.
- Unsichere Pat. erfahren zusätzliche Sicherheit, wenn sie sich festhalten können oder

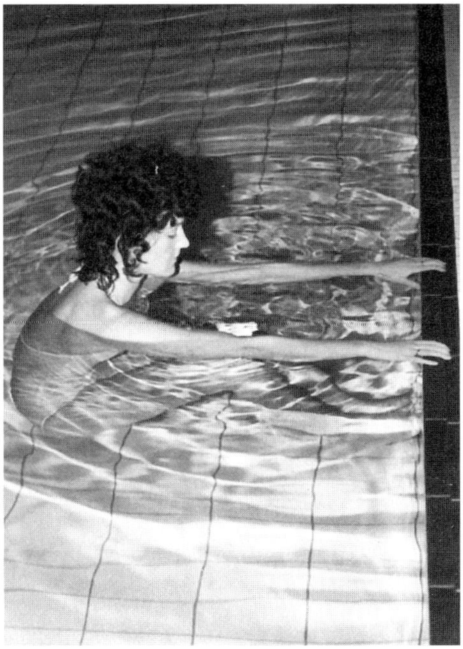

Abb. 296: Wirbelsäulenflexion

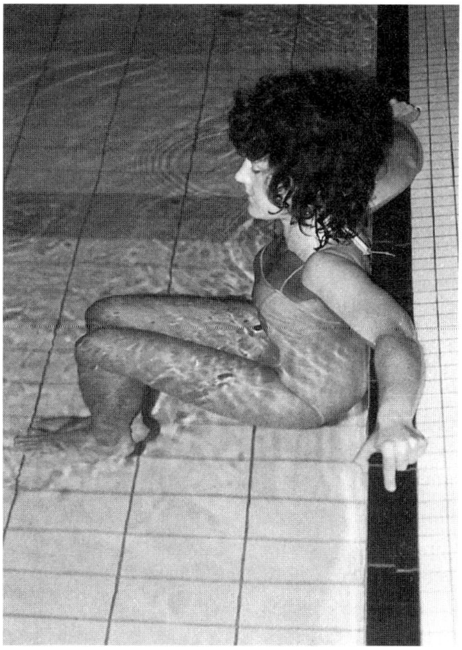

Abb. 297: Ausgangsstellung mit dem Rücken zur Beckenwand

den Beckenrand zumindest in greifbarer Nähe wissen.

– Die Wand des Beckens kann als Kontaktfläche für Bauch oder Rücken benutzt werden. Während verschiedener Übungen soll nun der Pat. diese Kontaktfläche weder verlieren, noch stärker oder schwächer spüren. So können Ausweichbewegungen entweder verhindert oder verdeutlicht werden.

Nun zu den allgemeinen Übungen:

1) Ausgangsstellung wie Abbildung 295, nur mit geradem Stand, also den Füßen unter den Schultern und nicht an der Beckenwand: Ellenbogengelenke schnell flektieren und extendieren.
2) Wie 1, diesmal jedoch einarmig.
3) Ausgangsstellung Abbildung 295. Armstellung bleibt unverändert. Die ges. Wirbelsäule beugen und strecken.
4) Rotation von Wirbelsäule und Hüftgelenken, ohne die Ausgangsstellung zu verlassen.
5) Lateralflexionen durch Auslenken des Beckens nach links bzw. rechts.
6) «Kombinationsbewegung» Beckenkreisen.
7) Max. Wirbelsäulenflexion durch «Hochkrabbeln» der Füße an der Wand (Abb. 296).
8) Ausgangsstellung Rücken zur Wand (Abb. 297): Die Knie Richtung Nase.
9) Lateralflexion der Wirbelsäule, indem die Oberschenkel ihre Stellung behalten und die Unterschenkel nach links bzw. rechts ausweichen.
10) Wirbelsäulenrotation durch Führen der Beine an die Wand.
11) Kreisförmige Bewegungen der Knie für die Hüftflexoren und Bauchmuskeln.

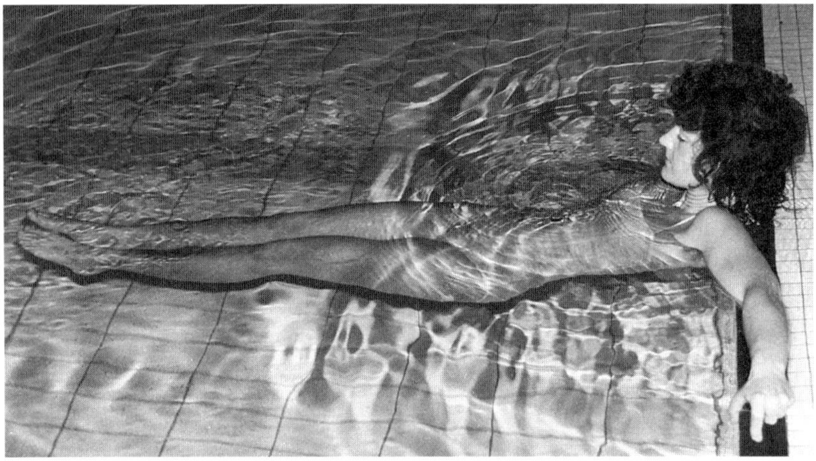

Abb. 298: Ausgangsstellung zum Beüben der Hüft- und Kniegelenke

12) Der Rücken wird von der Wand gelöst (Abb. 298). In dieser Ausgangsstellung können nun sämtliche Knie- und Hüftgelenksübungen durchgeführt werden, wie z.B. Flexion, Extension, Rotation, Ad- oder Abduktion. Natürlich ist auch das «Radfahren» (vorwärts wie rückwärts) möglich.

Diese Übungen können nicht ohne Pausen gemacht werden, da ansonsten die Schultergelenke und die Nackenmuskulatur überlastet werden. In den Pausen sollten die Pat. Gelegenheit bekommen, die entsprechende Muskulatur in anderen Winkelgraden und vor allem dynamisch zu belasten.

TEIL 4

Schwimmen und Gegenstromgymnastik

1 Überblick

Der vierte Teil befaßt sich mit dem Schwimmen und dem gezielten Verwenden des Gegenstromes als Widerstand gegen die Gymnastik.
Das Schwimmen kann mit seinem großen Spektrum sinnvoller Bewegungen, aber auch mit den Problemen, die es mit sich bringt nur oberflächlich abgehandelt werden. Dieser Abschnitt soll den Leser nur auf unterschiedliche Verwendungsmöglichkeiten des Schwimmens aufmerksam machen und in ihm ein Interesse wecken, das ihn dazu führt, sich umfassend und kritisch mit dieser Bewegungsmöglichkeit im Wasser auseinanderzusetzen.
Das Arbeiten mit der Gegenstromanlage soll die Bewegungstherapie im Wasser ausweiten und sie abwechslungsreicher gestalten. Aus diesem Grunde werden einige Übungen vorgeschlagen, die der kreativ denkende Therapeut selbständig erheblich erweitern kann.
Zum Schluß des vierten Teiles steht ein kleines Kapitel über die mögliche Verwendbarkeit von öffentlichen Hallenbädern für die Bewegungstherapie im Wasser. Dabei soll das öffentliche Bad nicht generell als Alternative zum (in die Praxis integrierten) Bewegungsbad angeboten werden. Vielmehr soll darauf hingewiesen werden, daß diese Institutionen nicht immer ungenützt bleiben müssen, denn namentlich beim alleinigen Üben des Patienten können sie durchaus hilfreich sein.

2 Das Schwimmen

Das Schwimmen gehört zur Bewegungstherapie im Wasser und muß deshalb an dieser Stelle auch angesprochen werden.
Die vielseitigen Möglichkeiten des Schwimmens und die sich daraus ergebenden Probleme sind jedoch so zahlreich, daß sie hier

nicht abgehandelt werden können. Deshalb empfehlen wir zum Thema Schwimmen das Studium entsprechender Fachliteratur.
Einige Anmerkungen, von denen wir glauben, daß sie für die tägliche Praxis von Bedeutung sein können, sollen jedoch angeführt werden:
Entgegen allgemeiner Auffassung, sind wir keineswegs der Meinung, daß die Verordnung «Schwimmen» sinnvoll ist, wenn keine weiteren Erklärungen abgegeben werden.
Immer wieder ist die Pauschalaussage zu hören, daß Schwimmen den Kreislauf belastet, daß die Gelenke – befreit vom (manchmal allzu großen) Körpergewicht – gut durchbewegt werden können, daß die Wirbelsäule entlastet wird und daß die Muskeln locker lassen können. *Dies alles kann, muß aber nicht eintreten!*
Mit Sicherheit ist der Durchschnittspatient kein guter Schwimmer. Die Schwimmfähigkeiten reichen in aller Regel gerade dazu, den Menschen deutlich über Wasser zu halten und ihn – mit relativ geringer Geschwindigkeit – vorwärts zu bewegen. «Wenn nicht anders verordnet», versucht er das durch Brustschwimmen.
Bei kritischer Betrachtung muß bei der Empfehlung zu schwimmen deshalb auch an nachfolgende Punkte gedacht werden.

2.1 Kreislaufbelastung

Selbstverständlich können im Wasser Kreislaufbelastungen trainiert werden. In der Regel jedoch bleibt die Kreislaufbelastung zu gering, da die Symptome der Belastung (Erhöhung von Pulsfrequenz, Atemfrequenz und Blutdruck) im Wasser oft noch unangenehmer und ängstlicher erlebt werden, als im Trockenen. Aus diesem Grund kommt es während einer kurzen Belastung meist nur zum Eingehen einer Sauerstoffschuld. Das Ausgleichen dieser Sauerstoffschuld geschieht dann in Ruhestellung am Beckenrand.
Dazu kommt, daß die meisten Menschen (die ja schon an Land nicht wissen, wie stark sie sich belasten sollen) im Wasser die Intensität ihrer Herz-Kreislauf-Belastung kaum abschätzen können.
Wenn also ein Pat. aus Gründen des Herz-Kreislauf-Trainings zum Schwimmen gehen soll, müssen ihm zumindest Eckwerte für die nötige Belastung (Schwimmstrecken in Relation zu einer Zeit) gegeben werden. Anderenfalls ist mit hoher Wahrscheinlichkeit damit zu rechnen, daß sich der Pat. über- oder unterbelastet.
Bei den Überlegungen zur Belastungsintensität müssen natürlich auch die Wassertemperaturen berücksichtigt werden.
Bei diversen Herz-Kreislaufproblemen (Hypertonie etc.) setzen sich immer mehr die Methoden milden Ausdauertrainings im Bereich des steady state durch. Dieses kann im Wasser durch Schwimmen gut erreicht werden. Allerdings ist dabei die Aufenthaltsdauer im Wasser relativ lange, so daß von dermatologischer und pulmologischer Seite keine Kontraindikationen bestehen dürfen.

2.2 Bewegungsausmaß

Bei den meisten Erwachsenen vergrößert sich das Bewegungsausmaß im Wasser nur unwesentlich, wenn sie ohne Anleitung Schwimmen gehen. Es ist erstaunlich zu beobachten, wie stark der Bewegungscharakter (vom schmerzhaften Ausweichen bis hin zur «steifen» Körperhaltung) ins Wasser übernommen wird. Bewegungsausmaße, die ohnehin im täglichen Leben erreicht werden, brauchen nicht im Wasser wiederholt zu werden.
An dieser Stelle möchten wir ein Beispiel anführen, das uns vor langem bei einer Gruppe im Wasser auffiel. Es zeigt, daß nicht nur die

Ausmaße einer Bewegung, sondern auch ihre Geschwindigkeit immer in der gleichen, indifferenten Größe bleibt, wenn nicht deutlich zu weiteren Leistungen aufgefordert wird. Seitdem haben wir sehr viele Wassergruppen auf dieses Kriterium hin beobachtet und sind (nahezu) immer zum gleichen Resultat gekommen:

Die Aufgabe bestand darin, eine bestimmte Armbewegung schneller und langsamer als üblich durchzuführen (um mehr oder weniger Widerstand zu erreichen). Nachdem uns die Unterschiede zwischen «schnell» und «langsam» zu gering erschienen, ließen wir die Gruppe extrem langsam («so daß sie sich schon fast darüber aufregen und sich dabei konzentrieren müssen», «so langsam, wie sie nur können» etc.) und sehr schnell («so schnell Sie können», «explodieren» etc.) arbeiten. Dennoch war «niemand» dabei, der seine physischen Möglichkeiten – sowohl beim langsamen, als auch beim schnellen Teil – auch nur annähernd ausnutzte. Im kleineren oder größeren Rahmen blieb es immer (wenn nicht sehr deutlich und wiederholt darauf hingewiesen wurde) eine Durchschnittsgeschwindigkeit.

Bei den angesprochenen Übungen bekamen die Pat. sowohl visuelle als auch verbale Anweisungen. Fallen diese Anweisungen weg – wie z.B. bei selbständigem Schwimmen – kann durchschnittlich nicht mit Leistungen gerechnet werden, die über dem Mittelmaß im Trockenen liegen.

Ein weiteres Problem ist die enorme Möglichkeit zu Ausweichbewegungen im Wasser; es hindert ja kein Gewicht und keine Reibung. Dadurch ist es sehr wahrscheinlich, daß Pat. z.B. hypermobile Wirbelsäulensegmente zu ihren Bewegungen benutzen und damit immer mehr hypermobilisieren, was sicher nicht Sinn einer Therapie sein kann. Die hypomobilen oder gar «blockierten» Segmente reagieren auf keinen Bewegungsreiz und bleiben steif.

Allgemein wagen wir die Behauptung, daß Menschen, die sich generell rhythmisch und koordiniert bewegen, dies auch im Wasser tun. Menschen, deren Bewegungen steif und «eingerostet» wirken, könnten zwar in aller Regel sich im Wasser rhythmischer und weiter bewegen, werden dies aber nur dann tun, wenn sie dazu angelernt werden.

2.3 Muskelentspannung

Daß sich «die» Muskeln (welche auch immer damit gemeint sein mögen) beim Schwimmen entspannen, erscheint uns unmöglich, es sei denn es handelt sich um Menschen, die «im Wasser zu Hause sind». Solch gute Schwimmer kommen äußerst selten als Patienten.

Gerade beim Brustschwimmen – und dies ist nun einmal der am weitaus häufigst angewandte Schwimmstil – wird jeder bemüht sein, den Kopf (u.U. auch noch die Schulter) über Wasser zu halten. Dabei kann er weder Arm-, noch Rumpf-, noch Beinmuskeln wirklich locker lassen.

So ist ja – namentlich im kühlen bis kalten Wasser – die Zunahme von Krämpfen im Bereich der distalen Extremitäten- und der Bauchmuskulatur bekannt. Dieses «Verkrampfen» resultiert nicht nur aus Unterkühlung und psychischen Belastungen (das Ufer ist zu weit entfernt etc.), sondern auch aus der Tatsache, daß im Wasser viele Muskeln – *selbst dann, wenn sie nicht gebraucht werden; also in passiven Bewegungsphasen* – eben nicht locker gelassen werden.

Ein Schwimmer kann sich in der Regel im Wasser nicht entspannen, da er keinerlei Unterstützungsfläche hat und extrem rotationslabil ist.

Er muß sich permanent bemühen, seine Atmungsorgane über Wasser zu halten. Ein Absinken von Armen und Beinen ist von der Zusammensetzung des Wassers und dem spez. Gewicht des Pat. abhängig. Geringste

Strömungen und Verwirbelungen zwingen ihn zu korrigierenden und stabilisierenden Muskelaktivitäten.
Dies alles kann therapeutisch nur dann genutzt werden, wenn klare Indikationen entsprechende Patienteninstruktionen zufolge haben.

2.4 Wirbelsäulenentlastung

Damit ist wahrscheinlich eine intradiskale Druckentlastung gemeint, die beim Treiben im Wasser zwar anzunehmen ist, aber beim Schwimmen erheblich durch die resultierenden Spannungen der oberflächlichen und authochtonen Rückenmuskeln sowie der ventralen Rumpfmuskulatur reduziert werden dürfte (siehe intradiskale Meßergebnisse bei den Discometrien von Nachemson). Zusätzlich zur axialen Belastung der Wirbelsäule – die rein nur in exakter Haltung auftritt – dürften beim Schwimmen in unphysiologischer Haltung auch Biegespannungen im ossären Bereich auftreten.
Soll eine reine Druckentlastung der Wirbelsäule erreicht und gehalten werden, so ist die Rückenlage im Trockenen das Mittel der Wahl.
Beim Brustschwimmen versucht der Schwimmer, eine möglichst horizontale Haltung einzunehmen, um somit dem Wasser weniger Fläche zu bieten und letztendlich leichter vorwärts zu kommen. So eine Stellung zeigt – grob schematisch – die Abbildung 299.
Dies bedingt zwangsläufig die bekannte Hyperlordosierung der LWS und der Kopfgelenke (bei manchen Pat. auch des cervicothorakalen Übergangs).
Heute wird – zu Recht – wieder vermehrt auf die Einhaltung einer physiologischen Lordose im LWS-Bereich geachtet. Allerdings sollte sie langsam und kontrolliert erarbeitet werden. Extreme Hyperlordosen bleiben jedoch als Fehlhaltung anerkannt. Des weiteren darf nicht vergessen werden, daß viele unserer Pat. eine LWS-Lordosierung ad hoc eben nicht vertragen. Eine Muskelrelaxation im Bereich der lumbalen Erectoren ist in kyphotischer Stellung leichter zu erreichen.
Die BWS wird beim Brustschwimmstil zumeist gestreckt, was in vielen Fällen die therapeutischen Bemühungen unterstützen kann.
Viele Pat. nehmen jedoch beim Schwimmen eine unphysiologische Stellung ein, die auf Dauer Beschwerden setzt.

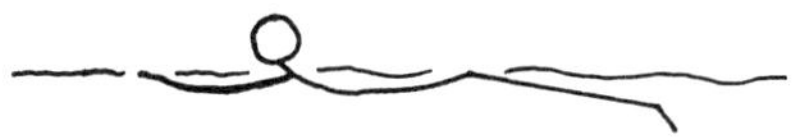

Abb. 299: Schematische Darstellung des Brustschwimmens

Das Schwimmen in Bauchlage ist also mit der Stellung eines Menschen zu vergleichen, der im Hohlkreuz steht und sich dabei ein Dekkengemälde betrachtet (und das womöglich 30 Minuten und länger).
Die Schwimmbewegungen ändern daran nichts!
Welche Krankheitsbilder damit verschlechtert werden können, braucht bestimmt nicht näher aufgezählt zu werden.
Selbstverständlich ist der Brustschwimmstil eines Sportschwimmers mit weit weniger Überstreckung der LWS belastet. In einigen Bewegungsphasen wird die HWS sogar gebeugt. Dieser Schwimmstil ist aber keinesfalls bei unseren Pat. zu erwarten!
Nachfolgend eine Fallbeschreibung, wie sie jeder, der viel mit der Bewegungstherapie im Wasser arbeitet, oft genug selbst erlebt haben wird, da sie typisch ist:

Eine Pat. klagt über Beschwerden im HWS-Nackenbereich. Kein nennenswerter Röntgenbefund, keine Blockierungen, keine neurologischen Befunde, kein vasculärer Befund. Wahrscheinliche Beschwerdenursache: Tendomyosen oder Tendoperiostosen im Nackenbereich und interscapulär wegen Fehlhaltungen im Beruf (u. U. proximal-crossed-syndrom).
Verordnung: Schwimmen (ohne physikalische oder medikamentöse Zusatzverordnung).
Nach fünf Tagen deutliche Verschlechterung der Beschwerden. Die Pat. will nun mit besonderem Eifer die Verspannungen bekämpfen und schwimmt bis zu drei (!) Stunden pro Tag (was ihr ein eigenes Schwimmbad ermöglicht). Nach drei Wochen sehr starke Schmerzen; jetzt auch im LWS-Bereich.
Absetzen der «Schwimmtherapie».
Nach einer Woche beschwerdearm. Keine anderen Behandlungen durchgeführt.
Umstellen auf einen anderen Schwimmstil (in diesem Falle Seitenschwimmen).
Keine weitere Verschlechterung.
Ähnliche Fallbeschreibungen könnten für die LWS abgegeben werden; aber auch für die Kniegelenke.
Die typische Beinbewegung beim Brustschwimmen bringt erhebliche Belastungen für mediale Band- und laterale meniskogene Strukturen. Dies gilt selbstverständlich auch dann, wenn der Pat. diese Bewegungen in Rückenlage durchführt.
Sollte ein Pat., dessen Krankheitsbild das Brustschwimmen in der eben beschriebenen Form kontraindiziert, keine Verschlechterung seiner Beschwerden bekommen, so liegt das meist daran, daß er (zum Glück) gar nicht «Brust» schwimmt. Er gehört wahrscheinlich zu der Gruppe Schwimmern, die in – mehr oder weniger – spitzen Winkeln zur Wasseroberfläche schwimmen. Die Abbildung 300a zeigt diese Schwimmöglichkeit auf.

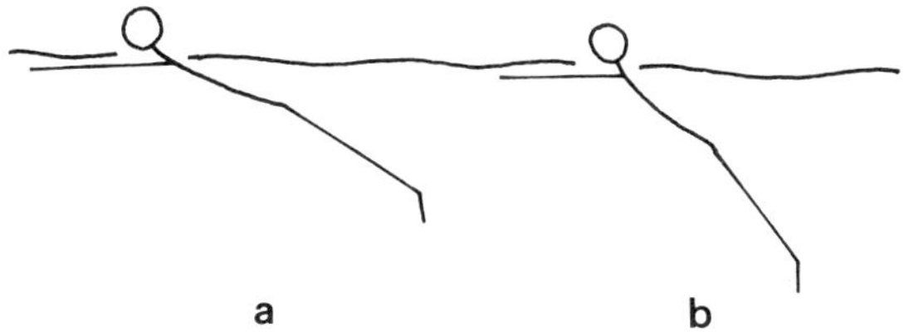

Abb. 300a–b: «Falsche» Körperlage beim Brustschwimmen

Diese Stellung belastet die Wirbelsäule natürlich nicht in dem Ausmaß, wie es das «wirkliche» Brustschwimmen tut. Aus sportlicher Sicht sind das aber Fehlhaltungen, die jeder Schwimmlehrer auszumerzen versucht. Außerdem sieht es nicht «schön» aus. Aus solchen Gründen versuchen immer wieder einige Schwimmer, ihr Gesäß aus der in Abbildung 300b gezeigten Ausgangsstellung durch ein «Hohlkreuz» nahe an die Wasseroberfläche zu bekommen. Dieses Verhalten hat dann für die Wirbelsäule wieder die gleichen Auswirkungen, wie oben bereits beschrieben.
Die immer wieder geforderte Alternative ist das Rückenschwimmen mit «Kraulschlägen» der Beine. Dabei wird die gesamte Wirbelsäule sinnvoll eingesetzt, Beine und Arme müssen arbeiten und die ventrale Rumpfmuskulatur wird (wenn auch mit den Armen

Kraulbewegungen durchgeführt werden) gedehnt, was im täglichen Leben äußerst selten vorkommt.

Das Eintauchen der Arme in maximaler Elevation, das die Brustmuskulatur dehnen sollte, führt natürlich auch zur Reklination der gesamten Wirbelsäule, sofern diese in allen ihren Abschnitten mobil ist. Bei Pat. mit relativ fixierter BWS wird die Armbewegung jedoch nahezu ausschließlich über eine LWS-Lordose substituiert, was vielen Pat. Beschwerden setzt.

Dies kann dadurch verhindert werden, daß die Arme nicht in maximaler Elevation, sondern – wie von Schwimmlehrern ohnehin gefordert – etwa mit 130 ° bis 140 ° Abduktion eingetaucht werden.

Eine Hyperextension im HWS-Bereich oder im Bereich des cervico-thorakalen Überganges sollte der Pat. ebenfalls verhindern.

Zweifelsfrei hat das Rückenschwimmen viele Vorteile und meist weniger Nachteile als das Schwimmen in Bauchlage. Aus diesem Grunde empfehlen wir es unseren Pat. und diese «versprechen» auch, ihren Schwimmstil dementsprechend zu ändern.

Bezüglich der Haltbarkeit dieses «Versprechens» sollten wir uns jedoch keine großen Illusionen machen.

Zunächst einmal widerspricht das Schwimmen auf dem Rücken der gewohnten Blick- und Bewegungsrichtung. So schwimmen z. B. fast alle landbewohnenden Säugetiere – falls überhaupt einmal – im «Brustschwimmstil», obgleich einige von ihnen physisch durchaus zum Rückenschwimmen fähig wären.

Da niemand ohne Hilfsmittel nach hinten sehen kann, erhöht sich die Unfallgefahr ganz ohne Zweifel und Gehirnerschütterungen beim Zusammenstoß zweier Schwimmer sind durchaus nicht selten.

Viele Menschen «können nicht» Rückenschwimmen. Die vielfältigen Argumentationen darüber (echter oder ausweichender Natur) kann sich jeder Therapeut täglich selbst anhören.

Als weiteres Argument gegen das Rückenschwimmen kommt hinzu, daß die Pat. bei extrem therapiefeindlicher Haltung der HWS während des Brustschwimmens die Chance haben, ihre Haare vor dem Wasser zu schützen. Beim Rückenschwimmen hingegen nie.

Aus all diesen Gründen drängt es sich auf, mit dem Pat. detailliert über das zu sprechen, was er allein im Wasser machen kann (siehe z. B. Teil 3), ihn zum selbständigen Üben zu motivieren, ihm das Schwimmen mit seinen positiven und negativen Eigenschaften zu erklären und – wenn nicht anders möglich – ihm lieber einmal von einer Schwimmstunde abzuraten, als ihn «verkrampft» arbeiten zu lassen, weil er (z. B. wegen einer Feier) die Haare nicht naßmachen darf. *Ihn einfach nur «zum Schwimmen» zu schicken, reicht nicht aus!*

Natürlich gibt es viele Schwimmstile, die in einige Behandlungsformen hervorragend integriert werden können. Außerdem macht Schwimmen (oftmals) Spaß und wo immer eine Gelegenheit gesehen wird, Spaß in die Therapie zu bringen, sollte sie genutzt werden.

Des weiteren ist ein Pat., der schwimmen kann, natürlich bei seinen selbständigen Übungen im Wasser gut geschützt und entsprechend sicher. Somit kann durchaus einmal erwogen werden, einem Nichtschwimmer als Therapie das Schwimmen beizubringen.

Aus diesem Grunde ist eingangs auf die entsprechende Fachliteratur verwiesen.

Schwimmen als *Therapie* einzusetzen ist jedoch nur dann sinnvoll möglich, wenn die entsprechenden Schwimmstile mit den Möglichkeiten der Pat. und den Therapiezielen abgestimmt werden können und wenn der Pat. – in Einzelbehandlungen – exakt instruiert wurde.

Zu diesem Zweck führen wir Videoanalysen der Schwimmstile der einzelnen Pat. durch. Sie werden einfach beim Schwimmen gefilmt (mehrere Pat. hintereinander). Die entstandenen Aufnahmen werden in Zeitlupe oder Einzelbildschaltung abgespielt und auf therapiefeindliche Bewegungssequenzen hin untersucht. Die Pat. sind dabei anwesend. Somit steigern wir die Motivation der Pat. zu entsprechenden Korrekturen. Durch diese Technik ist es gelungen, das Schwimmen als sinnvolle Ergänzung zur Therapie zu nutzen. Außer der Investition für die Aufnahmegeräte stellt das Verfahren keinen hohen Aufwand dar. Die Analysen sind schnell durchzuführen und die Ergebnisse sind gut.

Oftmals schickten wir die Pat. zum selbständigen Schwimmen, weil wir der Meinung waren, sie würden das lieber durchführen als selbständige Gymnastik. Der Hintergedanke war, daß Schwimmen stark motivierend wirken könnte und somit regelmäßig betrieben würde.

Dies stimmt jedoch nicht immer. Schon wiederholt stellten uns Pat. die Frage, ob sie nicht anstelle des Schwimmens (was vielen aus diversen Gründen nicht behagt) selbständig Übungen aus der Gruppengymnastik durchführen könnten.

Dies ist fast immer zu begrüßen, denn bei den meisten Krankheitsbildern, die unbeaufsichtigtes Üben in einem Bad gestatten, bringt die Gymnastik als «Hausaufgabe» mehr, als das nicht angeleitete Schwimmen.

Das eben erklärte Verfahren zur Reduzierung therapiewidrigen Verhaltens durch das Schwimmen gilt natürlich nur für Pat., die ohnehin Schwimmen können und dies zusätzlich zur Therapie weiterführen wollen. In diesen Fällen braucht der entsprechende Schwimmstil nur analysiert und (zumeist) in einem Einzeltermin korrigiert werden.

Spezielle Therapieverfahren, wie z.B. das schon erwähnte Schwimmtraining nach McMillan benötigen intensive Betreuung durch einen entsprechend ausgebildeten Krankengymnasten. Auch bei gezieltem Einsetzen des Schwimmens (wie z.B. dem Schwangerschaftsschwimmen) muß gezielter instruiert werden. Ein einmaliges Korrigieren des Stiles reicht hierfür nicht aus.

Zum Schluß dieses Kapitels möchten wir noch darauf hinweisen, daß viele Pat. zu glauben scheinen, der Aufenthalt im Wasser wäre an sich bereits heilsam und löse somit ihre physischen Probleme.

Dieser Irrtum (gemeint sind übliche Schwimmbäder mit aufgeheiztem Leitungswasser) sollte unbedingt entlarvt werden.

Immer wieder sind kleine Patientengruppen (von Pat., die eigentlich schwimmen wollten) zu sehen, die 15 und mehr Minuten in einer Ecke des Beckens stehen und sich unterhalten. Die negativen Folgen wurden bereits in Teil 1, Kapitel 4 beschrieben. Physisch positive Folgen eines solchen Verhaltens sind uns nicht bekannt. Solange sich die Pat. im Wasser aufhalten, sollten sie körperlich aktiv sein.

Die Kommunikation kann im Trockenen ebenfalls betrieben werden.

3 Die Gegenstromanlage

Gegenstromanlagen sind immer häufiger in Schwimm- und Behandlungsbädern anzutreffen.

Ursprünglich hatten sie den Sinn, kleinvolumige Becken auf «Schwimmgröße» zu erweitern. Dies wird dadurch erreicht, daß der

Badende gegen den Strom schwimmt, bis er zu dem Punkt kommt, an dem der Abtrieb durch den Strom gleich stark wie die vorwärtstreibende Kraft der Schwimmbewegungen ist. An dieser Stelle kann er nun «endlos» schwimmen, ohne Platz zu verbrauchen. So gesehen ist die Gegenstromanlage eine echte Bereicherung für alle Schwimm- und Bewegungsbecken.

Leider wird diese Einrichtung meist «zweckentfremdet» benutzt, nämlich als Massagegerät. Da die Strömungsgeschwindigkeit an der Düse oftmals zu hoch ist (für Massagen), kann es zu schmerzhaften Gewebsirritationen kommen. Dies ist vor allem dann der Fall, wenn bereits schwaches oder erkranktes Gewebe ausdauernd massiert wird. Dazu kommt es besonders häufig, wenn Pat. glauben, sie könnten damit Fettpolster am Bauch oder an den Oberschenkeln «wegmassieren». Weitere Gründe zu Selbstbehandlung sind die Versuche, damit verschiedene Teleangiektasien (gleich welcher Natur) oder gar erweiterte oberflächliche Venen (!) kosmetisch zu verbessern.

Besonders gefährlich werden diese Beinmassagen, wenn man den Badenden Schläuche gibt, die auf die Ausströmdüsen aufgesteckt werden können. Dadurch kann der Druckstrahl noch exakter an die Beine herangebracht werden, was ohne Verlängerungsschlauch technisch deutlich schwieriger ist.

Aber auch Schmerzen an Gelenken oder an der Wirbelsäule werden selbst «behandelt». Natürlich treten neben dem zu starken Massagedruckstrahl auch Beschwerden wegen mangelnder anatomischer Kenntnisse der «Masseure» auf.

Ein weiteres Problem liegt in den mangelnden Fixationsmöglichkeiten vor der Ausströmdüse. Die Pat. halten sich «krampfhaft» an den – meist zu beiden Seiten der Düse angebrachten – Handgriffen fest, was häufig zu Affektionen im Bereich der Schultergürtelgelenke führt.

Aktives Schwimmen gegen den Strom bringt zweifelsohne mehr Erfolg, als das unkontrollierte, passive Selbstmassieren.

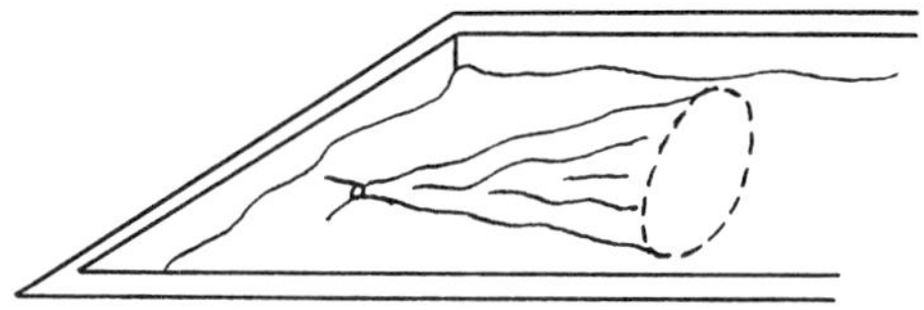

Abb. 301: Schematische Darstellung der Verteilung des Gegenstroms

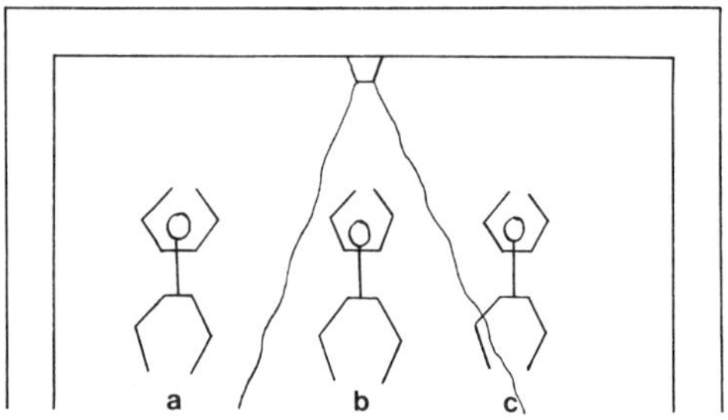

Abb. 302: Möglichkeiten, den Strom zu umschwimmen

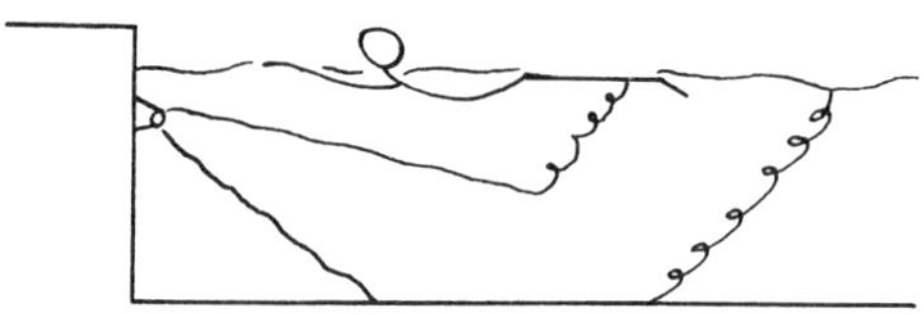

Abb. 303: Strömungsverlauf (schematisch) bei stark nach unten gerichteter Düse

Soll der Gegenstrom maximal genutzt werden, so muß der Pat. auch direkt dagegen anschwimmen. Der Strahl ist an der Düse noch relativ scharf gerichtet und verbreitert sich dann kegelförmig im Wasser (Abb. 301). Daraus folgt, daß der Gegenstrom leicht um-

schwommen werden kann. Dies versucht Abbildung 302 zu zeigen:
Der Schwimmer a «umschwimmt» den Gegenstrom links, der Schwimmer b auf der rechten Seite. Schwimmer c nutzt den Widerstand des Stromes optimal aus, da er in dessen Mitte schwimmt. Das «Umschwimmen des Stromes wird schwer bis unmöglich, wenn das Becken schmäler oder der Strom breiter ist als in Abbildung 302 schematisch aufgezeichnet. Dasselbe gilt auch für den Fall, daß die Ausströmdüse zu stark nach unten gerichtet ist (Abb. 303).
In diesem Falle kann der Pat. den Strahl überschwimmen, ja er hat in bestimmten Bereichen des Beckens sogar mit einem hydrodynamischen Auftrieb zu rechnen, der ihn zusätzlich nach oben drückt.
An der Verwellung der Wasseroberfläche können jedoch Umfang und Intensität des Strahles leicht ersehen werden.

3.1 Das Schwimmen gegen den Strom

Im wesentlichen können folgende Möglichkeiten genützt werden:

1) Gegen den Strom «ankämpfen», bis die Ausstrahldüse erreicht ist bzw. soweit wie möglich zu erreichen war. Dann zurücktreiben lassen und erneut beginnen.
2) Das gleiche in umgekehrter Richtung. Den Strom umschwimmen, vor die Austrittsdüse schwimmen und sich nur langsam zurücktreiben lassen.
3) Gegen den Strom schwimmen. An einer beliebigen Stelle stehen bleiben (natürlich nicht im wörtlichen Sinne) und dort nur noch so schnell weiter schwimmen, daß gerade noch der Abtrieb durch den Strom verhindert wird.
4) Bei nach unten gerichteter Ausströmdüse kann gegen den Strom getaucht werden.
5) Der Strahl der Gegenstromanlage kann in verschiedenen Winkeln und in unterschiedlicher Entfernung von der Düse gekreuzt werden. Dabei soll der Schwimmer möglichst wenig «vom Kurs abkommen».

All diese Schwimmübungen können natürlich mit jedem Schwimmstil ausgeführt werden, so z.B. auch rückwärts gegen den Strom.

6) Ruhig und relativ locker kann sich der Schwimmer – auf dem Rücken liegend – vom Strom durch das Becken treiben lassen.

Durch Hochstellen der Düse läßt sich «ein kleines Wellenbad» erzeugen.

3.2 Gymnastik gegen den Strom

Über das Schwimmen hinaus, kann die Gegenstromanlage gut für Einzelübungen des Pat. benutzt werden.
So kann z.B. die Gehschule gegen den Strom durchgeführt werden. Dabei treten natürlich wieder unphysiologische Gangpattern auf, da der komplette Ablauf aktiv gegen Widerstand geschehen muß. Somit kann das normale Gehen nicht geübt werden, dafür ist diese Technik aber gut geeignet, Pat. mit relativ gutem Gangbild weitere Sicherheit zu vermitteln. Die komplexen Bewegungsabläufe beim Ziehen oder Schieben von Gegenständen sind – einschließlich Wirbelsäulenstabilisation – gut zu simulieren.
Pat., die während des Gehens zuwenig Vorlage zeigen, verlieren diesen Fehler schnell beim Arbeiten gegen den Strom. Sie dürfen allerdings nicht mit dem Rücken zum Strahl üben.
Autostabilisationen der Wirbelsäule sind – normalkräftige Beinmuskulatur vorausgesetzt – eine weitere Domäne der Gegenstromgymnastik. Durch «einfaches» Stehen im Strom (Düse ventral oder dorsal vom Körper) kann die Stabilisation in der Sagittalebene durch Stehen lateral zur Düse die Stabili-

sation in der Frontalebene geschult werden. In beiden Richtungen sollte allerdings das gegen den Strom Lehnen verhindert werden. Hält ein Pat. seinen abduzierten Arm in den Strom, so stabilisiert er in der Transversalebene.

Durch Kombination der Ausgangsstellungen und durch Einnehmen diverser Zwischenstellungen können alle Ebenen gleichzeitig stabilisiert werden.

Selbstverständlich kommt es dabei auch zur Kräftigung der Beinmuskulatur.

Die intermuskuläre Koordination ist durch solche Übungen erheblich zu verbessern.

Selektive Muskelkräftigung ist gegen den Strom ebenfalls möglich. Sie kann statisch oder dynamisch, exzentrisch oder konzentrisch ausgeführt werden. Der Pat. dosiert den Widerstand durch die Entfernung von der Ausströmdüse.

Bei Kräftigung der Armmuskeln oder beim Stabilisieren der Wirbelsäule über Widerstand an den Armen können zusätzlich Handflächenvergrößerer benutzt werden.

Bei allen Übungen kann der Therapeut mit ins Wasser gehen und dem Pat. Hilfestellungen geben und ihn entsprechend einstellen, bzw. korrigieren.

Der Pat. kann aber auch allein gegen den Strom arbeiten (so z. B. in einem öffentlichen Hallenbad als «Hausaufgabe»). Sollen Pat. allein üben, so müssen die Übungen zuvor in entsprechender Einzelgymnastik so lange vorgeübt werden, bis der Pat. keine Ausweichbewegungen mehr zeigt.

Bei den Markierungsvorschlägen zeigen wir auch eine Merklinie für Ausgangsstellungen an der Gegenstromanlage. Darauf können dem Patienten exakte Positionen angewiesen werden (auch zum alleinigen Üben, falls er das Becken benutzen kann).

Wenn ein – mit ins Wasser gehender – Therapeut ein äußerst gutes Standvermögen besitzt und ohne die geringsten Probleme überall gegen den Strom gehen und stehen kann, ist es möglich, furchtlose Nichtschwimmer gegen die Anlage gehen zu lassen (Rettungskragen!). Dies kann aus psychologischen Gründen manchmal sehr vorteilhaft sein.

Für Pat., die – allein und ohne Aufsicht – gegen oder mit dem Strom üben wollen, ist jedoch die Fähigkeit selbständig und ohne jede Hilfsmittel schwimmen zu können, eine unabdingbare Voraussetzung!

Nahezu jede Gymnastik, die im Wasser ausgeführt wird, kann auch gegen oder mit dem Strom arbeiten. Die folgenden Übungen sind nur eine Auswahl und sollen als Anregung dienen.

1) Stand: Strom von ventral gegen den Körper gerichtet (Abb. 304). Der Pat. soll sich nicht gegen den Strom lehnen und auch keine Schwimmbewegungen mit den Armen als Kompensation benutzen. Es kommt zu einer deutlichen Stabilisationsarbeit in der Sagittalebene. Die Dosierung des Widerstandes erfolgt über Änderungen des Abstandes Standort des Pat. – Düse.
2) Wie 1, diesmal jedoch mit flektierten Hüft- und Kniegelenken (Abb. 305). Dadurch wird der Pat. erheblich standstabiler und reaktionsfähiger. Er kann die unkontrolliert auftretenden hydrodynamischen Wirkungen des Strahles besser kompensieren. Bei gleicher Strömungskraft kann der Pat. nun näher an die Düse herantreten als in der Ausgangsstellung von Übung 1.
3) Wie 1, diesmal mit dem Rücken zum Strom.
4) Wie 2, diesmal mit dem Rücken zum Strom.

Eine Steigerung für die Übungen 1 bis 4 ist folgendes Vorgehen:

Der Pat. steht mit etwa 90° erhobenen Armen (S. 90°). Nun bringt er beide gestreckten Arme langsam in die horizontale Abduktion (Endstellung = F 90°).

Wenn die Pat. vom Stand mit gestreckten Beinen in den Stand mit leicht flektierten Hüft- und Knieglenken wechseln, merken sie

(Stabilisation der WS immer vorausgesetzt) eine deutliche Steigerung ihrer Stabilität und ihres Reaktionsvermögens. Dies ist eine gute Situation, um sie zum Einsatz der Beine bei Alltagsaktivitäten zu motivieren.

5) Stand: Strom von lateral gegen den Körper gerichtet. Die Stabilisation erfolgt in der Frontalebene (Abb. 306).
6) Aus der Ausgangsstellung der Übung 6 langsam einen Arm aus der NN-Stellung

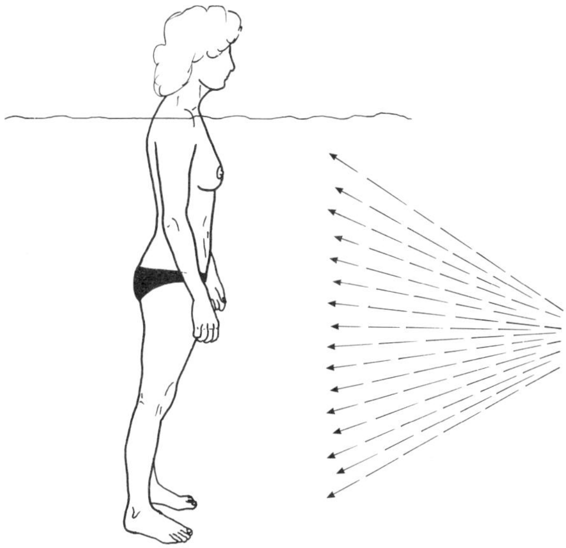

Abb. 304: Stand, Strom von ventral gegen den Körper gerichtet

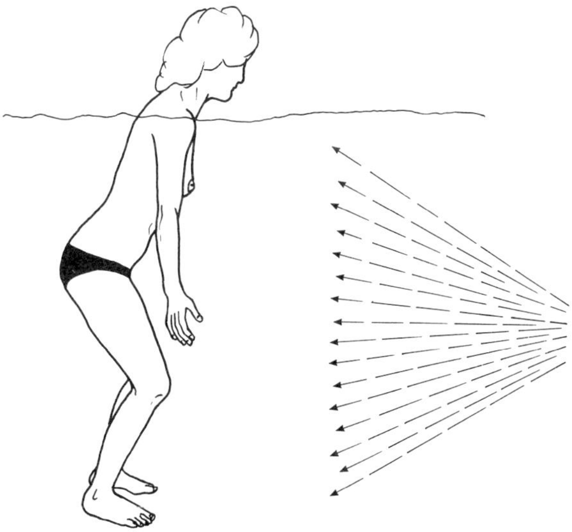

Abb. 305: Stand mit flektierten Knie- und Hüftgelenken zur Autostabilisation der Wirbelsäule

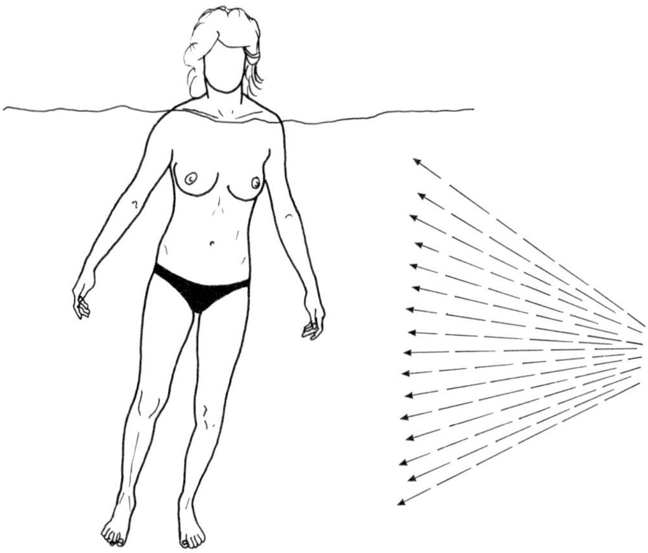

Abb. 306: Stand, Strom von lateral gegen den Körper gerichtet (Stabilisationsanforderung in der Frontalebene)

in die Stellung S 90° bewegen. Die Stabilisation erfolgt nun zusätzlich in der Transversalebene.

7) Stand neben (oder in) dem Strom. Strom trifft von ventral auf den Körper. Einen Arm in F 90° in den Strom halten (Stabilisation in der Transversalebene).
8) Stand: langsam auf der Stelle um 360° drehen. Dabei verschiedene Winkel zum Strom halten (Steigerung: mit abgespreizten Armen).
9) Einbeinstand im Strom.
10) Zehenstand, Fersenstand, Einbeinzehenstand im Strom.

Die Übungen 9 und 10 sollten nicht nur als «Spielerei» angesehen werden. Sie bieten hervorragende Möglichkeiten, den Pat. – dom. im Bereich der unteren Extremitäten – zu koordinieren und somit einen wirksamen Gelenkschutz aufzubauen. Ein solches Training ist auch für alle Sportarten sinnvoll, bei denen Bodenunebenheiten ausgeglichen werden müssen, oder bei denen im Einbeinstand hohe Stabilität verlangt wird (wie z. B. einige Kampfsportarten). Der Strom sollte dabei im Wechsel von ventral, von dorsal und von lateral auf den Körper treffen.

Wesentlich bei diesen Übungen ist die Schulung der Koordination und nicht die Kräftigung, folglich sollte in großem Abstand zur Düse gearbeitet werden. Bei zu geringer Distanz sind die Pat. überlastet, reagieren mit extremen Schwerpunktverlagerungen und schulen somit mehr falsche als richtige Pattern ein.

11) Soweit wie möglich gegen den Strom angehen – Arme gegenläufig mitarbeiten lassen.
12) Wie 1, diesmal jedoch mit hinter dem Rücken verschränkten Händen.
13) Rückwärts gegen den Strom gehen.
14) Seitlich gegen den Strom gehen.

Die Übungen 11 bis 14 können natürlich auch umgekehrt durchgeführt werden. Dazu umgeht der Pat. den Strahl, «steigt» neben der Düse «ein» und läßt sich nun vom Strahl langsam abdrücken. Der Pat. arbeitet sich also nicht mehr gegen den Strahl vor, sondern bremst die Abdrift, die er durch den Strahl erfährt.

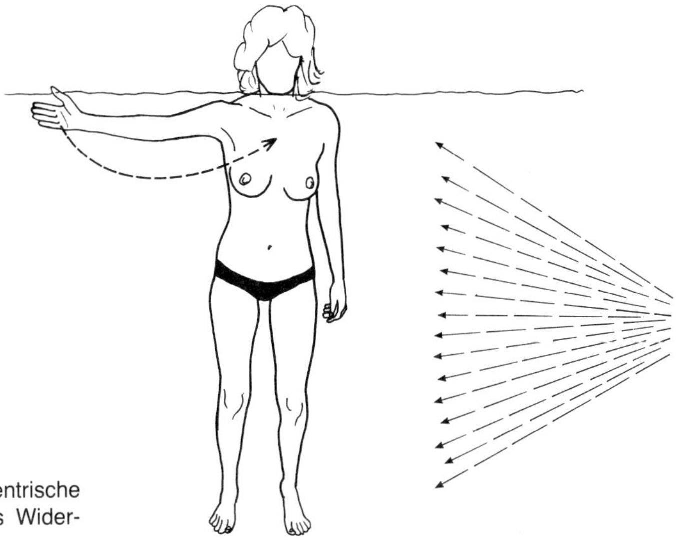

Abb. 307: Beispiel für konzentrische Arbeit gegen den Strom als Widerstand

15) Im Laufschritt gegen den Strom auf der Stelle treten (Strom von ventral gegen den Pat.).
16) Wie Übung 15, nun aber versuchen, näher an die Düse heranzulaufen.
17) Wie 15, diesmal jedoch Strom von dorsal.
18) Langsam von der Düse weglaufen (mit geringerer Geschwindigkeit als der Schub der Strömung ausmacht).
19) Stand im Strom: mit geschlossenen Beinen gegen den Strom hüpfen.
20) Wie 19, diesmal rückwärts gegen den Strom.
21) Das Therapiebecken gehend queren – dabei durch den Strom gehen – möglichst wenig vom Kurs abkommen.

Diese Übungsmöglichkeiten können beliebig erweitert werden.

Die Gegenstromanlage bietet nahezu die einzige Möglichkeit für einen Pat. im Wasser (ohne Therapeut) exzentrische Muskelarbeit zu leisten. Dazu arbeitet er nicht gegen den Strom, sondern läßt sich vom Strom nur langsam wegschieben. Auch ein fließender Wechsel von konzentrischer und exzentrischer Arbeit derselben Muskelgruppe ist möglich.

Beispiel: Abbildung 307 zeigt den Pat. bei konzentrischer Arbeit gegen den Strom. Der Rückweg aus der Endstellung ist exzentrische Arbeit, sofern der Arm langsamer als die Strömungsgeschwindigkeit wieder zurückgeführt wird.

Exzentrische Muskelarbeit kommt im Alltag häufig vor und sollte bei keinem Rehabilitationsplan für die Muskeln vergessen werden, deren physiologische Belastung in der Regel exzentrisch ist.

4 Öffentliche Hallenbäder für die Bewegungstherapie im Wasser?

Die Versorgung der Öffentlichkeit mit Hallenschwimmbädern ist in Deutschland gut bis sehr gut. Deshalb drängt sich die Frage auf, ob dieses große Potential an bereits bestehenden Badeeinrichtungen nicht – zumindest vereinzelt – für die Bewegungstherapie im Wasser genutzt werden kann.
Die verwaltungs-, versicherungs- und abrechnungstechnischen Fragen sind in den Einzelfällen äußerst unterschiedlich und gehören auch nicht zum Thema dieses Buches.
Grundsätzlich sprechen zwei Dinge stark gegen die Verwendung von öffentlichen Hallenbädern zur Bewegungstherapie im Wasser:

1) *Physische Bedenken:* Sie resultieren aus der Tatsache, daß die Wassertemperaturen der meisten öffentlichen Schwimmbäder für eine Therapie (in unserem Sinne, nicht zum Kreislauf- oder Abhärtungstraining) deutlich zu niedrig sind.
2) *Psychische Bedenken:* Sie sind vielseitig und reichen von der Frage, ob ein öffentliches Bad als «Behandlungsort» anerkannt wird (vom Pat.), bis zu dem Problem, daß sich die Pat. beobachtet und «zur Schau gestellt» fühlen können.

ad 1):
Sicherlich ist die Wassertemperatur in öffentlichen Bädern (gemeint sind selbstverständlich nicht öffentliche Thermen etc.) für viele Pat. zu niedrig. Möglicherweise reicht aber die Erhöhung an Warmbadetagen bereits aus, um dieses Patientengut zu behandeln. Wenn nicht, ist es sinnvoller, auf die Bewegungstherapie im Wasser zu verzichten.
In einigen Fällen muß einfach getestet werden, bei welchen Temperaturen die Therapie noch sinnvoll durchzuführen ist, denn, wie im Teil 1, Kapitel 3 bereits beschrieben, hängt die individuelle Toleranz gegenüber diversen Wassertemperaturen erheblich von den physischen Konstitutionen ab. Generell muß die Forderung nach «optimalen» Wassertemperaturen aufrechterhalten werden. In speziellen Einzelfällen jedoch kann es im Interesse des Pat. sinnvoller sein, einmal im öffentlichen Bad behandelt zu werden, als überhaupt keine Bewegungstherapie im Wasser durchzuführen (z.B. weil der Therapeut über kein eigenes Becken verfügt).
Selbstverständlich sind aktive Gruppen im Wasser bei «niedrigen» Temperaturen eher durchzuführen als passive Einzelbehandlungen.

ad 2):
Die Überlegung, ob ein öffentliches Schwimmbad als Behandlungsort anerkannt wird oder nicht, ist sicherlich richtig. Diese «Anerkennung» hängt aber wesentlich vom Auftreten des Therapeuten ab und ist somit relativ leicht zu beeinflussen. Behandlungen mit speziellen – im Becken montierten – Geräten sind im Schwimmbad natürlich nicht möglich. Deutlich schwieriger zu beantworten ist die Frage, ob sich die Pat. während der Behandlung im öffentlichen Bad (das ja deshalb nicht geschlossen wird und jedem zugänglich ist) beobachtet fühlen. Theoretisch könnte die Frage sogar bis zu einer Diskussion über die Schweigepflicht erweitert werden (wie z.B. bei jeder Gruppenbehandlung).

Selbstverständlich müssen zwei Grundvoraussetzungen für die Behandlung gegeben sein:

a) Der Pat. muß mit der Behandlung einverstanden sein.
b) Der Pat. muß darüber informiert werden, daß die Behandlung in einem öffentlichen Hallenbad erfolgt (möglicherweise muß er sogar über das durchschnittliche Besucherpublikum informiert werden; so z.B. wenn in Zeiten behandelt wird, während derer in einem Nebenbek-

ken Kinder lärmend ihren Sportunterricht ausführen).

Grundsätzlich bieten Einzelbehandlungen (öffentlich) erhebliche Probleme, die in jedem Fall individuell betrachtet werden müssen.

Da uns ein Jahr lang kein eigenes Bewegungsbad zur Verfügung stand, mußten wir während dieser Zeit auf öffentliche Schwimmbäder ausweichen. Dabei war die Gruppengymnastik problemlos durchzuführen. Einzelübungen gaben wir bald wieder auf. Das mag eine übervorsichtige Handlung gewesen sein, aber wir konnten in einzelnen Fällen nicht entscheiden, ob der Pat. die Bewegungstherapie im öffentlichen Hallenbad wirklich psychisch problemlos fand, oder seine Probleme nur deshalb verschwieg, weil er uns gegenüber nicht «undankbar» sein wollte.

Die optimalen Zeiten für die Gruppentherapie können meist mit dem örtlichen Schwimmeister besprochen werden. Er kennt die Frequentierung «seines» Bades am besten.

Die Wassertiefe ist kein Problem. Entweder haben die normalen Becken bereits eine «richtige» Tiefe, oder die Sprungbecken werden benutzt. In ihnen ist die Wassertiefe meist auf unterschiedliche Werte einstellbar.

Eine wesentliche Rolle können die öffentlichen Schwimmbäder bei den «Hausaufgaben» der Pat. spielen. Falls die Wassertemperaturen toleriert werden, können die Pat. häufig selbständig in den Bädern üben, was in den Therapiebecken der Praxen und Kliniken meist nicht möglich ist.

Viele Pat., die zur Trockengymnastik kommen, erzählen daß sie regelmäßig Schwimmen gehen. Ihnen kann natürlich ebenfalls die eine oder andere Übung im Wasser angeraten werden. Diese Gymnastik können sie dann in ihre Schwimmzeiten einbauen.

Literaturhinweise

Brügger, A.: Die Erkrankungen des Bewegungsapparates und seines Nervensystems. 2. Auflage. Gustav Fischer Verlag 1980.

Dietz, V. und Böhm, B.: Lehrbuch der Krankengymnastik in vier Bänden. Herausgegeben von K. Lindemann, H. Teirich-Leube, W. Heiperz. Band 1, 3. Auflage. Georg Thieme Verlag 1968.

Faller, A.: Der Körper des Menschen. 5. Auflage. Georg Thieme Verlag 1972.

Frisch, H.: Programmierte Untersuchung des Bewegungsapparates. Springer Verlag 1983.

Gillmann, H.: Physikalische Therapie – Grundlagen und Wirkungsweisen. 3. Auflage. dtv und Thieme Verlag 1972.

Kaiser, J.: Kneipp'sche Hydrotherapie. Allgemeine und spezielle Balneotherapie. 3. Auflage. Sanitas Verlag 1973.

Klepzig, H.: Herz- und Gefäßerkrankungen. 3. Auflage. Georg Thieme Verlag 1972.

Lewit, K.: Manuelle Medizin im Rahmen der medizinischen Rehabilitation. 4. Auflage. Urban & Schwarzenberg 1984.

Menger, W.: Praxis der Balneotherapie. Optimale Wassertemperaturen und zuträgliche Badedauer. 2. Fassung 1978 in: mobil 3/80.

Thorwald, J.: Das Jahrhundert der Detektive. Band 2. 7. Auflage. Knaur Verlag 1976.

Wolff, H.-D.: Neurophysiologische Aspekte der manuellen Medizin. Springer Verlag 1983.

Register

PHYSIOTHERAPIE

Peters
Bewegungsanalysen und Bewegungstherapie im Säuglings- und Kleinkindalter
4. A. 1988. 154 S., 228 Abb., DM 34,–
(Mengenpreis ab 20 Expl. je DM 29,50)

Kendall/Kendall McCreary
Muskeln – Funktionen und Test
2. A. 1988. 262 S., 325 Abb., DM 88,–
(Mengenpreis ab 20 Expl. je DM 79,–)

Weber/Hirsch
Krankengymnastik bei idiopathischer Skoliose
1986. 172 S., 163 Abb., DM 48,–

Bimler
Bewegungsschienen zur frühfunktionellen Behandlung der unteren Extremität
2. A. 1987. 171 S., 329 Abb., DM 129,–

Klinkmann-Eggers
Grifftechnik in der krankengymnastischen Behandlung
3. A. 1985. 102 S., 99 Abb., Ringheftung
DM 38,–

Sachse
Manuelle Untersuchung und Mobilisationsbehandlung der Extremitätengelenke
4. A. 1987. 198 S., 103 Abb., DM 26,–

Brattström
Gelenkschutz und Rehabilitation bei chronischer Polyarthritis
1984. 254 S., DM 48,–

Földi/Földi
Das Lymphödem
3. A. 1987. 261 S., 90 Abb., DM 18,80

Kohlrausch
Rheuma-Gymnastik
4. A. 1987. 80 S., 163 Abb., Ringheftung
DM 14,80

Preisänderungen vorbehalten

GUSTAV SEMPER BONIS ARTIBUS FISCHER
STUTTGART NEW YORK

PHYSIOTHERAPIE

Kucera
Krankengymnastische Übungen mit und ohne Gerät
5. A. 1988. 334 S., 2192 Übungen auf 306 Bildtafeln, Ringheftung DM 32,-

Kucera
Gruppengymnastik
3. A. 1986. 87 S., 269 Übungsabb., Ringheftung DM 19,80

Kucera
Gymnastik mit dem Hüpfball
3. A. 1986. 72 S., 270 Übungsbilder, Ringheftung DM 12,80

Beyschlag
Altengymnastik und kleine Spiele
2. A. 1987. 164 S., 52 Abb., DM 24,-

Zuhrt
Stundenbilder
1984. 70 S., 50 Abb., Ringheftung DM 28,-

Kohlrausch/Teirich-Leube
Hockergymnastik
9. A. 1984. 24 S., 64 Abb., DM 9,80

Preisänderungen vorbehalten

Rößler
Krankengymnastische Gruppenbehandlung – mit Pfiff
1988. 324 S., 298 Abb., Ringheftung DM 58,-

Risch
Gesunde Füße und Beine
2. A. 1988. 147 S., zahlr. Abb., DM 19,80

Risch
Gesunder Rücken Gesunder Nacken
1988. Etwa 140 S., 220 Abb., etwa DM 29,80

Klinkmann-Eggers
Spezifische Haltungskorrektur
1986. 89 S., 44 Abb., Ringheftung DM 28,-

Plas/Hagron
Die aktive Krankengymnastik
1981. 158 S., 92 Abb., DM 36,-

Brenner
Praktische Rechtskunde für Krankengymnasten, Masseure und med. Bademeister
1987. 343 S., DM 29,80

GUSTAV FISCHER
SEMPER BONIS ARTIBUS
STUTTGART NEW YORK